Nutrição Humana

DA TEORIA À PRÁTICA

NUTRIÇÃO HUMANA
DA TEORIA À PRÁTICA

Mara Reis Silva
Carla Cristina da Conceição Ferreira

Revisão:
Maria Ofélia da Costa

Impressão/Acabamento:
Digitop Gráfica Editora

sarvier

Sarvier Editora de Livros Médicos Ltda.
Rua dos Chanés 320 – Indianópolis
04087-031 – São Paulo – Brasil
Telefone (11) 5093-6966
sarvier@sarvier.com.br
www.sarvier.com.br

Dados Internacionais de Catalogação na Publicação (CIP)
(Câmara Brasileira do Livro, SP, Brasil)

Silva, Mara Reis
Nutrição humana : da teoria à prática / Mara Reis Silva, Carla Cristina da Conceição Ferreira. -- 1. ed. -- São Paulo : Sarvier Editora, 2020.

Bibliografia
ISBN 978-65-5686-004-6

1. Nutrição 2. Nutrição – Aspectos fisiológicos 3. Nutrição humana – Ensinamentos I. Ferreira, Carla Cristina da Conceição. II. Título.

20-42234 CDD-613.2

Índices para catálogo sistemático:
1. Nutrição humana 613.2

Maria Alice Ferreira – Bibliotecária – CRB-8/7964

Sarvier, 1ª edição, 2020

Nutrição Humana

DA TEORIA À PRÁTICA

Mara Reis Silva

Mestre em Ciência e Tecnologia de Alimentos pela Universidade Federal de Viçosa. Doutora em Ciência da Nutrição pela Universidade Estadual de Campinas (UNICAMP). Professora Titular aposentada da Faculdade de Nutrição da Universidade Federal de Goiás (UFG).

Carla Cristina da Conceição Ferreira

Mestre e Doutora em Ciências da Saúde pela Universidade Federal de Goiás (UFG). Nutricionista da Secretaria Municipal de Saúde da Prefeitura de Goiânia – GO.

sarvier

COLABORADORES

Allys Vilela de Oliveira

Mestre em Nutrição e Saúde pela Faculdade de Nutrição da Universidade Federal de Goiás (UFG). Professor Assistente da Pontifícia Universidade Católica de Goiás (PUC-GO).

Ana Paula Nunes Bento

Nutricionista. Mestre em Nutrição e Saúde pela Faculdade de Nutrição da Universidade Federal de Goiás (UFG). Graduanda em Medicina da Universidade Federal de Uberlândia (UFU).

Ana Tereza Vaz de Souza Freitas

Mestre e Doutora em Ciências da Saúde pela Universidade Federal de Goiás (UFG). Professora Associada da Faculdade de Nutrição da Universidade Federal de Goiás (UFG).

Andréa Fraga Guimarães Costa

Mestre em Farmacologia pelo Departamento de Fisiologia da Universidade Federal de São Paulo (EPM/UNIFESP). Professora dos cursos de graduação em Nutrição e Medicina do Centro Universitário São Camilo – SP.

Carla Cristina de Morais

Mestre em Nutrição e Saúde e Doutora em Ciências da Saúde pela Universidade Federal de Goiás (UFG). Professora Adjunta e Coordenadora do curso de graduação em Nutrição do Centro Universitário de Goiânia (UNICEUG).

Cristiane Cominetti

Mestre e Doutora em Ciência dos Alimentos pela Universidade de São Paulo (USP). Pós-doutorado pela Faculdade de Ciências Farmacêuticas da USP. Professora Associada da Faculdade de Nutrição da Universidade Federal de Goiás (UFG).

Cristina Martins

Mestre em Nutrição Clínica pela *New York University* dos Estados Unidos da América (EUA). Doutora em Ciências Médicas – Nefrologia pela Universidade Federal do Rio Grande do Sul (UFRGS). Dietista-Nutricionista registrada e representante da *Academy of Nutrition and Dietetics* (AND) dos EUA e da Associação Brasileira de Nutrição (ASBRAN) para a padronização internacional do Processo de Cuidado em Nutrição no Brasil.

Flávia Campos Corgosinho

Mestre e Doutora em Ciências pela Universidade Federal de São Paulo (UNIFESP), com Doutorado Sanduíche pela Università Pollitecnica delle Marche. Professora Adjunta da Faculdade de Nutrição da Universidade Federal de Goiás (UFG).

Marcela de Oliveira Queiroz

Nutricionista e Mestre em Nutrição e Saúde pela Faculdade de Nutrição da Universidade Federal de Goiás (FANUT/UFG).

Maria do Rosário Gondim Peixoto

Mestre em Nutrição Humana Aplicada e Doutora em Saúde Pública pela Universidade de São Paulo (USP). Professora Associada da Faculdade de Nutrição da Universidade Federal de Goiás (UFG).

Maria Margareth Veloso Naves

Mestre em Ciência da Nutrição pela Universidade Estadual de Campinas (UNICAMP). Doutora em Ciência dos Alimentos pela Universidade de São Paulo (USP), com pós-doutorado na Texas A&M University dos Estados Unidos da América. Professora Titular da Faculdade de Nutrição da Universidade Federal de Goiás (UFG).

Nayra Figueiredo

Nutricionista e Mestre em Nutrição e Saúde pela Faculdade de Nutrição da Universidade Federal de Goiás (UFG).

Yara Lúcia Marques Maia

Farmacêutica e Bioquímica. Mestre em Ciências Ambientais e Saúde pela Universidade Católica de Goiás (UCG). Professora Adjunta da Faculdade Estácio de Sá de Goiás e da Universidade Paulista (UNIP) Campus Flamboyant em Goiânia.

AGRADECIMENTOS

Aos acadêmicos e aos profissionais de Bioquímica, Medicina e Nutrição que de alguma forma contribuíram com a elaboração desta obra.

Aos autores de capítulos, que se dedicaram para que as informações sejam práticas e úteis às comunidades científicas e acadêmicas da área de Saúde.

Às monitoras da Disciplina de Nutrição e Dietética do Curso de Nutrição da Universidade Federal de Goiás (UFG), que se esforçaram na tarefa árdua de conferir dados de tabelas.

À Alessandra Moreira Borges e ao Tiago Alves de Toledo, pela gentileza e disponibilidade em servir de modelos fotográficos das medidas de dobras cutâneas.

À bibliotecária Márcia Queiroz Calil e sua equipe da Biblioteca Seccional Campus Colemar Natal e Silva pelo auxílio nas referências e na localização de material bibliográfico raro.

Em especial, à professora do Curso de Nutrição da UFG, Maria Margareth Veloso Naves, que compartilhou a ideia inicial e auxiliou na organização do Manual de Nutrição e Dietética, versão anterior, da qual originou este livro.

Aos nossos familiares pelo apoio e compreensão durante o período extenso de atualização, redação, organização e publicação desta obra.

As Autoras

PREFÁCIO

O pioneirismo das professoras Mara Reis Silva e Maria Margareth Veloso Naves, no final dos anos 1990, reuniu na obra "Manual de Nutrição e Dietética" um bem organizado conjunto de recursos fundamentais ao ensino e ao exercício da dietética. Carentes de livros-texto àquela época, estudantes de nutrição e profissionais foram presenteados com um valioso *vade-mécum* que iluminava a prática da dietética, em suas múltiplas formas de expressão.

Vinte anos depois, agora com a contribuição de Carla Cristina da Conceição Ferreira, a obra **Nutrição Humana: da Teoria à Prática** traz a mesma e valiosa contribuição de seu antecessor, enriquecida pelo expressivo percurso acadêmico das organizadoras e colaboradores.

A organização dos capítulos já revela a intencionalidade de guiar o leitor pelo caminho da atenção alimentar e nutricional. Desde a triagem, a anamnese e a avaliação nutricional, ferramentas para o diagnóstico, o leitor é levado com segurança e clareza pelo percurso da atenção nutricional qualificada até à aplicação de recomendações com vistas ao planejamento e à análise da dieta, de forma didática e, ao mesmo tempo, instigadora para novas leituras e horizontes de trabalho e pesquisa.

A generosidade na organização do livro e na produção de cada capítulo e anexos é evidente. O leitor encontrará, nesta obra, valores de referência para medidas de circunferência de pescoço e composição corporal para atletas de diferentes modalidades, informações incomuns em livros-texto. Para a atenção dietética, exemplos para abordagem estatística na aplicação de recomendações nutricionais e lista de substitutos alimentares são acompanhados da consagrada listagem de medidas caseiras, elaborada a partir de ensaios rigorosamente conduzidos para produzir indicadores de rendimento precisos e diversificados.

É com grande alegria que me dirijo ao leitor desta obra para felicitá-lo sobre a escolha e convidá-lo a uma experiência prazerosa de aprendizado e prática da atenção nutricional. Boa leitura!

Semíramis Martins Álvares Domene
Professora Associada Livre-Docente
Departamento de Políticas Públicas e Saúde Coletiva
Curso de Nutrição – Instituto Saúde e Sociedade
Universidade Federal de São Paulo – UNIFESP

CONTEÚDO

PARTE 1

Avaliação nutricional do indivíduo

PARTE 2

Necessidades nutricionais e dieta saudável

PARTE 1

AVALIAÇÃO NUTRICIONAL DO INDIVÍDUO

CAPÍTULO 1

TRIAGEM NUTRICIONAL

Carla Cristina da Conceição Ferreira

No processo de avaliação nutricional, a triagem é realizada previamente para identificar a existência de risco nutricional e proporcionar intervenção precoce. É muito útil no rastreamento de desnutrição, sobretudo por incluir métodos simples, de baixo custo e não invasivos. Caso seja encontrado risco, é indicada a realização da avaliação nutricional mais detalhada, incluindo outros parâmetros (antropométricos, laboratoriais e dietéticos), para a confirmação do estado nutricional do indivíduo, além de procurar uma possível causa do problema (Omidvari et al., 2013).

A avaliação nutricional inclui instrumentos mais completos e portanto realiza o aprofundamento dos dados coletados na triagem. O ideal seria que todos passassem periodicamente por uma triagem nutricional, assim como são realizados exames e consultas médicas com regularidade (Fidelix, 2014; Omidvari et al., 2013).

Instrumentos e guias de triagem nutricional têm sido desenvolvidos para pacientes hospitalizados e indivíduos de uma comunidade, com objetivos e aplicações diferentes, tais como identificar o estado nutricional, considerando a possibilidade de desnutrição em diferentes níveis, identificar a necessidade de intervenção nutricional, prever resultados clínicos sem intervenção nutricional, prever o cuidado de saúde e a qualidade do suporte nutricional, conforme o estado clínico (Elia, Stratton, 2012).

Os idosos são acometidos, com frequência, por desnutrição, uma condição que atinge em especial indivíduos institucionalizados. Nesse caso, o rastreamento do estado nutricional pode ser feito com o auxílio de instrumentos práticos e confiáveis, que são recomendados, principalmente, em instituições limitadas em recursos humanos (Donini, 2016).

O uso de um método de rastreamento de risco nutricional tem sido recomendado no Brasil, pelo Ministério da Saúde, em outros países e pela *American Society for Parenteral and Enteral Nutrition* (ASPEN) e *European Society for Clinical Nutrition and Metabolism* (ESPEN), para avaliar efeitos físicos e fisiológicos adversos, em indivíduos com doenças crônicas não transmissíveis e/ou lesões agudas e melhorar a qualidade do cuidado nutricional (Dias et al., 2011; Omidvari et al., 2013). A triagem nutricional em indivíduos hospitalizados deve ser realizada em até 24 horas da admissão e na primeira consulta em nível ambulatorial e domiciliar para a detecção de risco nutricional (Fidelix, 2014).

Diversos instrumentos de triagem nutricional estão disponíveis na literatura especializada, entre esses podem ser citados: Ferramenta Universal de Triagem de Desnutrição (*Malnutrition Universal Screening Tool,* MUST) (Elia, 2003), Triagem de Risco Nutricional (*Nutritional Risk Screeening,* NRS 2002) (Kondrup et al., 2003a), Miniavaliação Nutricional Reduzida (*Mini Nutritional Assessment Short Form,* MNA-SF) (Rubenstein et al., 2001), Ferramenta de Triagem de Desnutrição (Malnutrition Screening *Tool,* MST) (Ferguson et al., 1999), Ferramenta de Avaliação Nutricional (*Nutritional Assessment Tool,* NAT) (Hickson, Hill, 1997), Escore de Risco de Desnutrição (*Undernutrition Risk Score,* URS) (Reilly et al., 1995), Miniavaliação Nutricional (*Mini Nutritional Assessment,* MNA®; Nestlé Nutrition) (Guigoz et al., 1994), Avaliação Subjetiva Global (*Subjective Global Assessment,* SGA) (Detsky et al., 1987), Índice de Risco Nutricional (*Nutritional Risk Index,* NRI) (Wolinsky et al., 1986).

Considerando os inúmeros tipos de instrumentos para triagem nutricional e a ausência de consenso sobre um padrão-ouro, a escolha de um desses instrumentos deve se basear na simplicidade e facilidade de aplicação, custo mais baixo e no nível de reprodutibilidade, confiabilidade, validade, sensibilidade e especificidade (Caruso, Marucci, 2015; Erkan, 2014; Fidelix, 2014). Neste capítulo nos atentaremos em discorrer sobre alguns dos métodos mais utilizados e recomendados na triagem nutricional.

AVALIAÇÃO SUBJETIVA GLOBAL (SGA)

Existem controvérsias na classificação da avaliação subjetiva global (*Subjective Global Assessment* – SGA). Alguns a consideram um instrumento de triagem nutricional, outros um instrumento para avaliação do estado nutricional e ainda aqueles que a classificam como instrumento de triagem e avaliação nutricional (Fidelix, 2014; Gonzalez, Orlandi, 2017; Hanusch et al., 2016; Mueller et al. 2011; Peixoto et al., 2017).

A avaliação subjetiva global é um método simples, de baixo custo e pode ser realizado por qualquer profissional da equipe de terapia nutricional, no entanto, é necessário que haja um treinamento adequado para sua aplicação. Esse método foi desenvolvido e validado, originalmente, para uso em indivíduos hospitalizados após serem submetidos à cirurgia, porém, a SGA, depois de adaptada, foi aplicada a outras situações clínicas. É indicado para rastrear, diagnosticar e classificar a desnutrição, visto que tem boa reprodutibilidade e capacidade de prever complicações relacionadas à desnutrição (Barbosa-Silva, 2006; Detsky et al., 1987; Gonzalez, Orlandi, 2017), tanto em indivíduos adultos (Fink et al., 2015) como em crianças (Carniel et al., 2015).

O questionário de SGA (Tabela 1.1) fornece uma linha de base para comparação do indivíduo com o decorrer do tempo e é fundamentado na história clínica, dados dietéticos, sintomas gastrointestinais, capacidade funcional e alterações metabólicas (Hammond, Litchford, 2012). Como critério de diagnóstico de desnutrição a perda de peso de 5% em um mês ou 10% em seis meses é avaliada (Barbosa-Silva, 2006).

Tabela 1.1. Questionário de avaliação subjetiva global (*Subjective Global Assessment* – SGA).

A) HISTÓRIA	
1. Mudança de peso	
Nos últimos 6 meses	______ kg ______ % de perda
Nas últimas 2 semanas	( ) aumento ( ) sem mudança ( ) diminuição
2. Ingestão dietética (em relação ao normal)	
Alteração	( ) aumentou ( ) sem alteração ( ) diminuiu
Duração	______ semanas
Tipo	( ) dieta sólida hipocalórica ( ) dieta líquida normocalórica ( ) dieta líquida hipocalórica ( ) jejum
3. Sintomas gastrointestinais (mais de 2 semanas de duração)	( ) nenhum ( ) náuseas ( ) vômitos ( ) diarreia ( ) anorexia
4. Capacidade funcional	( ) sem alterações ( ) regrediu
Tipo	( ) caminha bem ( ) caminha pouco ( ) acamado
Duração	______ semanas
5. Doença e necessidades nutricionais	
Diagnóstico primário	______________________
Demanda metabólica	( ) sem estresse ( ) pouco estresse ( ) estresse moderado ( ) estresse elevado
B) FÍSICO	
Para cada característica especifique: 0 = normal; 1 = leve; 2 = moderado; 3 = grave	____ gordura subcutânea reduzida (tríceps, peitoral) ____ massa magra reduzida ____ edema no tornozelo ____ edema sacral ____ ascite
CLASSIFICAÇÃO DA SGA	( ) bem nutrido ( ) moderadamente desnutrido ( ) severamente desnutrido

Fonte: Detsky et al. (1987).

MINIAVALIAÇÃO NUTRICIONAL (MNA)

A miniavaliação nutricional (*Mini Nutritional Assessment* - MNA) é um método sensível, de fácil e rápida aplicação para triagem de risco nutricional e diagnóstico de desnutrição inicial e foi desenvolvida especificamente para avaliação de idosos em duas versões, uma curta e a outra completa (Fidelix, 2014; Ghazi et al., 2015; Lera, 2016; Mueller et al., 2011). A aplicação da seção curta (Figura 1.1) inclui seis questões de triagem, para avaliar o risco nutricional. Quando aplicada a seção completa (Figura 1.2), esse instrumento permite realizar a avaliação do estado nutricional e possíveis mudanças ao longo do tempo (Fidelix, 2014; Rubenstein et al., 2001).

Alguns estudos sobre MNA confirmam a sensibilidade, especificidade e acurácia na identificação de risco nutricional, além de ser indicador para morbidade, mortalidade e outros desfechos em idosos. Os baixos escores de MNA foram associados à mortalidade (Donini et al., 2016; Koren-Hakim et al., 2016; Lilamand et al., 2015), foram capazes de predizer o risco de queda (Tsai, Lai, 2014), relacionaram-se a mobilidade, atividades de vida diária (Schrader et al., 2013) e necessidade futura de cuidados (Tsai et al., 2014). A MNA também possibilitou a identificação de idosos em risco de desenvolver lesão por pressão (Mazzone et al., 2014; Yatabe et al., 2013) e se correlacionou com parâmetros antropométricos (McDougall et al., 2015), inclusive de idosos brasileiros (Machado et al., 2015). Por outro lado, não é um instrumento adequado para o diagnóstico de sarcopenia em idosos (Muñoz et al., 2015).

Outros estudos confirmam ainda a precisão da MNA em relação a outros instrumentos na triagem nutricional de idosos. A MNA teve melhor desempenho quando comparada à NRS 2002 e MUST para avaliação de risco nutricional de 200 residentes de asilos, acima de 65 anos de idade e de ambos os sexos (Diekmann et al., 2013). A versão curta da MNA e a bioimpedânica elétrica (BIA) apresentaram potencial capacidade para avaliar com precisão o risco de desnutrição em relação à MUST em pacientes idosos hospitalizados com a situação de saúde mais frágil (Slee et al., 2014). A primeira escolha para triagem nutricional em enfermarias geriátricas deve ser a versão curta de MNA, já que esse foi melhor na detecção de níveis mais altos de risco de desnutrição, principalmente porque considera aspectos físicos e mentais, quando comparado à NRS 2002 (Christner et al., 2016).

MNA é um instrumento que inclui aspectos físicos, mentais e dietéticos que afetam o estado nutricional do idoso, no qual se avaliam independência, tratamento medicamentoso, lesões por pressão, tipo de alimentação, frequência alimentar, ingestão de nutrientes, autoanálise do estado nutricional, comparação com indivíduos na mesma condição e circunferências (Hammond, 2012; Mueller et al., 2011).

FERRAMENTA UNIVERSAL DE TRIAGEM DE DESNUTRIÇÃO (MUST)

A ferramenta *Malnutrition Universal Screening Tool* (MUST) é recomendada para uso em adultos, idosos, lactantes e gestantes na comunidade, porém pode ser usada em pacientes ambulatoriais, clínicos ou hospitalizados (Fidelix, 2014). Contudo, a ESPEN recomendou a MUST para a comunidade e a NRS 2002 para pacientes hospitalizados (Kondrup et al., 2003a).

Mini Nutritional Assessment

MNA®

Nestlé NutritionInstitute

Sobrenome: Nome:

Sexo: Idade: Peso, kg: Altura, cm: Data:

Responda à secção "triagem", preenchendo as caixas com os números adequados. Some os números para obter o escore final de triagem.

Triagem

A Nos últimos três meses houve diminuição da ingesta alimentar devido a perda de apetite, problemas digestivos ou dificuldade para mastigar ou deglutir?
0 = diminuição severa da ingesta
1 = diminuição moderada da ingesta
2 = sem diminuição da ingesta ☐

B Perda de peso nos últimos 3 meses
0 = superior a três quilos
1 = não sabe informar
2 = entre um e três quilos
3 = sem perda de peso ☐

C Mobilidade
0 = restrito ao leito ou à cadeira de rodas
1 = deambula mas não é capaz de sair de casa
2 = normal ☐

D Passou por algum estresse psicolológico ou doença aguda nos últimos três meses? ☐
0 = sim   2 = não

E Problemas neuropsicológicos
0 = demência ou depressão graves
1 = demência leve
2 = sem problemas psicológicos ☐

F1 Índice de Massa Corporal (IMC) = peso em kg / (estatura em m)^2 ☐
0 = IMC < 19
1 = 19 ≤ IMC < 21
2 = 21 ≤ IMC < 23
3 = IMC ≥ 23 ☐

SE O CÁLCULO DO IMC NÃO FOR POSSÍVEL, SUBSTITUIR A QUESTÃO F1 PELA F2.
NÃO PREENCHA A QUESTÃO F2 SE A QUESTÃO F1 JÁ TIVER SIDO COMPLETADA.

F2 Circunferência da Panturrilha (CP) em cm
0 = CP menor que 31
3 = CP maior ou igual a 31 ☐

Escore de Triagem ☐☐
(máximo. 14 pontos)

12-14 pontos: ☐ estado nutricional normal
8-11 pontos: ☐ sob risco de desnutrição
0-7 pontos: ☐ desnutrido

Salvar
Imprimir
Recomeçar

Ref. Vellas B, Villars H, Abellan G, et al. *Overview of the MNA® - Its History and Challenges*. J Nutr Health Aging 2006;10:456-465.
Rubenstein LZ, Harker JO, Salva A, Guigoz Y, Vellas B. *Screening for Undernutrition in Geriatric Practice: Developing the Short-Form Mini Nutritional Assessment (MNA-SF)*. J. Geront 2001;56A: M366-377.
Guigoz Y. *The Mini-Nutritional Assessment (MNA®) Review of the Literature - What does it tell us?* J Nutr Health Aging 2006; 10:466-487.
Kaiser MJ, Bauer JM, Ramsch C, et al. *Validation of the Mini Nutritional Assessment Short-Form (MNA®-SF): A practical tool for identification of nutritional status.* J Nutr Health Aging 2009; 13:782-788.

Para maiores informações: www.mna-elderly.com

Figura 1.1. Questionário de Miniavaliação Nutricional (*Mini Nutritional Assessment* – MNA) para triagem, versão curta.

Mini Nutritional Assessment MNA®

Nestlé Nutrition Institute

Sobrenome: Nome:

Sexo: Idade: Peso, kg: Altura, cm: Data:

Responda à secção "triagem", preenchendo as caixas com os números adequados. Some os números da secção "triagem". Se a pontuação obtida for igual ou menor que 11, continue o preenchimento do questionário para obter o escore indicador de desnutrição.

Triagem

A Nos últimos três meses houve diminuição da ingesta alimentar devido a perda de apetite, problemas digestivos ou dificuldade para mastigar ou deglutir?
0 = diminuição severa da ingesta
1 = diminuição moderada da ingesta
2 = sem diminuição da ingesta ☐

B Perda de peso nos últimos 3 meses
0 = superior a três quilos
1 = não sabe informar
2 = entre um e três quilos
3 = sem perda de peso ☐

C Mobilidade
0 = restrito ao leito ou à cadeira de rodas
1 = deambula mas não é capaz de sair de casa
2 = normal ☐

D Passou por algum estresse psicológico ou doença agudanos últimos três meses?
0 = sim 2 = não ☐

E Problemas neuropsicológicos
0 = demência ou depressão graves
1 = demência leve
2 = sem problemas psicológicos ☐

F Índice de Massa Corporal = peso em kg / (estatura em m)^2
0 = IMC < 19
1 = 19 ≤ IMC < 21
2 = 21 ≤ IMC < 23
3 = IMC ≥ 23 ☐

Escore de Triagem (subtotal, máximo de 14 pontos) ☐☐

12-14 pontos:	estado nutricional normal
8-11 pontos:	sob risco de desnutrição
0-7 pontos:	desnutrido

Para uma avaliação mas detalhada, continue com as perguntas G-R

Avaliação global

G O paciente vive em sua própria casa (não em casa geriátrica ou hospital)
1 = sim 0 = não ☐

H Utiliza mais de três medicamentos diferentes por dia?
0 = sim 1 = não ☐

I Lesões de pele ou escaras?
0 = sim 1 = não ☐

J Quantas refeições faz por dia?
0 = uma refeição
1 = duas refeições
2 = três refeições ☐

K O paciente consome:
- pelo menos uma porção diária de leite ou derivados (leite, queijo, iogurte)? sim ☐ não ☐
- duas ou mais porções semanais de leguminosas ou ovos? sim ☐ não ☐
- carne, peixe ou aves todos os dias? sim ☐ não ☐

0.0 = nenhuma ou uma resposta «sim»
0.5 = duas respostas «sim»
1.0 = três respostas «sim» ☐.☐

L O paciente consome duas ou mais porções diárias de fruta ouprodutos hortícolas?
0 = não 1 = sim ☐

M Quantos copos de líquidos (água, suco, café, chá, leite) o paciente consome por dia?
0.0 = menos de três copos
0.5 = três a cinco copos
1.0 = mais de cinco copos ☐.☐

N Modo de se alimentar
0 = não é capaz de se alimentar sozinho
1 = alimenta-se sozinho, porém com dificuldade
2 = alimenta-se sozinho sem dificuldade ☐

O O paciente acredita ter algum problema nutricional?
0 = acredita estar desnutrido
1 = não sabe dizer
2 = acredita não ter um problema nutricional ☐

P Em comparação a outras pessoas da mesma idade, como o paciente considera a sua própria saúde?
0.0 = pior
0.5 = não sabe
1.0 = igual
2.0 = melhor ☐.☐

Q Perímetro braquial (PB) em cm
0.0 = PB < 21
0.5 = 21 ≤ PB ≤ 22
1.0 = PB > 22 ☐.☐

R Perímetro da perna (PP) em cm
0 = PP < 31
1 = PP ≥ 31 ☐

Avaliação global (máximo 16 pontos) ☐☐.☐

Escore da triagem ☐☐.☐

Escore total (máximo 30 pontos) ☐☐.☐

Avaliação do Estado Nutricional

de 24 a 30 pontos	☐	estado nutricional normal
de 17 a 23,5 pontos	☐	sob risco de desnutrição
menos de 17 pontos	☐	desnutrido

Ref. Vellas B, Villars H, Abellan G, et al. *Overview of the MNA® - Its History and Challenges.* J Nut Health Aging 2006 ; 10 : 456-465.
Rubenstein LZ, Harker JO, Salva A, Guigoz Y, Vellas B. *Screening for Undernutrition in Geriatric Practice : Developing the Short-Form Mini Nutritional Assessment (MNA-SF).* J. Geront 2001 ; 56A : M366-377.
Guigoz Y. *The Mini-Nutritional Assessment (MNA®) Review of the Literature - What does it tell us?* J Nutr Health Aging 2006 ; 10 : 466-487.

Para maiores informações : www.mna-elderly.com

Figura 1.2. Questionário de Miniavaliação Nutricional (*Mini Nutritional Assessment* – MNA) para triagem, versão completa.

A ferramenta de MUST é apontada como um instrumento fácil e confiável para autoaplicação em pacientes ambulatoriais para triagem de desnutrição, com boa correlação na avaliação feita por profissionais treinados (Cawood et al., 2012) e boa concordância quando comparado a sete outros instrumentos (Stratton et al., 2004). No entanto, foi evidenciado que nem todos concordam que sua utilização seja simples, o que pode prejudicar o completo rastreamento e consequentemente a conclusão não seja precisa e a desnutrição não identificada. Para conclusão satisfatória na aplicação desse instrumento de triagem é imprescindível que haja treinamento apropriado e contínuo (Smith, 2014).

A ferramenta MUST (Quadro 1.1) também avalia a obesidade (índice de massa corporal – IMC > 30 kg/m^2), utilizando três critérios que refletem a evolução do paciente: passado (perda não intencional de peso), presente (pelo IMC) e futuro (efeito da doença aguda sobre a ingestão alimentar). O resultado do critério em cada passo gera uma pontuação, e os pontos dos três critérios são somados. Para a interpretação do escore, os pacientes são agrupados em três categorias (baixo, médio e alto risco de desnutrição). Para cada resultado, a MUST sugere planos de ação, de acordo com o tipo de paciente (Stratton et al., 2004).

Nos casos de impossibilidade de aferição de peso e medida da estatura ou quando há distúrbios hídricos, a ferramenta de MUST pode ser adaptada utilizando medidas alternativas (Quadro 1.2) com marcadores subjetivos (BAPEN, 2003).

TRIAGEM DE RISCO NUTRICIONAL (NRS 2002)

A *Nutritional Risk Screeening* (NRS 2002) se diferencia dos demais instrumentos de triagem nutricional, principalmente, porque abrange maior categoria de indivíduos, sendo que inclui tanto adultos como idosos, além de englobar indivíduos hospitalizados em atendimento clínico e cirúrgico. Tem sido o instrumento mais recomendado pela *European Society of Parenteral and Enteral Nutrition* (ESPEN), para uso no âmbito hospitalar, por não ser restrito a grupo específico, já que independe da doença e idade. Inclusive, a NRS 2002 assegura indicação de cuidados reforçados aos idosos hospitalizados, visto que na pontuação final aumenta a classificação do risco e detecta desnutrição entre eles. Contudo, no rastreamento de risco para idosos debilitados é indicada a utilização da MNA na fase inicial, pois avalia os aspectos físicos, mentais e dietéticos (Kondrup, 2003b).

O instrumento da NRS 2002 é indicado para detectar o risco ou classificar a gravidade da desnutrição durante a internação hospitalar. O questionário da NRS 2002 contempla os componentes da MUST e acrescenta a classificação da gravidade da doença baseada no aumento das necessidades nutricionais, além de considerar a idade avançada (≥ 70 anos) como fator de risco. A análise é feita pela pontuação, que varia de 0 a 6, e quando o somatório for maior ou igual a 3, o indivíduo é classificado na categoria risco de desnutrição. Para indivíduos de baixo risco é recomendado o uso da parte da pré-triagem, com quatro perguntas (Kondrup et al., 2003b).

Alguns estudos foram desenvolvidos para análise de sua aplicabilidade prática em indivíduos hospitalizados. Em três hospitais na Dinamarca, a NRS 2002 foi implementada durante dois anos, por enfermeiros e nutricionistas, nos quais houve a validação da confiabilidade e praticidade no rastreamento de risco (Kondrup et al., 2002). Em outro estudo

Quadro 1.1. Ferramenta Universal de Triagem de Desnutrição (*Malnutrition Universal Screening Tool* – MUST).

PASSOS	PONTOS
PASSO 1 – pontuação da perda de peso (não planejada nos últimos 3 a 6 meses)	
Perda de peso > 5%	0
Perda de peso 5 a 10%	1
Perda de peso > 10%	2
PASSO 2 – pontuação do IMC	
IMC > 20 kg/m^2 (30 kg/m^2 obesos*)	0
IMC 18,5 a 20 kg/m^2	1
IMC < 18,5 kg/m^2	2
PASSO 3 – pontuação do efeito da doença aguda	
Adicionar 2 pontos se houve ou há possibilidade de ausência de ingestão nutricional por mais de 5 dias	
PASSO 4 – somatório dos pontos	
Diretrizes de manejo	Pontuação total e risco de desnutrição
Atendimento médico de rotina – Repetir triagem Hospital: semanalmente Domiciliar: mensalmente Comunidade: anualmente para grupos especiais (como > 75 anos)	0 Baixo risco
Observar – Registro de ingestão alimentar de 3 dias (casos de pacientes internados ou sob cuidados domiciliares) – Melhora ou adequada ingestão, pouca preocupação – Sem melhora da ingestão, preocupação médica e seguir políticas locais – Repetir triagem Hospital: semanalmente Domiciliar: mensalmente Comunidade: pelo menos a cada 2 a 3 meses	1 Risco médio
Tratar** – Consultar um nutricionista, equipe de terapia nutricional ou implementar a política local – Melhorar e aumentar a ingestão alimentar total – Monitorar e rever o plano de cuidados Hospital: semanalmente Domiciliar: mensalmente	≥ 2 Alto risco

*Registrar a presença de obesidade. Controlar primeiro as condições adjacentes para depois tratar a obesidade.
**Exceto em caso de dano ou se a terapia nutricional não resultar em benefício (por exemplo: morte iminente).
Fonte: adaptado de British Association for Parenteral and Enteral Nutrition (BAPEN, 2003) e Stratton et al. (2004).

Quadro 1.2. Medições alternativas e considerações para uso da Ferramenta Universal de Triagem de Desnutrição (*Malnutrition Universal Screening Tool* – MUST).

Impossibilidade de medir a altura
1. Utilizar a altura recente documentada ou referida pelo indivíduo (se for confiável) 2. Utilizar a medição alternativa de altura do joelho ou envergadura do braço (ver técnicas de medida no capítulo 4), caso o indivíduo não saiba ou não tiver capacidade de referir a altura
Critérios subjetivos na impossibilidade de aferir o peso e o IMC*
1. IMC: Impressão clínica: magro, peso aceitável, peso elevado. Podem-se usar ainda os termos bastante magro (enfraquecido) e obesidade (peso visivelmente elevado) 2. Categoria do IMC conforme circunferência do braço (CB)** CB < 23,5 cm é provável que o IMC seja < 20 kg/m^2 3. CB > 32 cm é provável que o IMC seja < 30 kg/m^2. Perda de peso involuntária: se não for possível calcular a perda de peso recente, utilizar a que for indicada pelo indivíduo (se for confiável) – Vestuário e/ou acessórios não servem mais – Causas prováveis de perda de peso pelo histórico de ingestão alimentar reduzida, diminuição de apetite ou problemas de deglutição há mais de 3 a 6 meses e doença subjacente ou incapacidade psicossocial e/ou física 4. Consequência de doença grave Indivíduo gravemente doente e falta de ingestão alimentar ou probabilidade de ficar sem comer por mais de 5 dias

*Esses critérios são para auxiliar na decisão profissional quanto ao risco nutricional do indivíduo. Não devem ser usados separadamente dos passos 1 e 2 da MUST.

**A medida da circunferência do braço pode ser usada para calcular a categoria do IMC. Seguir a técnica de medida descrita no capítulo 3.

Fonte: adaptado de BAPEN (2003).

houve associação desse instrumento à presença de lesão por pressão (Alhaug et al., 2017). A classificação do risco nutricional pela NRS 2002 foi significativamente relacionada ao tempo de hospitalização, morbidade e mortalidade (Sorensen et al., 2008; Karateke et al., 2013), até mesmo quando aplicadas apenas as perguntas da pré-triagem (Tangvik et al., 2014) (Quadro 1.3). Entretanto, para indivíduos acima de 70 anos de idade é obrigatória a aplicação da parte 2 (Quadro 1.4) do questionário da NRS (Christner et al., 2016).

A ESPEN corrobora com a posição das diretrizes da *American Society of Parenteral and Enteral Nutrition* (ASPEN) a respeito da ausência de uma abordagem validada e que satisfaça um conjunto de critérios científicos para avaliar desnutrição. Contudo, diante da negligência dos problemas nutricionais e da ausência de um padrão-ouro para triagem, a validade da NRS 2002 foi considerada suficiente para abordagem prática e reforça a necessidade de modificações, conforme experiências futuras (Kondrup et al., 2003a).

TRIAGEM NUTRICIONAL EM CRIANÇAS

Os instrumentos de rastreamento de desnutrição em crianças são, em geral, muito complexos e não são amplamente utilizados na prática clínica, pois existem limitações sobre

Quadro 1.3. Questionário de pré-triagem de risco nutricional (*Nutritional Risk Screening* – NRS 2002).

1. O valor de IMC é menor que 20,5 kg/m^2?	( ) sim ( ) não
2. O paciente perdeu peso nos últimos 3 meses?	( ) sim ( ) não
3. O paciente teve redução de ingestão de alimentos na última semana?	( ) sim ( ) não
4. O paciente está gravemente doente? (por exemplo internado em terapia intensiva)	( ) sim ( ) não
Caso a resposta seja "sim" para qualquer pergunta, a triagem do Quadro 1.4 será executada Caso a resposta seja "não" para todas as perguntas, o paciente é re-selecionado em intervalos semanais Se o paciente está agendado para uma grande cirurgia, deve ser programado um plano de cuidados nutricionais preventivos, para evitar risco associado	

Fonte: Kondrup et al. (2003b).

Quadro 1.4. Questionário de triagem e critérios de classificação de risco nutricional estabelecidos no *Nutritional Risk Screening* – NRS 2002.

I – Estado nutricional prejudicado	**Pontuação I**
Estado nutricional normal	( ) Ausente: escore 0
Perda de peso acima de 5% em 3 meses ou ingestão de alimentos abaixo de 50-75% da exigência normal na semana anterior	( ) Leve: escore 1
Perda de peso acima de 5% em 2 meses ou IMC 18,5 a 20,5 kg/m^2 + estado geral prejudicado ou ingestão de alimentos 25-60% da exigência normal na semana anterior	( ) Moderado: escore 2
Perda de peso 45% em 1 mês (maior que 15% em 3 meses) ou IMC menor que 18,5 kg/m^2 + estado geral comprometido ou ingestão de alimentos 0-25% da exigência normal na semana anterior	( ) Severo: escore 3
II – Gravidade da doença	**Pontuação II**
Necessidades nutricionais normais	( ) Ausente: escore 0
Fratura do quadril, pacientes crônicos, em particular com complicações agudas (cirrose ou Doença Pulmonar Obstrutiva Crônica – DPOC), pacientes em hemodiálise, diabéticos ou oncológicos	( ) Leve: escore 1
Cirurgia abdominal de grande porte, derrame cerebral, pneumonia grave, leucemia	( ) Moderado: escore 2
Traumatismo craniano, transplante de medula óssea, pacientes críticos (*Acute Psychology and Chronic Health Evaluation* – APACHE > 10)	( ) Severo: escore 3
Pontuação I + pontuação II	
Pontuação total (ajustada pela idade*) *Ajuste pela idade: ≥ 70 anos somar 1 escore	

Pontuação I + pontuação II (*continuação*)	
O paciente está nutricionalmente em risco e um plano de cuidados nutricionais deve ser iniciado	**Escore ≥ 3**
Reavaliar o paciente semanalmente. Caso o paciente tenha previsão de cirurgia importante, considerar um plano preventivo de cuidados nutricionais para evitar risco associado	**Escore < 3**

Fonte: Kondrup et al. (2003b).

a compatibilidade entre os resultados do risco nutricional desses métodos (Erkan, 2014). Portanto, a interpretação dos métodos de triagem para criança ainda é controversa e nenhum pôde ser validado como padrão-ouro (Elia, Stratton, 2012; Erkan, 2014). Além disso, os instrumentos de triagem utilizados para diferentes grupos etários e para diferentes objetivos não são adequados para rastrear a desnutrição em crianças (Elia, Stratton, 2012).

Extensa pesquisa apoiada pela ESPEN foi realizada com 2.567 crianças internadas em 14 hospitais de 12 países da Europa, nos quais foram avaliados três métodos de triagem nutricional infantil: Índice Pediátrico de Desnutrição Yorkhill (*Pediatric Yorkhill Malnutrition Score*, PYMS), Ferramenta de Triagem para a Avaliação da Desnutrição em Pediatria (*Screening Tool for the Assessment of Malnutrition in Pediatrics*, STAMP) e Ferramenta de Triagem para Risco Nutricional (*Screening Tool for Risk on Nutritional Status and Growth*, STRONGKids), em relação às medidas antropométricas, composição corporal e variáveis clínicas. O diagnóstico e a classificação de desnutrição variaram entre os instrumentos utilizados e houve fragilidade de todos eles quanto à identificação de medidas antropométricas abaixo do normal. Portanto, os dados obtidos não permitem recomendar o uso de nenhum desses métodos de triagem nutricional de crianças na prática clínica (Chourdakis et al., 2016).

Considerando que não existe ainda consenso sobre a interpretação de risco nutricional, por meio dos métodos de triagem para crianças, e os resultados são controversos, mais pesquisas devem ser desenvolvidas com um grande número de participantes, com o propósito de comparar os resultados (Erkan, 2014). Assim, o mais indicado é, se necessário, utilizar com cautela os instrumentos de triagem para crianças e dar ênfase à avaliação nutricional com o uso das curvas de crescimento da Organização Mundial da Saúde.

REFERÊNCIAS

Alhaug J, Gay CL, Henriksen C, Lerdal A. Pressure ulcer is associated with malnutrition as assessed by Nutritional Risk Screening (NRS 2002) in a mixed hospital population. Food Nutr Res. 2017;61(1):1-11.

BAPEN. The MUST Explanatory Booklet: a guide to Malnutrition Universal Screening Tool (MUST) for adults. [publicação on line]. Redditch: British Association for Parenteral e Enteral Nutrition; 2003. [acesso em 06 set. 2018]. Disponível em: https://www.bapen.org.uk/images/pdfs/must/portuguese/must-toolkit.pdf.

Barbosa-Silva MC. Indications and limitations of the use of Subjective Global Assessment in clinical practice: an update. Curr Opin Clin Nutr Metab Care. 2006;9(3):263-9.

Carniel MP, Santetti D, Andrade JS, Favero BP, Moschen T, Campos PA, et al. Validation of a Subjective Global Assessment questionnaire for children and adolescents for use in Brazil. J Pediatr. 2015;91(6):596-602.

Caruso L, Marucci MFN. Triagem nutricional: abordagem na prática clínica. In: Rossi L, Caruso L, Galante AP. Avaliação nutricional. 2. ed. Rio de Janeiro: Guanabara Koogan; 2015. p. 11-9.

Cawood AL, Elia M, Sharp SK, Stratton RJ. Malnutrition self-screening by using MUST in hospital outpatients: validity, reliability, and ease of use. Am J Clin Nutr. 2012;96(5):1000-7.

Chourdakis M, Hecht C, Gerasimidis K, Joosten KF, Karagiozoglou-Lampoudi T, Koetse HA, et al. Malnutrition risk in hospitalized children: use of 3 screening tools in a large European population. Am J Clin Nutr. 2016;103(5):1301-10.

Christner S, Ritt M, Volkert D, Wirth R, Sieber CC, Gabmann KG. Evaluation of the nutritional status of older hospitalised geriatric patients: a comparative analysis of a Mini Nutritional Assessment (MNA) version and the Nutritional Risk Screening (NRS 2002). J Hum Nutr Diet. 2016;29(6):704-13.

Detsky AS, McLaughlin JR, Baker JP, Johnston N, Whittaker S, Mendelson RA, et al. What is Subjective Global Assessment of nutritional status? JPEN J Parenter Enteral Nutr.1987;11(1): 8-13.

Dias MCG, Aanholt DPJV, Catalani LA, Rey JSF, Gonzales MC, Coppini L, et al. Triagem e avaliação do estado nutricional. São Paulo: Sociedade Brasileira de Nutrição Parenteral e Enteral, Associação Brasileira de Nutrologia; 2011. (Projeto Diretrizes da Associação Médica Brasileira e Conselho Federal de Medicina).

Diekmann R, Winning K, Uter W, Kaiser MJ, Sieber CC, Volkert D, et al. Screening for malnutrition among nursing home residents – a comparative analysis of the Mini Nutritional Assessment, the Nutritional Risk Screening, and the Malnutrition Universal Screening Tool. J Nutr Health Aging. 2013;17(4):326-31.

Donini LM, Poggiogalle E, Molfino A, Rosano A, Lenzi A, Rossi Fanelli F, et al. Mini-Nutritional Assessment, Malnutrition Universal Screening Tool, and nutrition risk screening tool for the nutritional evaluation of older nursing home residents. J Am Med Dir Assoc. 2016;17(10):959.e11-8. [acesso em 22 mar. 2019]. Disponível em: https://www.jamda.com/article/S1525-8610(16)30246-8/pdf.

Elia M. The 'MUST' report. Nutritional screening of adults: a multidisciplinary responsibility. Development and use of the 'Malnutrition Universal Screening Tool' ('MUST') for adults. Redditch: British Association for Parenteral and Enteral Nutrition; 2003.

Elia M, Stratton RJ. An analytic appraisal of nutrition screening tools supported by original data with particular reference to age. Nutrition. 2012;28(5):477-94.

Erkan T. Methods to evaluate the nutrition risk in hospitalized patients. Türk Pediatri Ars. 2014;49(4):276-81.

Ferguson M, Capra S, Bauer J, Banks M. Development of a valid and reliable malnutrition screening tool for adult acute hospital patients. Nutrition. 1999;5(6):458-64.

Fidelix MSP, organizador. Manual orientativo: sistematização do cuidado de nutrição da Associação Brasileira de Nutrição. São Paulo: Associação Brasileira de Nutrição; 2014.

Fink JS, Mello PD, Mello ED. Subjective Global Assessment of nutritional status – a systematic review of the literature. Clin Nutr. 2015;34(5):785-92.

Ghazi L, Fereshtehnejad SM, Abbasi Fard S, Sadeghi M, Shahidi GA, Lökk J. Mini Nutritional Assessment (MNA) is rather a reliable and valid instrument to assess nutritional status in iranian healthy adults and elderly with a chronic disease. Ecol Food Nutr. 2015;54(4):342-57.

Gonzalez MC, Orlandi SP. Avaliação Subjetiva Global. In: Waitzberg DL. Nutrição oral, enteral e parenteral na prática clínica. 5. ed. Rio de Janeiro: Atheneu; 2017. p. 441-63 (vol. 1).

Guigoz Y. The Mini-Nutritional Assessment (MNA®) review of the literature: what does it tell us? J Nutr Health Aging. 2006;10(6):466-85.

Guigoz Y, Vellas B, Garry PJ. Mini Nutritional Assessment: a practical assessment tool for grading the nutritional state of elderly patients. Facts Res Gerontol. 1994;4(Suppl. 2):15-59.

Hammond KA. Ingestão: análise da dieta. In: Mahan LK, Escott-Stump S, Raymond JL. Krause: alimentos, nutrição e dietoterapia. 13. ed. Favano A, tradutora. Rio de Janeiro: Elsevier; 2012. p. 129-43.

Hammond KA, Litchford MD. Clínica: inflamação, avaliações física e funcional. In: Mahan LK, Escott-Stump S, Raymond JL. Krause: alimentos, nutrição e dietoterapia. 13. ed. Favano A, tradutora. Rio de Janeiro: Elsevier; 2012. p. 163-77.

Hanusch FD, Silva MGB, Prado LVS, Costa MDS, Gadelha PCFP. Avaliação nutricional de pacientes submetidos à cirurgia do trato gastrointestinal: associação entre Avaliação Subjetiva Global, ferramentas de triagem nutricional e métodos objetivos. Nutr Clin Diet Hosp. 2016;36(2):10-19.

Hickson M, Hill M. Implementing a nutritional assessment tool in the community: a report describing the process, audit and problems encountered. J Hum Nutr Diet. 1997;10(6): 373-7.

Kaiser MJ, Bauer JM, Ramsch C, Uter W, Guigoz Y, Cederholm T, et al. Validation of the Mini Nutritional Assessment Short-Form (MNA®-SF): A practical tool for identification of nutritional status. J Nutr Health Aging. 2009;13(9):782-88.

Karateke F, Ikiz GZ, Kuvvetli A, Menekse E, Das K, Ozyazici S, et al. Evaluation of Nutritional Risk Screening-2002 and Subjective Global Assessment for general surgery patients: a prospective study. J Pakistan Med Assoc. 2013;63(11):1405-8.

Kondrup J, Johansen N, Plum LM, Bak L, Larsen IH, Martinsen A, et al. Incidence of nutritional risk and causes of inadequate nutritional care in hospitals. Clin Nutr. 2002;21(6):461-8.

Kondrup J, Rasmussen HH, Hamberg O, Zeno Stanga Z, Ad Hoc ESPEN Working Group. Nutritional Risk Screening (NRS 2002): a new method based on an analysis of controlled clinical trials. Clin Nutr. 2003a;22(3):321-36.

Kondrup J, Allison SP, Elia M, Plauth M, Educational and Clinical Practice Committee, European Society of Parenteral and Enteral Nutrition (ESPEN). ESPEN Guidelines for nutrition screening 2002. Clin Nutr. 2003b;22(4):415-21.

Koren-Hakim T, Weiss A, Hershkovitz A, Otzrateni I, Anbar R, Gross Nevo RF, et al. Comparing the adequacy of the MNA-SF, NRS-2002 and MUST nutritional tools in assessing malnutrition in hip fracture operated elderly patients. Clin Nutr. 2016;35(5):1053-8.

Lera L, Sánchez H, Ángel B, Albala C. Mini Nutritional Assessment short-form: validation infive Latin American cities. SABE study. J Nutr Health Aging. 2016;20(8):797-805.

Lilamand M, Kelaiditi E, Demougeot L, Rolland Y, Vellas B, Cesari M. The Mini Nutritional Assessment-Short Form and mortality in nursing home residents-results from the INCUR study. J Nutr Health Aging. 2015;19(4):383-8.

Machado RSP, Coelho MASC, Veras RP. Validity of the Portuguese version of the Mini Nutritional Assessment in Brazilian elderly. BMC Geriatr. 2015;15(1):132-5.

Mazzone A, Bellelli G, Annoni G. Mini Nutritional Assessment and functional status as predictors of development of pressure ulcers in acute setting of care. J Am Geriatr Soc. 2014;62(7):1395-6.

McDougall KE, Cooper PL, Stewart AJ, Huggins CE. Can the Mini Nutritional Assessment (MNA®) be used as a nutrition evaluation tool for subacute inpatients over an average length of stay? J Nutr Health Aging. 2015;19(10):1032-6.

Mueller C, Compher C, Ellen DM, American Society for Parenteral and Enteral Nutrition (ASPEN) Board of Directors. ASPEN clinical guidelines: nutrition screening, assessment, and intervention in adults. JPEN J Parenter Enteral Nutr. 2011;35(1):16-24.

Muñoz GAD, Zuluaga DMC, Jimenez AM. Consistencia del Mini Nutritional Assessment para identificar la sarcopenia en adultos mayores de hogares geriátricos de Bogotá, Colombia. Nutr Hosp. 2015;32(1):270-4.

Omidvari AH, Vali Y, Murray SM, Wonderling D, Rashidian A. Nutritional screening for improving professional practice for patient outcomes in hospital and primary care settings. Cochrane Database Syst Rev. 2013;6(6):1-29. [acesso em 15 fev. 2019]. Disponível em: https://www.cochranelibrary.com/cdsr/doi/10.1002/14651858.CD005539.pub2/epdf/full.

Peixoto IM, Dourado FK, Andrade MIS, Silva TO, Franca AKS, Almeida HRM, et al. Comparação entre diferentes métodos de triagem nutricional em pacientes oncológicos ambulatoriais. Nutr Clin Diet Hosp. 2017;37(3):35-43.

Reilly HM, Martineau JK, Moran A, Kenned H. Nutritional screening-evaluation and implementation of a simple Nutrition Risk Score. Clin Nutr. 1995;14(5):269-73.

Rubenstein LZ, Harker JO, Salva A, Guigoz Y, Vellas B. Screening for undernutrition in geriatric practice: developing the short-form Mini Nutritional Assessment (MNA-SF). J Gerontol. 2001;56(6):M366-77.

Schrader E, Baumgartel C, Gueldenzoph H, Stehle P, Uter W, Sieber CC, Volkerf D. Nutritional status according to Mini Nutritional Assessment is related to functional status in geriatric patients-independent of health status. J Nutr Health Aging. 2013;18(3):257-63.

Slee A, Birch D, Stokoe D. A comparison of the malnutrition screening tools, MUST, MNA and bioelectrical impedance assessment in frail older hospital patients. Clin Nutr. 2014;34(2):296-301.

Smith A. Potential barriers to effective MUST implementation. Br J Community Nurs. 2014;19(Suppl.11):S28-S31.

Sorensen J, Kondrup J, Prokopowicz J, Schiesser M, Krähenbühl L, Meier R, et al. EuroOOPS: An international, multicentre study to implement nutritional risk screening and evaluate clinical outcome. Clin Nutr. 2008;27(3):340-9.

Stratton RJ, Hackston A, Longmore D, Dixon R, Price S, Stroud M, et al. Malnutrition in hospital outpatients and in patients: prevalence, concurrent validity and ease of use of the 'Malnutrition Universal Screening Tool' ('MUST') for adults. Br J Nutr. 2004;92(5):799-808.

Tangvik RJ, Tell GS, Eisman JA, Guttormsen AB, Henriksen A, Nilsen RM, et al. The nutritional strategy: four questions predict morbidity, mortality and health care costs. Clin Nutr. 2014;33(4):634-41.

Tsai AC, Lai MY. Mini Nutritional Assessment and short-form Mini Nutritional Assessment can predict the future risk of falling in older adults: results of a national cohort study. Clin Nutr. 2014;33(5):844-9.

Tsai AC, Shu WC, Wang JY. The Mini Nutritional Assessment (MNA) predicts care need in older Taiwanese: results of a national cohort study. Br J Nutr. 2014;111(11):1977-84.

Vellas B, Villars H, Abellan G, Soto ME, Rolland Y, Guigoz Y, et al. Overview of the MNA®: its history and challenges. J Nutr Health Aging. 2006;10(6):456-65.

Wolinsky FD, Coe RM, Chavez MN, Prendergast JM, Miller DK. Further assessment of the reliability and validity of a Nutritional Risk Index: analysis of a three-wave panel study of elderly adults. Health Serv Res. 1986;20(6):977-90.

Yatabe MS, Taguchi F, Ishida I, Sato A, Kameda T, Ueno S, et al. Mini Nutritional Assessment as a useful method of predicting the development of pressure ulcers in elderly in patients. J Am Geriatr Soc. 2013;61(10):1698-704.

CAPÍTULO 2

ANAMNESE NUTRICIONAL

Mara Reis Silva

INTRODUÇÃO

A palavra anamnese tem origem no idioma grego, sendo que o prefixo *an* significa exclusão, e *amnésis*, esquecimento, ou seja, conforme a etimologia dessa palavra o propósito é relembrar os fatos que, no caso específico, relacionam-se com a situação de saúde da pessoa para auxiliar o diagnóstico (Zimerman, 2012). A anamnese é efetivada por meio de uma entrevista, que necessita da comunicação verbal, não verbal e escrita (Soares et al., 2014). A entrevista, como coleta de dados e instrumento de diagnóstico e orientação, é a técnica mais utilizada em ciências sociais e por todas as áreas que trabalham com problemas humanos (Gil, 2019). No âmbito da saúde, a entrevista é essencial para a operacionalização da anamnese e usada por diversos profissionais, incluindo o nutricionista.

A entrevista é definida por Haguette (2011) como um processo de interação social entre duas pessoas, o entrevistador e o entrevistado, para obter informações do entrevistado. Essa interação, além de ser verbal, inclui movimentos e gestos de seus participantes. Entretanto, a entrevista pode ser realizada em outras modalidades, tais como uma pessoa sendo entrevistada por um grupo ou vice-versa.

Entrevistador e entrevistado influenciam-se um ao outro por meio de palavras, inflexão de voz, gestos, expressão fisionômica, modo de olhar, aparência e demais traços pessoais e manifestações de comportamento. A estruturação e a direção da entrevista são dadas pela habilidade do entrevistador em compreender atitudes e reações.

Na prática da Nutrição Clínica a entrevista, em geral, é utilizada para coletar dados e informações que possam servir para o prognóstico e diagnóstico da situação alimentar e nutricional e planejar a intervenção. Portanto, o objetivo da anamnese nutricional é obter informações necessárias para a avaliação do estado nutricional e planejamento das orientações dietéticas, em diversos setores de atividade como investigação, orientação e pesquisa. Além disso, a anamnese também possibilita a humanização da relação paciente e profissional da saúde e é fundamental para o sucesso de uma intervenção nutricional elaborada por nutricionistas (Guimarães, Galante, 2015).

TIPOS DE ENTREVISTA

A organização do roteiro ou formulário é um dos aspectos mais importantes da preparação da entrevista e depende do objetivo desse instrumento. Existem diversas categorias de entrevista propostas por alguns autores (Beuren et al., 2006; Boni, Quaresma, 2005; Lakatos, Marconi, 2011), contudo as variantes podem ser agrupadas em três tipos principais: estruturada, semiestruturada e livre.

- Estruturada ou padronizada – supõe a organização antecipada de um roteiro, em geral, na forma de questionário com perguntas previamente formuladas, com sequência e linguagem padronizadas. As respostas devem ser curtas e precisas. Esse tipo de entrevista é muito utilizado em pesquisas eleitorais, de opinião, mercadológicas e senso do Instituto Brasileiro de Geografia e Estatística. Os questionários podem ser enviados pelo correio ao entrevistado ou a entrevista ser realizada por telefone ou meio digital.
- Semiestruturada – combina respostas abertas e fechadas. As perguntas são previamente definidas, mas o entrevistador pode fazer perguntas adicionais para esclarecer melhor o assunto ou delimitar o volume de informações. O entrevistador necessita manter o foco da entrevista e ter cuidado para não influenciar os resultados.
- Livre ou aberta ou não estruturada – o entrevistador tem um guia com os tópicos da entrevista, mas não tem uma ordem para perguntar esses tópicos. O tema é introduzido e o entrevistado tem liberdade para discorrer sobre o assunto sugerido. O entrevistador faz perguntas ocasionais para ajustar o foco ou esclarecer dúvidas e deve assumir uma postura de ouvinte, portanto sua interferência é mínima possível.

Nas entrevistas semiestruturada e aberta podem ser usados recursos visuais, para auxiliar a coleta de dados, tais como álbum fotográfico, cartões, Figuras, modelos similares aos originais.

ETAPAS DA ENTREVISTA

Diversas condições e características são necessárias para a realização de uma entrevista com foco na coleta de dados fisiológicos, socioeconômicos, culturais e de saúde dos indivíduos. Uma estrutura de desenvolvimento de anamnese, que usa a entrevista como instrumento de levantamento de dados em Nutrição e valoriza o participante, seja para avaliação, seja para intervenção rotineira ou pesquisa, pode ser desenvolvida conforme as etapas descritas a seguir.

PLANEJAMENTO

A qualidade da entrevista depende do planejamento realizado pelo entrevistador e para um resultado adequado deve contemplar algumas etapas:

- definir o objetivo a ser alcançado;

- estabelecer com clareza as informações que deseja obter;
- se possível, obter algum conhecimento prévio do entrevistado;
- preparar um roteiro de perguntas que serão feitas ao entrevistado.

REALIZAÇÃO DA ENTREVISTA

Entrevistar é um processo dinâmico que promove uma ação recíproca de atitudes, motivações, valores e percepções dos participantes (Haguette, 2011). Em medicina, o contato direto com o paciente é reconhecido como a maneira mais adequada de conduzir uma anamnese satisfatória (Soares et al., 2014). Contudo, o tipo de relação interpessoal que se estabelece afeta não só a qualidade de informação que se obtém durante a entrevista, como também influencia o processo e os resultados. A qualidade dos dados coletados pode ser influenciada pelos fatores do entrevistador e fatores externos ao observador, tais como roteiro, forma e conteúdo da entrevista e o próprio entrevistado (Haguette, 2011).

Quando o entrevistado considera o nutricionista uma pessoa disposta a auxiliá-lo, existe grande probabilidade de se estabelecer uma relação interpessoal de ajuda. O entrevistador deve estar preparado intelectual e emocionalmente para escutar e compreender diferenças individuais entre ele e a pessoa entrevistada. Essas diferenças são resultantes da bagagem cultural, experiências e atitudes vividas por cada um.

Nos casos específicos, em que existe prejuízo da comunicação por incapacidade, deficiência e dificuldade com o idioma, o uso de indivíduos substitutos é fundamental. Pais, avós, cuidadores, enfermeiros, indivíduos que dominam o idioma podem ser entrevistados como substitutos de crianças com menos de 11 anos de idade, indivíduos com debilidades, desordens cognitivas e dificuldade no idioma do país em que residem (Emmett, 2009).

A entrevista deve ser realizada com obediência aos princípios da bioética: beneficência, não maleficência, autonomia e justiça (Junqueira, 2010; Rosa, Arnoldi, 2006). Esses princípios devem fundamentar atitudes, decisões e ações nos cuidados de saúde e envolvem o cliente/paciente e o profissional/agente de saúde (Koerich et al., 2005). Fazer o bem e evitar o mal (beneficência/não maleficência) implica usar a técnica adequada para promover ou restabelecer a saúde e reconhecer as necessidades físicas, psicológicas e a dignidade da pessoa. A autonomia é a capacidade de autodeterminação de uma pessoa, que permite a liberdade de decisão sem a influência de outras pessoas. Para tanto, é necessário que as pessoas sejam informadas sobre os procedimentos, entender e assimilar essas informações e dar seu consentimento. A justiça se refere à igualdade de tratamento, ou seja, respeitar com imparcialidade o direito de cada pessoa considerando suas necessidades (Junqueira, 2010).

Desse modo, o entrevistador deve submeter o entrevistado ao melhor tratamento possível e de forma justa, considerando suas necessidades, dignidade e liberdade de decisão. Entrevistador e entrevistado devem estar cientes dos seus direitos e deveres, assim a reciprocidade entre os envolvidos não permite arrogância e autoritarismo, mas requer respeito ao outro e reconhecimento da pessoa como ser único em sua totalidade. A entrevista deve ser conduzida de maneira cordial e ao entrevistado deve ser garantida a confidencialidade, ou seja, o sigilo das informações ou o consentimento da divulgação dos dados em circunstâncias específicas.

Antes da entrevista, o entrevistador deve informar ao entrevistado o propósito das informações a serem coletadas. Além do objetivo, a realização de entrevista como instrumento de pesquisa requer que o entrevistado seja informado sobre o interesse, a utilidade, as condições para a aplicação do instrumento e o compromisso do anonimato (Lakatos, Marconi, 2011). O entrevistado deve consentir com sua participação, sendo que a qualquer momento pode desistir, sem ser submetido a penalidades e ônus de qualquer natureza, em especial quando a entrevista se destina à pesquisa (Britto Júnior, Feres Júnior, 2011).

No caso de pesquisa, para a obtenção da anuência de participante de pesquisa de forma autônoma, o Termo de Consentimento Livre e Esclarecido (TCLE) exigido para aprovação de projetos de pesquisa com seres humanos, pelo Conselho Nacional de Pesquisa (CONEP), torna obrigatória a informação e o esclarecimento sobre o projeto e os procedimentos a serem utilizados. No TCLE também devem ser descritos os benefícios da pesquisa, danos e prejuízos que porventura possam ocorrer com o participante e como saná-los, a garantia da liberdade para desistir de participar em qualquer fase da pesquisa e a indenização por danos causados pela pesquisa (Brasil, 2012).

Em ambiente hospitalar é importante obter informações prévias sobre o paciente, que podem ser encontradas no prontuário médico. Em qualquer local de coleta de dados, o conhecimento dos contextos social, cultural e econômico em que o entrevistado está inserido auxilia o planejamento e o direcionamento da entrevista.

A técnica da entrevista pode ser desenvolvida e aperfeiçoada principalmente pela prática contínua. O conhecimento da teoria sobre a entrevista permite examinar criticamente o próprio desempenho, como entrevistador, e discernir quais pontos precisam ser melhorados.

A entrevista tem algumas limitações que podem ser minimizadas ou superadas por um entrevistador experiente. A disposição do entrevistado em participar da entrevista é um dos pontos essenciais de um trabalho bem-sucedido. Além disso, a dificuldade de comunicação de ambas as partes, influência do entrevistador pelas suas ideias, atitudes, gestos e opiniões, pequeno grau de controle sobre a situação e o tempo necessário para a realização do trabalho podem ser citados como desvantagens que afetam a confiança do resultado (Lakatos, Marconi, 2011)

Início

Antes de começar a entrevista, o entrevistador deve avaliar seu estado de ânimo e atenção. O primeiro minuto com o entrevistado é muito importante para estabelecer uma relação cordial, com cumprimento adequado, olhar direcionado e tom de voz agradável (Soares et al., 2014). Criar uma atmosfera de cordialidade, respeito e empatia facilita o "quebra gelo" (*rapport*) entre entrevistado e entrevistador (Britto Júnior, Feres Júnior, 2011).

A apresentação do entrevistador deve ser adequada, com o uso de calçado apropriado, vestimentas que não sejam chamativas, curtas, excessivamente justas e decotadas ou muito informais (bermuda e regata) e ausência de adornos e *piercings* exagerados. Tatuagens em extensas superfícies expostas do corpo devem ser cobertas com vestimenta adequada. Embora já não exista uma imagem negativa em relação a *piercings* e tatuagens, por causa da sua popularização, muitas pessoas, instituições e empresas não aceitam esses adereços e associam com rebeldia e ausência de profissionalismo. Johnson et al. (2016) verificaram que tatuagens e *piercings* visíveis em profissionais da saúde que cuidavam de crianças, particularmente *piercing* nasal e na orelha, prejudicaram a relação de confiança entre paciente e seus familiares e esses profissionais. Alguns autores relataram o risco para a saúde com o uso de *piercing*, em especial, inflamação, fratura de dentes e ressecção de gengiva decorrentes de *piercings* orais (Hennequin-Hoenderdos et al., 2011).

Ainda que seja padronizado o uso de uniforme branco para estudantes e profissionais da área da saúde, a roupa e/ou jaleco devem ser condizentes com o ambiente de consultório ou hospitalar. A imagem do entrevistador pode conferir credibilidade ou não, dependendo como a apresentação e a postura são construídas.

Após o cumprimento e apresentação, o entrevistador deve iniciar a entrevista em clima amistoso, de confiança, estabelecendo um nível de afinidade que permita ao entrevistado revelar os fatos essenciais de sua situação e ao entrevistador tornar-se capaz de auxiliá-lo (Soares et al., 2014). O entrevistador no momento da entrevista não deve ser muito austero ou demasiadamente efusivo, prolixo ou excessivamente tímido (Boni, Quaresma, 2005). Independente do tipo de entrevista, o entrevistador deve ter habilidade, seguir princípios básicos e ter controle da condução de uma entrevista.

Atitudes do entrevistador

A pergunta é a principal ferramenta do entrevistador e requer técnica e treinamento. A entrevista deve proporcionar ao entrevistado bem-estar, para que ele possa falar sem constrangimento. Portanto, é fundamental que seja criado um ambiente favorável e cordial.

Algumas atitudes do entrevistador podem facilitar a comunicação e a obtenção de dados confiáveis (Boni, Quaresma, 2005; Britto Júnior, Feres Júnior, 2011; Gil, 2019).

- A linguagem do entrevistador deve ser adequada à condição educacional, cultural, social e econômica do entrevistado.
- Levar em consideração que antes de chegar para a entrevista o entrevistado pode ter passado por uma série de experiências, lugares e pessoas estranhas, assim como por todo um conjunto de sensações ambientais que vão afetar suas respostas.
- No caso de consultas com horário previamente combinado, o entrevistador deve ser pontual, pois a pontualidade evita a ansiedade do entrevistado e concorre para o bom andamento da anamnese.
- Dispor-se a ouvir mais do que falar, pois o que interessa é o que o entrevistado vai dizer. Esse é o aspecto mais importante para o êxito da entrevista. No entanto, é fundamental que o entrevistador mantenha o controle da entrevista.
- Manter o controle da entrevista sem se mostrar impertinente, intervindo com tato quando houver loquacidade improdutiva e afastamento do tema proposto. Informações desnecessárias e detalhes sem importância demandam mais tempo e não contribuem para a qualidade da entrevista.

- Evitar que a capacidade de escutar seja sacrificada por falta de tempo e de interesse Dar tempo suficiente para que o entrevistado discorra satisfatoriamente sobre o assunto, ou seja, para que conclua o pensamento dele.
- Fazer apenas uma pergunta por vez, a fim de não confundir o entrevistado.
- Evitar o abuso de perguntas apenas fechadas ou abertas, pois limitam a qualidade e a quantidade da informação.
- Não induzir a resposta do entrevistado, evitando fazer perguntas que implicam ou sugerem a própria resposta.
- Perguntar com um tom de voz agradável, pois o tom de voz reflete a maneira como o entrevistador interpreta o assunto. Além disso, o senso de humor pode ser um facilitador da comunicação em determinados momentos.
- Não deixar a entrevista ficar monótona e mecânica. Durante a entrevista o entrevistador deve enviar sinais de entendimento e de estímulo, com gestos, acenos de cabeça, olhares e sinais verbais como de agradecimento e de incentivo. A tática de reafirmação e repetição auxilia na obtenção de informações adicionais e consiste em repetir expressões emitidas pelo entrevistado.
- Aprender a controlar a tendência de condenar toda a conduta que esteja em desacordo com seus próprios padrões ou agir de maneira intolerante. As manifestações verbais e não verbais de desaprovação podem influir no tipo de informações que o entrevistado está disposto a compartilhar. Portanto, é essencial não julgar a atitude do entrevistado, evitando impor seus próprios julgamentos, sentimentos e preconceitos.
- O entrevistador não deve se envolver em questões polêmicas, de cunho político, religioso e doutrinário com o entrevistado. Além disso, o confronto com um entrevistado agressivo e hostil deve ser evitado.
- Ser observador, pois, além das palavras, o comportamento do entrevistado traz elementos significativos. Aspectos que indicam tensões do corpo, enrubescimento, excitabilidade, melancolia e ansiedade muitas vezes podem complementar o entendimento do que foi verbalizado. No entanto, a dificuldade do entrevistado de organizar os pensamentos e para recordar, relacionar e entender os fatos durante a entrevista aumenta com a elevação da ansiedade. Nesses casos repetir as perguntas ou fazê-las de forma diferente e dar mais tempo para a resposta.

Término da entrevista

Não há regra geral quanto à duração da entrevista. Entretanto, não deve durar mais do que 1 hora, a fim de evitar a fadiga, tanto por parte do entrevistador como do entrevistado. No caso de pesquisa científica, o tempo vai depender dos objetivos previamente estabelecidos, porém deve ser padronizado com o auxílio de testes-piloto e treinamento dos entrevistadores.

Registro das informações

Durante a realização da entrevista, o entrevistador deve reunir de forma sistemática os dados obtidos, com registro claro e simples. Registar dados durante a entrevista evita perda de informações por lapso de memória. Entretanto, esse registro deve ser ágil, dosado e se possível em momentos reduzidos (Soares et al., 2014). O uso de gravador e filmagem pode inibir o entrevistado, assim devem ser evitados, a não ser em casos específicos de pesquisa, com a autorização dos participantes.

Em relação aos dados de consumo de alimentos, diversos métodos de inquéritos quantitativos, semiquantitativos ou qualitativos permitem a coleta desses dados de maneira individual. Os métodos mais usados para esse propósito incluem Recordatório de 24 horas, Registro Alimentar, História Alimentar ou Dietética e Questionário de Frequência Alimentar (QFA). Esses e outros métodos têm sido implementados em sistema computadorizado, com o auxílio de imagens de alimentos e porções, para melhorar a qualidade da coleta de dados. Uma descrição desses métodos de inquéritos, bem como as respectivas vantagens e desvantagens, pode ser encontrada no capítulo 10 – Avaliação dietética.

ANÁLISE E AVALIAÇÃO DOS DADOS

Os dados subjetivos da anamnese são complementados por dados objetivos dos indicadores do estado nutricional do indivíduo (Guimarães, Galante, 2015). Portanto, a anamnese nutricional fornece os dados necessários para a avaliação nutricional e da qualidade da dieta consumida. Os dados antropométricos, clínicos, de exames laboratoriais e do consumo alimentar, bem como das condições socioeconômicas e culturais são ferramentas fundamentais para a elaboração do perfil nutricional do indivíduo.

A dieta usual deve ser analisada em seus aspectos quantitativos e qualitativos. Para isso é necessária a análise do conteúdo em energia, macronutrientes, sais minerais, vitaminas e fibras alimentares de acordo com o objetivo da avaliação dietética. A análise das informações sobre hábitos e consumo alimentar fornece as bases para a formulação da lista de alimentos equivalentes ou substitutos a ser anexada na dieta proposta, de acordo com as características de cada indivíduo. Após a análise e a avaliação dos dados coletados na anamnese nutricional é possível avaliar o estado nutricional, planejar o cuidado nutricional e orientar o indivíduo para a utilização da dieta.

UTILIZAÇÃO DA TECNOLOGIA DE INFORMAÇÃO E COMUNICAÇÃO

As novas tecnologias de informação e comunicação potencializaram redes que têm ocupado um espaço de destaque na organização das atividades humanas (Ferreira, 2009). O uso da internet tem-se difundido rapidamente no cotidiano das pessoas, causando impacto nas áreas de educação, comunicação e pesquisa e é cada vez mais frequente o uso de equipamentos, tais como televisão, telefone e microcomputador (Belei et al., 2008; Hassan, 2015). A Pesquisa Nacional por Amostra de Domicílios Contínua do Instituto Brasileiro de Geografia e Estatística (IBGE, 2018) revelou que em 2016 o acesso à internet foi elevado em todas as regiões do Brasil, sendo que 67,4% das pessoas com 10 anos ou mais utilizaram esta rede. Entre os usuários da internet, 94,6% deles utilizaram o telefone móvel celular e, 63,7%, o microcomputador.

A rápida evolução tecnológica também está influenciando a relação entrevistador-entrevistado. O uso de tecnologia de informação permite a coleta, o armazenamento, o processamento e a avaliação de dados provenientes de uma entrevista, por meio de *softwares*, para uso em microcomputadores e telefone móvel. A coleta e a análise de dados, que antes demandavam muito tempo, na atualidade foram otimizadas reduzindo o tempo e o custo. Além disso, o uso de *softwares*, de qualidade testada e aprovada, aumenta a segurança nos processos de avaliação das informações.

Avaliação dietética e nutricional, fatores do estilo de vida que afetam a dieta, dados da situação socioeconômica e cultural, plano do cuidado nutricional, além de outros dados podem ser arquivados e consultados quando necessários para revisões e modificações. Informações relevantes da pessoa entrevistada podem ser arquivadas e protegidas por um código, para assegurar o sigilo e a privacidade.

Está se tornando muito comum o uso do microcomputador com *softwares* de Nutrição em consultórios de nutricionistas. No entanto, a utilização do microcomputador na anamnese nutricional pode tornar a entrevista mecanizada e alterar a relação entrevistador-entrevistado no momento em que estiver sendo realizada. Nesse caso, é essencial manter a característica face a face da entrevista, para preservar as relações humanas e valorizar o entrevistado. A dosagem correta do tempo entre a conversa direta com o interlocutor e a digitação de dados no equipamento é uma técnica que facilita a comunicação e a interação entre profissional e o paciente. Outra opção de uso de microcomputador nessa área é o registro convencional da anamnese nutricional, com posterior introdução dos dados no microcomputador para fins de arquivo, análise e avaliação de dados.

Telefone fixo e computador em entrevistas têm sido usados em pesquisas de saúde. No entanto, a tendência crescente de uso de telefone móvel celular no mundo estimula a inclusão desse equipamento, seja para fins de pesquisa, seja para dar suporte a pacientes com doenças crônicas (Barr et al., 2012; Grande, Taylor, 2010; Jongh et al., 2012).

O Ministério da Saúde, por meio da Secretaria de Vigilância em Saúde, em 2006, implantou em todas as capitais brasileiras o sistema VIGITEL (Vigilância de Fatores de Risco e Proteção para Doenças Crônicas por Inquérito Telefônico). O sistema consiste em entrevistas com adultos realizadas com o auxílio do telefone fixo, assistidas por computadores, para monitoramento da frequência e distribuição de fatores de risco e proteção para doenças crônicas não transmissíveis. O questionário do sistema VIGITEL inclui perguntas sobre condição socioeconômica, escolaridade, estilo de vida e padrão de alimentação (Brasil, 2007). No entanto, Bernal et al. (2017) sugerem a inclusão de uma subamostra na pesquisa do VIGITEL, com adultos que possuem apenas celular, pois essa mudança na metodologia das pesquisas está sendo impulsionada pelo aumento da abrangência do telefone celular em prejuízo da telefonia fixa.

Embora o uso da telefonia fixa e móvel em trabalhos sobre hábitos que causam risco à saúde e prevalência de doenças crônicas reduza o custo e o tempo para o desenvolvimento dessas pesquisas, a consulta *online* com o nutricionista não é permitida pelos órgãos de classe. Vale ressaltar que nesses dois casos os objetivos são diferentes. Na pesquisa por telefone não há intenção de realização de consulta em nutrição.

Segundo o Código de Ética e de Conduta do Nutricionista, aprovado pelo Conselho Federal de Nutricionistas (Brasil, 2018), a avaliação e o diagnóstico nutricionais devem ser realizados pelo nutricionista em consulta presencial, no entanto, a orientação nutricional e o acompanhamento podem ser conduzidos de maneira não presencial. Portanto, não é permitido ao nutricionista a realização de consulta clínica e diagnóstico nutricional pela internet ou por qualquer outro meio que configure atendimento não presencial, mas a comunicação *online* pode complementar o atendimento.

FORMULÁRIO PARA ANAMNESE NUTRICIONAL

Anamnese dirigida requer formulário próprio com questões predefinidas. A formulação das questões depende do objetivo, das características pessoais dos participantes, do local de realização e do tempo disponível (Guimarães, Galante, 2015).

Independente do método de coleta de dados, o formulário da anamnese nutricional deve contemplar questões sobre as características pessoais (nome, data de nascimento, sexo, raça/etnia, endereço, contato telefônico, motivação para a consulta), antropométricas (peso, estatura), condições social, econômica e cultural, dados sobre a saúde geral do indivíduo e familiares e estilo de vida (prática de atividade física, tabagismo e hábitos alimentares). Os dados para fins de pesquisa são específicos para cada tema a ser avaliado.

A abrangência desses dados varia em função dos objetivos pretendidos pelo nutricionista e do nível de conhecimento dos estudantes de Nutrição, por exemplo as condições de moradia podem auxiliar a identificar a situação higiênico-sanitária do indivíduo; questões sobre a inserção do indivíduo na família (chefe de família, filho, enteado, arrimo de família, agregado) melhoraram o conhecimento sobre as condições para a obtenção de alimentos e refeições; os dados antropométricos podem incluir outros indicadores, tais como circunferência da cintura, percentual de gordura e massa magra corporal, razão cintura-quadril; os métodos de inquéritos alimentar (recordatório de 24 horas, registro alimentar, questionário de frequência alimentar etc.) podem ser combinados para melhorar a qualidade das informações sobre consumo de alimentos.

Nos anexos poderão ser consultados alguns exemplos de formulários de anamnese nutricional simples, destinados a iniciantes (Anexo A), e mais complexos (Anexo B), com maior foco na área clínica, elaborados por docentes do curso de Nutrição da Universidade Federal de Goiás.

REFERÊNCIAS

Barr ML, Ritten JJV, Thackway SV. Inclusion of mobile phone numbers into an ongoing population health survey in New South Wales, Australia: design, methods, call outcomes, costs and sample representativeness. BMC Med Res Methodol. 2012;12(177):1-8.

Belei RA, Paschoal SRG, Nascimento EM, Matsumoto PHVR. O uso de entrevista, observação e videogravação em pesquisa qualitativa. Cad Educ. 2008;30:187-99.

Bernal RTI, Malta DC, Claro RM, Monteiro CA. Efeito da inclusão de entrevistas por telefone celular ao Vigitel. Rev Saúde Pública. 2017;51(Supl 1):1s-15s.

Beuren IM, Longary AA, Raupp FM, Sousa MAB, Colauto RD, Porton RAB. Como elaborar trabalhos monográficos em contabilidade: teoria e prática. São Paulo: Atlas; 2006.

Boni V, Quaresma SJ. Aprendendo a entrevistar: como fazer entrevistas em ciências sociais. Rev Eletrônica Pós-graduandos Sociol Política UFSC. 2005;2(1):68-80.

Brasil. Ministério da Saúde. VIGITEL Brasil 2006: vigilância de fatores de risco e proteção para doenças crônicas por inquérito telefônico. [publicação online] Brasília (DF): Ministério da Saúde; 2007. [acesso em 17 ago 2018]. Disponível em: http://bvsms.saude.gov.br/bvs/publicações/relatorio_vigitel_2006_ marco_ 2007.pdf.

Brasil. Ministério da Saúde. Conselho Nacional de Saúde. Resolução nº 466, de 12 de dezembro de 2012. Aprova diretrizes e normas regulamentadoras de pesquisa envolvendo seres humanos. [acesso em 23 maio 2018]. Disponível em: http://bvsms.saude.gov.br/bvs/saudelegis/cns/2013/res0466_12_12_2012.html.

Brasil. Conselho Federal de Nutricionistas. Código de ética e de conduta do nutricionista. [publicação online] Brasília (DF); 2018. [acesso em 15 ago. 2018]. Disponível em: <http://www.cfn.org.br/wp-content/uploads/2018/04/codigo-de-etica.pdf>.

Britto Júnior AF, Feres Júnior N. A utilização da técnica da entrevista em trabalhos científicos. Evidência. 2011;7(7):237-50.

Emmett P. Workshop 2: the use of surrogate reporters in the assessment of dietary intake. Eur J Clin Nutr. 2009;63(Suppl 1)S78-9.

Ferreira LBC. A revolução das tecnologias de informação e comunicação: consequências sociais, econômicas e culturais. Rev Digital Biblioteconomia Ciênc Inform. 2009;7(1):117-27.

Gil AC. Métodos e técnicas de pesquisa social. 7. ed. São Paulo: Atlas; 2019.

Grande ED, Taylor AW. Sampling and coverage issues of telephone surveys used for collecting health information in Australia: results from a face-to-face survey from 1999 to 2008. BMC Med Res Methodol. 2010;10(77):1-11.

Guimarães AF, Galante AP. Anamnese nutricional e inquéritos dietéticos. In: Rossi L, Caruso L, Galante AP, organizadores. Avaliação nutricional: novas perspectivas. 2. ed. Rio de Janeiro: Guanabara Koogan; 2015. p. 21-44.

Haguette TMF. A entrevista. In: Haguette TMF. Metodologias qualitativas na sociologia. 13. ed. Petrópolis: Vozes; 2011. p. 81-84.

Hassan EIKA. Perspectives of using internet on the scientific research among the postgraduate students at the University of Khartoum – Sudan. World J Educ. 2015;5(5):11-20.

Hennequin-Hoenderdos NL, Slot DE, van der Weijden GA. Complications of oral and perioral piercings: a summary of case reports. Int J Dent Hyg. 2011;9(2):101-9.

IBGE. Pesquisa nacional por amostra de domicílios contínua: acesso à Internet e à televisão e posse de telefone móvel celular para uso pessoal 2016. [publicação online] Rio de Janeiro; 2018. [acesso em 16 ago. 2018]. Disponível em: https://biblioteca.ibge.gov.br/visualizacao/livros/liv101543.pdf.

Johnson SC, Doi MLM, Yamamoto LG. Adverse effects of tattoos and piercing on parent/patient confidence in health care providers. Clin Pediatr. 2016;55(10):915-20.

Jongh T, Gurol-Urganci I, Vodopivec-Jamsek V, Car J, Atun R. Mobile phone messaging for facilitating self-management of long-term illnesses. Cochrane Database Syst Rev. 2012; 12(12). [acesso em 5 maio 2018]. Disponível em: https://www.ncbi.nlm.nih.gov/pmc/articles/PMC6486189/pdf/CD007459.pdf.

Junqueira CR. Bioética: conceito, fundamentação e princípios. [publicação online] São Paulo: Universidade Federal de São Paulo; 2010. [acesso em 22 maio 2018]. Disponível em: https://edisciplinas.usp.br/pluginfile.php/4363350/course/section/2089868/bioetica% 205.1.pdf.

Koerich MS, Machado RR, Costa E. Ética e bioética: para dar início à reflexão. Texto Contexto Enferm. 2005;14(1):106-10.

Lakatos EM, Marconi MA. Metodologia científica. São Paulo: Atlas; 2011.

Rosa MVFPC, Arnoldi MAGC. A entrevista na pesquisa qualitativa: mecanismos para validação dos resultados. Belo Horizonte: Autêntica Editora; 2006.

Soares MOM, Higa EFR, Passos AHR, Ikuno MRM, Bonifácio LA, Mestieri CP, Ismael RK. Reflexões contemporâneas sobre anamnese na visão do estudante de medicina. Rev Bras Educ Méd. 2014;38(3):314-22.

Zimerman DF. Etimologia de termos psicanalíticos. Porto Alegre: Artmed; 2012.

CAPÍTULO 3

AVALIAÇÃO ANTROPOMÉTRICA

Maria do Rosário Gondim Peixoto
Carla Cristina da Conceição Ferreira
Mara Reis Silva

A avaliação antropométrica trata da medição das dimensões físicas e composição do corpo humano em diferentes idades e em distintos graus de nutrição. É considerada um dos itens mais importantes da avaliação nutricional, sendo amplamente utilizada por causa da aplicação rápida, prática, não invasiva e na maioria das vezes de baixo custo. As características antropométricas de indivíduos e populações são preditores simples e seguros de prejuízos funcionais, possíveis problemas de saúde futuros e mortalidade. Segundo *World Health Organization* (WHO), as medidas mais utilizadas na avaliação antropométrica são: peso corporal, estatura, circunferências e dobras cutâneas (Li et al., 2013; WHO, 1995).

Os índices de avaliação antropométrica podem ser analisados por comparação com uma distribuição dos valores de referência (amostra de grupos de indivíduos saudáveis padrão) ou com limites e intervalo de referência (derivados da distribuição de valores padrões) ou pontos de corte (baseados na relação entre índice de avaliação nutricional e prejuízo funcional e/ou sinais clínicos de deficiência). Diversos métodos são utilizados para comparar os valores antropométricos observados com a distribuição dos valores de referência (Gibson, 2005).

Para estudos em indivíduos e populações, os índices antropométricos podem ser comparados a uma população de referência com o uso de percentis ou escore z, derivados dos dados de referência. Em algumas circunstâncias, percentis e escore z não podem ser calculados e, em vez disso, os índices antropométricos são expressos em percentual de adequação da mediana (razão entre o valor observado da medida e o valor mediano da distribuição de referência). Entretanto, esses resultados apenas permitem informações limitadas da posição relativa do valor na população (Gibson, 2005).

Percentil é uma medida estatística que representa uma série de dados ou valores divididos, do menor para o maior, em 100 partes iguais. A classificação das medidas antropométricas por meio do percentil indica a posição que o indivíduo está em relação aos

100% da distribuição de referência (Gibson, 2005; Levin, Fox, 2004). Por exemplo, se o peso da criança está no percentil 50 da população de referência significa que, em relação a indivíduos saudáveis com a mesma idade e sexo, 49% da população tem peso menor, e 50%, peso superior ao dessa criança. Além disso, para dados com distribuição normal, o percentil 50 corresponde à média e à mediana, dessa maneira o peso da criança no percentil 50 apresenta 100% de adequação em relação à média ou mediana da população de referência. Quando os dados não são simétricos (exemplo: estatura por idade), o percentil 50 corresponde à mediana (Gibson, 2005; Vitolo, Louzada, 2015). Os limites de referência usados para classificar indivíduos em risco de má nutrição, em geral, estão abaixo do percentil 3 ou 5 ou acima do percentil 95 ou 97, e a seleção desses limites depende dos dados de referência utilizados (Lee, Nieman, 2013).

O escore z é uma medida de dispersão que indica a direção e o grau com que um dado se afasta ou se aproxima da média de uma distribuição em uma escala de unidades de desvio-padrão (WHO, 1995). Os padrões de referência (Anexos C e D) expressam a distribuição normal dos valores na forma de múltiplos do desvio-padrão (DP), conforme a mediana. Para exames clínicos e vigilância nutricional da população, é comum estabelecer as faixas de normalidade entre –2 e +2DP, enquanto a anormalidade é definida estatisticamente como um valor abaixo de –2DP ou acima de +2DP relativos à média ou mediana de referência. Assim como para a avaliação com percentil, os limites selecionados também dependem dos dados de referência utilizados (Gibson, 2005). Quando o valor do escore z for zero (0), significa que o valor da medida obtido é exatamente igual ao valor no ponto médio ou mediana do referencial, o que equivale também ao percentil 50 (Vitolo, Louzada, 2015).

$$\text{Escore z} = \frac{\text{Valor observado} - \text{valor da mediana}}{\text{Desvio-padrão da população de referência}^{a}}$$

[a]O desvio-padrão da população de referência é calculado pela diferença entre o valor correspondente a +1DP e o valor da mediana, quando o dado observado for acima da mediana; ou a diferença entre a mediana e o valor correspondente a –1DP, quando for abaixo da mediana.

Exemplos de cálculo do escore z para avaliar valores antropométricos de crianças, conforme padrão de referência do WHO (2006) (Anexo D) estão apresentados a seguir.

1. Criança do sexo feminino de 4 anos de idade, com 17,0 kg

$$\text{Escore z} = \frac{17{,}0 - 16{,}1}{18{,}5 - 16{,}1}$$

Escore z = 0,9/2,4

Escore z = 0,4 (valor entre –2DP e + 2DP: criança eutrófica)

2. Criança do sexo feminino de 4 anos de idade, com 11,0 kg

$$\text{Escore z} = \frac{11{,}0 - 16{,}1}{16{,}1 - 14{,}0}$$

Escore z = –5,1/2,1

Escore z = –2,4 (valor abaixo de –2 DP: criança com baixo peso para a idade)

A Organização Mundial da Saúde recomenda o uso de escore z para avaliação antropométrica, pois ele pode ser determinado para indivíduos com índices abaixo ou acima dos percentis extremos dos dados de referência (Gibson, 2005). O Ministério da Saúde desde 2005 (Brasil, 2007) incorporou na Caderneta da Saúde da Criança a classificação do escore z nos gráficos de avaliação do crescimento infantil, em substituição às curvas com classificação por percentis.

Na maioria das avaliações é assumido que as informações antropométricas são normalmente distribuídas, embora peso, espessuras das dobras tricipital e subescapular, soma de dobras, área de gordura do braço e percentual de gordura podem ser desviados para a direita. Para maximizar a efetividade do diagnóstico de informações antropométricas, a classificação deve ser baseada em técnicas estatísticas aplicáveis a dados simétricos e não simétricos. Por essa razão, a classificação antropométrica pode ser baseada em ambos os pontos de corte, escore z e percentil (Frisancho, 1990). Cada valor de escore z apresenta um valor de percentil correspondente e por isso pode-se converter um valor de escore z em percentil ou um valor de percentil em escore z. Na prática, as equivalências entre percentis e escores z são determinadas conforme a descrição apresentada no Quadro 3.1.

Quadro 3.1. Equivalências entre percentis e escores z.

Escore z	Percentil	Interpretação
–3	0,1	Espera-se encontrar em uma população saudável 0,1% dos indivíduos abaixo desse valor
–2	3	Espera-se encontrar em uma população saudável 2,3% dos indivíduos abaixo desse valor. Convenciona-se que o equivalente ao escore z –2 é o percentil 3
–1	15	Espera-se encontrar em uma população saudável 15,9% dos indivíduos abaixo desse valor
0	50	É o valor que corresponde à média da população, isto é, em uma população saudável, espera-se encontrar 50% da população acima e 50% da população abaixo desse valor
+1	85	Espera-se encontrar em uma população saudável 84,1% dos indivíduos abaixo desse valor, ou seja, apenas 15,9% estariam acima desse valor. Convenciona-se que o equivalente ao escore z +1 é o percentil 85
+2	97	Espera-se encontrar em uma população saudável 97,7% dos indivíduos abaixo desse valor, ou seja, apenas 2,3% estariam acima desse valor. Convenciona-se que o equivalente ao escore z +2 é o percentil 97
+3	99,9	Espera-se encontrar em uma população saudável 99,9% dos indivíduos abaixo desse valor, ou seja, apenas 0,1% estaria acima desse valor

Fonte: adaptado do Ministério da Saúde (Brasil, 2011).

MASSA CORPORAL E ESTATURA

A massa e o peso são duas grandezas diferentes, com propriedades distintas. O peso depende da força de atração de corpos, em uma determinada interação gravitacional, assim é o produto da massa de um corpo e a aceleração da gravidade exercida sobre esse corpo. Portanto, o peso tem valor variável, pois a força de gravidade influencia esses valores. Ao contrário, a massa é uma grandeza invariável, caracterizada pela quantidade de matéria de um corpo. O Sistema Internacional (SI) padronizou newton (N) para a unidade padrão de peso e quilograma (kg) para massa (Beer et al., 2012; Santos, 2014). Porém, na prática, o termo peso corporal é usado popularmente para designar a massa de um corpo. Peso como significado de massa corporal também tem sido muito usado em publicações científicas, na área da saúde, provavelmente por causa do uso tradicional desse termo. Portanto, neste capítulo utilizamos peso e massa corporal como sinônimos, devido ao uso consagrado por décadas em publicações.

A utilização exclusiva da massa corporal ou peso não é adequada para determinar má nutrição aguda, crônica e composição corporal do indivíduo. Os índices antropométricos, derivados da comparação das medidas de massa ou peso e de estatura (estatura por idade, peso por idade, peso por estatura e índice de massa corporal), com curvas de referência, têm significados específicos na avaliação do crescimento de crianças e adolescentes, desde que essas medidas sejam avaliadas em intervalos regulares (Stallings, Fung, 1999; WHO, 1995).

A monitoração regular do crescimento de crianças e adolescentes permite a identificação de tendências relacionadas a problemas de saúde. O peso corporal que aumenta rapidamente e supera a curva de crescimento sugere o desenvolvimento de obesidade. Ao contrário, a redução de peso durante um tempo determinado pode ser resultado de desnutrição e enfermidade aguda ou crônica (Lee, Nieman, 2013). A partir do século XX, empresas de seguro de vida dos Estados Unidos identificaram uma correlação entre aumento de peso corporal e elevação das taxas de mortalidade. Posteriormente, foi estabelecida a associação entre a gordura corporal total (frequentemente estimada a partir da razão entre massa corporal e estatura) e a distribuição da gordura no abdômen e tronco, com o desenvolvimento de diversas doenças crônicas não transmissíveis (Food and Nutrition Board, 1989).

Na literatura especializada existem alguns índices da relação peso/estatura, porém o índice preferido é aquele que está altamente correlacionado com o peso ou massa corporal e minimamente associado com a estatura, ou seja, ele é igualmente bom para classificar a massa corporal em indivíduos de diversas estaturas (Lee, Nieman, 2013). Nesse contexto, o índice de massa corporal (IMC), proposto pelo pesquisador francês Quetelet, tem sido o mais utilizado na prática clínica para avaliação da gordura corporal nas diversas faixas etárias e estados fisiológicos. Na maioria das vezes, pessoas com IMC elevado têm grande quantidade de gordura corporal total. Entretanto, em algumas circunstâncias, o IMC elevado pode ser por excesso de músculo ou edema clinicamente evidente. Portanto, esse índice deve ser interpretado com cautela em pessoas com edema, tronco mais proeminente em relação aos membros inferiores e superiores, atletas ou indivíduos com massa muscular muito desenvolvida, pois podem ter valores de IMC elevados, independente da gordura corporal (Heymsfield, Baumgartner, 2006; Lee, Nieman, 2013).

Índice da massa corporal (IMC) ou índice de Quetelet

$$\text{IMC} = \frac{\text{Peso (kg)}}{\text{Estatura}^2\text{ (m)}}$$

O aumento do IMC acima do 25 kg/m² eleva o risco de morbidade e mortalidade relacionado a doenças tais como *diabetes mellitus* tipo 2, hipertensão, doença arterial coronariana, acidente vascular cerebral e alguns tipos de cânceres. O risco para essas condições aumenta acentuadamente quando o IMC é ≥ 30 kg/m². Essa observação justifica definir, para a grande parte das populações, um IMC de 25 a 29,9 kg/m² como sobrepeso e ≥ 30 kg/m² como obesidade (Lee, Nieman, 2013; WHO, 1997). No entanto, um subgrupo de indivíduos obesos, conhecidos como "obesos metabolicamente saudáveis", apresenta melhor função no tecido adiposo, menor armazenamento de gordura ectópica e é mais sensível à insulina do que os "obesos metabolicamente não saudáveis". No entanto, esse tema é controverso, pois os indivíduos obesos metabolicamente saudáveis têm aumento no risco de doença (cárdio) metabólica e podem ter uma qualidade de vida inferior à dos sujeitos com peso normal, por causa das outras comorbidades (Goossens, 2017). Por outro lado, é importante destacar que alguns indivíduos com o IMC < 25 kg/m² apresentam percentual de gordura corporal > 30%. Portanto, esses indivíduos terão uma classificação incorreta se a porcentagem de massa de gordura corporal não for usada para avaliar a obesidade. Essa condição é descrita como síndrome do obeso eutrófico (*normal weight obese syndrome*) e está associada a elevado risco de morbidade e mortalidade por doenças crônicas não transmissíveis (DCNT). Desse modo, a triagem para a distribuição de gordura corporal em indivíduos com IMC normal ou ligeiramente elevado é uma importante contribuição para a prevenção do diabetes e doenças cardiovasculares (De Lorenzo et al., 2006, 2007).

Na literatura especializada podem ser encontrados diversos pontos de corte para a avaliação do IMC e de outros indicadores do estado nutricional, por faixa etária e estado fisiológico, como apresentado no capítulo 4.

Os procedimentos corretos para mensuração de peso corporal, comprimento ou estatura do indivíduo, em todas as faixas etárias, exigem treinamento do avaliador e manutenção frequente dos equipamentos. Para a padronização da metodologia podem ser utilizados os critérios adotados pelo Ministério da Saúde (Brasil, 2011), conforme descrição subsequente.

PESO EM BALANÇA PEDIÁTRICA MECÂNICA OU EM BALANÇA PLATAFORMA

A balança deve ficar afastada da parede.

1º Passo: destravar a balança.

2º Passo: verificar se a balança está calibrada (a agulha do braço e o fiel devem estar na mesma linha horizontal). Se necessário, calibrar girando lentamente o calibrador.

3º Passo: esperar até que a agulha do braço e o fiel estejam nivelados.

4º Passo: após constatar que a balança está calibrada, ela deve ser travada, e depois o indivíduo ser posicionado para ser pesado.

5º Passo para crianças menores de 2 anos: despir a criança com o auxílio de um dos pais ou responsável.

5º Passo para crianças maiores de 2 anos, adolescentes e adultos: posicionar o indivíduo de costas para a balança, descalço, com o mínimo de roupa possível ou roupa leve, no centro do equipamento, ereto, com os pés juntos e os braços estendidos ao longo do corpo. Mantê-lo parado nessa posição.

6º Passo para crianças menores de 2 anos: colocar a criança sentada ou deitada no centro do prato, de modo a distribuir o peso igualmente. Destravar a balança, mantendo a criança parada o máximo possível nessa posição. Orientar o responsável a manter-se próximo, sem tocar na criança e no equipamento.

6º Passo para crianças maiores de 2 anos, adolescentes e adultos: destravar a balança.

7º Passo: mover o cursor maior sobre a escala numérica para marcar os quilos.

8º Passo: depois mover o cursor menor para marcar os gramas.

9º Passo: esperar até que a agulha do braço e o fiel estejam nivelados.

10º Passo: travar a balança, evitando, assim, que sua mola desgaste, assegurando o bom funcionamento do equipamento.

11º Passo: realizar a leitura de frente para o equipamento com os olhos no mesmo nível da escala para visualizar melhor os valores apontados pelos cursores.

12º Passo: anotar o peso em formulário específico.

13º Passo: retirar a criança e retornar os cursores ao zero na escala numérica.

14º Passo: marcar o peso na Caderneta de Saúde, no caso de crianças.

PESO EM BALANÇA ELETRÔNICA

1º Passo: deve-se ligar a balança antes de posicionar o indivíduo. Esperar a balança ficar zerada.

2º Passo para crianças menores de 2 anos: despir totalmente a criança com o auxílio de um dos pais ou responsável. Colocá-la despida no centro do prato da balança, sentada ou deitada, para distribuir o peso. Manter a criança parada (o máximo possível) nessa posição. Orientar o responsável para ficar próximo, sem tocar na criança nem no equipamento.

2º Passo e o 3º passo para crianças maiores de 2 anos, adolescentes e adultos: colocar o indivíduo no centro do equipamento, com o mínimo de roupa possível ou roupa leve, descalço, ereto, com os pés juntos e os braços estendidos ao longo do corpo. Mantê-lo parado nessa posição.

4º Passo: aguardar que o valor do peso esteja fixado no visor e realizar a leitura.

5º Passo: anotar o peso em formulário próprio. Orientar a saída do indivíduo da balança.

6º Passo: marcar o peso na Caderneta de Saúde, em caso de criança.

COMPRIMENTO E ESTATURA

1º Passo para crianças menores de 2 anos: deitar a criança no centro do infantômetro, descalça e com a cabeça livre de adereços.

Manter, com a ajuda de um dos pais ou responsável:

- a cabeça apoiada firmemente contra a parte fixa do equipamento, com o pescoço reto e o queixo afastado do peito, no plano de *Frankfurt* (margem inferior da abertura do orbital e margem superior do meato auditivo externo deverão ficar em uma mesma linha horizontal);
- os ombros totalmente em contato com a superfície de apoio do infantômetro;

- os braços estendidos ao longo do corpo;
- as nádegas e os calcanhares da criança em pleno contato com a superfície que apoia o infantômetro.

1º Passo para crianças maiores de 2 anos, adolescentes e adultos: posicionar o indivíduo descalço e com a cabeça livre de adereços no centro do equipamento. Mantê-lo em pé, ereto, com os braços estendidos ao longo do corpo, com a cabeça erguida, olhando para um ponto fixo na altura dos olhos.

- a cabeça do indivíduo deve ser posicionada no plano de *Frankfurt* (margem inferior da abertura do orbital e a margem superior do meato auditivo externo deverão ficar em uma mesma linha horizontal);
- as pernas devem estar paralelas, mas não é necessário que as partes internas das mesmas estejam encostadas. Os pés devem formar um ângulo reto com as pernas.

2º Passo para crianças menores de 2 anos: pressionar, cuidadosamente, os joelhos da criança para baixo, com uma das mãos, de modo que eles fiquem estendidos. Juntar os pés, fazendo um ângulo reto com os membros inferiores. Levar a parte móvel do equipamento até as plantas dos pés, com cuidado para que não se mexam.

2º Passo para crianças maiores de 2 anos, adolescentes e adultos: o ideal é o indivíduo encostar os calcanhares, as panturilhas, os glúteos, as escápulas e a parte posterior da cabeça (região do occipital) no estadiômetro ou parede. Quando não for possível encostar esses cinco pontos, devem-se posicionar no mínimo três deles. Abaixar a parte móvel do equipamento, fixando-a contra a cabeça, com pressão suficiente para comprimir o cabelo. Retirar o indivíduo quando tiver certeza de que ele não se moveu.

3º Passo: realizar a leitura do comprimento ou estatura quando estiver seguro da medida.

4º Passo: anotar o resultado em formulário próprio e retirar o indivíduo. Marcar a medida da estatura na Caderneta de Saúde da Criança.

5º Passo: para crianças, marcar a estatura na Caderneta de Saúde da Criança.

O IMC é o índice antropométrico mais utilizado para estimar a prevalência de sobrepeso e obesidade. No entanto, é recomendável a determinação da adiposidade abdominal ou localizada para a avaliação da composição corporal, pois a relação entre IMC e risco de morbidade e mortalidade pode ser afetada pela distribuição da gordura corporal (Czernichow et al., 2011; Lee, Nieman, 2013; Page et al., 2009).

COMPOSIÇÃO CORPORAL

A massa corporal ou a relação da massa e estatura (IMC) fornece apenas o grau de excesso de peso, e mesmo nesse caso a avaliação pode ser prejudicada quando o organismo possui proporção elevada de massa muscular. A quantificação dos principais componentes do organismo humano (músculo, osso e gordura) pode ser realizada pela avaliação da composição corporal (Guglielmi et al., 2016). As quantidades dos diferentes componentes corporais sofrem alterações ao longo da vida, o que torna a composição corporal uma característica dinâmica. Essas alterações são influenciadas por aspectos fisiológicos, ou seja, crescimento, desenvolvimento e envelhecimento, e por aspectos ambientais, tais como o consumo alimentar e o nível de atividade física. A terminologia utilizada para a composição corporal está descrita no Quadro 3.2.

Quadro 3.2. Terminologia em composição corporal: definição e características.

Termo	Definição e características
Densidade corporal total (Dc)	Total da massa corporal expressa em relação ao volume corporal
Massa gorda (MG)	Todos os lipídios e gordura presentes no corpo Densidade a ≅ 0,9007 g/cm³
Massa do tecido adiposo (MTA)	Gordura (≅ 83%) mais suas estruturas de suporte (≅ 2% de proteína e 15% de água). De acordo com sua distribuição, o tecido adiposo pode ser dividido em quatro tipos: subcutâneo, visceral, intersticial e medula óssea
Massa livre de gordura (MLG)	Todos os tecidos e resíduos livres de lipídios incluem: água (72 a 74%), músculos, ossos, tecidos conjuntivos e órgãos internos Densidade ≅ 1,1000 g/cm³ (sendo: água ≅ 0,9937; proteína ≅ 1,34; minerais ≅ 3,038)
Massa corporal magra (MCM)	Composta pela MLG mais lipídios essenciais
Gordura corporal relativa (%Gc)	MG expressa como porcentagem da massa corporal total. %Gc = [(MG/MCT) × 100]
Lipídios essenciais	Presente no sistema nervoso e nas membranas celulares (≅ 10% do lipídio corporal total e 1 a 3% da massa corporal total)
Lipídios não essenciais	Triglicerídeos encontrados principalmente no tecido adiposo (≅ 90% do lipídio corporal e 17% da massa corporal total)
Gordura subcutânea	Tecido adiposo acumulado sob a pele
Gordura visceral	Tecido adiposo acumulado dentro e em volta dos órgãos das cavidades torácica (coração, pulmões) e abdominal (fígado, rins etc.)
Gordura intra-abdominal	Gordura visceral na cavidade abdominal
Gordura abdominal	Gorduras subcutânea e visceral na região abdominal

Fonte: adaptado de Heyward e Stolarczyk (2000), Lee e Nieman (2013).

A divisão do corpo em diferentes componentes é utilizada para avaliar a composição corporal. O modelo teórico clássico para o estudo da composição corporal é o modelo de dois componentes (2-C), ou seja, massa de gordura (MG) e massa livre de gordura (MLG). Esse modelo ainda é usado em grande escala, na medida em que os componentes corporais, que sofrem maior influência da atividade física e da dieta, são a massa muscular e gordura. Esses dois componentes podem ser determinados pela densidade corporal total (pesagem subaquática – hidrodensitometria), métodos mais sofisticados (contagem do K^{40} e diluição com água radiativa), absorciometria de raios X de dupla energia (DEXA) ou estimados por meio de bioimpedância e equações antropométricas (Ellis, 2000; Lee, Nieman, 2013). O modelo 2-C foi expandido para os modelos com três (3-C) ou quatro componentes (4-C). No modelo 3-C, a MLG é dividida em água e sólidos (predominantemente proteínas e minerais). Nesse modelo, a composição corporal pode ser calculada a partir das densidades da gordura, água e sólidos. O modelo de 3-C (massas gorda, magra e mineral óssea) é usualmente avaliado por meio de DEXA.

Com o desenvolvimento de técnicas para medir o mineral ósseo, o modelo 4-C é uma extensão lógica do modelo anterior, com a massa seca livre de gordura sendo dividida em minerais ósseo e residual. O modelo assume como resíduo os sólidos intracelulares (proteína, glicogênio e minerais de tecidos moles), sendo que os métodos disponíveis não permitem essa avaliação *in vivo* (Fosbøl, Zerahn, 2014). Nesse caso, a seguinte equação é usada:

Massa corporal = água corporal total + mineral ósseo + massa gorda + resíduo

A MLG pode ser avaliada com a medida da massa celular corporal (obtida por contagem de K^{40}), água ou fluidos extracelulares (determinada por diluição de isótopos) e os sólidos extracelulares (por densidade mineral óssea por meio da DEXA). Nos modelos de dois, três e quatro componentes, a MG pode ser estimada pela diferença entre a massa corporal total (MCT) e a MLG (Ellis, 2000).

Um importante marco no estudo da composição corporal foi a organização proposta por Wang et al. (1992) em um modelo com cinco níveis distintos de complexidade crescente: atômico, molecular, celular, sistemas/tecidos e corpo inteiro (Figura 3.1 e Quadro 3.3). Os componentes em níveis sucessivamente maiores são compostos pelos elementos do nível inferior.

Por exemplo, o tecido adiposo, do nível dos tecidos/sistemas, inclui componentes como adipócitos (celular), lipídios (molecular) e carbono (atômico). Consequentemente, perda ou ganho de tecido adiposo reflete mudanças nos componentes correspondentes aos níveis celular, molecular e atômico (Heymsfield et al., 1997).

O monitoramento da composição corporal permite identificar a evolução da gordura corporal e da massa magra e associá-las ao desenvolvimento de riscos à saúde, determinar perfis de aptidão física, além de definir e avaliar intervenções nutricionais e de exercício físico (McArdle et al., 2010; Powers, Howley, 2014). Os métodos disponíveis para avaliar a composição corporal variam de simples a complexos, entretanto, todos apresentam limitações e algum grau de erro (Lee, Gallagher, 2008).

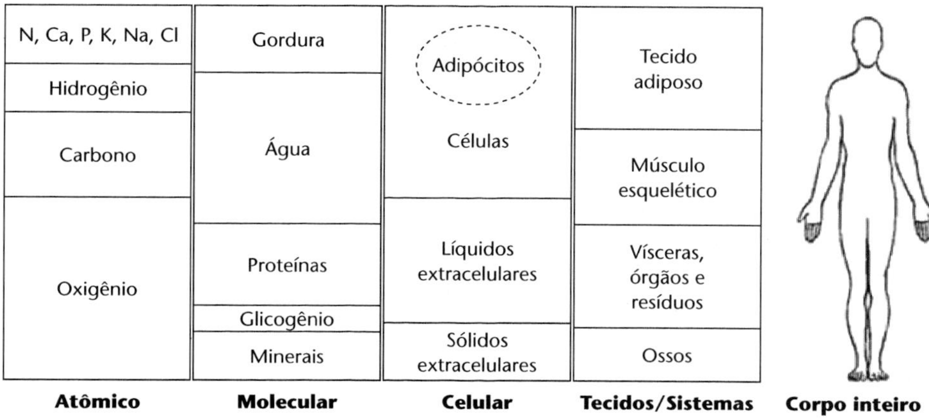

Atômico	Molecular	Celular	Tecidos/Sistemas	Corpo inteiro
N, Ca, P, K, Na, Cl	Gordura	Adipócitos	Tecido adiposo	
Hidrogênio	Água	Células	Músculo esquelético	
Carbono	Proteínas	Líquidos extracelulares	Vísceras, órgãos e resíduos	
Oxigênio	Glicogênio	Sólidos extracelulares	Ossos	
	Minerais			

Figura 3.1. Cinco níveis da composição corporal e seus principais compartimentos.
Fonte: adaptada de Heymsfield et al. (1997) e Wang et al. (1992).

Quadro 3.3. Cinco níveis de composição corporal, componentes, equações de predição e métodos de avaliação.

Atômico
Existem 106 elementos na natureza. Cerca de 50 são encontrados no corpo humano, sendo que quatro elementos (oxigênio, carbono, hidrogênio e nitrogênio) formam mais de 95% da massa corporal, e a adição de outros sete elementos (sódio, potássio, fósforo, cloreto, cálcio, magnésio e enxofre) formam mais de 99,5% da massa corporal
$\sum$ 11 elementos químicos citados acima + valor residual (< 0,2% da MCT)
Ativação de nêutron, contagem do K^{40}
Molecular
É formado por mais de 100.000 componentes químicos, organizados em categorias, conforme a espécie molecular. Os principais componentes são: água, lipídio, proteína (≅ 15% da MCT), mineral (ósseo e extraósseo) e glicogênio (≅ 400 g da MCT). O último componente, o carboidrato, ocorre em pequenas quantidades sob a forma de glicogênio, em grande parte no fígado e músculo esquelético, e geralmente não é considerado em estimativas da composição corporal. A água é o componente mais abundante, até 60% da MCT (≅ 26% extracelular e 34% intracelular). Os lipídios podem ser classificados fisiologicamente em essenciais (≅ 10% do lipídio corporal e 2,1% da MCT) e não essenciais ou gordura (≅ 90% do lipídio corporal e 17% da MCT). A maioria dos minerais está localizada no osso com uma pequena fração em outros tecidos
MCT = água + proteína + mineral + gordura
MCT = MLG + MG
A contribuição relativa de cada um dos quatro componentes para a massa corporal foi derivado de análises químicas de cadáveres humanos, embora atualmente cada um possa ser medido *in vivo*: ACT por técnicas de diluição de isótopos, MG e MLG podem ser estimadas a partir de densidade corporal total, pesagem subaquática, DEXA, BIA e equações antropométricas
Celular
Primeiro nível em que as características do ser vivo aparecem. É composto por células, líquidos extracelulares (LEC) e sólidos extracelulares (SEC). As células podem ser divididas em dois componentes, massa celular corporal (MCC) e gordura. A MCC é composta por líquidos e sólidos intracelulares e é o componente metabolicamente ativo do organismo. As células de gordura, adipócitos, armazenam lipídios e correspondem à MG. O segundo compartimento (LEC) está distribuído principalmente em dois compartimentos – plasma intravascular (≅ 20% da MCT) e fluido intersticial (≅ 5% da MCT), tendo em seu volume ≅ 94% de água. Os SEC orgânicos incluem três tipos de fibras (colágeno, reticular e elástica), enquanto cálcio, fósforo e oxigênio no osso são os principais elementos dos SEC
MCT = Células + LEC+ SEC
MCT = MCC + LEC + SEC + gordura
SEC = Ca corporal/0,177
LEC = 0,135 × MCT + 7,35
Como os métodos disponíveis não permitem a medição dos sólidos celulares *in vivo*, a MCC é estimada assumindo uma relação estável entre os líquidos intracelulares (mensuráveis) e os sólidos intracelulares
(MCC = 0,00833 × K corporal total)
SEC são avaliados por análise de ativação de nêutrons, e LEC, por métodos de diluição, BIA
Tecidos e sistemas
Nesse nível temos quatro categorias de tecidos: conjuntivo, epitelial, muscular e nervoso. O tecido conjuntivo é formado principalmente pelos ossos e tecido adiposo. O tecido adiposo pode ser dividido, de acordo com sua distribuição, em quatro tipos: subcutâneo, visceral, Intersticial e na medula amarela dos ossos. O tecido muscular pode ser de três tipos: liso, cardíaco e esquelético. Juntos, os tecidos muscular, adiposo e ósseo correspondem a ≅ 75% da MCT

Como não é possível medir os nove sistemas no organismo, sugere-se a seguinte alternativa: MCT = TA + músculo esquelético + osso + víscera + sangue + R • 5 componentes somam 85% da MCT: músculo esquelético (40%), osso (7,1%), sangue (7,9%), pele (3,7%), fígado (2,6%), SNC (2%), TGI (1,7%), pulmão (1,4%), TA total (21,6%), sendo subcutâneo (11%), visceral (7,1%), intersticial (1,4%) e da medula óssea (2,1%) • Resíduo soma os 15% restantes da MCT Tomografia computadorizada: TA subcutâneo e visceral, ressonância, ultrassonografia Excreção de creatinina em urina de 24 horas, dosagem de K e nitrogênio por meio de análise de ativação de nêutron, conteúdo mineral ósseo (DEXA)
Corpo inteiro
Esse nível corresponde à organização do corpo como uma unidade em relação a tamanho, forma, superfície, densidade e características externas ASC = 0,007184 × estatura^{0,725} × peso corporal^{0,425} IMC = peso/estatura^2 (estimativa da adiposidade) G% = [(4,95/Dc) – 4,50] × 100 (equação de Siri) Medidas antropométricas (peso, estatura, diâmetros, circunferências, comprimentos dos segmentos do corpo, dobras cutâneas, área da superfície corporal, densidade corporal total)

$\sum$ = somatório; G% = percentual de gordura. MCT = massa corporal total; K = potássio; MLG = massa livre de gordura; MG = massa gorda; R = resíduo; ACT = água corporal total; DEXA = absorciometria com raios X de dupla energia; LEC = líquidos extracelulares; SEC = sólidos extracelulares; MCC = massa celular corporal; TA = tecido adiposo; TGI = trato gastrintestinal; BIA = bioimpedância; ASC = área da superfície corporal; IMC = índice de massa corporal; Dc = densidade corporal total.
As estimativas foram apresentadas considerando o homem de referência de 70 kg.
Fonte: Ellis (2000), Lee e Nieman (2013), Wang et al. (1992).

A determinação da composição corporal é útil para avaliar o estado nutricional do indivíduo com o decorrer do tempo, mas não em situações de enfermidades agudas e críticas, em razão da influência das alterações corporais nessas medidas (Hammond, 2005). Com o avançar da idade, a espessura do tecido adiposo diminui no braço e na perna e aumenta nos tecidos interno e subcutâneo no tronco. Isso pode provocar a redução das medidas de circunferências e dobras cutâneas dos membros e aumento da circunferência abdominal (Chumlea, Baumgartner, 1989). Para atender as especificidades das diversas condições clínicas, os métodos utilizados para avaliar a composição corporal têm sido continuamente aperfeiçoados. Coletivamente, os métodos disponíveis permitem quantificar gordura, massa livre de gordura, conteúdo mineral ósseo, água corporal total, água extracelular, tecido adiposo total e seus compartimentos (visceral, subcutâneo e intermuscular) e músculo esquelético (Guglielmi et al., 2016; Kyle et al., 2013; Lee, Gallagher, 2008; Paudel et al., 2015).

Os métodos para avaliação da composição corporal são classificados em diretos, indiretos e duplamente indiretos. O método direto utiliza análise química ou dissecação física da massa livre de gordura e massa gorda em cadáveres humanos. Os métodos indiretos físicos e químicos predizem a composição corporal com o auxílio de equipamentos e procedimentos específicos. Nos físicos podem ser usados ultrassonografia, ressonância magnética, tomografia computadorizada, absorciometria com raios X de dupla energia (DEXA), condutividade elétrica corporal total (TOBEC), pletismografia, pesagem hidrostática, e para os químicos, excreção de creatinina urinária, contagem de potássio radioativo (K^{40} e K^{42}) e diluição de óxido de deutério. Enquanto para os métodos duplamente indiretos são usados interactância de infravermelho (NIR), bioimpedância (BIA) e antropometria (circunferências, diâmetros ósseos e espessura de dobras cutâneas) (Heyward, Stolarczyk, 2000; McArdle et al., 2010; Powers, Howley, 2014).

Os métodos de imagens mais usados para avaliação do músculo esquelético livre de gordura, mineral ósseo e massa residual são DEXA, tomografia computadorizada, ressonância magnética e ultrassom (Prado, Heymsfield, 2014). Porém, esses métodos indiretos são mais utilizados para fins de pesquisa científica clínica, pois necessitam de alta tecnologia, apresentam custo elevado, requerem local apropriado, pessoal especializado, manutenção onerosa do equipamento e podem necessitar de alto grau de envolvimento do indivíduo (Heyward, 2001; Johnson et al., 2012). Os métodos duplamente indiretos de baixo custo operacional, não invasivos e de fácil operacionalização são os mais utilizados na prática clínica do nutricionista para predição da gordura corporal e massa magra.

CIRCUNFERÊNCIAS OU PERÍMETROS

Métodos antropométricos padronizados para medir circunferência corporal de membros e de tronco podem ser usados para estimar a massa de gordura, o grau de distribuição da gordura corporal e o desenvolvimento muscular. As circunferências refletem tecido adiposo interno e subcutâneo, porém são influenciadas por variação no músculo e osso. Diferente das dobras cutâneas, as circunferências podem ser medidas em indivíduos obesos (Heymsfield, Baumgartner, 2006). A distribuição da gordura corporal pode ser classificada em: androide, acúmulo de gordura abdominal e tronco superior, mais comum nos homens; e ginoide, acúmulo na região interna do joelho, parte superior dos braços (cobrindo a área do tríceps), região infra-abdominal, parte interna das coxas, culotes, glúteos, flanco (parte inferior das costas) e mamas, mais comum nas mulheres. As pessoas com grande acúmulo de gordura no abdômen, obesidade androide, apresentam maior risco para diabetes, hiperinsulinemia, doenças cardiovasculares e síndrome metabólica, em comparação àquelas com gordura distribuída sob as nádegas e coxas, obesidade ginoide (Lee, Nieman, 2013).

As medidas mais utilizadas para classificar ou predizer gordura corporal e determinar a distribuição do tecido adiposo são as circunferências do braço, peito, cintura ou abdômen, quadril, coxa medial ou proximal e panturrilha. As circunferências da cintura e abdominal são correlacionadas com massa de gordura total e porcentagem de gordura corporal, especialmente em homens, e em mulheres as circunferências do quadril e coxa podem ter uma correlação levemente mais alta com a gordura do corpo. As circunferências do braço, coxa e panturrilha tendem a ser mais influenciadas pela variação musculoesquelética (Heymsfield, Baumgartner, 2006). A seguir estão descritas orientações gerais para a obtenção das circunferências corporais:

- utilizar fita métrica flexível, não elástica, com precisão de 1 mm;
- medir sobre a pele nua, sempre que possível;
- evitar apertar a fita contra a pele, manter leve pressão;
- não deixar que dedos do medidor fiquem localizados entre a fita e a pele;
- obedecer a técnica específica para cada tipo de circunferência.

Circunferências braquial e muscular do braço

A circunferência braquial ou do braço (CB) avalia a gordura subcutânea e o músculo, refletindo a alteração em um ou em ambos os tecidos. A CB é útil no diagnóstico de desnutrição e também pode ser usada para monitorar o progresso durante a terapia nutricional (Gibson, 2005). Embora essa circunferência possa ser usada como medida independente, frequentemente é combinada com a mensuração de dobras cutâneas para calcular a área e a circunferência muscular do braço e o tecido adiposo (Callaway et al., 1988; Lee, Nieman, 2013).

Para a determinação da circunferência do braço, primeiro deve ser marcado o ponto mesoumeral (ponto médio entre o acrômio e o olécrano), com o braço direito dobrado formando um ângulo de 90º e a palma da mão voltada para cima. A CB deve ser feita em cima do ponto marcado, sem compressão do braço, com o indivíduo em pé, com o braço direito solto e relaxado e com a palma da mão voltada para a coxa (Callaway et al., 1988). Em pacientes acamados, a medida é realizada em posição supina, primeiro deve ser marcado o ponto médio entre o acrômio e o olécrano, com o braço (direito ou esquerdo) dobrado formando um ângulo de 90º, o antebraço sobre o meio do corpo e a palma da mão voltada para baixo. A medida da CB deve ser feita em cima do ponto marcado, sem compressão do braço, com o braço relaxado, posicionado ao lado do corpo e a palma da mão voltada para cima. Para melhor realização da medida, o cotovelo deve ser posicionado sobre algum objeto (toalha dobrada ou almofada pequena) (Callaway et al., 1988).

Crianças e adolescentes – a CB não é recomendada em substituição aos índices baseados em peso e estatura. Para o uso apropriado da CB, como dado adicional, são utilizados pontos de corte específicos para a idade e sexo (WHO, 1995).

Gestante – o método independe da idade gestacional e tem alteração pequena durante a gravidez. Reflete a condição de saúde e nutrição na fase pré-gestacional e durante a gestação, porém é menos responsivo do que o peso em curto espaço de tempo e não é recomendado como substituto do IMC pré-gestacional (WHO, 1995).

Adultos e idosos – a medida pode ser utilizada em complementação à avaliação antropométrica. Os valores dessa medida são menores para idosos quando comparados aos relativos a adultos (WHO, 1995).

A circunferência muscular do braço (CMB) é utilizada para adolescentes, adultos e idosos. A CMB serve para avaliar a depleção da massa corporal magra e pode ser estimada por meio da equação:

$$\text{CMB} = \text{CB} - 3{,}14 \times \text{DCT}$$

Sendo:
CB = circunferência braquial (mm).
DCT = dobra cutânea triciptal (mm)
(para a medida da dobra cutânea tricipital consultar o item neste capítulo).
Fonte: Frisancho (1981).

Nas Tabelas de 3.1 e 3.2 estão apresentadas a distribuição em percentis elaborada por Frisancho (1981) para CB, CMB, DCT e DCS e de diversas faixas etárias, derivada da pesquisa *Health and Nutrition Examination Surveys* dos Estados Unidos da América. Após a

Tabela 3.1. Percentis de circunferência braquial e de circunferência muscular do braço de indivíduos brancos dos Estados Unidos da América, de acordo com o sexo[a].

Idade (anos)	Circunferência braquial (mm)							Circunferência muscular do braço (mm)						
	5º	10º	25º	50º	75º	90º	95º	5º	10º	25º	50º	75º	90º	95º
	Sexo masculino													
1-1,9	142	146	150	159	170	176	183	110	113	119	127	135	144	147
2-2,9	141	145	153	162	170	178	185	111	114	122	130	140	146	150
3-3,9	150	153	160	167	175	184	190	117	123	131	137	143	148	153
4-4,9	149	154	162	171	180	186	192	123	126	133	141	148	156	159
5-5,9	153	160	167	175	185	195	204	128	133	140	147	154	162	169
6-6,9	155	159	167	179	188	209	228	131	135	142	151	161	170	177
7-7,9	162	167	177	187	201	223	230	137	139	151	160	168	177	190
8-8,9	162	170	177	190	202	220	245	140	145	154	162	170	182	187
9-9,9	175	178	187	200	217	249	257	151	154	161	170	183	196	202
10-10,9	181	184	196	210	231	262	274	156	160	166	180	191	209	221
11-11,9	186	190	202	223	244	261	280	159	165	173	183	195	205	230
12-12,9	193	200	214	232	254	282	303	167	171	182	195	210	223	241
13-13,9	194	211	228	247	263	286	301	172	179	196	211	226	238	245
14-14,9	220	226	237	253	283	303	322	189	199	212	223	240	260	264
15-15,9	222	229	244	264	284	311	320	199	204	218	237	254	266	272
16-16,9	244	248	262	278	303	324	343	213	225	234	249	269	287	296
17-17,9	246	253	267	285	308	336	347	224	231	245	258	273	294	312
18-18,9	245	260	276	297	321	353	379	226	237	252	264	283	298	324
19-24,9	262	272	288	308	331	355	372	238	245	257	273	289	309	321
25-34,9	271	282	300	319	342	362	375	243	250	264	279	298	314	326
35-44,9	278	287	305	326	345	363	374	247	255	269	286	302	318	327
45-54,9	267	281	301	322	342	362	376	239	249	265	281	300	315	326
55-64,9	258	273	296	317	336	355	369	236	245	260	278	295	310	320
65-74,9	248	263	285	307	325	344	355	223	235	251	268	284	298	306
Idade (anos)	5º	10º	25º	50º	75º	90º	95º	5º	10º	25º	50º	75º	90º	95º
	Sexo feminino													
1-1,9	138	142	148	156	164	172	177	105	111	117	124	132	139	143
2-2,9	142	145	152	160	167	176	184	111	114	119	126	133	142	147
3-3,9	143	150	158	167	175	183	189	113	119	124	132	140	146	152
4-4,9	149	154	160	169	177	184	191	115	121	128	136	144	152	157
5-5,9	153	157	165	175	185	203	211	125	128	134	142	151	159	165
6-6,9	156	162	170	176	187	204	211	130	133	138	145	154	166	171
7-7,9	164	167	174	183	199	216	231	129	135	142	151	160	171	176
8-8,9	168	172	183	195	214	247	261	138	140	151	160	171	183	194
9-9,9	178	182	194	211	224	251	260	147	150	158	167	180	194	198
10-10,9	174	182	193	210	228	251	265	148	150	159	170	180	190	197
11-11,9	185	194	208	224	248	276	303	150	158	171	181	196	217	223
12-12,9	194	203	216	237	256	282	294	162	166	180	191	201	214	220

Idade (anos)	Circunferência braquial (mm)							Circunferência muscular do braço (mm)						
	5º	10º	25º	50º	75º	90º	95º	5º	10º	25º	50º	75º	90º	95º
	Sexo feminino (*continuação*)													
13-13,9	202	211	223	243	271	301	338	169	175	183	198	211	226	240
14-14,9	214	223	237	252	272	304	322	174	179	190	201	216	232	247
15-15,9	208	221	239	254	279	300	322	175	178	189	202	215	228	244
16-16,9	218	224	241	258	283	318	334	170	180	190	202	216	234	249
17-17,9	220	227	241	264	295	324	350	175	183	194	205	221	239	257
18-18,9	222	227	241	258	281	312	325	174	179	191	202	215	237	245
19-24,9	221	230	247	265	290	319	345	179	185	195	207	221	236	249
25-34,9	233	240	256	277	304	342	368	183	188	199	212	228	246	264
35-44,9	241	251	267	290	317	356	378	186	192	205	218	236	257	272
45-54,9	242	256	274	299	328	362	384	187	193	206	220	238	260	274
55-64,9	243	257	280	303	335	367	385	187	196	209	225	244	266	280
65-74,9	240	252	274	299	326	256	373	185	195	208	225	244	264	279

[a]Dados derivados do *Health and Nutritional Examination Survey* I (HANES I) conduzido nos EUA no período de 1971 a 1974.

Fonte: Frisancho (1990).

Tabela 3.2. Percentis de dobras cutâneas tricipital e subescapular do braço de indivíduos brancos dos Estados Unidos da América, de acordo com o sexo[a].

Idade (anos)	Dobra cutânea tricipital (mm^2)								Dobra cutânea subescapular (mm^2)							
	5º	10º	25º	50º	75º	85º	90º	95º	5º	10º	25º	50º	75º	85º	90º	95º
	Sexo masculino															
1,0-1,9	6,5	7,0	8,0	10,0	12,0	13,0	14,0	15,5	4,0	4,0	5,0	6,0	7,0	8,0	8,5	10,0
2,0-2,9	6,0	6,5	8,0	10,0	12,0	13,0	14,0	15,0	3,5	4,0	4,5	5,5	6,5	7,5	8,5	9,5
3,0-3,9	6,0	7,0	8,0	9,5	11,5	12,5	13,5	15,0	3,5	4,0	4,5	5,0	6,0	7,0	7,0	9,0
4,0-4,9	5,5	6,5	7,5	9,0	11,0	12,0	12,5	14,0	3,0	3,5	4,0	5,0	6,0	6,5	7,0	8,5
5,0-5,9	5,0	6,0	7,0	8,0	10,0	11,5	13,0	14,5	3,0	3,5	4,0	5,0	5,5	6,5	7,0	8,0
6,0-6,9	5,0	5,5	6,5	8,0	10,0	12,0	13,0	16,0	3,0	3,5	4,0	4,5	6,0	7,0	8,0	13,0
7,0-7,9	4,5	5,0	6,0	8,0	10,5	12,5	14,0	16,0	3,0	3,5	4,0	5,0	6,0	7,0	9,0	12,0
8,0-8,9	5,0	5,5	7,0	8,5	11,0	13,0	16,0	19,0	3,0	3,5	4,0	5,0	6,0	7,5	9,0	12,0
9,0-9,9	5,0	5,5	6,5	9,0	12,5	15,5	17,0	20,0	3,5	4,0	4,0	5,5	7,5	10,5	12,5	15,0
10,0-10,9	5,0	5,5	7,5	10,0	14,0	17,0	20,0	24,0	3,5	4,0	4,5	6,0	8,0	11,0	14,0	19,5
11,0-11,9	5,0	6,0	7,5	10,0	16,0	19,5	23,0	27,0	4,0	4,0	5,0	6,0	10,0	15,0	20,0	27,0
12,0-12,9	4,5	6,0	7,5	10,5	14,5	18,0	22,5	27,5	4,0	4,0	5,0	6,5	10,0	14,0	19,0	24,0
13,0-13,9	4,5	5,0	7,0	9,0	13,0	17,0	20,5	25,0	4,0	4,0	5,0	7,0	10,0	14,0	17,0	26,0
14,0-14,9	4,0	5,0	6,0	8,5	12,5	15,0	18,0	23,5	4,0	5,0	5,5	7,0	10,0	13,0	16,0	23,0
15,0-15,9	5,0	5,0	6,0	7,5	11,0	15,0	18,0	23,5	5,0	5,0	6,0	7,0	10,0	12,0	15,5	22,0
16,0-16,9	4,0	5,0	6,0	8,0	12,0	14,0	17,0	23,0	5,0	6,0	6,5	8,0	11,0	14,0	17,0	23,5
17,0-17,9	4,0	5,0	6,0	7,0	11,0	13,5	16,0	19,5	5,0	6,0	7,0	8,0	11,5	14,0	17,0	20,5
18,0-24,9	4,0	5,0	6,5	10,0	14,5	17,5	20,0	23,5	6,0	7,0	8,0	11,0	16,0	20,0	24,0	30,0
25,0-29,9	4,0	5,0	7,0	11,0	15,5	19,0	21,5	25,0	7,0	7,5	10,0	13,5	20,0	24,5	26,5	30,5

(Continua)

Tabela 3.2. Percentis de dobras cutâneas tricipital e subescapular do braço de indivíduos brancos dos Estados Unidos da América, de acordo com o sexo[a]. (*Continuação*).

Idade (anos)	Dobra cutânea tricipital (mm²)								Dobra cutânea subescapular (mm²)							
	5º	10º	25º	50º	75º	85º	90º	95º	5º	10º	25º	50º	75º	85º	90º	95º
	Sexo masculino (*continuação*)															
30,0-34,9	4,5	6,0	8,0	12,0	16,5	20,0	22,0	25,0	7,0	8,0	11,0	16,0	22,0	25,5	28,0	32,5
35,0-39,9	4,5	6,0	8,5	12,0	16,0	18,5	20,5	24,5	7,0	8,0	11,0	16,0	22,0	25,0	27,5	32,0
40,0-44,9	5,0	6,0	8,0	12,0	16,0	19,0	21,5	26,0	7,0	8,0	11,5	16,0	21,5	25,5	28,0	33,0
45,0-49,9	5,0	6,0	8,0	12,0	16,0	19,0	21,0	25,0	7,5	9,0	12,0	17,0	23,0	26,5	30,0	34,0
50,0-54,9	5,0	6,0	8,0	11,5	15,0	18,5	20,8	25,0	7,0	8,0	12,0	16,0	22,5	26,0	30,0	34,0
55,0-59,9	5,0	6,0	8,0	11,5	15,0	18,0	20,5	25,0	7,0	8,5	11,5	16,5	22,5	25,5	28,0	31,0
60,0-64,9	5,0	6,0	8,0	11,5	15,5	18,5	20,5	24,0	7,0	8,0	12,0	17,0	23,0	26,0	29,0	33,5
65,0-69,9	4,5	5,0	8,0	11,0	15,0	18,0	20,0	23,5	6,0	8,0	11,0	15,5	21,5	25,0	28,0	32,0
70,0-74,9	4,5	6,0	8,0	11,0	15,0	17,0	19,0	23,0	6,5	7,5	11,0	15,0	21,0	25,0	27,5	30,5
Idade (anos)	**5º**	**10º**	**25º**	**50º**	**75º**	**85º**	**90º**	**95º**	**5º**	**10º**	**25º**	**50º**	**75º**	**85º**	**90º**	**95º**
	Sexo feminino															
1,0-1,9	6,0	7,0	8,0	10,0	12,0	13,0	14,0	16,0	4,0	4,0	5,0	6,0	7,5	8,5	9,0	10,0
2,0-2,9	6,0	7,0	8,5	10,0	12,0	13,5	14,5	16,0	4,0	4,0	5,0	6,0	7,0	8,0	9,0	10,5
3,0-3,9	6,0	7,0	8,5	10,0	12,0	13,0	14,0	16,0	3,5	4,0	5,0	6,0	7,0	8,0	9,0	10,0
4,0-4,9	6,0	7,0	8,0	10,0	12,0	13,0	14,0	15,5	3,5	4,0	4,5	5,5	7,0	8,0	8,5	10,0
5,0-5,9	5,5	7,0	8,0	10,0	12,0	13,5	15,0	17,0	3,5	4,0	4,5	5,5	7,0	8,0	9,0	12,0
6,0-6,9	6,0	6,5	8,0	10,0	12,0	13,0	15,0	17,0	3,5	4,0	4,5	5,5	7,0	9,0	10,0	11,5
7,0-7,9	6,0	7,0	8,0	10,5	12,5	15,0	16,0	19,0	4,0	4,0	4,5	6,0	7,0	9,5	11,0	13,0
8,0-8,9	6,0	7,0	8,5	11,0	14,5	17,0	18,0	22,5	3,5	4,0	5,0	6,0	8,0	11,5	14,5	21,0
9,0-9,9	6,5	7,0	9,0	12,0	16,0	19,0	21,0	25,0	4,0	4,5	5,0	7,0	10,0	14,0	18,5	24,5
10,0-10,9	7,0	8,0	9,0	12,5	17,5	20,0	22,5	27,0	4,0	4,5	5,5	7,0	11,5	16,0	19,5	24,0
11,0-11,9	7,0	8,0	10,0	13,0	18,0	21,5	24,0	29,0	4,5	5,0	6,0	8,0	12,0	16,0	21,0	28,5
12,0-12,9	7,0	8,0	11,0	14,0	18,5	21,5	24,0	27,5	5,0	5,5	6,0	9,0	12,5	15,5	19,5	29,0
13,0-13,9	7,0	8,0	11,0	15,0	20,0	24,0	25,0	30,0	5,0	5,5	7,0	9,5	15,0	19,0	22,0	26,5
14,0-14,9	8,0	9,0	11,5	16,0	21,0	23,5	26,5	32,0	6,0	6,5	7,5	10,5	16,0	21,0	24,5	30,0
15,0-15,9	8,0	9,5	12,0	16,5	20,5	23,0	26,0	32,5	6,0	7,0	8,0	10,0	15,0	20,0	22,0	27,0
16,0-16,9	10,5	11,5	14,0	18,0	23,0	26,0	29,0	32,5	6,5	7,5	9,0	11,5	16,0	22,5	25,5	32,0
17,0-17,9	9,0	10,0	13,0	18,0	24,0	26,5	29,0	34,5	6,0	7,0	9,0	12,5	19,0	24,5	28,0	34,0
18,0-24,9	9,0	11,0	14,0	18,5	24,5	28,5	31,0	36,0	6,0	7,0	9,0	13,0	19,5	25,0	28,0	35,0
25,0-29,9	10,0	12,0	15,0	20,0	26,5	31,0	34,0	38,0	6,0	7,0	9,0	14,0	21,5	27,0	32,0	38,0
30,0-34,9	10,5	13,0	17,0	22,5	29,5	33,0	35,5	41,5	6,5	7,0	10,0	15,5	25,0	30,5	35,5	41,0
35,0-39,9	11,0	13,0	18,0	23,5	30,0	35,0	37,0	41,0	7,0	8,0	10,8	16,0	26,0	32,0	35,5	43,0
40,0-44,9	12,0	14,0	19,0	24,5	30,5	35,0	37,0	41,0	6,5	7,5	11,0	17,0	26,0	32,0	35,0	39,5
45,0-49,9	12,0	14,5	19,5	25,5	32,0	35,5	38,0	42,5	7,0	8,5	12,0	19,0	28,0	33,0	35,5	41,5
50,0-54,9	12,0	15,0	20,5	25,5	32,0	36,0	38,5	42,0	7,0	9,0	13,0	20,5	28,0	34,0	37,0	42,0
55,0-59,9	12,0	15,0	20,5	26,0	32,0	36,0	39,0	42,5	7,0	9,0	13,0	20,5	30,0	34,5	36,5	41,5
60,0-64,9	12,5	16,0	20,5	26,0	32,0	35,5	38,0	42,5	7,5	9,0	13,5	20,5	30,0	34,0	37,5	42,5
65,0-69,9	12,0	14,5	19,0	25,0	30,0	33,5	36,0	40,0	7,0	8,0	12,5	19,0	27,0	31,5	35,0	40,0
70,0-74,9	11,0	13,5	18,0	24,0	29,5	32,0	35,0	38,5	6,5	8,5	12,0	19,0	28,0	31,0	35,0	38,0

[a]Dados derivados do *Health and Nutritional Examination Survey* I (HANES I) conduzido nos EUA no período de 1971 a 1974.

Fonte: Frisancho (1981).

primeira publicação, Frisancho desenvolveu outros padrões para circunferência braquial (Frisancho, 1990). Entretanto, WHO (1995) reconhece que, devido aos altos valores antropométricos de americanos, não é aconselhável utilizar os últimos padrões de referência, visto que CB e CMB são paralelas ao ganho de peso do indivíduo. Quando comparados os dados das duas pesquisas de Frisancho, é possível verificar que os valores da CB distribuídos em percentis do primeiro trabalho são mais baixos do que aqueles publicados em 1990, especialmente para as idades mais avançadas. Portanto, na ausência de dados mais adequados devem ser utilizados os valores de referência mais baixos (Tabela 3.1) e interpretados conforme os pontos de corte descritos na Tabela 3.3.

Na prática clínica, a classificação da CB, CMB e DCT também tem sido realizada pelo cálculo do percentual de adequação. Para esse cálculo os valores observados de CB, DCT e CMB são comparados ao valor do percentil 50 de Frisancho (Tabelas 3.1 e 3.2), conforme equações a seguir e classificação proposta por Blackburn e Thornton (1979) (Tabela 3.4).

$$\text{Adequação da CB (\%)} = \frac{\text{CB obtida (cm)}}{\text{CB percentil 50}} \times 100$$

$$\text{Adequação da DCT (\%)} = \frac{\text{DCT obtida (cm)}}{\text{DCT percentil 50}} \times 100$$

$$\text{Adequação da CMB (\%)} = \frac{\text{CMB obtida (cm)}}{\text{CMB percentil 50}} \times 100$$

Tabela 3.3. Classificação da circunferência do braço (CB) e circunferência muscular do braço (CMB).

Percentil	CB (peso corporal)	Percentil	CMB (massa magra)
0,0-5,0	Déficit energético	0,0-5,0	Déficit de massa magra
5,1-15,0	Risco de desnutrição	5,1-10,0	Risco de desnutrição
15,1-75,0	Média (eutrofia)	10,1-90,0	Média (eutrofia)
75,1-85,0	Risco de excesso	90,1-95,0	Acima da média
85,1-100,0	Excesso de peso	95,1-100,0	Musculatura desenvolvida

Fonte: adaptada de Frisancho (1990).

Tabela 3.4. Classificação do estado nutricional de acordo com a adequação da circunferência braquial (CB), circunferência muscular do braço (CMB) e dobra cutânea tricipital (DCT).

Adequação da CB, CMB e DCT (%)	Estado nutricional		
	CB	CMB	DCT
< ou igual 70	Desnutrição grave	Desnutrição grave	Desnutrição grave
70,1-80	Desnutrição moderada	Desnutrição moderada	Desnutrição moderada
80,1-90	Desnutrição leve	Desnutrição leve	Desnutrição leve
90,1-110	Eutrofia	Eutrofia	Eutrofia
110,1-120	Sobrepeso	–	Sobrepeso
> 120	Obesidade	–	Obesidade

Fonte: adaptada de Blackburn e Thornton (1979).

Área muscular do braço e área de gordura do braço

A área muscular do braço é um indicador preferível da massa muscular corporal, em comparação com a circunferência muscular do braço, pois reflete com mais exatidão a verdadeira magnitude das mudanças do tecido muscular (Gibson, 2005). As áreas muscular (AMB) e de gordura do braço (AGB) são baseadas nas medidas da CB e da dobra cutânea tricipital. A princípio, a equação para estimar a AMB superestimava a massa muscular, quando comparada com método mais preciso (tomografia computadorizada). Heymsfield et al. (1982) revisaram essa equação e a corrigiram com a subtração de um valor constante para homens (–10) e mulheres (–6,5), que representa o osso, tecido nervoso e vascular do braço.

Área total do braço (ATB)[a] = $CB^2/(4 \times \pi)$
Área muscular do braço (AMB)[a] = $[CB - (DCT \times \pi)]^2/(4 \times \pi) - 10$ (homens)
Área muscular do braço (AMB)[a] = $[CB - (DCT \times \pi)]^2/(4 \times \pi) - 6{,}5$ (mulheres)
Área de gordura do braço (AGB)[b] = ATB – AMB

Sendo: CB = circunferência braquial (mm); DCT = dobra cutânea tricipital (mm); $\pi = 3{,}14$.
Fonte: [a]Heymsfield et al. (1982) e [b]Frisancho (1990).

A avaliação da AMB de indivíduos obesos e de pessoas com DCT, que excede o percentil 85, pode resultar em valores superestimados de músculo e, por esse motivo, o método deve ser utilizado com cautela (Frisancho, 1990; Lee, Nieman, 2013).

Na avaliação da AMB e AGB, considerando as limitações para o estabelecimento de pontos de corte para a população brasileira e na ausência de dados mais adequados, pode ser sugerida a distribuição em percentis (Tabela 3.5) desenvolvida por Frisancho (1990). Os valores de AMB considerados adequados estão entre os percentis 15 e 85; valores abaixo do percentil 5 são considerados deficientes de massa magra; valores acima do percentil 95, musculatura desenvolvida; enquanto que os valores entre os percentis 5 e 15 são considerados risco de déficit de massa magra (Frisancho, 1990). A classificação do estado de gordura (AGB) está descrita na Tabela 3.6.

Circunferência da cintura, razão cintura-quadril e razão cintura-estatura

A tomografia computadorizada (TC), ultrassonografia e ressonância magnética são consideradas padrão-ouro para a quantificação do tecido adiposo abdominal. Esses métodos por imagem permitem a diferenciação entre gorduras subcutânea e visceral, localizadas na região abdominal. No entanto, sua utilização em estudos populacionais e diagnósticos clínicos tem sido limitada em razão do alto custo e da sofisticação metodológica. Assim, devido à simplicidade e à especificidade dos métodos antropométricos, estes se apresentam como bons instrumentos para estimar as gorduras corporal total e visceral. Além disso, apresentam boa correlação com fatores de risco cardiovasculares (Gletsu-Miller et al., 2013).

Tabela 3.5. Percentis da área muscular do braço e da área de gordura do braço para indivíduos brancos de 1 a 74 anos de idade, de acordo com o sexo[a].

Idade (anos)	Área muscular do braço (mm^2)					Área de gordura do braço (mm^2)				
	5º	15º	50º	75º	85º	5º	15º	50º	75º	85º
	Sexo masculino									
1-1,9	9,7	10,8	13,0	14,6	15,4	4,5	5,3	7,4	8,9	9,6
2-2,9	10,1	11,3	13,9	15,6	16,4	4,2	5,1	7,3	8,6	9,7
3-3,9	11,2	12,6	15,0	16,4	17,4	4,5	5,4	7,2	8,8	9,8
4-4,9	12,0	13,5	16,2	17,9	18,8	4,1	5,2	6,9	8,5	9,3
5-5,9	13,2	14,7	17,6	19,5	20,7	4,0	4,9	6,7	8,3	9,8
6-6,9	14,4	15,8	18,7	21,3	22,9	3,7	4,6	6,7	8,6	10,3
7-7,9	15,1	17,0	20,6	22,6	24,5	3,8	4,7	7,1	9,6	11,6
8-8,9	16,3	18,5	21,6	24,0	25,5	4,1	5,1	7,6	10,4	12,4
9-9,9	18,2	20,3	23,5	26,7	28,7	4,2	5,4	8,3	11,8	15,8
10-10,9	19,6	21,6	25,7	29,0	32,2	4,7	5,7	9,8	14,7	18,3
11-11,9	21,0	23,0	27,7	31,6	33,6	4,9	6,2	10,4	16,9	22,3
12-12,9	22,6	25,3	30,4	35,9	39,3	4,7	6,3	11,3	15,8	21,1
13-13,9	24,5	28,1	35,7	41,3	45,3	4,7	6,3	10,1	14,9	21,2
14-14,9	28,3	33,1	41,9	47,4	51,3	4,6	6,3	10,1	15,9	19,5
15-15,9	31,9	36,9	46,3	53,1	56,3	5,6	6,5	9,6	14,6	20,2
16-16,9	37,0	42,4	51,9	57,8	63,6	5,6	6,9	10,5	16,6	20,6
17-17,9	39,6	44,8	53,4	60,4	64,3	5,4	6,7	9,9	15,6	19,7
18-24,9	34,2	39,6	49,4	57,1	61,8	5,5	7,7	13,9	21,5	26,8
25-29,9	36,6	42,4	53,0	61,4	66,1	6,0	8,4	16,3	23,9	29,7
30-34,9	37,9	43,4	54,4	63,2	67,6	6,2	9,7	18,4	25,6	31,6
35-39,9	38,5	44,6	55,3	64,0	69,1	6,5	9,6	18,8	25,2	29,6
40-44,9	38,4	45,1	56,0	64,0	68,5	7,1	9,9	18,0	25,3	30,1
45-49,9	37,7	43,7	55,2	63,3	68,4	7,4	10,2	18,1	24,9	29,7
50-54,9	36,0	42,7	54,0	62,7	67,0	7,0	10,1	17,3	23,9	29,0
55-59,9	36,5	42,7	54,3	61,9	66,4	6,4	9,7	17,4	23,8	28,4
60-64,9	34,5	41,2	52,1	60,0	64,8	6,9	9,9	17,0	23,5	28,3
65-69,9	31,4	38,4	49,1	57,3	61,2	5,8	8,5	16,5	22,8	27,2
70-74,9	29,7	36,1	47,0	54,6	59,1	6,0	8,9	15,9	22,0	25,7
Idade (anos)	5º	15º	50º	75º	85º	5º	15º	50º	75º	85º
	Sexo feminino									
1-1,9	8,9	10,1	12,3	13,8	14,6	4,1	5,0	7,1	8,6	9,5
2-2,9	10,1	10,9	13,2	14,7	15,6	4,4	5,4	7,5	9,0	10,0
3-3,9	10,8	11,8	14,3	15,8	16,7	4,3	5,4	7,6	9,2	10,2
4-4,9	11,2	12,7	15,3	17,0	18,0	4,3	5,4	7,7	9,3	10,4
5-5,9	12,4	13,9	16,4	18,3	19,4	4,4	5,4	7,8	9,8	11,3
6-6,9	13,5	14,6	17,4	19,5	21,0	4,5	5,6	8,1	10,0	11,2

(Continua)

Tabela 3.5. Percentis da área muscular do braço e da área de gordura do braço para indivíduos brancos de 1 a 74 anos de idade, de acordo com o sexo[a]. (*Continuação*).

Idade (anos)	5º	15º	50º	75º	85º	5º	15º	50º	75º	85º
	Sexo feminino (*continuação*)									
7-7,9	14,4	15,8	18,9	21,2	22,6	4,8	6,0	8,8	11,0	13,2
8-8,9	15,2	16,8	20,8	23,2	24,6	5,2	6,4	9,8	13,3	15,8
9-9,9	17,0	18,7	21,9	25,4	27,2	5,4	6,8	11,5	15,6	18,8
10-10,9	17,6	19,3	23,8	27,0	29,1	6,1	7,2	11,9	18,0	21,5
11-11,9	19,5	21,7	26,4	30,7	33,5	6,6	8,2	13,1	19,9	24,4
12-12,9	20,4	23,1	29,0	33,2	36,3	6,7	8,8	14,8	20,8	24,8
13-13,9	22,8	25,4	30,8	35,3	38,1	6,7	9,4	16,5	23,7	28,7
14-14,9	24,0	27,1	32,8	36,9	39,8	8,3	10,9	17,7	25,1	29,5
15-15,9	24,4	27,5	33,0	37,3	40,2	8,6	11,4	18,2	24,4	29,2
16-16,9	25,2	28,2	33,6	38,0	40,2	11,3	13,7	20,5	28,0	32,7
17-17,9	25,9	28,9	34,3	39,6	43,4	9,5	13,0	21,0	29,5	33,5
18-24,9	19,5	22,8	28,3	33,1	36,4	10,0	13,5	21,9	30,6	37,2
25-29,9	20,5	23,1	29,4	34,9	38,5	11,0	15,1	24,5	34,8	42,1
30-34,9	21,1	24,2	30,9	36,8	41,2	12,2	17,2	28,2	39,0	46,8
35-39,9	21,1	24,7	31,8	38,7	43,1	13,0	18,0	29,7	41,7	49,2
40-44,9	21,3	25,5	32,3	39,8	45,8	13,8	19,2	31,3	42,6	51,0
45-49,9	21,6	24,8	32,5	39,5	44,7	13,6	19,8	33,0	44,4	52,3
50-54,9	22,2	25,7	33,4	40,4	46,1	14,3	21,4	34,1	45,6	53,9
55-59,9	22,8	26,5	34,7	42,3	47,3	13,7	20,7	34,5	46,4	53,9
60-64,9	22,4	26,3	34,5	41,1	45,6	15,3	21,9	34,8	45,7	51,7
65-69,9	21,9	26,2	34,6	41,6	46,3	13,9	20,0	32,7	42,7	49,2
70-74,9	22,2	26,0	34,3	41,8	46,4	13,0	18,8	31,2	41,0	46,4

[a]Dados derivados do *Health and Nutritional Examination Survey* I (HANES I) conduzido nos EUA no período de 1971 a 1974.
Fonte: Frisancho (1981).

Tabela 3.6. Classificação antropométrica para avaliação da gordura corporal[a].

Percentil	Escore z[b]	Gordura corporal
0,0-5,0	< –1,650	Magro
5,1-15,0	–1,645 a –1,040	Abaixo da média
15,1-75,0	–1,036 a +0,670	Média (normal)
75,1-85,0	+0,675 a +1,030	Acima da média
85,1-100,0	> +1,036	Excesso de gordura

[a]Gordura corporal: definida a partir da área de gordura do braço e/ou percentual de gordura corporal e/ou soma das dobras cutâneas tricipital e subescapular, conforme padrões específicos para sexo e idade.
[b]Escore z = valor do indivíduo – valor médio de referência/desvio-padrão da referência.
Fonte: Frisancho (1990).

Tradicionalmente, a obesidade generalizada tem sido avaliada por índice de massa corporal (IMC) e quanto maior o IMC maior o risco de desenvolvimento de comorbidades (Bastien et al., 2014; Foxton, 2006; Kragelund, Omland, 2005). Por outro lado, a obesidade abdominal é caracterizada por excesso de gordura em volta dos órgãos na cavidade peritoneal e é determinada por circunferência da cintura (CC), razão cintura-quadril (RCQ) e razão cintura-estatura (RCE) (Czernichow et al., 2011; Li et al., 2013). Já as dobras cutâneas são usadas para avaliar a espessura da gordura subcutânea (Heymsfield, Baumgartner, 2006).

A obesidade abdominal, quando comparada ao IMC, é o melhor preditor antropométrico de risco de aterosclerose, infarto do miocárdio, acidente vascular cerebral, distúrbio na homeostase glicose-insulina, morte prematura (Czernichow et al., 2011; Guasch-Ferré, 2012), síndrome metabólica (WHO, 1997) e câncer de cólon (Moore et al., 2004). Contudo, ainda existem controvérsias com relação ao indicador de obesidade que está mais associado com o risco de tais doenças, em diferentes idades e raças (WHO, 1997; Yusuf et al., 2005). A CC tem sido recomendada em conjunto com o IMC para classificar pessoas com risco de doenças crônicas. A Associação Brasileira para o Estudo da Obesidade e da Síndrome Metabólica (ABESO) mostra que a avaliação combinada desses dois indicadores ajuda a diminuir as limitações de cada uma das avaliações isoladas (ABESO, 2016).

A princípio a razão cintura-quadril (RCQ) foi usada em adultos para identificar obesidade abdominal (WHO, 1997), entretanto estudos publicados a partir da década de 1990 indicaram que a CC pode ser mais útil e acurada para discriminar o risco dessas doenças em adultos e crianças (Taylor et al., 2000). Outro aspecto importante da discussão sobre o uso desses indicadores na avaliação de riscos à saúde é a divergência entre autores. Moore et al. (2004) sugeriram que a CC é um preditor mais forte do risco de câncer de cólon do que o IMC. Ao contrário, alguns autores têm relatado que RCQ apresenta vantagens como instrumento para discriminar risco de determinadas doenças. Yusuf et al. (2005) demonstraram que a RCQ é a medida antropométrica mais associada com o risco de infarto do miocárdio, enquanto o IMC é fracamente correlacionado. Azizi et al. (2004) verificaram que o IMC e a RCQ foram relacionados a fatores de risco de doença cardiovascular. Pitanga e Lessa (2005) relataram que RCQ é melhor para discriminar risco coronariano elevado do que CC e IMC.

Embora a CC e a RCQ ainda sejam amplamente utilizadas na prática clínica, apresentam limitações. A principal limitação é que em indivíduos altos e baixos, com circunferências similares, podem subestimar ou superestimar os riscos à saúde, respectivamente (Browning et al., 2010). Há evidências de que os indivíduos com estatura mais baixa têm maior risco para o desenvolvimento de algumas doenças, como doenças pulmonares, alguns tipos de câncer, doenças cardiovasculares (Koch et al., 2011; Smith et al., 2000) e síndrome metabólica (Schneider et al., 2011).

Considerando essas limitações, alguns autores propõem a utilização da razão cintura-estatura como indicador de obesidade abdominal, pois também apresenta forte correlação com desfechos cardiometabólicos (Arnaiz et al., 2014; Ashwell et al., 2012; Browning et al., 2010). Os resultados de uma metanálise demonstraram que, em comparação com o IMC, a CC melhorou a discriminação de desfechos cardiovasculares adversos, em geral, em 3% ($p < 0,05$) e a RCE melhorou a discriminação em 4-5% em relação ao IMC

($p < 0,01$). Mais importante ainda, a RCE foi significativamente melhor do que a CC para diabetes, hipertensão e desfechos cardiovasculares adversos ($p < 0,005$) em homens e mulheres (Ashwell et al., 2012).

A circunferência da cintura (CC) é determinada com o indivíduo em pé, com os braços estendidos ao longo do corpo, abdômen relaxado e pés juntos. Deve ser feita no ponto de menor circunferência, ou no ponto médio, entre a última costela e a borda superior da crista ilíaca. Com a ajuda de um assistente, colocar a fita sobre a pele em um plano horizontal em volta do abdômen sem comprimir e verificar o valor no final da expiração normal. A medida não deve ser feita sobre roupas (Callaway et al., 1988).

A circunferência do quadril (CQ) deve ser realizada com o avaliado de roupa íntima ou de banho, em pé, com os braços estendidos ao longo do corpo e pés juntos. O avaliador abaixa-se ao lado do avaliado para localizar a máxima extensão do glúteo e em seguida posiciona a fita sobre a pele em plano horizontal sem comprimir, e verifica a medida, com a ajuda de um assistente que posiciona a fita no lado oposto do corpo do avaliado (Callaway et al., 1988).

A Organização Mundial da Saúde (WHO, 1997) reconhece a necessidade de determinação de pontos de corte para CC para diferentes populações, uma vez que os grupos humanos diferem no nível de risco associado com valores específicos de CC. Taylor et al. (2000) sugerem pontos de corte para a circunferência da cintura a partir do percentil 80, com o propósito de avaliar a adiposidade do tronco em crianças e adolescentes (Tabela 3.7). McCarthy

Tabela 3.7. Pontos de corte para circunferência da cintura em crianças e adolescentes, baseados no percentil 80 da população estudada, de acordo com o sexo.

Idade (anos)[a]	Circunferência da cintura (cm)	
	Sexo masculino	Sexo feminino
3	53,1	50,3
4	55,6	53,3
5	58,0	56,3
6	60,4	59,2
7	62,9	62,0
8	65,3	64,7
9	67,7	67,3
10	70,1	69,6
11	72,4	71,8
12	74,7	73,8
13	76,9	75,6
14	79,0	77,0
15	81,1	78,3
16	83,1	79,1
17	84,9	79,8
18	86,7	80,1
19	88,4	80,1

[a]Os pontos de corte foram calculados para uma média de idade (por exemplo: 8,5 considerou-se 8,0).
Fonte: Taylor et al. (2000).

et al. (2001) estabeleceram percentis da circunferência da cintura de uma amostra representativa de crianças e adolescentes britânicos de 5 a 19 anos, sendo que todos os grupos raciais foram incluídos (Tabela 3.8) e o ponto de corte sugerido para obesidade abdominal foi o percentil 90.

Em 2016, o CDC, com base no *National Health and Nutrition Examination Survey*, 2011-2014, publicou um novo conjunto de dados de referência antropométrica para crianças e adultos. Entre esses dados, consta a distribuição da CC de crianças e adolescentes conforme sexo e idade por percentis (Tabela 3.9). Importante destacar que nesse estudo a circunferência da cintura foi obtida com a fita métrica posicionada na borda lateral superior da crista ilíaca, ou borda superior do quadril (Fryar et al., 2016). Em estudo prévio, uma CC igual ou acima do valor do percentil 90, para a idade e o sexo, foi classificada como obesidade abdominal (Cook et al., 2003).

Tabela 3.8. Percentis da circunferência da cintura (cm) de acordo com a idade para crianças e adolescentes dos sexos masculino e feminino.

Idade (anos)	5º	10º	25º	50º	75º	90º	95º
				Sexo masculino			
	46,8	47,7	49,3	51,3	53,5	55,6	57,0
6+	47,2	48,2	50,7	52,2	54,6	57,1	58,7
7+	47,9	48,9	50,9	53,3	56,1	58,8	60,7
8+	48,7	49,9	52,1	54,7	57,8	60,9	62,9
9+	49,7	51,0	53,4	56,4	59,7	63,2	65,4
10+	50,8	52,3	55,0	58,2	61,9	65,6	67,9
11+	51,9	53,6	56,6	60,3	64,1	67,9	70,4
12+	53,1	55,0	58,4	62,3	66,4	70,4	72,4
13+	54,8	56,9	60,4	64,6	69,0	73,1	75,7
14+	56,9	59,2	62,6	67,0	71,6	76,1	78,9
15+	59,0	61,1	64,8	69,3	74,2	79,0	82,0
16+	61,2	63,3	67,0	71,6	76,7	81,8	85,2
Idade (anos)	**5º**	**10º**	**25º**	**50º**	**75º**	**90º**	**95º**
				Sexo feminino			
	45,4	46,3	48,1	50,3	52,8	55,4	57,2
6+	46,3	47,3	49,2	51,5	54,2	57,0	58,9
7+	47,4	48,4	50,3	52,7	55,6	58,7	60,8
8+	48,5	49,6	51,5	54,1	57,1	60,4	62,7
9+	49,5	50,6	52,7	55,3	58,5	62,0	64,5
10+	50,7	51,8	53,9	56,7	60,0	63,6	66,2
11+	52,0	53,2	55,4	58,2	61,6	65,4	68,1
12+	53,6	54,8	57,1	60,0	63,5	67,3	70,5
13+	55,2	56,4	58,7	61,7	65,3	69,1	71,8
14+	56,5	57,8	60,2	63,2	66,8	70,6	73,2
15+	57,6	58,9	61,3	64,4	67,9	71,7	74,3
16+	58,4	59,8	62,2	65,3	68,8	72,6	75,1

Fonte: McCarthy et al. (2001).

Tabela 3.9. Percentis da circunferência da cintura (cm) de crianças e adolescentes de 2 a 19 anos, de acordo com sexo e idade (Estados Unidos, 2011-2014).

Idade (anos)	5º	10º	15º	25º	50º	75º	85º	90º	95º
					Sexo masculino				
2	43,5	44,7	45,7	47,1	48,3	50,2	51,5	52,4	53,3
3	45,4	46,2	46,9	48,5	50,1	51,6	52,7	53,4	54,8
4	47,2	47,7	48,3	49,3	52,1	55,3	56,5	57,2	63,0
5	48,5	49,7	50,4	51,9	54,1	56,4	59,4	60,8	63,9
6	49,8	50,9	51,9	53,0	55,6	59,3	61,4	63,3	67,7
7	51,3	52,6	53,3	55,0	57,9	62,3	68,6	75,2	81,0
8	52,5	54,4	55,2	56,4	59,9	66,6	72,0	74,1	80,8
9	52,2	54,9	56,6	58,1	61,5	67,5	72,3	78,8	86,5
10	55,2	56,5	58,2	59,9	64,2	76,3	81,0	86,2	90,8
11	57,7	60,3	61,6	64,0	71,5	82,4	90,3	95,2	101,1
12	58,6	61,4	63,1	65,8	70,1	77,5	87,6	89,9	98,6
13	62,0	64,1	65,7	68,9	74,8	89,5	93,9	100,7	[a]
14	64,3	65,8	67,6	70,3	75,4	84,5	95,8	102,0	111,4
15	[a]	68,0	69,0	71,3	77,4	88,0	94,4	103,4	114,9
16	68,8	70,7	71,5	74,1	78,6	92,3	101,7	104,7	117,1
17	69,5	71,8	73,0	74,2	80,0	88,1	95,8	105,8	120,9
18	[a]	71,6	73,7	76,9	85,0	95,8	101,2	105,5	119,0
19	69,9	72,0	73,6	76,6	82,5	90,7	102,2	[a]	[a]
Idade (anos)	**5º**	**10º**	**15º**	**25º**	**50º**	**75º**	**85º**	**90º**	**95º**
					Sexo feminino				
2	43,0	43,9	44,5	45,7	48,2	50,4	51,5	52,0	54,3
3	45,0	46,0	46,4	47,6	50,1	53,4	55,4	56,9	59,1
4	46,2	47,8	48,4	49,5	51,8	55,2	57,7	58,4	64,6
5	47,2	48,5	49,3	51,4	54,0	56,2	58,8	62,1	66,6
6	49,5	50,3	51,6	52,5	55,3	60,5	65,5	69,4	73,2
7	49,3	50,0	51,2	52,5	57,0	63,3	68,5	70,3	76,8
8	52,1	53,4	54,3	56,3	59,9	69,2	73,9	75,6	83,3
9	54,3	55,4	56,5	58,8	65,6	74,5	81,3	85,6	91,8
10	54,8	56,4	57,4	60,1	66,9	77,7	82,9	87,5	89,4
11	58,9	59,8	61,0	63,9	70,1	79,9	87,0	92,5	98,6
12	59,2	62,0	64,9	67,0	74,4	86,3	92,0	98,7	108,0
13	61,9	64,6	66,6	69,6	73,6	82,1	87,9	97,6	100,1
14	66,0	67,7	68,8	70,3	76,1	85,9	93,9	97,2	101,3
15	67,1	69,4	70,0	73,0	77,2	89,0	98,5	104,4	108,4
16	65,7	68,1	69,7	72,1	78,6	87,2	101,8	108,8	[a]
17	67,5	70,1	72,2	73,4	80,1	95,7	101,3	102,2	114,5
18	67,0	69,3	70,6	72,8	79,9	89,6	97,6	112,2	[a]
19	67,4	68,5	69,7	74,9	82,0	92,3	101,0	117,2	123,2

[a]Estimativa não mostrada porque o erro-padrão não pôde ser calculado devido ao pequeno tamanho da amostra. Idade no momento do exame. Dados de gestantes foram excluídos.

Fonte: Fryar et al. (2016).

O *International Diabetes Federation* (IDF, 2006) considera que a obesidade central pode ser avaliada pela circunferência da cintura e associada com cada um dos componentes da síndrome metabólica. Para avaliação da obesidade central, o IDF recomenda pontos de corte dos valores de CC originados de diversas fontes de dados, conforme grupos raciais. Entretanto, outros fatores adicionais (distribuição da gordura do corpo, análise de lipídios séricos, de resistência a insulina, disfunção do endotélio vascular, estado pró-inflamatório e pró-trombótico e fatores hormonais) podem estar relacionados à síndrome metabólica, de acordo com o IDF.

Alberti et al. (2009) desenvolveram critérios para o diagnóstico de síndrome metabólica (*Joint Interim Statement* – JIS), com aval de diversas sociedades. Esses autores definiram pela não obrigatoriedade de qualquer componente, e sim, a presença de pelo menos três componentes alterados entre os cinco componentes propostos. Um conjunto único de pontos de corte foi proposto para todos os componentes, exceto para a CC, que deve ser avaliada de acordo com os diferentes grupos raciais (Tabela 3.10).

Os valores considerados de risco para a razão cintura-quadril (RCQ = CC/CQ) em adultos, conforme WHO (1997), estão apresentados na Tabela 3.11.

Alguns autores sugerem que a RCE tem, como maior vantagem, um ponto de corte universal (Ashwell et al., 2012; Browning et al., 010; Cai et al., 2013). Além disso, um valor limite de 0,5 poderia ser usado em ambos os sexos, diferentes grupos raciais e faixas etárias, simplificando assim a aplicação diagnóstica dessa ferramenta e facilitando a mensagem de

Tabela 3.10. Pontos de corte para circunferência da cintura usados no diagnóstico de obesidade central, conforme grupo populacional e sexo.

Região/população	Organização	Circunferência da cintura (cm)	
		Sexo masculino	Sexo feminino
Europeus	IDF	≥ 94	≥ 80
Caucasianos	WHO	≥ 94[a] ≥ 102[b]	≥ 80[a] ≥ 88[b]
Estados Unidos da América	AHA/NHLBI (ATP III)[c]	≥ 102	≥ 88
Canadá	*Health* Canadá	≥ 102	≥ 88
Europeus	ECS	≥ 102	≥ 88
Ásia (incluindo japoneses)	IDF	≥ 90	≥ 80
Asiáticos	WHO	≥ 90	≥ 80
Japoneses	*Japanese Obesity Society*	≥ 85	≥ 90
Chineses	*Cooperative Task Force*	≥ 85	≥ 80
Populações do Mediterrâneo Oriental e Oriente Médio (Arábia)	IDF	≥ 94	≥ 80
Africanos (sul do Saara)	IDF	≥ 94	≥ 80
Americanos (América do Sul e Central)	IDF	≥ 90	≥ 80

ECS = *European Cardiovascular Societies*; WHO = *World Health Organization*; AHA/NHLBI (ATP III) = *American Heart Association and the National Heart, Lung, and Blood Institute* (*Adult Treatment Panal III*); IDF = *International Diabetes Federation*; [a]risco elevado; [b]risco muito elevado; [c]as diretrizes para síndrome metabólica da AHA/NHLBI reconhecem o aumento no risco de doenças cardiovasculares e diabetes para os níveis de circunferência da cintura ≥ de 94 em homens e ≥ 80 em mulheres e identificá-los, como pontos de corte opcionais, para indivíduos ou populações com resistência aumentada à insulina.

Fonte: Alberti et al. (2009).

Tabela 3.11. Razão cintura-quadril considerada de risco para obesidade.

Sexo	Obesidade[a]	Distribuição da gordura[b]
Masculino	> 1,00	Gordura central (abdominal) comumente referida como formato de maçã ou androide (razão cintura-quadril mais alta). Mais característica no sexo masculino
Feminino	> 0,85	Gordura no tronco ou periférica (gluteofemoral) referida como formato de pera ou ginoide (razão cintura-quadril mais baixa). Mais típica em mulheres

Fonte: [a]WHO (1997) e [b]Gibson (2005).

saúde pública para: "a sua circunferência da cintura deve representar menos da metade de sua altura" (Arnaiz et al., 2014; Browning et al., 2010; Cai et al., 2013; Khoury et al., 2013). No entanto, alguns estudos indicam que esse ponto de corte pode não ser apropriado para identificar obesidade abdominal em crianças, especialmente em idades mais jovens (Barbosa Filho et al., 2014; Brannsether et al., 2011).

Diâmetro abdominal sagital

O diâmetro abdominal sagital (DAS) é uma medida relacionada com a adiposidade visceral, assim como a CC. Porém, a CC é mais amplamente utilizada e aceita por *American Heart Association* e *National Heart, Lung, Blood Institute* e outras organizações como critério de diagnóstico para a síndrome metabólica (Alberti et al., 2009). No entanto, particularmente para mulheres obesas, dados sugerem que a CC é um indicador mais fraco do tecido adiposo visceral do que o DAS. Além disso, a CC pode ser difícil de obter em obesos (Gletsu-Miller et al., 2013). Firouzi et al. (2018), em estudo com amostra representativa de 3.582 americanos de 20 a 84 anos de idade, constataram que, em comparação com a circunferência da cintura e o IMC, a DAS foi o melhor preditor de glicose em jejum, HbA1c (hemoglobina glicada) e HOMA-IR (avaliação da Homeostase de Resistência à Insulina), com a amostra estratificada por sexo, raça ou idade. No entanto, vale destacar que a DAS não foi melhor preditor para o teste de tolerância à glicose entre adultos com peso normal ou adultos negros não hispânicos.

A medida do DAS baseia-se no fato de que, quando os indivíduos estão em posição supina (decúbito dorsal), o acúmulo de gordura visceral mantém a altura do abdômen no sentido sagital, enquanto a gordura subcutânea se espalha para os lados, devido à força de gravidade (Kvist et al., 1998). Diante disso, a medida do DAS parece ser mais apropriada para avaliar a gordura visceral (Firouzi et al., 2018). No entanto, a técnica utilizada e os pontos de corte adotados para a avaliação do DAS têm variado entre os estudos. Vasques et al. (2009) compararam quatro diferentes locais anatômicos usados para a medição da CC e DAS (menor circunferência entre o tórax e o quadril, no maior diâmetro abdominal, ao nível umbilical e no ponto médio entre as cristas ilíacas – este último ponto coincide com a localização das vértebras lombares L4 e L5) e avaliaram também a capacidade desses indicadores antropométricos para predizer a resistência à insulina. Os autores concluíram que a menor circunferência entre o tórax e o quadril, para o DAS, e o ponto médio entre a crista ilíaca e a última costela, para a CC, foram os mais adequados para prever a resistência à insulina.

No geral, a aferição do DAS é realizada pelo menos duas vezes, com o auxílio de um paquímetro antropométrico, ou antropômetro infantil. Com o paciente em posição supina, joelhos flexionados e braços cruzados no peito, o braço fixo do paquímetro é posicionado nas costas, na altura das vértebras lombares 4 e 5, correspondendo à altura da crista ilíaca anterossuperior, e o braço deslizante do paquímetro tocando o abdômen no local previamente marcado, sem pressão, ao final da expiração. Quando há diferença maior que 0,5 cm entre as medições, até quatro medições são realizadas e a média dos três valores mais próximos é calculada (Firouzi et al., 2018; Fryar et al., 2016; Gletsu-Miller et al., 2013). A publicação dos dados de referência antropométrica do inquérito CDC-NHANES (2011-2014) incluiu a distribuição do DAS da população com idade entre 8 e 19 anos e 20 anos ou mais (Tabelas 3.12 e 3.13) (Fryar et al., 2016).

Tabela 3.12. Percentis do diâmetro abdominal sagital (cm) de crianças e adolescentes, de acordo com sexo e idade (Estados Unidos, 2011-2014).

Idade (anos)[a]	5º	10º	15º	25º	50º	75º	85º	90º	95º
	Sexo masculino								
8	11,6	12,0	12,4	12,7	13,4	15,2	16,3	17,0	18,4
9	11,7	12,1	12,4	12,9	14,0	15,0	16,3	17,8	19,6
10	12,1	12,4	12,7	13,1	14,5	17,6	18,4	19,7	20,8
11	12,6	13,1	13,5	14,1	15,8	18,6	19,7	21,3	22,9
12	12,3	13,3	13,6	14,2	15,7	17,2	19,2	20,6	21,9
13	13,6	14,1	14,4	15,1	16,8	19,4	20,4	21,2	23,6
14	14,1	14,3	14,7	15,3	16,8	19,0	21,7	22,1	25,0
15	[b]	14,7	15,3	16,0	17,3	19,7	21,0	22,3	26,9
16	15,1	15,4	15,7	16,3	17,4	20,9	21,8	23,1	25,8
17	14,9	15,4	15,6	16,3	18,0	19,9	21,5	23,9	26,2
18	[b]	15,8	16,1	16,9	18,7	21,4	22,6	23,8	26,3
19	15,6	15,9	16,2	16,9	18,4	20,4	23,4	24,6	27,6
Idade (anos)[a]	**5º**	**10º**	**15º**	**25º**	**50º**	**75º**	**85º**	**90º**	**95º**
	Sexo feminino								
8	11,3	11,9	12,0	12,5	13,8	15,3	17,2	17,5	18,9
9	11,8	12,2	12,5	12,9	14,8	17,2	18,6	19,8	21,7
10	11,5	12,4	12,7	13,5	14,9	17,0	18,2	18,7	21,1
11	12,5	13,1	13,3	13,8	15,5	18,3	19,9	20,8	22,7
12	13,2	13,9	14,2	14,5	16,5	19,0	20,8	21,9	23,3
13	13,7	13,9	14,6	14,9	16,0	18,1	20,5	21,5	22,8
14	13,9	14,5	14,9	15,3	16,5	19,0	20,9	21,4	22,5
15	13,4	14,6	15,0	15,6	17,1	20,0	22,2	23,1	24,4
16	14,4	14,6	14,9	15,9	17,6	20,2	22,5	24,7	28,1
17	14,8	15,0	15,4	16,0	17,7	21,7	23,1	23,5	25,1
18	14,6	15,0	15,6	16,2	17,7	19,9	22,1	23,0	26,5
19	14,6	15,0	15,4	16,1	18,2	20,6	23,1	25,4	28,3

[a]Idade no momento do exame. [b]Estimativa não mostrada porque o erro padrão não pôde ser calculado devido ao pequeno tamanho da amostra. Dados de gestantes foram excluídos.
Fonte: Fryar et al. (2016).

Tabela 3.13. Percentis do diâmetro abdominal sagital (cm) de adultos e idosos de todos os grupos raciais, de acordo com sexo e idade (Estados Unidos, 2011-2014).

Idade (anos)	5º	10º	15º	25º	50º	75º	85º	90º	95º
	Sexo masculino								
20 ou mais	17,3	18,1	18,8	20,1	22,8	25,9	27,6	29,0	31,1
20-29	16,0	16,8	17,3	17,9	19,9	23,3	25,7	26,8	29,2
30-39	17,4	18,2	18,7	19,8	22,0	24,9	27,1	28,2	30,0
40-49	18,4	19,1	19,9	20,9	23,3	25,9	28,0	29,5	31,3
50-59	18,2	19,1	19,8	21,2	23,6	26,7	28,1	29,7	31,7
60-69	17,9	19,1	20,0	21,4	24,2	27,1	29,3	30,8	32,9
70-79	18,5	19,9	20,8	22,0	24,5	26,8	28,4	29,7	31,3
80 ou mais	18,5	19,7	20,3	21,4	23,4	25,8	27,2	28,2	29,3
Idade (anos)	**5º**	**10º**	**15º**	**25º**	**50º**	**75º**	**85º**	**90º**	**95º**
	Sexo feminino								
20 ou mais	15,8	16,6	17,2	18,4	21,2	24,7	26,7	28,1	30,3
20-29	15,0	15,7	16,1	16,9	19,1	22,7	25,2	26,6	28,6
30-39	15,5	16,4	16,9	17,7	20,4	24,3	26,2	27,4	29,9
40-49	15,8	16,5	16,9	18,4	21,2	24,9	26,8	28,0	30,9
50-59	16,5	17,4	18,1	19,3	22,4	25,7	27,9	29,8	31,9
60-69	17,1	17,9	18,4	19,5	22,3	25,3	27,1	28,6	30,0
70-79	16,9	18,4	19,1	20,0	23,1	25,7	27,3	28,4	29,8
80 ou mais	16,5	17,5	17,9	19,2	21,3	23,7	24,8	26,2	27,5

Dados de gestantes foram excluídos.
Fonte: Fryar et al. (2016).

Pesquisas nacionais avaliaram o DAS na predição da gordura visceral, determinada por tomografia computadorizada, em adultos e idosos (Roriz et al., 2011; Sampaio et al., 2007). Nesses estudos, o DAS foi medido no ponto médio entre as cristas ilíacas (localização que se aproxima do espaço entre L4 e L5). No estudo de Roriz e colaboradores, os pontos de corte do DAS mais sensíveis e específicos foram iguais para todos os homens (adultos e idosos: 20,2 cm), mas diferentes para as mulheres (adultas: 21,0 cm; idosas: 19,9 cm).

Circunferência abdominal

A circunferência abdominal é um indicador antropométrico de tecido adiposo subcutâneo e profundo, que difere da circunferência da cintura por ser a máxima circunferência do abdômen. A medida da circunferência abdominal é determinada com o avaliado em pé, com os braços estendidos ao longo do corpo, pernas fechadas e abdômen relaxado, no ponto de maior extensão em um plano horizontal, esse local usualmente, mas nem sempre, está ao nível do umbigo. Colocar a fita sem comprimir sobre a pele sem roupas e verificar o valor no final da expiração normal (Callaway et al., 1988). A circunferência abdominal pode ser usada para monitorar a evolução do tratamento de indivíduos com dieta de emagrecimento. Quando associada com medidas de dobras cutâneas abdominal e suprailíaca, fornece dados complementares para a avaliação da composição corporal de praticantes de atividade física e de atletas. Esses indivíduos podem aumentar a circunferência abdominal em decorrência da hipertrofia muscular (Heyward, Stolarczyk, 2000), apesar da redução de gordura.

Circunferência da coxa

As circunferências da coxa podem ser obtidas em três posições diferentes: proximal, medial e distal. As três circunferências podem facilitar a estimativa da densidade corporal total e ser indicadores úteis de adiposidade ou de massa corporal magra. As circunferências da coxa, especialmente a distal, são importantes indicadores de atrofia muscular causada por doença ou lesão. Para a medida dessa circunferência, o indivíduo deve estar vestido com roupa de banho, em pé, com os calcanhares afastados cerca de 10 cm e o peso distribuído entre os pés, seguindo-se as orientações para cada posição (Callaway et al., 1988).

- Circunferência proximal da coxa: a fita é colocada horizontalmente em volta da coxa, imediatamente abaixo da dobra glútea. Pode não ser a máxima circunferência da coxa.
- Circunferência média da coxa: o indivíduo coloca a planta do pé sobre um banco e flexiona o joelho a cerca de 90°. Uma posição alternativa é o indivíduo estar sentado ereto com o joelho flexionado a 90°. O local de medida deve ser marcado no ponto médio entre a crista inguinal e a borda proximal da patela. A fita é colocada horizontalmente no ponto marcado, com o indivíduo em pé e ereto, e a leitura é executada.
- Circunferência distal da coxa: a fita é colocada em volta da coxa logo acima da borda superior da patela. Em crianças e idosos, a medida pode ser feita com o indivíduo na posição supina.

Para a determinação das três medidas, a fita deve estar em completo contato com a pele, mas sem compressão dos tecidos moles.

Circunferência da panturrilha

A circunferência da panturrilha é uma medida que pode ser usada isolada ou combinada com a dobra cutânea da panturrilha, para estimar o peso corporal ou como indicador de tecido muscular e adiposo da panturrilha. Para medir a circunferência da panturrilha, a pessoa deve estar na posição sentada, os pés apoiados no chão e o joelho e o tornozelo devem estar dobrados formando um ângulo de 90°. O avaliador deverá ajoelhar-se ao lado do avaliado e posicionar a fita métrica em torno da panturrilha, movendo-a para cima e para baixo para localizar a maior circunferência (WHO, 1995).

Para o indivíduo acamado, o procedimento é similar, entretanto a pessoa deve ser mantida na posição supina com o joelho dobrado em um ângulo de 90°. O avaliador deverá estar ao lado do avaliado e posicionar a fita métrica em torno da panturrilha, movendo-a para cima e para baixo para localizar a maior circunferência (WHO, 1995). Para atletas, essa medida costuma ser aferida na maior circunferência da panturrilha direita, com o indivíduo em posição relaxada, em pé, braços pendentes ao longo do corpo, pés separados, com o peso do corpo igualmente distribuído. Para facilitar o alinhamento dos olhos do avaliador com a trena ou fita, a pessoa avaliada em pé deve estar posicionada em uma superfície elevada (Stewart et al., 2011).

Circunferência do pescoço

A circunferência do pescoço (CP) apresenta forte correlação com apneia obstrutiva do sono, diabetes e hipertensão arterial em adultos e adolescentes, indicando que a gordura do tronco representa risco para as doenças cardiovasculares, mesmo após ajuste pelo tecido adiposo visceral avaliado por tomografia computadorizada (Nafiu et al., 2014; Preis et al., 2010). Resultados de estudos com adolescentes e adultos mostram que a circunferência do pescoço apresenta também alta correlação com os valores de IMC e CC, o que justifica seu uso como um teste de triagem para sobrepeso/obesidade. Indivíduos adultos com a CP ≥ 37 cm (homens) e ≥ 34 cm (mulheres) requerem avaliação mais abrangente do seu estado de sobrepeso ou obesidade. Homens com CP < 37 cm e mulheres com CP < 34 cm não devem ser considerados acima do peso (Ben-Noun et al., 2001). Ferreti et al. (2015), em estudo com amostra de 1,668 adolescentes (10 a 17 anos de idade) de São Paulo, observaram que os pontos de corte da CP que identificam o sobrepeso foram 31,25 e 34,25 cm, e obesidade, 32,65 e 37,95 cm, para meninas e meninos, respectivamente. Os pontos de corte podem variar conforme o estágio de maturação sexual, sexo e idade (Tabela 3.14). No entanto, mais estudos são necessários para validar o uso desse método na prática clínica, uma vez que é simples, rápido e pode ser realizado em qualquer ambiente.

Tabela 3.14. Pontos de corte da circunferência do pescoço (cm) que apresentam maior sensibilidade e especificidade para triagem do sobrepeso e obesidade, de acordo com o estágio de desenvolvimento puberal, sexo e idade.

Sexo		Sobrepeso[a]			Obesidade[a]	
	Sensib. (%)	Especif. (%)	Pontos de corte (cm)	Sensib. (%)	Especif. (%)	Pontos de corte (cm)
Estágio puberal						
Feminino Pré-púbere	87,5	92,3	≥ 28,25	100,0	87,9	≥ 29,75
Púbere	55,7	86,1	≥ 31,35	76,5	77,1	≥ 31,15
Pós-púbere	77,8	69,8	≥ 31,25	88,2	84,2	≥ 32,65
Masculino Pré-púbere	88,0	82,0	≥ 29,75	100,0	68,7	≥ 29,75
Púbere	57,3	70,4	≥ 34,25	40,3	94,2	≥ 37,95
Pós-púbere	100,0	43,7	≥ 33,90	100,0	35,0	≥ 33,90
Faixa etária (anos)						
Feminino 10-12	83,9	74,5	≥ 29,35	67,7	83,6	≥ 30,95
13-15	70,9	81,7	≥ 31,25	80,0	89,9	≥ 32,60
16-17	80,0	78,9	≥ 31,65	92,3	83,4	≥ 32,45
Masculino 10-12	86,7	71,2	≥ 29,65	93,8	71,6	≥ 30,20
13-15	77,3	75,7	≥ 33,90	88,9	61,8	≥ 33,55
16-17	81,3	80,3	≥ 36,45	90,0	92,4	≥ 38,45
Geral (anos)						
Feminino 10-17	61,2	83,0	≥ 31,25	63,8	90,9	≥ 32,65
Masculino 10-17	53,3	72,8	≥ 34,25	34,2	94,5	≥ 37,95

Sensib. = sensibilidade; Especif. = especificidade; [a]padrão-ouro: escore z do IMC.
Fonte: adaptada de Ferreti et al. (2015).

Para a medida da CP, o indivíduo deve estar em pé, cabeça posicionada no plano horizontal de Frankfurt. O topo da borda da fita é colocado logo abaixo da proeminência da laringe, em posição perpendicular ao eixo longo do pescoço ao nível da cartilagem cricotireóidea (Callaway, 1988).

GORDURA CORPORAL E MASSA LIVRE DE GORDURA

A estimativa da composição corporal permite conhecer a deficiência ou excesso de determinado componente relacionado ao risco de saúde. Entretanto, todos os métodos disponíveis de medida têm limitações e algum grau de erro de medida (Lee, Gallagher, 2008). Entre os métodos de maior precisão e reprodutibilidade, os antropométricos constituem os mais simples, práticos, de fácil acesso e menos onerosos para se avaliar a reserva de tecido adiposo subcutâneo (Lee, Nieman, 2013).

As medidas das dobras cutâneas, consideradas método duplamente indireto, para a determinação da gordura corporal e massa livre de gordura podem estimar a gordura subcutânea de forma razoavelmente acurada com o auxílio de equações de predição (Gonçalves et al., 2014).

As medidas das dobras estão fundamentadas na observação de que a grande parte da gordura corporal se encontra na região subcutânea, distribuída em diversas regiões do corpo (McArdle et al., 2003a). A gordura subcutânea pode ser determinada com o uso de três a oito locais de medida, porém a mensuração de dobras cutâneas não é recomendada em obesos nem adequada para predizer tecido adiposo intra-abdominal. As regiões das dobras cutâneas tricipital, bicipital, subescapular, suprailíaca, coxa e panturrilha são as mais usadas para avaliar a gordura corporal (Heymsfield, Baumgartner, 2006).

A interpretação das medidas de espessura das dobras cutâneas (DC) pode ser realizada de duas maneiras: 1. por meio de equações de regressão preditivas para a determinação do valor da densidade corporal total e em seguida aplicação desse valor em uma equação que indica a gordura corporal total (o somatório das dobras é inversamente relacionado à densidade corporal total e diretamente relacionado a gordura corporal); 2. pela avaliação dos valores de espessura das DC de diferentes locais anatômicos, com o propósito de obter informação da distribuição relativa da gordura subcutânea no corpo e de acompanhar a evolução de medidas das DC individualmente (Heyward, Stolarczyk, 2000).

Fatores que podem limitar a utilização de dobras cutâneas para a predição da gordura corporal são: ausência de padrões locais de referência; mudança da composição do tecido adiposo com a idade (variação da distribuição e compressibilidade das dobras), estado de hidratação e nutricional; erro intra e interexaminador; pouca confiabilidade das medidas em obesos; inclusão de tecido não adiposo (pele) na medida; incerteza da relação da gordura interna e subcutânea e grandes diferenças interindividuais na distribuição de gordura (Heymsfield, Baumgartner, 2006; Teixeira, 2003). Além disso, a validade da medida da espessura da dobra de gordura depende da precisão das técnicas e da repetição das medidas em intervalos de tempo apropriados para o acompanhamento da evolução do estado nutricional (Hammond, 2005).

Para otimizar a precisão da medida de dobras cutâneas, alguns cuidados podem ser observados, como padronizar técnicas, treinar e usar mais de uma pessoa para a realização de medidas em um mesmo indivíduo ao longo do tempo, no caso de estudos populacionais. Nas mulheres, próximo ao período menstrual, é desaconselhável a realização das medidas de dobras cutâneas em razão da retenção hídrica comum a essa fase.

Diferentes tipos de compassos ou adipômetros podem ser utilizados tanto na prática clínica quanto em estudos científicos. Esses equipamentos diferem quanto à precisão (variação de 0,1 a 1 mm), pressão de abertura (9,8 a 10 g/mm^2), amplitude da escala, tipo de material (plástico ou alumínio), mecanismo de funcionamento (analógicos ou digitais), *design* e custo.

Alguns procedimentos padronizados devem ser obedecidos para a obtenção de medidas de dobras cutâneas. Costa e Böhme, (2005), Fernandes Filho (2003) e Harrison et al. (1988) sugerem os critérios apresentados a seguir.

- O avaliado deve estar em pé, posição ereta, pés unidos e corpo relaxado.
- Realizar as medidas no lado direito do corpo do avaliado.
- Identificar e marcar os locais anatômicos correspondentes a cada dobra cutânea.
- Pinçar a dobra cutânea com os dedos cerca de 1 cm proximal ao local marcado, destacando o tecido adiposo do tecido muscular com os dedos polegar e indicador da mão esquerda sobre uma linha perpendicular ao eixo que acompanha a dobra da pele. No caso de dúvida, o avaliado deve executar uma contração muscular antes de ser efetuada a medida.
- Segurar a dobra cutânea até que a leitura seja realizada.
- Soltar a pressão das hastes do compasso lentamente e executar a leitura no máximo 4 segundos após a liberação da pressão.
- Repetir todo processo três vezes não consecutivas, para evitar acomodação do tecido adiposo.
- As dobras devem ser medidas com a precisão de 1 mm.
- Adotar o valor intermediário (mediana) como medida da dobra cutânea.
- Não é aconselhável realizar as medidas de espessura das dobras cutâneas imediatamente após a realização de exercícios físicos e em indivíduos obesos, por causa da dificuldade de pinçamento das dobras.

Medidas de dobras cutâneas

Tricipital

O cotovelo deve ser flexionado em um ângulo de 90º e a distância entre a projeção lateral do processo acrômio da escápula e a margem inferior do olécrano da ulna deve ser medida com fita métrica. O ponto médio é marcado no lado lateral do braço estendido ao longo do corpo e a determinação da dobra tricipital realizada na face posterior, sobre o músculo tríceps, paralelamente ao eixo longitudinal (Durnin, Rahaman, 1967; Harrison et al., 1988) (Figura 3.2a).

Bicipital

O ponto médio entre o acrômio e o olécrano deve ser marcado na lateral do braço e executar a medida ao mesmo nível na face anterior do braço, sobre o músculo bíceps. A dobra deve ser medida no sentido do eixo longitudinal, com o braço estendido ao longo do corpo e a palma da mão direcionada anteriormente (Harrison et al., 1988) (Figura 3.2b).

Axilar média

Localizada no ponto de intersecção entre a linha axilar média e uma linha imaginária transversal na altura do apêndice xifoide do esterno. O braço do avaliado deve ser deslocado para trás, a fim de facilitar a obtenção da medida (Harrison et al., 1988). Conforme o protocolo de Harrison et al. (1988), a dobra axilar média é mensurada no plano horizontal (Figura 3.2c), entretanto Guedes, Guedes (1991) e Petroski e Pires Neto (1995, 1996) determinaram a medida obliquamente (Figura 3.2d), por ser o procedimento mais utilizado no Brasil.

Subescapular

O braço deve ser flexionado e colocado atrás do corpo para identificar o ângulo inferior da escápula. A medida é executada com os braços estendidos e pinçada obliquamente (45°) ao eixo longitudinal, imediatamente abaixo do ângulo da escápula (Harrison et al., 1988) ou a 2 cm abaixo do ângulo (Deurenberg et al., 1990) (Figura 3.2e).

Suprailíaca

A dobra é medida obliquamente em relação ao eixo longitudinal, na linha axilar média imediatamente superior à crista ilíaca (Harrison et al., 1988; Navarro, Marchini, 2000). Essa dobra pode ser medida a 2 cm acima da crista ilíaca, na altura da linha axilar anterior (Deurenberg et al., 1990; Guedes, Guedes, 1991). Para permitir a execução da medida, é necessário que o avaliado afaste o braço para trás (Guedes, Guedes, 1991; Harrison et al., 1988) (Figura 3.2f).

Torácica (peitoral)

Medida oblíqua em relação ao eixo longitudinal, pinçada 1 cm abaixo da dobra axilar anterior (Harrison et al., 1988). Outra forma de medir essa dobra pode ser diferenciada por sexo. Nas mulheres (Figura 3.3a), a dobra é pinçada o mais próximo possível da axila (1 cm abaixo), enquanto nos homens (Figura 3.3b) é medida no ponto médio entre a linha axilar anterior e o mamilo.

Abdominal

O indivíduo deve relaxar o abdômen e respirar normalmente. A medida deve ser feita a 3 cm à direita e a 1 cm inferior da cicatriz umbilical (Harrison et al., 1988). Pode também ser realizada a 2 cm à direita da cicatriz umbilical (Guedes, Guedes, 1991; Navarro, Marchini, 2000). Conforme o protocolo de Harrison et al. (1988), a dobra abdominal é mensurada no plano horizontal (Figura 3.3c), entretanto Guedes e Guedes (2003) e Petroski e Pires Neto (1995, 1996) determinaram a medida no plano vertical (Figura 3.3d), por ser o procedimento mais utilizado no Brasil.

Coxa

O avaliado deverá deslocar a perna direita à frente, com semiflexão do joelho, e manter o peso do corpo na perna esquerda. A dobra é localizada no ponto médio entre o ligamento inguinal e a borda superior da patela, na face anterior da coxa, paralelamente ao eixo longitudinal, sobre o músculo reto femoral (Harrison et al., 1988). Pode também ser medida no terço superior da coxa, conforme proposto por Guedes, Guedes (2003) (Figura 3.3e).

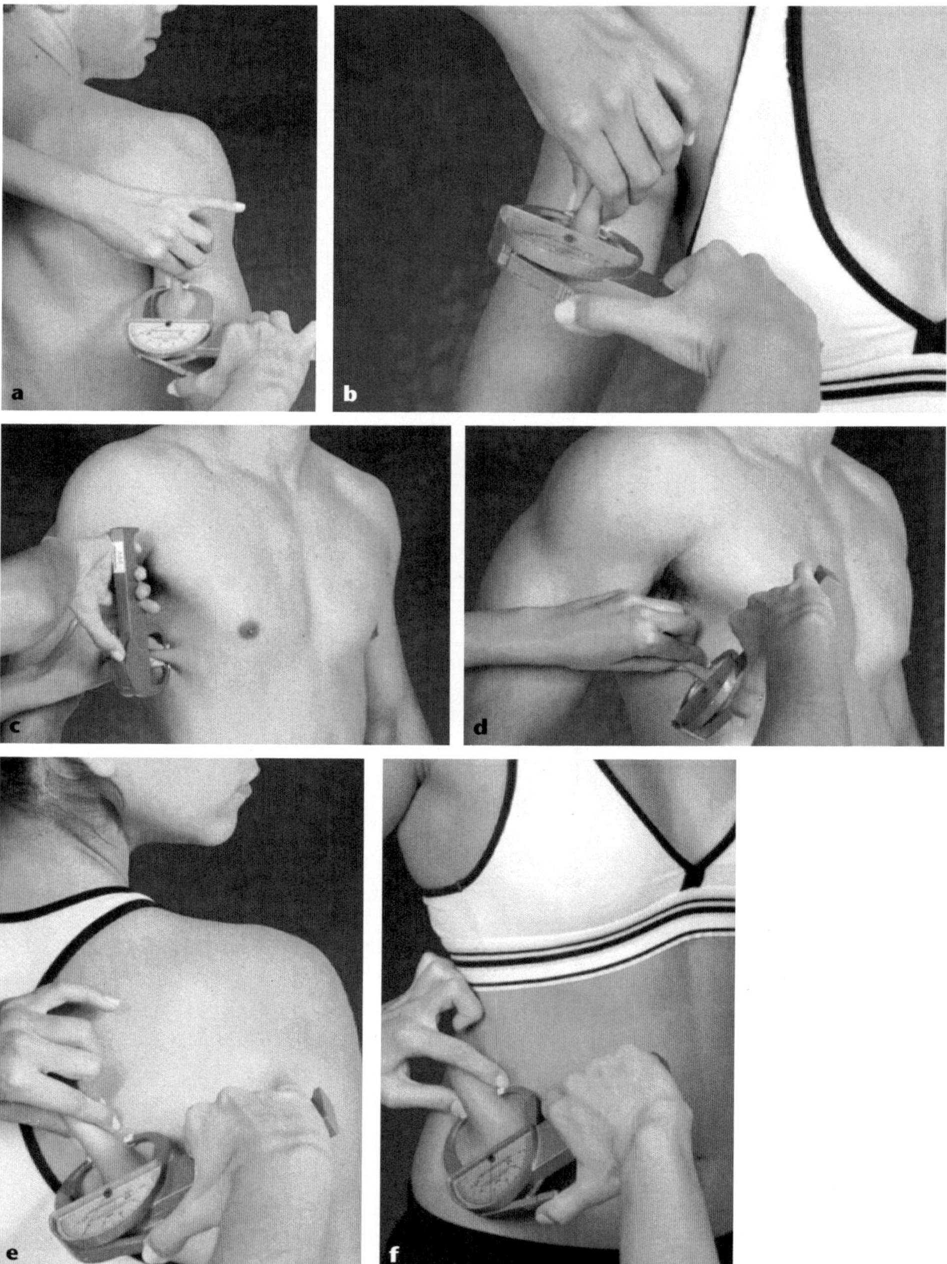

Figura 3.2. Medidas de dobras cutâneas: (**a**) tricipital; (**b**) bicipital; (**c**) axilar média horizontal; (**d**) axilar média oblíqua; (**e**) subescapular; (**f**) suprailíaca.

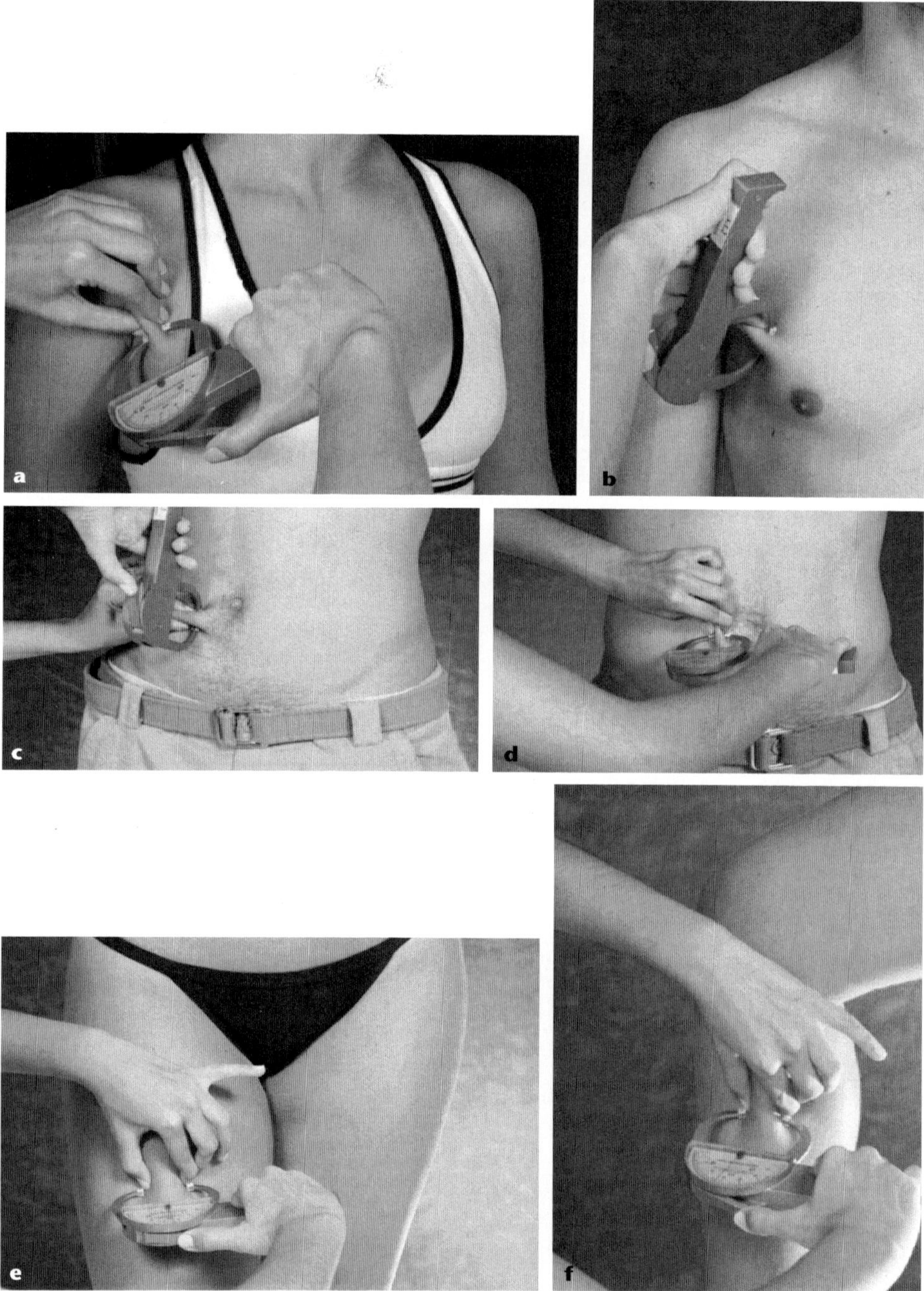

Figura 3.3. (**a**) torácica – mulheres; (**b**) torácica – homens; (**c**) abdominal – horizontal; (**d**) abdominal – vertical; (**e**) coxa; (**f**) panturilha.

Panturrilha medial

Para a execução dessa medida, o avaliado deve estar sentado, com a articulação do joelho em flexão de 90º, o tornozelo em posição anatômica, com o pé sem apoio (Guedes, Guedes, 1991). Harrison et al. (1988) recomendam a medida do avaliado na posição sentada com o pé apoiado no chão, ou em uma plataforma (o joelho e a perna flexionados a 90º) com o indivíduo em pé. A dobra é pinçada paralelamente ao eixo longitudinal, no ponto de maior perímetro da perna, na face lateral e interna da panturrilha (Harrison et al., 1988), com o polegar da mão esquerda apoiado na borda medial da tíbia (Guedes, Guedes, 1991) (Figura 3.3f).

Equações para estimativa da densidade corporal total, gordura corporal e massa livre de gordura

As medidas de dobras cutâneas ou circunferências podem ser utilizadas para prever a densidade e o percentual de gordura corporal, por meio de equações matemáticas. Para a densidade corporal total, essas equações, em geral, são específicas para sexo, grupos etários, raça e nível de atividade física (McArdle et al., 2003a).

Após a determinação da densidade corporal total, o percentual de massa gorda pode ser estimado com auxílio de equações de conversão. Uma das equações mais usada para esta conversão é a de Siri (1961 apud McArdle et al., 2003a):

$$\%Gc = (495 \div Dc) - 450$$

Sendo:
%Gc = porcentagem de gordura corporal
Dc = densidade corporal total

McArdle et al. (2007), propuseram uma modificação na equação de Siri para determinar o percentual de gordura corporal de negros, pois existem diferenças na densidade corporal total de acordo com o grupo racial.

$$\%Gc = (437{,}4 \div Dc) - 392{,}8$$

Sendo:
%Gc = percentagem de gordura corporal
Dc = densidade corporal total

O percentual de gordura permite a estimativa da composição corporal em massa gorda e massa livre de gordura, conforme as equações a seguir:

$$\text{Massa de gordura (kg)} = (\text{peso corporal} \times \%G)/100$$

$$\text{Massa livre de gordura (kg)} = \text{peso corporal} - \text{massa de gordura}$$

Em subgrupos (crianças, atletas e idosos) em que a densidade dos tecidos é diferente do esperado (MLG = 1,10 g/cm^3 e MG = 0,90 g/cm^3), essa equação de Siri produz erro sistemático de predição (Heyward, Stolarczyk, 2000).

Na literatura estão disponíveis diversas equações para estimar a densidade corporal total, que são denominadas protocolos, seguidas dos respectivos nomes dos autores. Alguns desses protocolos foram selecionados para constar neste capítulo, por serem muito utilizados no Brasil por nutricionistas ou por serem validados ou recomendados por instituições internacionais.

As equações para cálculo da densidade podem ser classificadas como específicas ou generalizadas. As equações específicas foram elaboradas com grupos homogêneos de indivíduos quanto a sexo, idade e percentual de gordura corporal. Enquanto as equações generalizadas foram originadas de estudos com indivíduos de diferentes concentrações de gordura corporal e com ampla faixa etária (Guedes, Guedes, 2003).

A aplicação dessas equações tem sido avaliada em pesquisas e em alguns casos foram constatados erros de estimativa, pois muitas variáveis tais como sexo, idade, raça, nível de atividade física e quantidade de gordura corporal influenciam os resultados e a precisão do diagnóstico. Desse modo, as equações de regressão devem ser utilizadas com cautela, em especial as generalizadas, com ampla faixa etária, que podem apresentar baixa sensibilidade e especificidade (Rezende et al., 2006). Na medida do possível, antes da aplicação, essas equações devem ser submetidas à validação cruzada em um novo grupo de indivíduos, com características similares àquele a ser avaliado (Heymsfield, Baumgartner, 2006).

Protocolos para adultos e idosos

Diversas equações generalizadas para homens, de Jackson e Pollock (1978), e para mulheres, de Jackson et al. (1980) foram desenvolvidas com amostras de indivíduos adultos em atividade física variada, com diversas dobras cutâneas (de três a sete) e em algumas delas foram incluídas circunferências. O *American College of Sports Medicine* recomenda o uso dessas equações associadas a uma equação de conversão para estimativa do percentual de gordura corporal (Chambers et al., 2014). Algumas dessas equações são apresentadas a seguir.

Sexo masculino (18 a 61 anos): Jackson e Pollock (1978)
Equação para 3 dobras cutâneas:
$Dc\ (g/cm^3) = 1{,}1093800 - 0{,}0008267\ (\Sigma X_1) + 0{,}0000016\ (\Sigma X_1)^2 - 0{,}0002574\ (X_4)$
Equação para 7 dobras cutâneas:
$Dc\ (g/cm^3) = 1{,}11200000 - 0{,}00043499\ (\Sigma X_2) + 0{,}00000055\ (\Sigma X_2)^2 - 0{,}00028826\ (X_4)$
Sexo feminino (18 a 55 anos): Jackson et al. (1980)
Equação para 3 dobras cutâneas:
$Dc\ (g/cm^3) = 1{,}0994921 - 0{,}0009929\ (\Sigma X_3) + 0{,}0000023\ (\Sigma X_3)^2 - 0{,}0001392\ (X_4)$
Equação para 7 dobras cutâneas:
$Dc\ (g/cm^3) = 1{,}1470 - 0{,}0004293\ (\Sigma X_2) + 0{,}00000065\ (\Sigma X_2)^2 - 0{,}00009975\ (X_4) - 0{,}00062415\ (X_5)$

Dc = densidade corporal total; X_1 (mm) = dobras torácica, abdominal, coxa; X_2 (mm) = dobras torácica, axilar média, tricipital, subescapular, abdominal, suprailíaca e coxa; X_3 (mm) = dobras tricipital, coxa e suprailíaca; X_4 (anos) = idade; X_5 (cm) = circunferência do quadril.

Durnin e Womersley (1974) utilizaram uma amostra de homens e mulheres ingleses, caucasianos, com idade de 16 a 72 anos e sedentários, para gerarem equações com a transformação logarítmica do somatório das dobras tricipital, bicipital, subescapular e suprailíaca (Tabela 3.15). Estes autores também estimaram o percentual de gordura em função do somatório das dobras, conforme sexo e idade (Tabela 3.16).

Tabela 3.15. Equação de composição corporal conforme idade e sexo.

Idade em anos	Equação (g/cm³)
Sexo masculino	
17 a 72	$Dc = 1,1765 - 0,0744 \log_{10}(X_1)$
17-19	$Dc = 1,1620 - 0,0630 \times (\log \Sigma^*)$
20-29	$Dc = 1,1631 - 0,0632 \times (\log \Sigma^*)$
30-39	$Dc = 1,1422 - 0,0544 \times (\log \Sigma^*)$
40-49	$Dc = 1,1620 - 0,0700 \times (\log \Sigma^*)$
50 +	$Dc = 1,1715 - 0,1779 \times (\log \Sigma^*)$
Sexo feminino	
16 a 68	$Dc = 1,1567 - 0,0717 \log_{10}(X_1)$
17-19	$Dc = 1,1549 - 0,0678 \times (\log \Sigma^*)$
20-29	$Dc = 1,1599 - 0,0717 \times (\log \Sigma^*)$
30-39	$Dc = 1,1423 - 0,0632 \times (\log \Sigma^*)$
40-49	$Dc = 1,1333 - 0,0612 \times (\log \Sigma^*)$
50+	$Dc = 1,1339 - 0,0645 \times (\log \Sigma^*)$

Dc = densidade corporal total; X_1 (mm) = dobras tricipital + bicipital + subescapular + suprailíaca;
Σ^* = somatório das dobras tricipital, bicipital, subescapular e suprailíaca.
Fonte: Durnin e Womersley (1974).

Tabela 3.16. Estimativa do percentual de gordura corporal para ambos os sexos com base no somatório de dobras cutâneas bíceps, tríceps, subescapular e suprailíaca.

Somatório de dobras (mm)	Sexo masculino (idade em anos)				Sexo feminino (idade em anos)			
	17-29	30-39	40-49	50+	16-29	30-39	40-49	50+
	Gordura (%)							
15	4,8	–	–	–	10,5	–	–	–
20	8,1	12,2	12,2	12,6	14,1	17,0	19,8	21,4
25	10,5	14,2	15,0	15,6	16,8	19,4	22,2	24,0
30	12,9	16,2	17,7	18,6	19,5	21,8	24,5	26,6
35	14,7	17,7	19,6	20,8	21,5	23,7	26,4	28,5
40	16,4	19,2	21,4	22,9	23,4	25,5	28,2	30,3
45	17,7	20,4	23,0	24,7	25,0	26,9	29,6	31,9
50	19,0	21,5	24,6	26,5	26,5	28,2	31,0	33,4
55	20,1	22,5	25,9	27,9	27,8	29,4	32,1	34,6
60	21,2	23,5	27,1	29,2	29,1	30,6	33,2	35,7

Somatório de dobras (mm)	Sexo masculino (idade em anos)				Sexo feminino (idade em anos)			
	17-29	30-39	40-49	50+	16-29	30-39	40-49	50+
	Gordura (%)							
65	22,2	24,3	28,2	30,4	30, 2	31,6	34,1	36,7
70	23,1	25,1	29,3	31,6	31,2	32,5	35,0	37,7
75	24,0	25,9	30,3	32,7	32,2	33,4	35,9	38,7
80	24,8	26,6	31,2	33,8	33,1	34,3	36,7	39,6
85	25,5	27,2	32,1	34,8	34,0	35,1	37,5	40,4
90	26,2	27,8	33,0	35,8	34,8	35,8	38,3	41,2
95	26,9	28,4	33,7	36,6	35,6	36,5	39,0	41,9
100	27,6	29,0	34,4	37,4	36,4	37,2	39,7	42,6
105	28,2	29,6	35,1	38,2	37,1	37,9	40,4	43,3
110	28,8	30,1	35,8	39,0	37,8	38,6	41,0	43,9
115	29,4	30,6	36,4	39,7	38,4	39,1	41,5	44,5
120	30,0	31,1	37,0	40,4	39,0	39,6	42,0	45,1
125	30,5	31,5	37,6	41,1	39,6	40,1	42,5	45,7
130	31,0	31,9	38,2	41,8	40,2	40,6	43,0	46,2
135	31,5	32,3	38,7	42,4	40,8	41,1	43,5	46,7
140	32,0	32,7	39,2	43,0	41,3	41,6	44,0	47,2
145	32,5	33,1	39,7	43,6	41,8	42,1	44,5	47,7
150	32,9	33,5	40,2	44,1	42,3	42,6	45,0	48,2
155	33,3	33,9	40,7	44,6	42,8	43,1	45,4	48,7
160	33,7	34,3	41,2	45,1	43,3	43,6	45,8	49,2
165	34,1	34,6	41,6	45,6	43,7	44,0	46,2	49,6
170	34,5	34,8	42,0	46,1	44,1	44,4	46,6	50,0
175	34,9	–	–	–	–	44,8	47,0	50,4
180	35,3	–	–	–	–	45,2	47,4	50,8
185	35,6	–	–	–	–	45,6	47,8	51,2
190	35,9	–	–	–	–	45,9	48,2	51,6
195	–	–	–	–	–	46,2	48,5	52,0
200	–	–	–	–	–	46,5	48,8	52,4
205	–	–	–	–	–	–	49,1	52,7
210	–	–	–	–	–	–	49,4	53,0

Em dois terços dos casos, os erros ficaram entre ± 3,5% do peso de gordura corporal para as mulheres e ± 5% para os homens.

Fonte: Durnin e Womersley (1974).

Protocolos validados para brasileiros

Petroski e Pires Neto (1995 e 1996) testaram a validade de 30 a 41 equações antropométricas, para a estimativa da densidade corporal total na análise do percentual de gordura em homens e mulheres brasileiros das regiões central do Rio Grande do Sul e litorânea de Santa Catarina. As amostras dos estudos incluíram homens e mulheres de todas as classes sociais, aparentemente saudáveis, heterogêneos em idade, composição corporal e aptidão física. Os autores validaram equações generalizadas e específicas para esses grupos de indivíduos, com o auxílio do método de pesagem hidrostática. Algumas equações validadas por esses autores são apresentadas a seguir.

Sexo masculino (18 a 61 anos): Jackson e Pollock (1978)
Equação para 3 dobras cutâneas:
Dc (g/cm³) = 1,099075 – 0,0008209 (ΣX_1) + 0,0000026 (ΣX_1)² – 0,0002017 (X_3) – 0,005675 (X_4) + 0,018586 (X_5)
Equações para 7 dobras cutâneas:
Dc (g/cm³) = 1,1010 – 0,0004115 (ΣX_2) + 0,00000069 (ΣX_2)² – 0,00022631(X_3) – 0,0059239 (X_4) + 0,0190632 (X_5)
Dc (g/cm³) = 1,17615 – 0,02394 (LogN ΣX_2) – 0,00022 (X_3) – 0,0070 (X_4) + 0,02120 (X_5)
Sexo feminino (18 a 55 anos): Jackson et al. (1980)
Equações para 7 dobras cutâneas:
Dc (g/cm³) = 1,0970 – 0,00046971 (ΣX_2) + 0,00000056 (ΣX_2)² – 0,00012828 (X_3)
Dc (g/cm³) = 1,23173 – 0,03841 (log ΣX_2) – 0,00015 (X_3)

Dc = densidade corporal total; X_1 (mm) = dobras torácica, abdominal, coxa; X_2 (mm) = dobras torácica, axilar média, tricipital, subescapular, abdominal, suprailíaca, coxa; X_3 (anos) = idade; X_4 (m) = circunferência da cintura; X_5 (m) = circunferência do antebraço. As medidas da circunferência da cintura e do antebraço podem ser encontradas no item Composição Corporal.

Protocolo para crianças, adolescentes e adultos jovens

Equações preditivas do percentual de gordura foram desenvolvidas por Slaughter et al. (1988) para crianças, adolescentes e adultos jovens, de ambos os sexos, na faixa etária de 8 a 29 anos, conforme raça e maturação sexual (Tabela 3.17). Os autores consideraram para a determinação da composição corporal a densidade corporal total, a água e o osso. Duas dobras cutâneas (tricipital e panturrilha ou tricipital e subescapular) combinadas com constantes foram usadas para predizer a porcentagem de gordura corporal. Para a seleção da equação apropriada, a classificação do estágio de maturação sexual foi feita conforme a escala de Tanner (Tabela 3.18): pré-púbere (estágios 1 e 2), púbere (estágio 3) e pós-púbere (estágios 4 e 5).

Protocolo com modelo multicomponente

O método de pesagem hidrostática usado para desenvolver as equações, criadas há décadas e algumas citadas previamente neste capítulo, baseia-se na estimativa de apenas dois componentes corporais (massa gorda e massa livre de gordura). Ao contrário, com tecnologias sofisticadas de determinação da composição corporal, a gordura corporal é estimada pelo modelo de quatro ou mais componentes, que consideram a massa gorda, água corporal total, conteúdo mineral ósseo e residual (proteína e mineral não ósseo). No entanto, esses métodos são de difícil execução pelo custo elevado, em especial nas avaliações com grande número de indivíduos (Ball et al., 2004).

Para minimizar as limitações do modelo com dois componentes, alguns pesquisadores têm avaliado equações mais usadas na prática clínica e em pesquisa com o uso de DEXA, que utiliza o modelo de três componentes (massa gorda, massa magra e osso). Embora algumas pesquisas demonstraram que essas equações podem subestimar ou superestimar o percentual de gordura corporal (Davidson et al., 2011; Nevill et al., 2008;

Tabela 3.17. Equações para cálculo do percentual de gordura de crianças e adolescentes.

Sexo masculino	
Meninos brancos com somatório das dobras menor ou igual a 35 mm	
Pré-púbere	%Gc = 1,21 (tricipital + subescapular) – 0,008 (tricipital + subescapular)^2 – 1,7
Púbere	%Gc = 1,21 (tricipital + subescapular) – 0,008 (tricipital + subescapular)^2 – 3,4
Pós-púbere	%Gc = 1,21 (tricipital + subescapular) – 0,008 (tricipital + subescapular)^2 – 5,5
Meninos negros	
Pré-púbere	%Gc = 1,21 (tricipital + subescapular) – 0,008 (tricipital + subescapular)^2 – 3,2
Púbere	%Gc = 1,21 (tricipital + subescapular) – 0,008 (tricipital + subescapular)^2 – 5,2
Pós-púbere	%Gc = 1,21 (tricipital + subescapular) – 0,008 (tricipital + subescapular)^2 – 6,8
Meninos brancos e negros com somatório das dobras maior que 35 mm	
%Gc = 0,783 (tricipital + subescapular) + 1,6	
Meninos brancos e negros	
%Gc = 0,735 (tricipital + panturrilha) + 1,0	
Sexo feminino	
Todas as meninas	
%Gc = 1,33 (tricipital + subescapular) – 0,013 (tricipital + subescapular)^2 – 2,5	
%Gc = 0,610 (tricipital + panturrilha) + 5,1	
Meninas brancas e negras com somatório das dobras maior que 35 mm	
%Gc = 0,546 (tricipital + subescapular) + 9,7	

%Gc = percentual de gordura corporal.
Fonte: Slaughter et al. (1988).

Peterson et al., 2003), Chambers et al. (2014) verificaram boa correlação dos resultados do DEXA com os protocolos de Durnin e Womersley, Jackson e Pollock, Jackson e colaboradores para homens e mulheres idosos caucasianos. Hussain et al. (2014) obtiveram correlação razoável dos resultados do DEXA e as equações de Slaughter et al. (1988) em crianças e adolescentes paquistaneses de 9 a 19 anos de idade, de ambos os sexos.

Ball et al. (2004), validaram por meio DEXA uma equação de sete dobras cutâneas de Jackson e Pollock (1978), com uma amostra de homens de características similares à amostra utilizada no trabalho original em idade, estatura, peso e somatório das dobras. A amostra (n = 160) foi composta em sua maioria por homens caucasianos, mas também por representantes hispânicos (2%), negros (8%) e asiáticos (2%). Apesar da alta correlação verificada entre os resultados de gordura corporal obtida por DEXA e pela predição das equações estudadas, estas subestimaram em aproximadamente 3% a gordura corporal comparada aos resultados do DEXA. Portanto, foi ajustada uma equação considerando a densidade corporal total predita pela medida das sete dobras e a equação de Siri para a determinação do percentual de gordura corporal.

Davidson et al. (2011), com o propósito de avaliar diferenças raciais, revisaram o protocolo de Durnin e Womersley (1974) usando DEXA como padrão para a estimativa da gordura corporal. A amostra foi composta por 1.675 adultos e idosos saudáveis, de

Tabela 3.18. Classificação do estágio de maturação sexual de adolescentes conforme o sexo.

Sexo masculino		Pelos pubianos	Genitália (testículos, escroto e pênis)
Pré-púbere	Estágio 1	Nenhum	Características infantis sem alteração.
	Estágio 2	Presença de pelos finos, longos e lisos ou discretamente encaracolados na base do pênis	Ausência ou pequeno aumento do pênis. Aumento inicial de escroto e testículos
Púbere	Estágio 3	Pelos mais escuros, mais espessos e mais encaracolados distribuindo-se na região pubiana	Crescimento peniano em comprimento. Continua crescimento dos testículos e do escroto
Pós-púbere	Estágio 4	Pelos do tipo adulto, sem extensão para as coxas	Crescimento peniano principalmente no diâmetro. Desenvolvimento da glande. Continua crescimento dos testículos e do escroto. Maior pigmentação da pele escrotal
	Estágio 5	Pelos do tipo adulto, com extensão para superfície interna das coxas	Desenvolvimento completo da genitália em tamanho e forma
	Estágio 6	Extensão dos pelos acima da região pubiana	–
Sexo feminino		**Pelos pubianos**	**Mamas**
Pré-púbere	Estágio 1	Nenhum	Mamas infantis, apenas com elevação da papila
	Estágio 2	Pequenas quantidades de pelos longos, finos e lisos ou discretamente encaracolados, principalmente nos lábios	Brotos mamários: formação de uma pequena saliência com elevação da mama e papila. Aumento do diâmetro areolar
Púbere	Estágio 3	Pelos mais espessos, escuros e encaracolados, distribuídos na região pubiana	Maior aumento da mama e da aréola, mas sem separação dos seus contornos
Pós-púbere	Estágio 4	Pelos do tipo adulto cobrindo densamente a região pubiana, sem atingir as coxas	Maior crescimento da mama e da aréola, formando uma segunda saliência acima do nível da mama, com separação dos contornos
	Estágio 5	Pilosidade igual à do adulto, invadindo a parte interna das coxas	Mamas com aspecto adulto, aréola retraída formando um contorno único com a mama
	Estágio 6	Extensão dos pelos acima da região pubiana	–

Fonte: adaptada de Brasil (2007) e Tanner (1962), *apud* Colli et al. (2003).

ambos os sexos, de quatro categorias raciais (caucasianos, afro-americanos, hispânicos e asiáticos). Novas equações foram desenvolvidas considerando as diferenças de resultados dos grupos raciais e, ao contrário da maioria dos protocolos, as equações permitem estimar o percentual de gordura corporal de maneira direta. Os autores desenvolveram uma calculadora do percentual de gordura, que está disponível em http://links.lww.com/MSS/A47. As equações para homens e mulheres caucasianos e afro-americanos estão apresentadas a seguir.

Sexo masculino (18 a 61 anos): Jackson e Pollock (1978)
$\%GC = 0{,}465 + 0{,}180\ (\Sigma X_1) - 0{,}0002406\ (\Sigma X_1)^2 + 0{,}06619\ (X_2)$
Sexo masculino (adultos e idosos): Durnin e Womersley (1974)
Caucasianos
$\%GC = 23{,}317\ (\log_{10} \Sigma X_1) + 0{,}064\ (X_2) + 0{,}097\ (X_3) - 0{,}126\ (X_4) + 0{,}081\ (X_5) - 15{,}596$
Afro-americanos
$\%GC = 22{,}702\ (\log_{10} \Sigma X_1) + 0{,}065\ (X_2) + 0{,}043\ (X_3) - 0{,}080\ (X_4) + 0{,}156\ (X_5) - 26{,}806$
Sexo feminino (adultos e idosos): Durnin e Womersley (1974)
Caucasianas
$\%GC = 22{,}044\ (\log_{10} \Sigma X_1) + 0{,}053\ (X_2) + 0{,}179\ (X_3) - 0{,}155\ (X_4) + 0{,}156\ (X_5) - 13{,}093$
Afro-americanas
$\%GC = 20{,}867\ (\log_{10} \Sigma X_1) + 0{,}052\ (X_2) + 0{,}140\ (X_3) - 0{,}152\ (X_4) + 0{,}149\ (X_5) - 8{,}227$

%GC = percentual de gordura corporal; X_1 (mm) = dobras torácica, axilar média, tricipital, subescapular, abdominal, suprailíaca, coxa; $\log_{10} X_1$ (mm) = log da soma das dobras cutâneas bicipital, tricipital, subescapular, suprailíaca; X_2 (anos) = idade em anos; X_3 (kg) = peso corporal; X_4 (cm) = estatura; X_5 (cm) = circunferência da cintura.

Pontos de corte para percentual de gordura de indivíduos de diversas categorias e de atletas

A classificação do percentual de gordura, conforme o ciclo de vida e sexo, pode ser consultada no capítulo 4. No entanto, o diagnóstico nutricional deve ser realizado com a avaliação conjunta de outros indicadores do estado nutricional, como descrito também no capítulo 4.

Outro aspecto relevante sobre o assunto é a utilização de percentual de gordura e a quantidade de massa gorda e magra específica para avaliação de atletas, pois a composição corporal desses é frequentemente utilizada como indicador de saúde e "boa forma" (Warner et al., 2004). Nesse caso, o monitoramento do percentual de gordura é uma ferramenta importante para avaliar a eficácia do treinamento físico, que é uma característica exclusiva dessa categoria (Lichtenbelt et al., 2004). Embora seja desejável uma relação elevada entre massa livre de gordura e massa gorda, valores de percentual de gordura muito baixos podem ser prejudiciais à saúde e ao desempenho físico (Warner et al., 2004).

Existe uma tendência de o percentual de gordura de atletas variar conforme a modalidade esportiva, embora o melhor desempenho não seja estabelecido apenas em função da massa gorda. Em geral, homens maratonistas e ginastas possuem menor percentual de gordura quando comparados aos arremessadores de peso, enquanto mulheres fisiculturistas possuem menor concentração de gordura corporal do que ginastas, bailarinas e nadadoras. No entanto, no caso de atletas olímpicos, pode haver discrepância na composição corporal em uma mesma modalidade esportiva. Além disso, a massa gorda de atletas pode variar com o tamanho corporal (peso e estatura) e a região geográfica, o que exclui a possibilidade de generalização (Maughan, Burke, 2004; McArdle et al., 2003b). Dessa maneira, os valores de percentual de gordura de atletas de alto nível, de acordo com a modalidade física, devem ser usados como indicativos da composição corporal, considerando as possíveis variações individuais, o nível de treinamento e os resultados das competições (Costa, Böhme, 2005).

A definição de valores de referência para atletas é limitada, por causa das amplas variações da composição corporal desse grupo de indivíduos. Parece ser mais apropriado usar valores médios derivados de estudos com diferentes grupos etários, de acordo com a modalidade esportiva (Tabela 3.19). Contudo, a monitoração sequencial da massa gorda e magra de atletas, em determinado período, é mais útil para a avaliação da composição corporal (Maughan, Burke, 2004).

Tabela 3.19. Características antropométricas e percentual de gordura de atletas conforme a modalidade esportiva e sexo.

Modalidade esportiva	Idade (anos)	Peso (kg)	Estatura (cm)	Gordura (%)[a]	Referências
			Sexo masculino		
Futebol	19,0-21,8	64,9-86,1	174-1,90	8,16-12,7	Freitas et al. (2017)
Futebol	23,0 ± 6,0	78,0 ± 5,0	177 ± 5,0	12,2 ± 2,0	McIntyre (2005)
Basquetebol	25,7 ± 3,1	82,1 ± 10,9	190 ± 11,7	9,7 ± 3,1	Withers et al. (1987a)
Voleibol	20,9 ± 3,7	78,3 ± 12,0	185 ± 10,2	9,8 ± 2,9	Withers et al. (1987a)
Ciclismo	22,2 ± 3,6	68,5 ± 6,4	176 ± 7,1	10,5 ± 2,4	Withers et al. (1987a)
Levantador de peso	26,0 ± 1,5	71,7 ± 17,7	162 ± 10,7	13,7 ± 2,3	Withers et al. (1987a)
Remo (peso leve)	21,3 ± 2,4	72,0 ± 4,1	182 ± 3,1	9,8 ± 1,7	Withers et al. (1987a)
Remo (peso pesado)	24,7 ± 1,9	88,7 ± 4,7	192 ± 5,3	11,2 ± 1,4	Withers et al. (1987a)
Natação	16,8 ± 1,4	66,1 ± 3,1	178 ± 4,5	9,5 ± 1,5	Withers et al. (1987a)
Squash	22,6 ± 6,8	71,9 ± 8,3	178 ± 4,1	11,2 ± 3,7	Withers et al. (1987a)
Ginástica	20,2 ± 2,7	63,8 ± 6,0	170 ± 5,1	7,9 ± 1,4	Withers et al. (1987a)
Fisiculturismo (*bodybuilders*)	19-44	54,5-100,3	176 ± 7,6	16,7 ± 4,1	Lichtenbelt et al. (2004)
Canoagem	19,5 ± 2,5	79,9 ± 5,7	183 ± 4,8	6,7 ± 1,3	Gobbo et al. (2002)
Handebol	22,5 ± 6,1	82,2 ± 10,7	182 ± 7,6	11,9 ± 2,6	Vasques et al. (2005)
Polo aquático	25,5 ± 5,0	90,7 ± 6,4	184 ± 4,3	16,8 ± 4,4	Tsekouras et al. (2005)
Atletismo					Withers et al. (1987a)
– decatlo	22,5 ± 2,2	84,1 ± 9,1	186 ± 1,4	8,4 ± 5,1	
– salto	20,1 ± 0,4	74,2 ± 7,7	181 ± 3,9	7,0 ± 5,6	
– corrida de fundo (a partir de 10 km)	28,6 ± 5,8	64,2 ± 5,1	177 ± 6,6	7,7 ± 3,4	
– corrida meio fundo (800-5.000 m)	21,3 ± 4,0	66,7 ± 3,9	182 ± 10,1	7,3 ± 3,0	
– corrida de velocidade (100-400 m)	28,4 ± 4,1	66,8 ± 5,9	180 ± 2,7	8,3 ± 5,2	
– arremesso de peso	24,5 ± 5,6	97,6 ± 17,3	183 ± 6,1	17,0 ± 6,5	
– marcha	20,3 ± 2,0	66,1 ± 1,8	178 ± 2,1	7,3 ± 1,3	
			Sexo feminino		
Futebol	22,1 ± 4,1	61,2 ± 8,6	165 ± 5,6	22,0 ± 6,8	Withers et al. (1987b)
Goleiras (futsal)	23,0 ± 4,12	68,13 ±11,32	160,5 ± 4,15	23,21 ± 3,95	Marques et al. (2016)
Alas (futsal)	22,6 ± 3,38	55,4 ± 4,82	161,1 ± 5,03	19,9 ± 2,05	Marques et al. (2016)

Modalidade esportiva	Idade (anos)	Peso (kg)	Estatura (cm)	Gordura (%)[a]	Referências
		Sexo feminino (*continuação*)			
Pivôs (futsal)	24,4 ± 4,12	60,7 ± 6,28	165,6 ± 3,72	20,13 ± 3,53	Marques et al. (2016)
Fixos (futsal)	21,0 ± 3,08	58,8 ± 2,40	160,3 ± 4,26	20,92 ± 2,70	Marques et al. (2016)
Basquetebol	22,9 ± 2,6	68,0 ± 8,2	175 ± 6,9	20,1 ± 4,0	Withers et al. (1987b)
Voleibol	22,8 ± 3,4	61,8 ± 5,4	173 ± 5,1	17,0 ± 3,3	Withers et al. (1987b)
Remo (peso leve)	19,4 ± 7,5	53,2 ± 3,0	162 ± 2,9	20,7 ± 3,1	Withers et al. (1987b)
Remo (peso pesado)	20,5 ± 3,4	64,8 ± 5,0	167 ± 4,3	24,2 ± 4,2	Withers et al. (1987b)
Natação, mergulho, voleibol, patinação no gelo	20,3 ± 1,4	63,1 ± 8,1	167 ± 7,8	21,4 ± 2,6	Warner et al. (2004)
Squash	27,4 ± 5,6	60,3 ± 6,5	168 ± 5,8	16,0 ± 4,9	Withers et al. (1987b)
Ginástica rítmica	14,7 ± 0,4	45,9 ± 1,7	163 ± 1,8	16,2 ± 0,4	Klentrou e Plyley (2003)
Canoagem	16,5 ± 1,0	64,5 ± 5,9	172 ± 6,2	19,9 ± 5,1	Gobbo et al. (2002)
Atletismo					Withers et al. (1987b)
– salto	18,0 ± 1,7	61,9 ± 2,6	178 ± 2,6	15,2 ± 2,8	
– corrida de fundo (a partir de 10 km)	29,7 ± 6,2	50,2 ± 4,7	162 ± 5,6	13,5 ± 3,6	
– corrida de meio fundo (800-5.000 m)	19,3 ± 1,8	54,1 ± 5,4	165 ± 5,3	11,4 ± 1,4	
– corrida de velocidade (100-400 m)	22,2 ± 4,3	54,3 ± 5,0	165 ± 3,8	14,5 ± 3,2	
– arremesso de peso	20,7 ± 2,4	64,6 ± 6,8	174 ± 3,2	19,3 ± 3,4	
– caminhada	24,9 ± 6,3	51,7 ± 4,8	163 ± 3,9	18,1 ±4,4	

[a]Estimado a partir da mensuração de dobras cutâneas.

REFERÊNCIAS

ABESO. Diretrizes brasileiras de obesidade. 4. ed. São Paulo: Associação Brasileira para o Estudo da Obesidade e da Síndrome Metabólica; 2016.

Alberti KGMM, Eckel RH, Grundy SM, Zimmet PZ, Cleeman JI, Donato KA, et al. Harmonizing the metabolic syndrome: a joint interim statement of the International Diabetes Federation Task Force on Epidemiology and Prevention; National Heart, Lung, and Blood Institute; American Heart Association; World Heart Federation; International Atherosclerosis Society; and International Association for the Study of Obesity. Circulation. 2009;120(16):1640-5.

Arnaiz P, Grob F, Cavada G, Dominguez A, Bancalari R, Cerda V, et al. La razón cintura estatura en escolares no varía com el género, la edad ni la maduración puberal. Rev Méd Chile. 2014;142(2):574-8.

Ashwell M, Gunn P, Gibson S. Waist-to-height ratio is a better screening tool than waist circumference and BMI for adult cardiometabolic risk factors: systematic review and meta-analysis. Obesity Reviews Obes Rev. 2012;13(3):275-86.

Azizi F, Esmaillzadeh A, Mirmiran P. Obesity and cardiovascular disease risk factors in Tehran adults: a population-based study. East Mediterr Health J. 2004;10(6):887-97.

Ball SD, Altena TS, Swan PD. Comparison of anthropometry to DXA: a new prediction equation for men. Eur J Clin Nutr. 2004;58(11):1525-31.

Barbosa Filho VC, Lopes AS, Fagundes RR, Campos W. Índices antropométricos em escolares de um município no Sul do Brasil: análise descritiva utilizando o método LMS. Rev Paul Pediatr. 2014;32(4):333-41.

Bastien M, Poirier P, Lemieux I, Despres JP. Overview of epidemiology and contribution of obesity to cardiovascular disease. Prog Cardiovasc Dis. 2014;56(4):369-81.

Beer FP, Johnston ER Jr, Cornwell PJ. Cinemática de partículas: a segunda lei de Newton. In: Beer FP, Johnston ER Jr, Cornwell PJ. Mecânica vetorial para engenheiros: dinâmica. Porto Alegre: AMGH Editora; 2012. p. 695-758.

Ben-Noun L, Sohar E, Laor A. Neck circumference as a simple screening measure for identifying overweight and obese patients. Obes Res. 2001;9(8):470-7.

Blackburn GL, Thornton PA. Nutritional assessment of the hospitalized patient. Med Clin North Am. 1979;63(5):1103-15.

Brannsether B, Roelants M, Bjerknes R, Juliusson P. Waist circumference and waist-to-heigh ratio in Norwegian children 4-18 years of age: reference values and cut-off levels. Acta Paediatr. 2011;100:1576-82.

Brasil. Ministério da Saúde. Saúde integral de adolescentes e jovens: orientações para organização de serviços de saúde. Brasília (DF): Ministério da Saúde; 2007.

Brasil. Ministério da Saúde. Orientações para a coleta e análise de dados antropométricos em serviços de saúde: norma técnica do Sistema de Vigilância Alimentar e Nutricional – SISVAN. Brasília (DF): Ministério da Saúde; 2011. (Serie G. Estatística e informação em saúde).

Browning LM, Hsieh SD, Ashwell M. A systematic review of waist-to-height ratio as a screening tool for the prediction of cardiovascular disease and diabetes: 0.5 could be a suitable global boundary value. Nutr Res Rev. 2010;23(2):247-69.

Cai L, Liu A, Zhang Y, Wang P. Waist-to-height ratio and cardiovascular risk factors among Chinese adults in Beijing. PLoS One. 2013;8(7):1-6.

Callaway CW, Chumlea WC, Bouchard C, Himes JH, Lohman TG, Martin AD, et al. Anthropometric standardization reference manual. Champaign: Human Kinects Books; 1988.

Chambers AJ, Parise E, McCrory JL, Cham R. A comparison of prediction equations for the estimation of body fat percentage in non-obese and obese older caucasian adults in the United States. J Nutr Health Aging. 2014;18(6):586-90.

Chumlea WC, Baumgartner R. Status of anthropometry and body composition data in elderly subjects. Am J Clin Nutr. 1989;50(Suppl. 5):1158-66.

Cook S, Weitzman M, Auinger P, Nguyen M, Dietz WH. Prevalence of a metabolic syndrome phenotype in adolescents: findings from the Third National Health and Nutrition Examination Survey, 1988-1994. Arch Pediatr Adolesc Med. 2003;157(8):821-7.

Colli AS, Coates V, Guimarães EMB. Monitorização do crescimento e desenvolvimento físico. In: Coates V, Beznos GW, Franco LA. Medicina do adolescente. 2. ed. São Paulo: Sarvier; 2003. p. 63-73.

Costa RF, Bohme MTS. Avaliação morfológica no esporte. In: Biesek S, Alves LA, Guerra I. Estratégias de nutrição e suplementação no esporte. Barueri: Manole; 2005. p. 216-45.

Czernichow S, Kengne AP, Stamatakis E, Hamer M, Batty GD. Body mass index, waist circumference and waist-hip ratio: which is the better discriminator of cardiovascular disease mortality risk? Evidence from an individual participant meta-analysis of 82,864 participants from nine cohort studies. Obes Rev. 2011;12(9):680-7.

Davidson LE, Wang J, Thornton JC, Kaleem Z, Silva-Palacios F, Pierson RN, et al. Predicting fat percent by skinfolds in racial groups: Durnin and Womersley revisited. Med Sci Sports Exerc. 2011;43(3):542-9.

De Lorenzo A, Martinoli R, Vaia F, Di Renzo L. Normal weight obese (NWO) women: an evaluation of a candidate new syndrome. Nutr Metab Cardiovasc Dis. 2006;16(8):513-23.

De Lorenzo A, Del Gobbo V, Premrov MG, Bigioni M, Galvano F, Di Renzo L. Normal-weight obese syndrome: early inflammation? Am J Clin Nutr. 2007;85(1):40-5.

Deurenberg P, Pieters JJL, Hautvast JGAJ. The assessment of the body fat percentage by skinfold thickness measurements in childhood and young adolescence. Br J Nutr. 1990;63(2):293-303.

Durnin JVGA, Rahaman MM. The assessment of the amount of fat in the human body from measurements of skinfold thickness. Br J Nutr. 1967;32(3):681-9.

Durnin JVGA, Womersley J. Body fat assessed from total body density and its estimation from skinfold thickness: measurements on 481 men and women aged from 16 to 72 years. Br J Nutr. 1974;21(1):77-97.

Ellis KJ. Human body composition: in vivo methods. Physiol Rev. 2000;80(2):649-80.

Fernandes Filho J. Avaliação antropométrica. In: Fernandes Filho J. A prática da avaliação física. Rio de Janeiro: Shape; 2003. p. 31-108.

Ferretti RL, Cintra IA, Passos MAS, Ferrari GLM, Fisberg M. Elevated neck circumference and associated factors in adolescentes. BMC Public Health. 2015;15(208). [acesso em 10 out. 2019]. Disponível em: https://doi.org/10.1186/s12889-015-1517-8.

Firouzi SA, Tucker LA, Lecheminant JD, Bailey BW. Sagittal abdominal diameter, waist circumference, and BMI as predictors of multiple measures of glucose metabolism: an NHANES investigation of US adults. J Diabetes Res. 2018;2018: [acesso em 28 jul. 2019]. Disponível em: https://www.ncbi.nlm.nih.gov/pmc/articles/PMC6029495/pdf/JDR2018-3604108.pdf.

Food and Nutrition Board. Obesity and eating disorders. In: Food and Nutrition Board. Diet and health: implications for reducing chronic disease risk. Washington: National Academy Press; 1989. p. 563-92.

Fosbøl MØ, Zerahn B. Contemporary methods of body composition measurement. Clin Physiol Funct Imaging. 2014;35(2):81-97.

Foxton J. The right measure. Nurs Stand. 2006;20(17):22-3.

Freitas MAFI, Santos TCA, Lucena JS, Takenam IO, Rezende MOC. Percentual de gordura corporal de jogadores de futebol. Rev Bras Nutr Espor. 2017;11(65):603-9.

Frisancho AR. New norms of upper limb fat and muscle areas for assessment of nutritional status. Am J Clin Nutr. 1981;34(11):2540-5.

Frisancho AR. Anthropometric standards for the assessment of growth and nutritional status. Ann Arbor: The University of Michigan Press; 1990.

Fryar CD, Gu Q, Ogden CL, Flegal KM. Anthropometric reference data for children and adults: United States, 2011-2014. Washington: National Center for Health Statistics; 2016. (Vital and health statistics, series 3, number 39).

Gibson RS. Principles of nutritional assessment. 2nd ed. New York: Oxford University Press; 2005.

Gletsu-Miller N, Kahn HS, Gasevic D, Liang Z, Frediani JK, Torres WE, et al. Sagittal abdominal diameter and visceral adiposity: correlates of beta-cell function and dysglycemia in severely obese women. Obes Surg. 2013;23(7):874-81.

Gobbo LA, Papst RR, Carvalho F, Souza CF, Cuattrin AS, Cyrino ES. Perfil antropométrico da seleção brasileira de canoagem. Rev Bras Ciênc Mov. 2002;10(1):7-12.

Goncalves EC, Policarpo F, Fernandes-Filho J. Equação de estimativa da composição corporal de idosos do sexo masculino. Rev Salud Publica. 2014;16(5):753-64.

Goossens GH. The metabolic phenotype in obesity: fat mass, body fat distribution, and adipose tissue function. Obes Facts. 2017;10(3):207-15.

Guasch-Ferre M, Bullo M, Martinez-Gonzalez MA, Corella D, Estruch R, Covas MI, et al. Waist-to-height ratio and cardiovascular risk factors in elderly individuals at high cardiovascular risk. PLoS One. 2012;7(8)1-6.

Guedes DP, Guedes JERP. Proposição de equações para predição da quantidade de gordura corporal em adultos jovens. Semina. 1991;12(2):61-70.

Guedes DP, Guedes JERP. Composição corporal: princípios, técnicas e aplicações. In: Guedes DP, Guedes JERP. Controle do peso corporal: composição corporal, atividade física e nutrição. 2. ed. Rio de Janeiro: Shape; 2003. p. 77-117.

Guglielmi G, Ponti F, Agostini M, Amadori M, Battista G, Bazzocchi A. The role of DXA in sarcopenia. Aging Clin Exp Res. 2016;28(6):1047-60.

Hammond KA. Avaliação dietética e clínica. In: Mahan LK, Escott-Stump S. Krause: alimentos, nutrição & dietoterapia. 11. ed. Favano A, tradutora. São Paulo: Rocca; 2005. p. 391-418.

Harrison GG, Buskirk ER, Cater JEL, Johnston FE, Lohman, TG, Pollock ML, et al. Skinfold thicknesses and measurement technique. In: Lohman TG, Roche AF, Martorell R. Anthropometric standardization reference manual. Champaign: Human Kinects Books; 1988. p. 55-80.

Heymsfield SB, McManus C, Smith J, Stevens V, Nixon DW. Anthropometric measurement of muscle mass: revised equations for calculating bone-free arm muscle area. Am J Clin Nutr. 1982;36(4):680-90.

Heymsfield SB, Wang Z, Baumgartner RN, Ross R. Human body composition: advances in models and methods. Annu Rev Nutr. 1997;17:527-58.

Heymsfield SB, Baumgartner RN. Body composition and anthropometry. In: Shils ME, Shike M, Ross AC, Caballero B, Cousins RJ. Modern nutrition in health and disease. 10th ed. Baltimore: Lippincott Williams & Wilkins; 2006. p. 751-70.

Heyward VH, Stolarczyk LM. Avaliação da composição corporal aplicada. São Paulo: Manole; 2000.

Heyward V. ASEP methods recommendation: body composition assessment. J Exerc Physiol Online. 2001;4(4). [acesso em 21 ago. 2018]. Disponível em: https://www.asep.org/resources/jep-online/.

Hussain Z, Jafar T, Zaman MU, Parveen R, Saeed F. Correlations of skin fold thickness and validation of prediction equations using DEXA as the gold standard for estimation of body fat composition in Pakistani children. BMJ Open. 2014;4. [acesso em 23 mar. 2019]. Disponível em: https://bmjopen.bmj.com/content/bmjopen/4/4/e004194.full.pdf.

IDF. The IDF consensus worldwide definition of the metabolic syndrome. [publicação online]. Brussels: IDF; 2006. [acesso em 17 mar. 2019]. Disponível em: https://www.idf.org/e-library/consensus-statements/60-idfconsensus-worldwide-definitionof-the-metabolic-syndrome.html.

Jackson AS, Pollock ML. Generalized equations for predicting body density of men. Br J Nutr. 1978;40(3):497-504.

Jackson AS, Pollock ML, Ward A. Generalized equations for predicting body density of women. Med Sci Sports Exerc. 1980;12(3):175-82.

Johnson KE, Naccarato IA, Corder MA, Repovich WES. Validation of three body composition techniques with a comparison of ultrasound abdominal fat depths against an octopolar bioelectrical impedance device. Int J Exerc Sci. 2012;5(3):205-13.

Khoury M, Manlhiot C, McCrindle BW. Role of the waist/height ratio in the cardiometabolic risk assessment of children classified by body mass index. J Am Coll Cardiol. 2013;62(8):742-51.

Klentrou P, Plyley M. Onset of puberty, menstrual frequency, and body fat in elite rhythmic gymnasts compared with normal controls. Br J Sports Med. 2003;37(6):490-4.

Koch E, Bravo M, Romero C, Diaz A, Castaneda H, Aguilera H, et al. Estatura, factores de riesgo cardiovascular y riesgo de mortalidad en adultos: Proyecto San Francisco, Chile. Rev Chil Cardiol. 2011;30(3):198-206.

Kragelund C, Omland T. A farewell to body-mass index? Lancet. 2005;366(9497):1589-91.

Kvist H, Chowdhury B, Grangard U, Tylen U, Sjostrom L. Total and visceral adipose-tissue volumes derived from measurements with computed tomography in adult men and women: predictive equations. Am J Clin Nutr. 1988;48(6):1351-61.

Kyle UG, Genton L, Pichard C. Low pahse angle determined by bioelectrical impedance analysis is associated with malnutrition risk at hospital admission. Clin Nutr. 2013;32(2):294-9.

Lee SY, Gallagher D. Assessment methods in human body composition. Curr Opin Clin Nutr Metab Care. 2008;11(5):566-72.

Lee RD, Nieman DC. Nutritional assessment. New York: McGraw-Hill Higher Education; 2013.

Levin J, Fox JA. Estatística para ciências humanas. São Paulo: Prentice Hall; 2004.

Li WC, Chen IC, Chang YC, Loke SS, Wang SH, Hsião KY. Waist-to-height ratio, waist circumference, and body mass index as indices of cardiometabolic risk among 36,642 Taiwanese adults. Eur J Nutr. 2013;52(1):57-65.

Lichtenbelt WDVM, Hartgens F, Vollaard NB, Ebbing S, Kuipers H. Body composition changes in bodybuilders: a method comparison. Med Sci Sports Exerc. 2004;36(3):490-7.

Marques PA, Voser RC, Tartaruga LAP. Perfil antropométrico de atletas universitárias de futsal feminino conforme a função tática. Rev Bras Nutr Espor. 2016;10(56):215-21.

Maughan RJ, Burke LM. Alterações no tamanho e na composição corporal. In: Maughan RJ, Burke LM. Nutrição esportiva. Porto Alegre: Artmed; 2004. p. 123-33.

McArdle WD, Katch FI, Katch VL. Avaliação da composição corporal. In: McArdle WD, Katch FI, Katch VL. Fisiologia do exercício: energia, nutrição e desempenho humano. 5. ed. Taranto G, tradutor. Rio de Janeiro: Guanabara Koogan; 2003a. p. 772-814.

McArdle WD, Katch FI, Katch VL. Somatotipo, desempenho e atividade física. In: McArdle WD, Katch FI, Katch VL. Fisiologia do exercício: energia, nutrição e desempenho humano. 5. ed. Taranto G, tradutor. Rio de Janeiro: Guanabara Koogan; 2003b. p. 815-41.

McArdle WD, Katch FI, Katch VL. Body composition assessment. In: McArdle WD, Katch FI, Katch VL. Exercise physiology. 6th ed. Baltimore: Lippincott Williams & Wilkins; 2007. p. 773-809.

McArdle WD, Katch FI, Katch VL. Avaliação da composição corporal. In: McArdle WD, Katch FI, Katch VL. Fisiologia do exercício: nutrição, energia, e desempenho humano. 7. ed. Taranto G, tradutor. Rio de Janeiro: Guanabara Koogan; 2010. p. 749-82.

McCarthy HD, Jarret KV, Crawley HF. The development of waist circumference percentiles in British child aged 5,0-16,9. Eur J Clin Nutr. 2001;55:902-7.

McIntyre MC. A comparison of the physiological profiles of elite gaelic footballers, hurlers, and soccer players. Br J Sports Med. 2005:39(7):437-9.

Moore LL, Bradlee ML, Singer MR, Splansky GL, Proctor MH, Ellison RC, Kreger BE. BMI and waist circumference as preditors of lifetime colon cancer risk in Framingham Study adults. Int J Obes Relat Metab Disord. 2004;28(4):559-67.

Nafiu OO, Zepeda A, Curcio C, Prasad Y. Association of neck circumference and obesity status with elevated blood pressure in children. J Hum Hypertens. 2014;28(4):263-8.

Navarro AM, Marchini JS. Uso de medidas antropométricas para estimar gordura corporal em adultos. Nutrire Rev Soc Bras Aliment Nutr. 2000;19/20:19-30.

Nevill AM, Metsios GS, Jackson AS, Wang J, Thornton J, Gallagher D. Can we use the Jackson and Pollock equations to predict body density/fat of obese individuals in the 21st century? Int J Body Compos Res. 2008;6(3):114-21.

Page JH, Rexrode KM, Hu F, Albert CM, Chae CU, Manson J. Waist-to-height ratio as a predictor of coronary heart disease among women. Epidemiology. 2009;20(3):361-6.

Paudel K, Visser A, Burke S, Samad N, Fan SL. Can bioimpedance measurements of lean and fat tissue mass replace subjective global assessments in peritoneal dialysis patients? J Ren Nutr. 2015;25(6):480-7.

Peterson MJ, Czerwinski SA, Siervogel RM. Development and validation of skinfold-thickness prediction equations with a 4-compartment model. Am J Clin Nutr. 2003;77(5):1186-91.

Petroski EL, Pires Neto CS. Validação de equações antropométricas para a estimativa da densidade corporal em mulheres. Rev Bras Ativ Fís Saúde.1995;1(2):65-73.

Petroski EL, Pires Neto CS. Validação de equações antropométricas para a estimativa da densidade corporal em homens. Rev Bras Ativ Fís Saúde.1996;1(3):5-14.

Pitanga FJG, Lessa I. Indicadores antropométricos de obesidade como instrumento de triagem para risco coronariano elevado em adultos na cidade de Salvador – Bahia. Arq Bras Cardiol. 2005;85(1):26-31.

Powers SK, Howley ET. Nutrição, composição corporal e desempenho. In: Powers SK, Howley ET. Fisiologia do exercício: teoria e aplicação ao condicionamento e ao desempenho. 8. ed. Nascimento FG, Miranda GH, Nunomura M, Laitano O, Oliveira SI, tradutores. Barueri: Manole; 2014. p. 518-540.

Prado CMM, Heymsfield SB. Lean tissue imaging: a new era for nutritional assessment and intervention. JPEN J Parenter Enteral Nutr. 2014;38(8):940-53.

Preis SR, Massaro JM, Hoffmann U, D'Agostino SRRB, Levy D, Robins SJ, et al. Neck circumference as a novel measure of cardiometabolic risk: The Framingham Heart Study. J Clin Endocrinol Metab. 2010;95(8):3701-10.

Rezende FAC, Rosado LEFPL, Priore SE, Franceschini SCC. Aplicabilidade de equações na avaliação da composição corporal da população brasileira. Rev Nutr. 2006;19(3):357-67.

Roriz AK, Oliveira CC, Moreira PA, Eickemberg M, Medeiros JM, Sampaio LR. Methods of predicting visceral fat in Brazilian adults and older adults: a comparison between anthropometry and computerized tomography. Arch Latinoam Nutr. 2011;61(1):5-12.

Sampaio LR, Simões EJ, Assis AM, Ramos LR. Validade e confiabilidade do diâmetro abdominal sagital enquanto preditor de gordura abdominal visceral. Arq Bras Endocrinol Metab. 2007;51(6):980-6.

Santos PRF, coordenador. O sistema internacional de unidades: suplemento de 2014. Rio de Janeiro: Inmetro; 2014.

Schneider HJ, Klotsche J, Silber S, Stalla GK, Wittchen HU. Measuring abdominal obesity: effects of height on distribution of cardiometabolic risk factors risk using waist circumference and waist-to-height ratio. Diabetes Care. 2011;34(1). [acesso em 11 nov. 2018]. Disponível em: https://doi.org/10.2337/dc10-1794.

Slaughter MH, Lohman TG, Boileau RA, Horswill CA, Stillman RJ, Van Loan MD, Bemben DA. Skinfold equations for estimation of body fatness in children and youth. Hum Biol. 1988;60(5):709-23.

Smith GD, Hart C, Upton M, Hole D, Gillis C, Watt G, Hawthorne V. Height and risk of death among men and women: aetiological implications of associations with cardiorespiratory disease and cancer mortality. J Epidemiol Community Health. 2000;54(2):97-103.

Stallings VA, Fung EB. Clinical nutritional assessment of infants and children. In: Shils ME, Shike M, Ross AC, Caballero B, Cousins RJ. Modern nutrition in health and disease. 9th ed. Baltimore: Williams & Wilkins; 1999. p. 885-93.

Stewart A, Marfell-Jones M, Olds T, Ridder H. International standards for anthropometric assessment. Lower Hutt: International Society for the Advancement of Kinanthropometry; 2011.

Taylor RW, Jones IE, Williams SM, Goulding A. Evaluation of waist circumference, waist-to-hip ratio, and the conicity index as screening tools for high trunk fat mass, as measured by dual-energy X-ray absorptiometry, in children aged 3-19 y. Am J Clin Nutr. 2000;72(2): 490-5.

Teixeira RA. Avaliação do perfil nutricional e metabólico. In: Teixeira Neto F. Nutrição clínica. Rio de Janeiro: Guanabara Koogan; 2003. p. 137-55.

Tsekouras YE, Kavouras SA, Campagna A, Kotsis YP, Syntosi SS, Papazoglou K, Sidossis LS. The anthropometrical and physiological characteristics of elite water polo players. Eur J Appl Physiol. 2005;95(1):35-41.

Vasques DG, Antunes PC, Duarte MFS, Lopes AS. Morfologia dos atletas de handebol masculino de Santa Catarina. Rev Bras Ciênc Mov. 2005;13(2):49-58.

Vasques ACJ, Rosado LEFPL, Rosado GP, Ribeiro RCL, Franceschini SCC, Geloneze B, et al. Diferentes aferições do diâmetro abdominal sagital e do perímetro da cintura na predição do HOMA-IR. Arq Bras Cardiol. 2009;93(5):511-8.

Vitolo MR, Louzada ML. Avaliação nutricional da criança. In: Vitolo MR. Nutrição: da gestação ao envelhecimento. 2. ed. Rio de Janeiro: Rubio; 2015. p. 177-90.

Wang Z, Pierson RN Jr, Heymsfield SB. The five-level model: a new approach to organizing body composition research. Am J Clin Nutr. 1992;56(1):19-28.

Warner ER, Fornetti WC, Jallo JJ, Pivarnik JM. A skinfold model to predict fat-free mass in female athletes. J Athl Train. 2004;39(3):259-62.

WHO. Physical status: the use and interpretation of anthropometry. Geneva: Benteli; 1995.

WHO. Defining the problem of overweight and obesity. In: WHO. Obesity: preventing and managing the global epidemic. Geneva: World Health Organization; 1997. p. 7-16.

WHO. WHO child growth standards: length/height-for-age, weigth-for-age, weigth-for-length, weigth-for-height and body mass index-for-age – methods and development. Geneva: World Health Organization; 2006.

Withers RT, Craig NP, Bourdon PC, Norton KI. Relative body fat and anthropometric prediction of body density of male athletes. Eur J Appl Physiol. 1987a;56(2):191-200.

Withers RT, Whittingham NO, Norton KI, Forgia J, Ellis MW, Crockett A. Relative body fat and anthropometric prediction of body density of female athletes. Eur J Appl Physiol. 1987b;56(2):169-80.

Yusuf S, Hawken S, Ounpuu S, Bautista L, Franzosi MG, Commerford P, et al. Obesity and therisk of myocardial infarction in 27.000 participants from 52 countries: a case-control study. Lancet. 2005;366(9497):1640-9.

CAPÍTULO 4

AVALIAÇÃO ANTROPOMÉTRICA NOS CICLOS DA VIDA

Carla Cristina da Conceição Ferreira
Maria do Rosário Gondim Peixoto
Mara Reis Silva

GESTANTES

O peso pré-gestacional e o ganho de peso das mulheres durante a gravidez são essenciais para a avaliação nutricional da gestante e dos resultados da gestação (Barros et al., 2008). O aumento da demanda de energia e de nutrientes durante a gravidez pode contribuir para inadequação nutricional e consequentemente afeta o crescimento e o desenvolvimento fetal (Teixeira, Cabral, 2016).

Existem diversas publicações sobre a classificação do estado nutricional de gestantes, baseadas no peso, estatura e idade gestacional, que foram elaboradas com amostras de populações específicas. Na maioria das vezes, esses instrumentos de avaliação não foram testados em outras populações, o que limita a validade dos resultados por causa de diferenças de fenótipo e de condições socioambientais (Silva et al., 2017). Portanto, é necessária a seleção de recomendações que possam ser mais adequadas ou ajustadas à população a ser avaliada. O Sistema de Vigilância Alimentar e Nutricional (SISVAN) estipulou orientações para o diagnóstico nutricional de gestantes (Brasil, 2011), conforme a padronização elaborada por autores consagrados e que são descritas a seguir.

CÁLCULO DA SEMANA GESTACIONAL

A idade gestacional pode ser estimada pelo número de semanas completas desde o primeiro dia da última menstruação (DUM). No cálculo da semana gestacional, os dias devem ser arredondados. A partir do quarto dia, considera-se a semana seguinte, por exemplo:

7 semanas e 3 dias = 7 semanas (1, 2 e 3 dias, considerar a semana completa).

7 semanas e 4 dias = 8 semanas (4, 5 e 6 dias, considerar a semana seguinte).

Para mulheres que não têm certeza da DUM, considerar o dia 5 quando a última menstruação ocorreu no início do mês, dia 15 quando ocorreu no meio do mês e dia 25 quando ocorreu no final do mês.

A altura uterina e a utilização do aparelho ultrassônico para a medida das dimensões do feto aumenta a exatidão da estimativa da idade gestacional (WHO, 1995).

DETERMINAÇÃO DO PESO CORPORAL E DA ESTATURA

A gestante deve ser pesada (com roupa leve e descalça) em todas as consultas pré-natais. A estatura deverá ser medida na primeira consulta com a gestante em pé, descalça, com os calcanhares juntos, o mais próximo possível do estadiômetro, com os ombros retos e olhando para a frente. Para as gestantes adolescentes com menos de 2 anos pós-menarca, a estatura deverá ser avaliada em todas as consultas, em decorrência da fase de crescimento. Para as demais gestantes adolescentes, a estatura deverá ser medida por trimestre.

As medidas de peso, estatura, circunferência braquial e dobra tricipital são os índices antropométricos citados na literatura para avaliação do estado nutricional da gestante. Entretanto, em razão das limitações para o estabelecimento de referências de circunferência braquial e dobra tricipital para gestantes, o que geralmente se utiliza para o diagnóstico nutricional é a avaliação do peso corporal e da estatura para a obtenção do IMC.

CÁLCULO DO ÍNDICE DE MASSA CORPORAL (IMC) PRÉ-GESTACIONAL E ATUAL

Para calcular o IMC pré-gestacional, o ideal é utilizar o peso pré-gestacional, peso de até dois meses antes da gestação. Quando não for possível obter o peso pré-gestacional, pode ser utilizado o peso aferido até a 13ª semana gestacional. Quando esse também não estiver disponível, deve ser utilizado o dado da primeira consulta do pré-natal.

O SISVAN (Brasil, 2011) ainda utiliza para avaliação do ganho de peso gestacional os dados do *Institute of Medicine* divulgados em 1990, para a população dos Estados Unidos da América (IOM, 1990). No entanto, esses dados foram revisados em 2009 e um novo guia foi elaborado, com recomendações de ganho de peso na gestação, em função do IMC pré-gestacional (Rasmussen, Yaktine, 2009). Nesse guia foi usado o ponto de corte do índice de massa corporal (IMC) da Organização Mundial da Saúde e também incluiu uma faixa de ganho de peso para mulheres obesas (Tabela 4.1).

Segundo o Comitê do IOM (Rasmussen, Yaktine, 2009), as adolescentes (< 20 anos de idade) grávidas devem ser avaliadas conforme as categorias de IMC de mulheres adultas, até que sejam definidos padrões específicos para essa faixa etária. As mulheres grávidas de gêmeos com IMC normal devem ganhar de 16,8 a 24,5 kg, aquelas com sobrepeso devem ganhar de 14,1 a 22,7 kg, enquanto aquelas com obesidade devem ganhar de 11,4 a 19,1 kg. Além disso, as faixas de ganho de peso recomendadas para mulheres baixas (< 1,57 m) e de

Tabela 4.1. Ganho de peso recomendado durante a gestação, segundo o estado nutricional inicial.

Índice de massa corporal pré-gestacional (kg/m²)	Ganho de peso total (kg) no 1º trimestre	Ganho de peso médio (kg/semana) no 2º e 3º trimestres	Ganho de peso total (kg) na gestação
	Institute of Medicine (1990)		
Baixo peso (< 19,8)	2,3	0,49	12,5-18,0
Adequado (19,8-26,0)	1,6	0,44	11,5-16,0
Sobrepeso (26,0-29,0)	0,9	0,30	7,0-11,5
Obesidade (> 29,0)	–	–	≥ 7,0
	Institute of Medicine (2009)		
Baixo peso (< 18,5)	0,5-2,0	0,51	12,5-18,0
Adequado (18,5-24,9)	0,5-2,0	0,42	11,5-16,0
Sobrepeso (25,0-29,9)	0,5-2,0	0,28	7,0-11,5
Obesidade (≥ 30,0)	0,5-2,0	0,22	5,0-9,0

Fonte: adaptada de IOM (1990), Rasmussen e Yaktine (2009).

raças diferentes são as mesmas para a população geral dos Estados Unidos da América e de outros países desenvolvidos. Desse modo, em países cujas mulheres são muito mais baixas ou mais magras em comparação às mulheres americanas, os pontos de corte estipulados podem não ser aplicáveis.

AVALIAÇÃO DO ESTADO NUTRICIONAL

O Ministério da Saúde, no Brasil, adotou para avaliação nutricional da gestante o índice de massa corporal por idade gestacional, elaborado no Chile por Atalah et al. (1997). O estado nutricional da gestante pode ser classificado em baixo peso, adequado, sobrepeso ou obesidade de acordo com o valor do IMC por semana gestacional (Figura 4.1 e Tabela 4.2). Para classificar o estado nutricional da gestante considerando o Gráfico de acompanhamento nutricional (Figura 4.1), marcar um ponto na intersecção dos valores de IMC e da semana gestacional. Após as avaliações, nas consultas subsequentes ligar os pontos obtidos no gráfico e construir o traçado da curva por semana gestacional. A cada consulta, o ganho de peso até o momento deve ser calculado e se necessário reprogramá-lo para as próximas consultas, com o intuito de prevenir ganho de peso inadequado.

INTERPRETAÇÃO DOS DADOS

- Traçado ascendente – ganho de peso adequado.
- Traçado horizontal ou descendente – ganho de peso inadequado (gestação de risco).

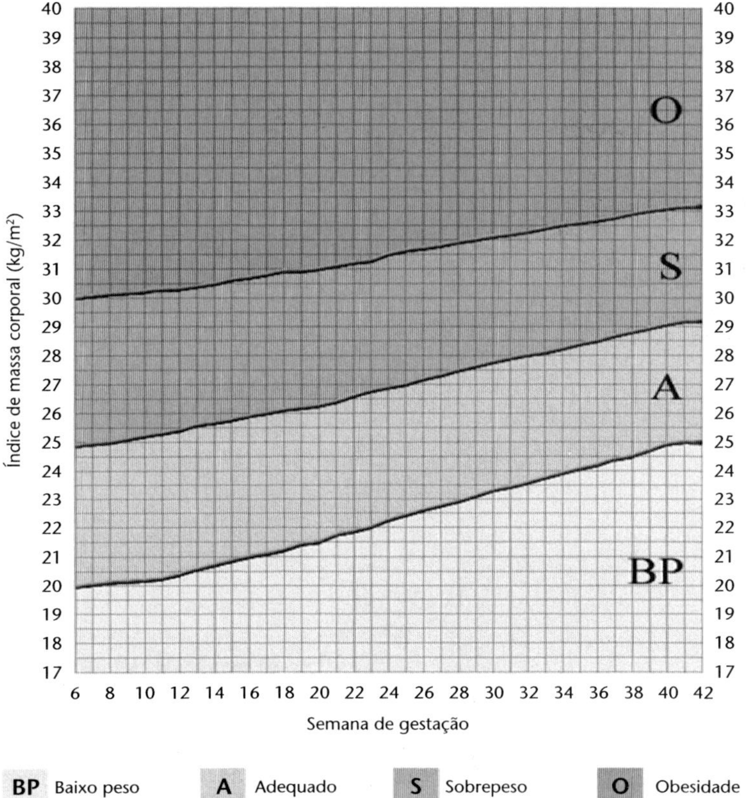

Figura 4.1. Gráfico de acompanhamento nutricional da gestante.
Fonte: Atalah (1997), adaptada pelo Ministério da Saúde (Brasil, 2011).

Observação: para gestantes adolescentes que engravidam com dois ou mais anos após a menarca, em geral maiores de 15 anos, a interpretação dos dados seguirá os mesmos critérios para adultas. Adolescentes que engravidam com menos de dois anos após a menarca, na maioria dos casos, são classificadas como de baixo peso. O traçado da curva de ganho de peso deverá sempre ser ascendente para garantir um bom estado nutricional, pois as gestantes adolescentes são consideradas de risco nutricional. Nesse caso, deve-se reduzir o intervalo de consultas das adolescentes ao pré-natal, no ambulatório de nutrição, e intensificar as orientações nutricionais.

No guia "Orientações para a coleta e análise de dados antropométricos em serviços de saúde (Brasil, 2011): norma técnica do sistema de Vigilância Alimentar e Nutricional – SISVAN", o diagnóstico nutricional da gestante foi resumido em sete passos:

1º Passo: realizar as medidas antropométricas. Pesar a cada consulta e aferir a estatura na primeira consulta, com exceção das adolescentes, como descrito anteriormente. Calcular o índice de massa corporal (IMC) da gestante.

Tabela 4.2. Avaliação do estado nutricional da gestante de acordo com o índice de massa corporal (IMC), por semana gestacional.

Semana Gestacional	Baixo peso (BP) IMC ≤	Adequado (A) IMC	Sobrepeso (S) IMC	Obesidade (O) IMC ≥
6	19,9	20,0-24,9	25,0-30,0	30,1
8	20,1	20,2-25,0	25,1-30,1	30,2
10	20,2	20,3-25,2	25,3-30,2	30,3
11	20,3	20,4-25,3	25,4-30,3	30,4
12	20,4	20,5-25,4	25,5-30,3	30,4
13	20,6	20,7-25,6	25,7-30,4	30,5
14	20,7	20,8-25,7	25,8-30,5	30,6
15	20,8	20,9-25,8	25,9-30,6	30,7
16	21,0	21,1-25,9	26,0-30,7	30,8
17	21,1	21,2-26,0	26,1-30,8	30,9
18	21,2	21,3-26,1	26,2-30,9	31,0
19	21,4	21,5-26,2	26,3-30,9	31,0
20	21,5	21,6-26,3	26,4-31,0	31,1
21	21,7	21,8-26,4	26,5-31,1	31,2
22	21,8	21,9-26,6	26,7-31,2	31,3
23	22,0	22,1-26,8	26,9-31,3	31,4
24	22,2	22,3-26,9	27,0-31,5	31,6
25	22,4	22,5-27,0	27,1-31,6	31,7
26	22,6	22,7-27,2	27,3-31,7	31,8
27	22,7	22,8-27,3	27,4-31,8	31,9
28	22,9	23,0-27,5	27,6-31,9	32,0
29	23,1	23,2-27,6	27,7-32,0	32,1
30	23,3	23,4-27,8	27,9-32,1	32,2
31	23,4	23,5-27,9	28,0-32,2	32,3
32	23,6	23,7-28,0	28,1-32,3	32,4
33	23,8	23,9-28,1	28,2-32,4	32,5
34	23,9	24,0-28,3	28,4-32,5	32,6
35	24,1	24,2-28,4	28,5-32,6	32,7
36	24,2	24,3-28,5	28,6-32,7	32,8
37	24,4	24,5-28,7	28,8-32,8	32,9
38	24,5	24,6-28,8	28,9-32,9	33,0
39	24,7	24,8-28,9	29,0-33,0	33,1
40	24,9	25,0-29,1	29,2-33,1	33,2
41	25,0	25,1-29,2	29,3-33,2	33,3
42	25,0	25,1-29,2	29,3-33,2	33,3

Fonte: Atalah (1997), adaptada pelo Ministério da Saúde (Brasil, 2011).

2º Passo: calcular a semana gestacional da mulher grávida.

3º Passo: localizar, no eixo horizontal, a semana gestacional calculada e identificar, no eixo vertical, o IMC da gestante.

4º Passo: marcar um ponto na intersecção dos valores de IMC e da semana gestacional.

5º Passo: classificar o estado nutricional da gestante segundo IMC por semana gestacional, de acordo com a Figura 4.1. No caso de gestantes adolescentes, ver a observação descrita previamente.

6º Passo: estimar a recomendação do ganho de peso para a gestante (Tabela 4.1).

7º Passo: a partir da segunda consulta ligar os pontos obtidos e observar o traçado resultante. A marcação de dois ou mais pontos na Figura 4.1 (primeira consulta e subsequentes) possibilita construir o traçado da curva por semana gestacional.

RECÉM-NASCIDOS

Os Padrões ou Curvas de Crescimento Infantil da Organização Mundial da Saúde (OMS) possibilitam monitorar o crescimento de crianças, porém de maneira precária, para os períodos fetal e neonatal. Diante desse fato, foi criado o Consórcio Internacional de Crescimento Fetal e Neonatal para o século XXI, ou INTERGROWTH-21st, que é uma rede global e multidisciplinar composta por pesquisadores e clínicos de 18 países. Esse consórcio desenvolveu o Projeto INTERGROWTH-21st, multicêntrico, multiétnico, de base populacional, realizado entre 2009 e 2014, em oito áreas urbanas: Pelotas, Brasil; Shunyi County, Pequim, China; Central Nagpur, Índia; Turim, Itália; Parklands Suburb, Nairobi, Quênia; Muscat, Omã; Oxford, Reino Unido; e Seattle, EUA. O objetivo foi estudar o crescimento, a saúde, a nutrição e o desenvolvimento neurológico de fetos e crianças, no período de 14 semanas de gestação até os 2 anos de idade. O mesmo quadro conceitual do estudo de referência de crescimento multicêntrico da OMS foi utilizado de modo a produzir padrões prescritivos internacionais e ampliar os Padrões de Crescimento Infantil da OMS para os períodos fetal e neonatal, fornecendo ferramentas para a continuidade dos cuidados desde a concepção até os 5 anos de idade (Villar et al., 2014).

Nas Tabelas 4.3 a 4.5 podem ser verificados os pontos de corte para a classificação do comprimento, peso e circunferência cefálica de recém-nascidos com idade gestacional de 24 a 42 semanas, de acordo com o sexo. A classificação desses parâmetros pode ser realizada conforme pontos de corte da Tabela 4.6.

Na página https://intergrowth21.tghn.org/standards-tools/ encontram-se os *links* que permitem acessar e baixar publicações, tabelas, gráficos, calculadoras, aplicativos e recursos de treinamento para avaliação dos seguintes indicadores: idade gestacional; peso fetal na gravidez precoce; altura uterina; ganho de peso materno; comprimento, peso e circunferência cefálica do recém-nascido, incluindo os recém-nascidos pré-termo (24 a 42 semanas). Essas ferramentas clínicas, cientificamente robustas, foram previstas para serem usadas individualmente ou em grupos populacionais, para monitorar e avaliar o bem-estar materno e fetal, bem como a saúde e a nutrição infantil.

Tabela 4.3. Peso ao nascer (kg) de meninos e meninas de acordo com a idade gestacional (24 a 42 semanas).

Idade gestacional (semanas)	Meninos							Meninas						
	Escore z							Escore z						
	-3DP	-2DP	-1DP	0DP	+1DP	+2DP	+3DP	-3DP	-2DP	-1DP	0DP	+1DP	+2DP	+3DP
24	0,36	0,43	0,53	0,64	0,77	0,94	1,14	0,34	0,41	0,50	0,60	0,73	0,89	1,07
25	0,41	0,50	0,60	0,73	0,88	1,07	1,30	0,39	0,47	0,57	0,69	0,84	1,01	1,23
26	0,47	0,56	0,69	0,83	1,01	1,22	1,48	0,44	0,53	0,65	0,78	0,95	1,16	1,40
27	0,53	0,64	0,78	0,95	1,15	1,39	1,69	0,50	0,61	0,74	0,89	1,08	1,31	1,59
28	0,60	0,73	0,88	1,07	1,30	1,58	1,92	0,57	0,69	0,84	1,01	1,23	1,49	1,81
29	0,68	0,83	1,00	1,21	1,47	1,79	2,17	0,64	0,78	0,95	1,15	1,39	1,69	2,05
30	0,77	0,93	1,13	1,37	1,66	2,02	2,45	0,73	0,88	1,07	1,30	1,57	1,91	2,31
31	0,87	1,05	1,28	1,55	1,88	2,28	2,76	0,82	0,99	1,20	1,46	1,77	2,15	2,61
32	0,98	1,18	1,44	1,74	2,11	2,56	3,11	0,92	1,12	1,36	1,64	1,99	2,42	2,94
33	1,18	1,28	1,43	1,95	2,52	2,70	2,82	0,75	1,15	1,50	1,85	2,23	2,66	3,16
34	1,45	1,55	1,71	2,22	2,79	2,96	3,08	1,01	1,42	1,78	2,13	2,51	2,95	3,46
35	1,70	1,80	1,95	2,47	3,03	3,20	3,32	1,24	1,66	2,02	2,38	2,77	3,21	3,73
36	1,93	2,03	2,18	2,69	3,25	3,42	3,54	1,45	1,87	2,24	2,60	3,00	3,45	3,97
37	2,13	2,24	2,38	2,89	3,45	3,62	3,74	1,64	2,06	2,44	2,80	3,20	3,65	4,19
38	2,32	2,42	2,57	3,07	3,63	3,80	3,92	1,80	2,23	2,61	2,97	3,38	3,84	4,38
39	2,49	2,59	2,73	3,24	3,79	3,96	4,08	1,94	2,38	2,76	3,13	3,54	4,00	4,55
40	2,63	2,73	2,88	3,38	3,94	4,11	4,22	2,06	2,50	2,88	3,26	3,68	4,14	4,70
41	2,76	2,86	3,01	3,51	4,06	4,23	4,35	2,16	2,61	2,99	3,37	3,79	4,26	4,82
42	2,88	2,98	3,12	3,62	4,17	4,34	4,46	2,24	2,69	3,08	3,46	3,89	4,36	4,93

DP = desvio-padrão.

Fonte: The International Fetal and Newborn Growth Consortium for the 21st Century (2009-2019).

Tabela 4.4. Comprimento ao nascer (cm) de meninos e meninas de acordo com a idade gestacional (24 a 42 semanas).

Idade gestacional (semanas)	Meninos Escore z							Meninas Escore z						
	–3DP	–2DP	–1DP	0DP	+1DP	+2DP	+3DP	–3DP	–2DP	–1DP	0DP	+1DP	+2DP	+3DP
24	24,4	27,0	29,6	32,2	34,8	37,4	40,0	24,0	26,6	29,2	31,8	34,4	37,0	39,6
25	25,7	28,3	30,9	33,5	36,1	38,7	41,3	25,3	27,9	30,5	33,1	35,7	38,3	40,9
26	27,0	29,6	32,2	34,8	37,4	40,0	42,6	26,5	29,1	31,7	34,3	36,9	39,5	42,1
27	28,2	30,8	33,4	36,0	38,6	41,2	43,8	27,8	30,4	33,0	35,6	38,2	40,8	43,4
28	29,5	32,1	34,7	37,3	39,9	42,5	45,1	29,1	31,7	34,3	36,9	39,5	42,1	44,7
29	30,8	33,4	36,0	38,6	41,2	43,8	46,4	30,3	32,9	35,5	38,1	40,7	43,3	45,9
30	32,0	34,6	37,2	39,8	42,4	45,0	47,6	31,6	34,2	36,8	39,4	42,0	44,6	47,2
31	33,3	35,9	38,5	41,1	43,7	46,3	48,9	32,9	35,5	38,1	40,7	43,3	45,9	48,5
32	34,6	37,2	39,8	42,4	45,0	47,6	50,2	34,1	36,7	39,3	41,9	44,5	47,1	49,7
33	36,6	39,4	41,7	43,8	45,9	48,3	51,1	37,2	39,5	41,6	43,4	45,2	47,1	49,3
34	38,1	40,8	43,0	45,0	47,0	49,2	52,0	38,5	40,8	42,8	44,6	46,3	48,2	50,3
35	39,4	42,0	44,1	46,0	48,0	50,1	52,7	39,7	41,9	43,8	45,6	47,3	49,1	51,2
36	40,6	43,1	45,1	47,0	48,8	50,9	53,4	40,7	42,9	44,8	46,5	48,1	49,9	52,0
37	41,7	44,1	46,1	47,8	49,6	51,6	54,0	41,6	43,8	45,6	47,3	48,9	50,7	52,7
38	42,7	45,0	46,9	48,6	50,3	52,2	54,6	42,5	44,6	46,4	48,0	49,6	51,3	53,3
39	43,6	45,8	47,6	49,3	51,0	52,8	55,1	43,2	45,3	47,0	48,7	50,2	51,9	53,9
40	44,4	46,5	48,3	49,9	51,6	53,4	55,6	43,9	45,9	47,6	49,2	50,8	52,4	54,3
41	45,1	47,2	48,9	50,5	52,1	53,8	56,0	44,5	46,5	48,2	49,8	51,3	52,9	54,8
42	45,7	47,8	49,5	51,0	52,6	54,3	56,4	45,0	47,0	48,7	50,2	51,7	53,3	55,2

DP = desvio-padrão.

Fonte: The International Fetal and Newborn Growth Consortium for the 21st Century (2009-2019).

Tabela 4.5. Circunferência cefálica ao nascer (cm) de meninos e meninas de acordo com a idade gestacional (24 a 42 semanas).

Idade gestacional (semanas)	Meninos – Escore z							Meninas – Escore z						
	-3DP	-2DP	-1DP	0DP	+1DP	+2DP	+3DP	-3DP	-2DP	-1DP	0DP	+1DP	+2DP	+3DP
24	17,4	19,0	20,5	22,1	23,6	25,2	26,8	17,4	19,0	20,5	22,1	23,6	25,2	26,8
25	18,3	19,9	21,4	23,0	24,5	26,1	27,7	18,3	19,9	21,4	23,0	24,5	26,1	27,7
26	19,2	20,8	22,3	23,9	25,4	27,0	28,6	19,2	20,8	22,3	23,9	25,4	27,0	28,6
27	20,1	21,6	23,2	24,8	26,3	27,9	29,4	20,1	21,6	23,2	24,8	26,3	27,9	29,4
28	21,0	22,5	24,1	25,6	27,2	28,8	30,3	21,0	22,5	24,1	25,6	27,2	28,8	30,3
29	21,9	23,4	25,0	26,5	28,1	29,7	31,2	21,9	23,4	25,0	26,5	28,1	29,7	31,2
30	22,7	24,3	25,9	27,4	29,0	30,5	32,1	22,7	24,3	25,9	27,4	29,0	30,5	32,1
31	23,6	25,2	26,7	28,3	29,9	31,4	33,0	23,6	25,2	26,7	28,3	29,9	31,4	33,0
32	24,5	26,1	27,6	29,2	30,8	32,3	33,9	24,5	26,1	27,6	29,2	30,8	32,3	33,9
33	26,2	27,8	29,1	30,5	31,8	33,3	35,1	26,2	27,8	29,1	30,5	31,8	33,3	35,1
34	26,9	28,5	29,8	31,1	32,4	33,8	35,5	26,9	28,5	29,8	31,1	32,4	33,8	35,5
35	27,6	29,1	30,4	31,6	32,9	34,3	35,9	27,6	29,1	30,4	31,6	32,9	34,3	35,9
36	28,3	29,7	31,0	32,1	33,4	34,7	36,3	28,3	29,7	31,0	32,1	33,4	34,7	36,3
37	28,9	30,2	31,5	32,6	33,8	35,1	36,6	28,9	30,2	31,5	32,6	33,8	35,1	36,6
38	29,4	30,7	31,9	33,0	34,2	35,5	36,9	29,4	30,7	31,9	33,0	34,2	35,5	36,9
39	29,9	31,2	32,3	33,4	34,5	35,8	37,2	29,9	31,2	32,3	33,4	34,5	35,8	37,2
40	30,3	31,6	32,7	33,8	34,9	36,1	37,5	30,3	31,6	32,7	33,8	34,9	36,1	37,5
41	30,7	31,9	33,0	34,1	35,2	36,3	37,7	30,7	31,9	33,0	34,1	35,2	36,3	37,7
42	31,0	32,3	33,4	34,4	35,4	36,6	37,9	31,0	32,3	33,4	34,4	35,4	36,6	37,9

DP = desvio-padrão.

Fonte: The International Fetal and Newborn Growth Consortium for the 21st Century (2009-2019).

Tabela 4.6. Pontos de corte de peso e comprimento ao nascer para crianças de 24 a 42 semanas.

Valores críticos	Índices antropométricos	
	Peso ao nascer	Comprimento ao nascer
< escore z –3	Muito baixo	Muito baixo
≥ escore z –3 e < escore z –2	Baixo	Baixo
≥ escore z –2	Adequado	Adequado

Fonte: adaptada de WHO (2008). Dados reproduzidos com permissão dos autores.

Na página do Ministério da Saúde (https://www.saude.gov.br/saude-de-a-z/microcefalia/Tabelas-da-oms-e-intergrowth) estão disponíveis tabelas, gráficos e *links* de INTERGROWTH-21st para meninos e meninas, além de calculadora *online*, em português.

A circunferência cefálica, também denominada perímetro cefálico, é frequentemente usada para avaliação do desenvolvimento ou prejuízo neurológico na criança ao nascer. A circunferência cefálica indica o volume cerebral e pode ser uma importante informação para o diagnóstico de estados patológicos de microcefalia, macrocefalia ou hidrocefalia de recém-nascidos (WHO, 1995), além de ser uma medida antropométrica que fornece dados sobre a nutrição ocorrida nos dois primeiros anos de vida, período de maior vulnerabilidade do cérebro humano.

Diversas curvas de padrão de crescimento da circunferência cefálica estão disponíveis para uso em pediatria. Daymont et al. (2010), compararam o desempenho das curvas da circunferência cefálica de uma rede de cuidados primários dos EUA (PCN), do *National Center for Health Statistics* (NCHS), do *Centers for Disease Control and Prevention* (CDC) e da *World Health Organization* (WHO) e constataram que a proporção global de observações acima do percentil 95 foi de 4,9% (PCN), 6,2% (NCHS), 8,6% (CDC) e 14,0% (WHO). A proporção abaixo do percentil 5 foi de 4,4% (PCN), 5,1% (NCHS), 2,9% (CDC) e 2,3% (WHO). Os autores concluíram que pesquisas adicionais são necessárias para determinar qual curva de crescimento deve ser usada para uma população específica.

A circunferência cefálica (PC) pode ser utilizada associada à circunferência torácica, uma vez que a circunferência torácica (PT) tem relação direta com o aumento da massa muscular e adiposa da criança. Do nascimento até os seis meses de vida, essas duas circunferências são aproximadamente iguais, resultando em uma relação PT/PC = 1. Dos 6 meses aos 5 anos de idade, uma relação normal entre PT e PC é sempre maior que 1. Relação menor que 1 nesse período é indicativa de desnutrição energético-proteica. A circunferência cefálica deve ser medida posicionando a fita métrica inextensível na altura da máxima proeminência occipital e sobre o arco das sobrancelhas. Firme pressão deve ser aplicada na fita para compensar o volume do cabelo, enquanto a circunferência torácica deve ser avaliada colocando a fita ao redor do tronco ao nível do processo xifoide (na linha dos mamilos) e abaixo do nível inferior dos ângulos das escápulas. A fita deve ser aplicada sobre a pele sem compressão dos tecidos subjacentes (Malina et al., 1975).

O Estudo de Seguimento de Prematuros do Projeto INTERGROWTH-21st apresenta padrões prescritivos de crescimento pós-natal em recém-nascidos prematuros (*The International Fetal and Newborn Growth Consortium for the 21st Century*, 2009-2019). Esses padrões devem ser usados para a avaliação de recém-nascidos pré-termo até que completem 64 semanas de idade gestacional baseada na data da última menstruação da mãe, após o qual as curvas de crescimento da OMS são apropriadas. Os gráficos de tamanho, conforme idade de nascimento, não devem ser usados para medir o crescimento pós-natal dos recém-nascidos prematuros.

A classificação do peso e comprimento ao nascer para crianças de 24 a 42 semanas pode ser feita conforme os pontos de corte sugeridos pela OMS para a classificação de crianças menores de 5 anos (Tabela 4.6).

Ao avaliar o crescimento de crianças nascidas pré-termo e/ou com baixo peso para a idade gestacional, é recomendado utilizar tabelas e curvas de crescimento específicas para esse grupo, pelo menos até os 24 meses, idade em que se espera que os prematuros alcancem valores similares aos nascidos a termo. Nesse contexto, o Consórcio INTERGROWTH-21st realizou também o *Preterm Postnatal Follow-up Study*. Os dados desse estudo foram obtidos a partir do acompanhamento pós-natal dos 224 recém-nascidos prematuros (nascidos entre 26 e antes de 37 semanas de gestação, sem má formação congênita, restrição no crescimento fetal e morbidade pós-natal grave) da coorte do *Fetal Growth Longitudinal Study* (FGLS). Como resultado do estudo produziram padrões para o crescimento pós-natal de recém-nascidos prematuros (Anexos C). Esses padrões devem ser usados para a avaliação do crescimento de recém-nascidos pré-termo até 64 semanas de idade pós-menstrual em semanas (ou data da última menstruação, DUM). Após essa idade, a criança deve ser avaliada pelas curvas de crescimento da OMS (Villar et al., 2015).

Por exemplo: um menino nascido com idade gestacional de 28 semanas deverá ter seu crescimento pós-natal avaliado, de acordo com a classificação do Anexo C (Tabelas C1, C3 e C5), até completar 64 semanas de idade pós-menstrual, que nesse caso correspondem a 7,5 meses de vida. Da mesma forma, uma criança que nasceu com 34 semanas deverá ser avaliada até 64 semanas de idade pós-menstrual, que correspondem a 7 meses de vida. Após as 64 semanas, a criança deverá ser acompanhada pelos parâmetros da WHO (2006a), conforme idade correspondente.

CRIANÇAS E ADOLESCENTES

A Organização Mundial da Saúde classifica como crianças aquelas menores de 10 anos de idade, e como adolescentes, aqueles com idade entre 10 e 19 anos. Assim como nos demais ciclos da vida, para a avaliação global do estado nutricional das crianças e adolescentes deve ser utilizada a combinação de diferentes parâmetros (antropometria, consumo alimentar, exames bioquímicos e sinais clínicos). No entanto, pela simplicidade, baixo custo e boa aceitação, índices antropométricos peso/idade, peso/comprimento ou estatura, comprimento ou estatura/idade e índice de massa corporal por idade (IMC/I) são utilizados como principais critérios para avaliar a adequação da dieta e/ou crescimento entre as crianças. Já a avaliação antropométrica, por meio dos índices estatura/idade e IMC/I durante a adolescência, permite monitorar e avaliar as mudanças mediadas por hormônio no crescimento e na maturação do organismo. A variação dos estágios de maturação sexual e as mudanças acentuadas da relação peso por estatura, de acordo com a idade, dificultam o estabelecimento de padrões referenciais para a avaliação nutricional do adolescente (WHO, 1995).

O índice peso/idade expressa o peso corporal em relação à idade cronológica. Até 2006, era o índice adotado pelo Ministério da Saúde no cartão da criança para acompanhamento do crescimento, da saúde e da nutrição. A variação do peso/idade é muito mais rápida do que a estatura/idade, o que possibilita indicar precocemente qualquer deterioração ou melhora do estado de saúde e nutrição. No entanto, esse índice não diferencia se o déficit nutricional é de natureza atual, com redução aguda do peso, ou é resultado de um processo crônico de longa duração, que afetou ou continua afetando o crescimento linear da criança. Assim, crianças baixas e altas para a idade podem ser classificadas, respectivamente, como baixo peso e peso excessivo para a idade, apesar de terem peso adequado para a estatura. Essa natureza composta do índice peso/idade (influenciado pelo peso e estatura) torna sua interpretação complexa, não sendo recomendado como medida isolada para a classificação de magreza e sobrepeso (WHO, 1995).

A estatura ou altura expressa o crescimento linear do corpo. O termo altura foi utilizado nesse documento para representar genericamente ambos, estatura e comprimento, conforme WHO (1995). Para as crianças menores de 2 anos, é utilizado o comprimento (medido em posição supina ou altura recumbente), para as demais idades é utilizada a estatura (medida do indivíduo em pé). O ganho de estatura é relativamente lento e um bom parâmetro, por ser progressivo e não sofrer regressões. O comprometimento do índice estatura/idade indica que a criança tem o crescimento comprometido em processo de longa duração (*stunting* ou nanismo nutricional), por causa das condições de saúde e/ou nutrição subótimas. No entanto, a interpretação desse indicador deve ser realizada com cautela, pois algumas crianças podem ser geneticamente baixas para a idade ou *shortness* (cerca de 2,3% da população). A alta estatura não é uma preocupação em saúde pública, mas na prática clínica a causa do crescimento linear excessivo deve ser investigada.

O índice peso/comprimento ou estatura e o IMC/I refletem a proporcionalidade do peso corporal em relação à altura e são os indicadores recomendados para avaliação e seguimento individual de magreza e excesso de peso (sobrepeso e obesidade). O baixo peso para altura ou magreza não reflete necessariamente um processo patológico, enquanto o termo *wasting* (emaciação) é utilizado para descrever uma perda de peso significante, em consequência de fome aguda e/ou doença grave. O peso/estatura é mais utilizado para crianças menores de 2 anos de idade, enquanto o IMC/I é utilizado em todas as fases do ciclo da vida. O IMC/I tem sido recomendado como índice antropométrico preferencial, uma vez que reflete melhor as mudanças da estrutura corporal (Vitolo, 2015; WHO, 1995). Embora o IMC não seja completamente validado como indicador de magreza ou desnutrição em adolescentes, representa um índice simples de massa corporal aplicável a ambos os extremos, ou seja, magreza ou obesidade (WHO, 1995).

Historicamente, existem diversos estudos nacionais e internacionais sobre avaliação do crescimento de crianças e adolescentes. A Organização Mundial da Saúde recomendou em 1978, para uso internacional, as curvas de crescimento de crianças e adolescentes dos EUA, desenvolvidas pelo *National Center for Health Statistics* (NCHS) a partir de dados do *National Health Examination Survey* (NHES) II (1963-1965), para idades de 6 a 11 anos; NHES III (1966-1970), para idades de 12 a 17 anos; *National Health and Nutrition Examination Survey* (NHANES) I (1971-1974), para idades de 1 a 17 anos; e dados suplementares da pesquisa *Fels Research Institute Longitudinal Study* (1929-1975), para crianças de 0 a 1 ano. As 14 curvas de crescimento específicas por sexo, desenvolvidas para crianças e adolescentes de 0 a 36 meses e 2 a 18 anos, são, em geral, referidas como curvas de crescimento NCHS 1977 (Kuczmarski et al., 2000; WHO, 1995).

Apesar da ampla utilização dos dados de referência NCHS 1977 para indivíduos e população, algumas limitações foram descritas por Garza e Onis (2004) e *WHO Multicentre Growth Reference Study Group* (WHO, 2006b). Entre essas limitações podem ser citadas a metodologia utilizada, visto que os dados antropométricos de crianças de 0 a 3 anos de idade foram obtidos no estudo longitudinal de uma única comunidade caucasiana nos EUA, e essas crianças foram avaliadas apenas a cada 3 meses. Além disso, a metodologia estatística utilizada gerou um modelo inapropriado de crescimento, especialmente em lactentes.

Os gráficos de crescimento do *Centers for Disease Control and Prevention* (CDC) para crianças e adolescentes dos Estados Unidos da América são provenientes do trabalho de revisão do NCHS a partir de 1977. O CDC apresenta grupos diferenciados pela faixa etária: crianças de 0 a 36 meses de idade e crianças e adolescentes de 2 a 20 anos. As curvas de crescimento e tabelas com os dados do CDC (Kuczmarski et al., 2000) estão disponíveis no endereço eletrônico: <https://www.cdc.gov/growthcharts/index.htm>.

Outros autores publicaram percentis de IMC por idade para a classificação do estado nutricional de crianças e de adolescentes. Vale destacar o estudo de Cole et al. (2000) para a classificação de sobrepeso e obesidade de crianças e adolescentes entre 2 e 18 anos. Esses autores utilizaram dados de pesquisas transversais do Brasil, Grã-Bretanha, Hong Kong, Holanda, Cingapura e Estados Unidos. Foram elaboradas curvas com valores médios de IMC por idade e sexo, que interceptam aos 18 anos de idade os pontos de corte para sobrepeso (25 kg/m^2) e obesidade (30 kg/m^2), utilizados também para adultos.

Em 2006 foram lançados os padrões internacionais de crescimento infantil (0 a 5 anos) da Organização Mundial da Saúde (WHO, 2006a) fundamentados em estudo multicêntrico de comunidades originárias de seis países: Brasil, Estados Unidos, Gana, Índia, Noruega e Omã. Existem diferenças entre as curvas de crescimento do CDC e os novos padrões de crescimento WHO (2006a), por causa das características distintas de cada população avaliada nos dois estudos. As críticas referentes à utilização das curvas do CDC como referência internacional se devem à alta prevalência de sobrepeso e obesidade da população dos EUA, o que pode resultar em uma avaliação incorreta de outras populações com características distintas.

As curvas internacionais de crescimento para lactentes e crianças até 5 anos de idade da Organização Mundial da Saúde (WHO, 2006a) demonstram que crianças nascidas em diferentes regiões do mundo com condições ótimas de vida, alimentadas adequadamente, com boa atenção à saúde e que vivem em ambiente saudável podem alcançar estatura e peso por idade e grau de desenvolvimento similares. Em relação à alimentação, essas crianças atendiam a recomendação internacional de aleitamento materno exclusivo de 4 a 6 meses (Onis, 2007). Além disso, os padrões de crescimento infantil têm caráter prescritivo e não descritivo, pois indicam o crescimento ideal para saúde de crianças e não apenas se limitam a descrever o crescimento médio infantil. Por esse motivo, as curvas da OMS são consideradas padrão de crescimento, que indicam como crianças saudáveis devem crescer em condições ótimas. Já as curvas anteriores são consideradas referências de crescimento, pois descrevem o que existe e não necessariamente representam o ideal (Lee, Nieman, 2013). Uma característica fundamental e diferenciada desse estudo, em relação aos anteriores, é o estabelecimento da lactação materna como norma biológica, e o lactente alimentado com o leite materno como padrão de referência para determinar o crescimento saudável. A Organização Mundial da Saúde (WHO, 2006b) colocou à disposição dos usuários curvas baseadas nos índices peso/idade, peso/comprimento ou estatura, comprimento ou estatura/idade e IMC/I. Além desses, as curvas para circunferência cefálica, circunferência do braço e dobras cutâneas tricipital e subescapular estão também disponíveis, de acordo com o sexo e a idade, para crianças menores de 5 anos.

A Organização Mundial da Saúde, após o lançamento das curvas de crescimento para crianças de 0 a 5 anos, conduziu uma avaliação dos dados do NCHS de 1977 para reconstruir a referência de crescimento para as crianças e adolescentes de 5 a 19 anos. O grupo de especialistas, envolvidos nesse trabalho, utilizou a amostra original do NCHS 1977 associada aos dados da curva de crescimento de crianças de 18 a 71 meses da WHO (2006a), para ajustar a intersecção dos dados aos 5 anos de idade, por meio de métodos estatísticos mais atuais. A reconstrução das curvas da Organização Mundial da Saúde em 2007 permite a extensão do índice de massa corporal (IMC) para indivíduos acima de 5 anos de idade. Aos 19 anos de idade, os valores de pontos de corte do IMC para ambos os sexos são equivalentes àqueles de sobrepeso e obesidade para adultos ≥ 25 kg/m^2 e ≥ 30 kg/m^2, respectivamente (Onis, 2007).

No Brasil, o Ministério da Saúde, por meio do Sistema de Vigilância Alimentar e Nutricional (SISVAN), adotou as curvas internacionais de crescimento para lactentes e crianças até 5 anos de idade da Organização Mundial da Saúde, editadas em 2006, e as curvas para crianças e adolescentes de 5 a 19 anos, editadas em 2007. Cópias eletrônicas de tabelas, curvas de crescimento WHO e também os programas (Anthro e Anthro Plus) para avaliação antropométrica de crianças e adolescentes de 0 a 19 anos estão disponíveis no endereço eletrônico: www.who.int/childgrowth/en ou http://nutricao.saude.gov.br/sisvan.php?conteudo=curva_cresc_oms.

Entre os percentis estabelecidos pela Organização Mundial da Saúde (p 0,1; 1; 3; 5; 15; 25; 50; 75; 85; 95; 97; 99 e 99,9), o SISVAN excluiu os percentis 25 e 75 e incluiu o percentil 0,1 para os índices peso/idade, estatura/idade, peso/estatura e IMC/I. Neste documento optamos por apresentar os percentis (p 0,1; 3; 15; 50; 85; 97 e 99,9) equivalentes aos valores de escores (–3; –2; –1; mediana; +1, +2, +3) adotados na Caderneta da Criança, e no Anexo D podem ser visualizados esses índices com valores de percentis e escores. No entanto, o índice peso por idade é considerado inadequado para monitorar o crescimento de crianças, por causa da limitação na distinção entre estatura relativa e massa corporal. Apesar disso, a Organização Mundial da Saúde elaborou gráficos de peso por idade para crianças de 5 a 10 anos de idade, com o propósito de facilitar a avaliação nutricional em países que utilizam apenas o peso por idade, para monitorar o crescimento na infância. Ao contrário, o índice estatura por idade pode complementar o IMC por idade na avaliação de magreza (baixo IMC por idade), sobrepeso e obesidade (alto IMC por idade) e atraso de crescimento (baixa estatura por idade) (Onis, 2007).

CLASSIFICAÇÃO DO ESTADO NUTRICIONAL

A idade da criança e do adolescente é um dado fundamental para a avaliação do estado nutricional e, quando necessário, o cálculo de aproximação de idades não exatas em meses pode ser feito de acordo com os critérios do Ministério da Saúde (Brasil, 2011):

- fração de idade até 15 dias, aproxima-se a idade para o mês já completado;
- fração de idade igual ou superior a 16 dias, aproxima-se a idade para o mês a ser completado.

Por exemplo: criança com 3 meses e 10 dias, considerar 3 meses
criança com 1 ano, 2 meses e 20 dias, considerar 1 ano e 3 meses.

Em geral, o padrão de normalidade da medida antropométrica é estatisticamente definido como o valor entre –2 e +2 escore z (ou entre percentil 2,3 e 97,7), relativo à média de referência. A avaliação dos dados de crianças e adolescentes, considerando o padrão de referência da Organização Mundial da Saúde (Onis, 2007; WHO, 2006a) apresentado no Anexo D, pode ser conduzida de acordo com os pontos de corte da OMS, recomendados pelo Ministério da Saúde (Tabelas 4.7 e 4.8).

Tabela 4.7. Pontos de corte de peso por idade, peso por estatura, IMC por idade e comprimento ou estatura por idade para crianças de 0 a 5 anos.

Valores críticos		Índices antropométricos			
		Peso/idade	Peso/estatura	IMC/idade	Estatura/idade
< percentil 0,1	< escore z –3	Muito baixo peso para a idade	Magreza acentuada	Magreza acentuada	Muito baixa estatura para a idade
≥ percentil 0,1 e < percentil 3	≥ escore z –3 e < escore z –2	Baixo peso para a idade	Magreza	Magreza	Baixa estatura para a idade
≥ percentil 3 e < percentil 15	≥ escore z –2 e < escore z –1	Peso adequado para a idade	Eutrofia	Eutrofia	Estatura adequada para a idade[2]
≥ percentil 15 e ≤ percentil 85	≥ escore z –1 e ≤ escore z +1				
> percentil 85 e ≤ percentil 97	> escore z +1 e ≤ escore z +2		Risco de sobrepeso	Risco de sobrepeso	
> percentil 97 e ≤ percentil 99,9	> escore z +2 e ≤ escore z +3	Peso elevado para a idade[1]	Sobrepeso	Sobrepeso	Estatura adequada para a idade[2]
> percentil 99,9	> escore z +3		Obesidade	Obesidade	

[1]O melhor indicador para avaliar excesso de peso é o IMC/idade (ou peso para estatura).

[2]Crianças com estatura acima do percentil 99,9 (escore z +3), geralmente, não apresentam problema de saúde, contudo em caso de suspeita de desordens endócrinas e tumores devem ser encaminhadas para atendimento especializado.

Fonte: adaptada de Brasil (2011) e WHO (2008). Dados de WHO reproduzidos com permissão dos autores.

Tabela 4.8. Pontos de corte do IMC por idade e estatura por idade para crianças e adolescentes de 5 a 19 anos.

Valores críticos		Índices antropométricos	
		IMC para idade	**Estatura para idade**
< Percentil 0,1	< Escore z –3	Magreza acentuada[1]	Muito baixa estatura para a idade
≥ percentil 0,1 e < percentil 3	≥ escore z –3 e < escore z –2	Magreza	Baixa estatura para a idade
≥ percentil 3 e < percentil 15	≥ escore z –2 e < escore z –1	Eutrofia	Estatura adequada para a idade[2]
≥ percentil 15 e ≤ percentil 85	≥ escore z –1 e ≤ escore z +1		
> percentil 85 e ≤ percentil 97	> escore z +1 e ≤ escore z +2	Sobrepeso	Estatura adequada para a idade[2]
> percentil 97 e ≤ percentil 99,9	> escore z +2 e ≤ escore z +3	Obesidade	
> percentil 99,9	> escore z +3	Obesidade grave	

[1] Em caso de suspeita de transtornos alimentares encaminhar para serviço especializado.

[2] Adolescentes com estatura acima do percentil 99,9 (escore z +3), geralmente, não apresentam problema de saúde, contudo em caso de suspeita de desordens endócrinas e tumores devem ser encaminhadas para atendimento especializado.

Fonte: adaptada de WHO (2008). Dados reproduzidos com permissão dos autores.

A classificação nutricional do CDC para crianças e adolescentes (CDC, 2018), conforme o IMC, foi expressa por percentil (Tabela 4.9). Os gráficos de crescimento do CDC usados para definir essa classificação são oriundos de estudos com a população dos Estados Unidos da América, que podem não refletir a realidade de outras populações.

Tabela 4.9. Classificação do *status* de peso conforme percentil do IMC de crianças e adolescentes.

***Status* de peso**	**Faixa de percentil**
Abaixo do peso	< percentil 5
Peso normal	≥ percentil 5 a < percentil 85
Excesso de peso	≥ percentil 85 a < percentil 95
Obeso	≥ percentil 95

Fonte: CDC (2018).

ADULTOS

O estado nutricional e a saúde de adultos são importantes em razão da relevância desse grupo para o suporte econômico da sociedade. Nas regiões industrializadas, a produtividade econômica depende da capacidade intelectual e habilidade técnica, enquanto em sociedades não industrializadas a capacidade física é crítica para a sustentabilidade socioeconômica e cultural (WHO, 1995).

As medidas de peso e estatura têm sido usadas, tradicionalmente, para avaliar o estado nutricional dos indivíduos. No entanto, não há um acordo sobre a definição de peso ideal, ótimo ou desejável (Shah et al., 2006). A definição original de peso ideal, conforme a estatura, é aquela associada à maior expectativa de vida. Porém, não existe um peso ideal único e universal, considerando as comorbidades, as causas de mortalidade e as variações demográficas, de idade e tipos raciais. Dessa maneira, o índice de massa corporal (IMC) substitui a avaliação simples de peso por estatura e a faixa de IMC 18,5 a 24,9 kg/m^2 tem sido usada para determinar o peso ideal ou saudável (Peterson et al., 2016).

West (1980) estipulou um padrão de IMC ideal para homens e mulheres, considerando dados do peso corporal de pessoas sem roupas e estatura sem os sapatos. Os valores arredondados de IMC ideais para homens (22 kg/m^2) e mulheres (21 kg/m^2) permitem o cálculo do percentual do IMC atual em função do IMC ideal, por regra de três simples. Estes valores de IMC ideais foram, posteriormente, usados para a determinação do peso ideal por inversão da equação do IMC.

Homens	Peso ideal (kg) = estatura^2 × 22
Mulheres	Peso ideal (kg) = estatura^2 × 21

A estatura é expressa em metros.

Peterson et al. (2016) desenvolveram uma equação linear para cálculo de peso ideal de ambos os sexos, com alto grau de acurácia, que combina qualquer valor de IMC padronizado e estatura com o peso corporal.

$$\text{Peso ideal (kg)} = [2,2 \times \text{IMC}] + [3,5 \times \text{IMC} \times (\text{estatura} - 1,5 \text{ metro})]$$

A necessidade do peso ideal para propostas clínicas, como dosagem de medicamentos e anestésicos, propiciou o desenvolvimento de equações destinadas a esse fim (Moreault et al., 2017). Algumas drogas, com baixa capacidade de solubilizar em gordura, podem causar superdosagem e toxicidade, quando são administradas considerando o peso corporal total de obesos (Lemmens et al., 2005). Dessa forma, uma equação simples e única [peso ideal (kg) = estatura^2(m) × 22], que permite determinar o peso ideal de homens e mulheres, recomendada para uso clínico, foi estabelecida após comparar o peso correspondente à faixa de normalidade de IMC de 20 a 25 kg/m^2 (Lemmens et al., 2005; Moreault et al., 2017).

A excessiva gordura corporal está associada com o aumento do índice de mortalidade e morbidade, entretanto existem diversas limitações para a determinação da massa gorda corporal em estudos de grupos populacionais. Uma avaliação prática da obesidade pode ser baseada no cálculo do índice de massa corporal (IMC), para estimar a prevalência de obesidade na população e o risco associado (Bastien et al., 2014; Flegal et al., 2012). Embora o IMC seja uma estimativa indireta da composição corporal, é usado para classificar indivíduos com peso baixo, normal ou excessivo (IOM, 2005).

A Organização Mundial da Saúde estabeleceu níveis de IMC para indivíduos acima de 18 anos de ambos os sexos (Tabela 4.10). A crítica que se faz nesse tipo de classificação é a inclusão de uma ampla faixa etária, sem considerar as modificações biológicas do organismo humano com o avançar da idade, pois a faixa de normalidade de IMC pode variar de acordo com o sexo, idade, raça, comorbidade ou mortalidade (Peterson et al., 2016). Contudo, WHO (2003) recomenda evitar o ganho de peso acima de 5 kg, durante a vida adulta, considerando a manutenção do peso corporal dentro dos limites de normalidade do IMC. Previamente, *Food and Nutrition Board* (1989) já havia proposto uma classificação de IMC em função da idade, associada a índices de mortalidade mais baixos (Tabela 4.11). Nessa classificação, é evidente o aumento da distribuição do IMC em razão da idade, embora em pesquisas transversais já tenha sido constatado que o peso corporal e o IMC aumentam gradualmente na idade adulta, para homens e mulheres, até alcançar o pico em 50 a 59 anos, e após os 60 anos a média de peso corporal e IMC tendem a declinar (Villareal et al., 2005).

Indivíduos com IMC igual ou acima de 30 são considerados obesos, entretanto, essa categoria de IMC foi expandida (WHO, 2000) para classificar a obesidade em níveis de ganho de peso (Tabela 4.10). A obesidade extrema ou mórbida é determinada quando o IMC for igual ou maior que 35 e estiver associado a comorbidades sérias ou no caso de ser igual ou maior a 40, contudo, o termo obesidade clinicamente grave é preferível em vez de obesidade mórbida (NHLBI, 2000).

Tabela 4.10. Limites de corte de índice de massa corporal (IMC) para indivíduos de ambos os sexos, maiores de 18 anos de idade, e classificação do risco de doença em relação ao IMC e circunferência da cintura para adultos.

WHO – *World Health Organization* (idade: > 18 anos)			**NHLBI – *National Heart, Lung, and Blood Institute* (adultos)**	
IMC (kg/m^2)	**Estado nutricional**	**Risco de comorbidade**	**Risco de doença[1] em relação ao IMC e a circunferência da cintura**	
			Homem: ≤ 102 cm Mulher: ≤ 88 cm	**Homem: > 102 cm Mulher: > 88 cm**
< 16,0	Magreza grau III (grave)	–	–	–
16,0-16,99	Magreza grau II (moderada)	–	–	–
17,0-18,49	Magreza grau I (leve)	–	–	–
< 18,5	Baixo peso	Baixo, porém o risco de outros problemas clínicos aumenta	–	–
18,5-24,99	Normal (eutrófico)	Médio	–	Aumentado
25,0-29,99	Pré-obesidade	Aumentado	Aumentado	Alto
30,0-34,99	Obesidade I	Moderado	Alto	Muito alto
35,0-39,99	Obesidade II	Grave	Muito alto	Muito alto
≥ 40,0	Obesidade III	Muito grave	Extremamente alto	Extremamente alto

[1]Diabetes tipo 2, hipertensão e doença cardiovascular.

Fonte: adaptada de NHLBI (2000) e WHO (1995, 1997, 2000). Dados de WHO foram reproduzidos com permissão dos autores.

Tabela 4.11. Pontos de corte do índice de massa corporal (IMC) conforme a idade.

Idade (anos)	Faixa de normalidade do IMC (kg/m²)
19-24	19-24
25-34	20-25
35-44	21-26
45-54	22-27
55-64	23-28
> 65	24-29

Fonte: Food and Nutrition Board (1989).

Nos casos em que o IMC for acima de 30 é conveniente utilizar o peso ajustado para a determinação da necessidade energética e de nutrientes, calculado com a seguinte equação (Frankenfield et al., 2003):

$$\text{Peso ajustado (kg)} = (\text{peso ideal} - \text{peso atual}) \times 0{,}25 + \text{peso atual}$$

Para magreza, a medida do peso corporal ou IMC é de uso limitado na avaliação do risco individual de doença ou da necessidade de suplementação alimentar e de intervenção médica, pois o mais baixo ponto de corte de IMC, que representa risco para a saúde ou aumento da morbidade e mortalidade, não está bem definido (IOM, 2005; WHO, 1995). Entretanto, a variação de peso de ± 2,2 kg por dia é amplamente aceita como uma flutuação normal (Wong, 2014). O melhor preditor do risco individual é o grau de perda de peso não intencional associado a outros índices, tais como concentração da albumina sérica para avaliar o grau de estresse ou de infecção, circunferência do braço, circunferência muscular do braço e índice creatinina-altura para avaliação da massa muscular (WHO, 1995).

A perda de peso não intencional, ou seja, quando ocorre déficit de peso corporal involuntário, com exceção da perda causada pelo tratamento de doenças crônicas não transmissíveis avançadas, é um problema clínico comum que com frequência está associada a uma doença (Wong, 2014). As principais etiologias são desordens orgânicas sem malignidade, câncer, desordens psiquiátricas e desordens psicossociais (Bosch et al., 2017). Embora, a perda de peso não intencional possa ser um marcador de doenças de amplo espectro, e é mais frequente em idosos, um ponto de corte considerado patológico para qualquer população, ainda é incerto. De qualquer maneira, a magnitude e a duração da perda de peso são obrigatórias para a avaliação individual, baseada no histórico médico e exame físico (Bosch et al., 2017; Wong, 2014). Adicionalmente, a confirmação de dois ou mais critérios estipulados por Marton et al. (1981) podem ser úteis na avaliação da perda de peso: alteração do tamanho da roupa, confirmação da perda de peso por pessoa da família ou amigo, habilidade da própria pessoa para fornecer a estimativa numérica da perda de peso. O percentual de perda de peso pode ser determinado com a equação a seguir e a avaliação dos resultados conforme Tabela 4.12.

$$\%\text{PPR} = [(\text{peso usual} - \text{peso atual}) \div \text{peso usual}] \times 100$$

Tabela 4.12. Avaliação do percentual de perda de peso não intencional.

Tempo	Perda de peso significativa	Perda de peso grave	Perda de peso com exclusão de tratamento de doença crônica	Perda de peso na caquexia
1 semana	1 a 2	> 2		
1 mês	5	> 5		
3 meses	7,5	> 7,5		
6 meses	10	> 10		
6-12 meses			≥ 5	
Até 12 meses				≥ 5 e associada a critérios[1]

[1]Além da perda de peso, deve ser associada a pelo menos três dos critérios a seguir: redução da força muscular, fatiga, anorexia, baixa massa livre de gordura, testes laboratoriais anormais (aumento dos marcadores inflamatórios, anemia e baixa albumina sérica).

Fonte: adaptada de Blackburn et al. (1977), Evans et al. (2008) e Wong (2014).

Apesar da ampla utilização, o IMC não considera a variação na distribuição da gordura corporal intrapessoal ou interpessoal e não diferencia a massa muscular e a de gordura. Portanto, não é recomendada a utilização exclusiva do IMC para avaliação do estado nutricional do adulto (Barroso et al., 2017).

O *Institute of Medicine* (IOM, 2005) usou os dados antropométricos do *The Third National Health and Nutrition Examination Survey* (NHANES III) para calcular o percentual de gordura *versus* IMC de indivíduos adultos e idosos de ambos os sexos, o que possibilitou o estabelecimento de faixas de IMC e respectivos percentuais de gordura (Tabela 4.13). Embora possam existir pequenas diferenças entre níveis de IMC em função da mortalidade para populações diversas, a associação de IMC com percentual de gordura pode ser um parâmetro melhor em comparação ao IMC avaliado isoladamente.

Outros autores estabeleceram pontos de corte para percentual de gordura de adultos. Lohman (1992) estipulou padrões de percentual de gordura corporal (Tabela 4.14), considerando uma média de 15% e 23%, para homens e mulheres dos Estados Unidos, respectivamente.

O percentual de gordura também pode ser avaliado de acordo com Frisancho (1990), que utilizou dados combinados de amostras da população dos Estados Unidos do *Health Examination Surveys* (NHANES) I e II conduzidos em 1971-1974 e 1976-1980, respectivamente (Tabela 4.15). Indivíduos com percentual de gordura abaixo do percentil 5 e acima do percentil 85 estão em risco de problemas de saúde, conforme Tabela 3.6 do capítulo 3.

Tabela 4.13. Classificação do peso corporal conforme IMC e conteúdo da gordura corporal para adultos a partir de 19 anos.

IMC (kg/m²)	Classificação	Gordura corporal (%)	
		Homem	Mulher
18,5-24,99	Normal	13-20,99	23-30,99
25,0-29,99	Sobrepeso	21-24,99	31-36,99
≥ 30,0-35,0	Obeso	≥ 25	≥ 37

Fonte: IOM (2005).

Tabela 4.14. Interpretação do percentual de gordura corporal para adultos jovens, de acordo com o sexo.

Classificação	Gordura corporal (%)	
	Sexo masculino	Sexo feminino
Risco de baixo peso	≤ 5	≤ 8
Abaixo da média	6-14	9-22
Média	15	23
Acima da média	1-24	24-31
Risco de obesidade	≥ 25	≥ 32

Fonte: Lohman et al. (1992).

Tabela 4.15. Percentis da gordura corporal (%) por idade (de 18 a 74 anos), de acordo com o sexo.

Idade (anos)	Percentis								
	5º	10º	15º	25º	50º	75º	85º	90º	95º
Sexo masculino									
18,0-24,9	8,0	9,0	10,0	12,0	16,0	20,0	23,0	25,0	28,0
25,0-29,9	9,0	10,0	11,0	13,0	18,0	23,0	25,0	26,0	29,0
30,0-34,9	16,0	17,0	18,0	20,0	23,0	26,0	27,0	28,0	30,0
35,0-39,9	15,0	17,0	18,0	20,0	23,0	25,0	27,0	27,0	29,0
40,0-44,9	14,0	16,0	18,0	21,0	26,0	30,0	32,0	34,0	36,0
45,0-49,9	15,0	17,0	19,0	21,0	26,0	30,0	32,0	34,0	36,0
50,0-54,9	15,0	17,0	19,0	22,0	27,0	31,0	33,0	35,0	37,0
55,0-59,9	15,0	18,0	20,0	22,0	27,0	31,0	33,0	35,0	37,0
60,0-64,9	16,0	18,0	20,0	22,0	27,0	31,0	33,0	35,0	37,0
65,0-69,9	13,0	16,0	18,0	21,0	26,0	30,0	33,0	35,0	37,0
70,0-74,9	13,0	16,0	18,0	21,0	26,0	30,0	33,0	34,0	36,0
Sexo feminino									
18,0-24,9	17,0	19,0	21,0	23,0	27,0	33,0	35,0	37,0	40,0
25,0-29,9	18,0	20,0	21,0	24,0	29,0	34,0	37,0	39,0	41,0
30,0-34,9	21,0	23,0	25,0	27,0	31,0	36,0	38,0	40,0	42,0
35,0-39,9	22,0	24,0	25,0	28,0	32,0	37,0	39,0	40,0	42,0
40,0-44,9	25,0	28,0	29,0	31,0	35,0	39,0	41,0	42,0	43,0
45,0-49,9	26,0	28,0	29,0	32,0	36,0	39,0	41,0	42,0	44,0
50,0-54,9	27,0	30,0	32,0	35,0	39,0	43,0	46,0	47,0	48,0
55,0-59,9	27,0	30,0	32,0	35,0	39,0	44,0	45,0	47,0	49,0
60,0-64,9	28,0	31,0	32,0	35,0	40,0	43,0	45,0	46,0	48,0
65,0-69,9	27,0	30,0	32,0	34,0	38,0	42,0	44,0	46,0	47,0
70,0-74,9	26,0	29,0	31,0	34,0	38,0	42,0	44,0	45,0	47,0

Fonte: Frisancho (1990).

Outros índices podem auxiliar a avaliação do estado nutricional do adulto. A medida da circunferência da cintura, por exemplo, identifica pacientes com risco aumentado para doenças associadas à obesidade (Czernichow et al., 2011). O *Expert Panel on the Identification, Evaluation, and Treatment of Overweight and Obesity in Adults* (NHLBI, 2000) recomenda que a avaliação de um adulto deve ser feita por meio do IMC em conjunto com a circunferência da cintura (CC), pois a CC acima do limite de normalidade pode ser um marcador de risco aumentado para diabetes tipo 2, hipertensão e doença cardiovascular (ver Tabela 4.10), ainda que o indivíduo tenha peso eutrófico.

Além da circunferência da cintura, outros dados, incluindo a medida da composição corporal, a distribuição anatômica da gordura corporal, a ingestão de alimentos e o gasto energético, servem para avaliar e caracterizar o estado de obesidade (WHO, 1997). No capítulo 3 estão apresentadas medidas da composição corporal e pontos de corte para adultos.

Para o cálculo do IMC e peso ideal de pacientes amputados, deve ser descontada do cálculo a contribuição do peso do membro amputado, conforme demonstrado na Tabela 4.16. De acordo com essas estimativas, os membros superiores somam 10%, e os inferiores, 32% do peso corporal, totalizando 42%. Os 58% restantes para completar 100% do peso corporal são provenientes do tronco (50%) e cabeça (8%) (Osterkamp, 1995).

Tabela 4.16. Porcentagem de peso por partes específicas do corpo.

Parte do corpo	Contribuição do peso	Parte do corpo	Contribuição do peso
Braço inteiro[1]	5,0%	Perna inteira[2] e pés	16,0%
Braço[3]	2,7%	Coxa	10,1%
Antebraço	1,6%	Perna[4]	4,4%
Mão	0,7%	Pé	1,5%

[1]Da mão até o ombro; [2]do pé até a virilha; [3]do cotovelo ao ombro; [4]do tornozelo ao joelho.
Para amputações bilaterais, os percentuais dobram.
Fonte: adaptada de Osterkamp (1995).

$$\text{Peso pós-amputação corrigido (kg)} = \text{peso pré-amputação}/(100\% - \%\ \text{amputado}) \times 100$$

$$\text{IMC pós-amputação (kg/m}^2) = \text{peso pós-amputação/estatura}^2$$

Sendo: estatura expressa em metros

$$\text{Peso ideal corrigido (kg)} = \frac{(100 - \%\ \text{segmento amputado}) \times \text{peso ideal}}{100}$$

Em pacientes edemaciados e/ou com ascite, deve ser considerado o decréscimo de uma estimativa de peso decorrente do edema e ascite. A quantidade de quilogramas a ser descontada do peso, de acordo com a intensidade do edema e ascite, pode ser determinada com o auxílio dos dados apresentados nas Tabelas 4.17 e 4.18.

Tabela 4.17. Peso a ser descontado do peso atual, de acordo com o grau de edema e local acometido.

Grau de edema	Local acometido	Total de peso a ser descontado
+	Tornozelo	1 kg
++	Joelho	3-4 kg
+++	Raiz da coxa	5-6 kg
++++	Anasarca	10-12 kg

Fonte: Matarese (1997), *apud* Dias et al. (2017).

Tabela 4.18. Peso a ser descontado de acordo com o grau de ascite.

Grau de ascite	Peso a ser subtraído
Leve	2,2 kg
Moderado	6 kg
Grave	14 kg

Fonte: adaptada de James (1989).

IDOSOS

A idade cronológica a partir da qual o indivíduo é considerado idoso varia de acordo com cada país. A tendência é aumentar a idade limite para classificar o indivíduo como idoso, em razão da elevação da expectativa de vida em diversas regiões do mundo. Em geral, o limite de idade para considerar o indivíduo idoso é de 65 anos em países desenvolvidos, e para a Organização Mundial da Saúde e em países em desenvolvimento, 60 anos (Papaléo Netto, 2002; WHO, 2002). No Brasil, o Estatuto do Idoso (Brasil, 2003) define o limite de 60 anos de idade para idosos. Contudo, a redução das funções fisiológicas, o aumento do risco de doenças crônicas e o declínio geral da capacidade individual, que ocorrem no envelhecimento, podem variar em pessoas da mesma idade. Portanto, essas alterações não são lineares e indicam fraca associação com a idade cronológica (WHO, 2015). De qualquer modo, o marcador cronológico é necessário para o planejamento de políticas públicas específicas para esse grupo etário (WHO, 2002).

O envelhecimento é um processo natural com alterações anatômicas, fisiológicas e psicossociais que podem comprometer o estado nutricional (Ahmed, Haboubi, 2010; Najas et al., 2016). A fase de envelhecimento é caracterizada por redução da massa livre de gordura e da água total e aumento da gordura corporal, com diminuição proporcional da taxa metabólica basal, por causa da perda de músculo esquelético, mais acentuada após os 50 anos de idade (Ahmed, Haboubi, 2010; Amarya et al., 2015; Fragala et al., 2015; Trombetti et al., 2016). A partir dos 40 anos e mais rapidamente em idades avançadas ocorre decréscimo da estatura, em cerca de 1 a 2 cm por década, com redução da densidade óssea, achatamento das vértebras, redução dos discos intervertebrais, calcificação das cartilagens costais e das articulações costoesternais (Perissinotto et al., 2002; Schwanke et al., 2012).

O envelhecimento também provoca alterações na distribuição do tecido adiposo subcutâneo, com aumento da gordura intra-abdominal e visceral, sendo que a acumulação de gordura visceral é mais proeminente em homens (Roriz et al., 2010). Degeneração do sistema nervoso entérico, que afeta o trato gastrintestinal, pode resultar em disfagia, refluxo gastrintestinal e constipação. O prejuízo da motilidade do esôfago, estômago e intestino, a redução da secreção ácida do estômago, de enzimas e da concentração de bicarbonato no suco pancreático, o declínio do número de vilosidades e criptas do intestino delgado e a diminuição da sensação de olfato e paladar estão associados com o envelhecimento (Ahmed, Haboubi, 2010). Além dessas alterações biológicas, o envelhecimento envolve mudanças psicossociais, que são influenciadas pelas condições ambientais, culturais e econômicas do indivíduo com idade avançada (WHO, 2015).

O Relatório Mundial sobre Envelhecimento e Saúde, elaborado pela Organização Mundial da Saúde, define envelhecimento saudável como "o processo de desenvolvimento e manutenção da capacidade funcional, que possibilita o bem-estar em idade avançada" e a capacidade funcional é determinada pelas capacidades física, mental e psicossocial (WHO, 2015).

Os padrões antropométricos recomendados para adultos podem não ser aplicáveis aos idosos, por causa das alterações na composição corporal inerentes ao envelhecimento (Perissinotto et al., 2002; WHO, 1995). Além disso, essas alterações influenciam a precisão das medidas, comprometendo o diagnóstico antropométrico (Sampaio, 2004).

Para a determinação da composição corporal dos idosos podem ser utilizadas as medidas antropométricas de peso, estatura, circunferência do braço (CB), circunferência da panturrilha (CP), circunferência da cintura (CC), razão cintura-quadril (RC-Q), dobras cutâneas tricipital (DCT) e subescapular (DCSE) e circunferência muscular do braço (CMB) (Najas et al., 2016). A metodologia e os procedimentos dessas medidas antropométricas estão descritos no capítulo 3. A mensuração dessas medidas em idosos pode apresentar problemas por causa das limitações motoras, tais como dificuldade de permanecer em pé ou assumir a postura ereta. Entretanto, técnicas especiais foram desenvolvidas para amenizar ou eliminar o efeito dessas alterações sobre a avaliação nutricional de idosos (Chumlea, Baumgartner, 1989; Sampaio, 2004). As medidas de peso e estatura em idosos, em situações excepcionais, são apresentadas em itens subsequentes deste capítulo.

A redução da massa muscular esquelética e a da força, decorrentes do envelhecimento normal, têm sido referidas como sarcopenia, sendo que sua principal consequência é a limitação do desempenho físico, o que aumenta o risco de fragilidade, quedas, hospitalização, incapacidade e mortalidade (Bianchi et al., 2016). A sarcopenia entendida apenas em termos de prejuízo da quantidade de massa muscular não atenderia outras importantes mudanças musculares relacionadas à idade, que afetam fortemente a qualidade, a força e a potência dos músculos. Assim, o *European Working Group on Sarcopenia in Older People (*EWGSOP*)* definiu a sarcopenia como uma síndrome caracterizada pela perda progressiva e generalizada da massa e função muscular, com risco de desfechos adversos como incapacidade física, baixa qualidade de vida e morte (Cruz-Jentoft et al., 2010).

Em 2018 foi realizada uma revisão da definição de sarcopenia pelo EWGSOP-2, baseada nas evidências científicas acumuladas desde 2010 (Cruz-Jentoft et al., 2019). Resumidamente, as principais mudanças foram: a sarcopenia inicialmente associada ao envelhecimento é agora reconhecida por iniciar mais cedo na vida; a sarcopenia é considerada uma doença muscular (insuficiência muscular), com a baixa força muscular assumindo o posto de parâmetro primário para a definição de sarcopenia, posto antes ocupado pela baixa massa muscular (espera-se que essa mudança facilite a identificação da sarcopenia na prática); a sarcopenia está associada com baixa quantidade e qualidade muscular, sendo que esses parâmetros deverão ser empregados principalmente em pesquisas, pois são tecnicamente difíceis de serem medidos com acurácia na prática clínica. Nesse contexto, o EWGSOP2 fornece uma justificativa clara e mais prática para a seleção de medidas diagnósticas e pontos de corte relevantes para a prática clínica.

No EWGSOP, os estágios da sarcopenia eram: pré-sarcopenia (diminuição da massa muscular), sarcopenia (diminuição de massa muscular e de força ou desempenho), sarcopenia grave (diminuição de massa muscular, força e desempenho). Essas definições foram revisadas pelo EWGSOP2 que recomenda: provável sarcopenia (baixa força muscular), sarcopenia (baixa força muscular e baixa quantidade ou qualidade muscular), sarcopenia grave (baixa força muscular, baixa quantidade ou qualidade muscular e baixo desempenho físico).

Para triagem e diagnóstico de sarcopenia, o EWGSOP2 recomenda seguir o caminho: *Find cases-Assess-Confirm-Severity* (F-A-C-S)

***Find cases*/Encontrando casos** – para identificar indivíduos com risco de sarcopenia, o EWGSOP recomenda o uso do questionário SARC-F ou suspeita clínica para encontrar sintomas associados à sarcopenia. O SARC-F apresenta de baixa a moderada sensibilidade e alta especificidade para prever baixa força muscular.

***Assess*/Avaliar** – para avaliar a evidência de sarcopenia, o EWGSOP recomenda o uso de força de preensão palmar ou o teste de levantar da cadeira com pontos de corte específicos para cada teste. Para casos especiais e para estudos de pesquisa, outros métodos para medir a força (flexão/extensão do joelho) podem ser usados.

***Confirm*/Confirmar** – para confirmar a sarcopenia por detecção de baixa quantidade e qualidade muscular, aconselha-se absorciometria de raios X de dupla energia (DEXA) e a bioimpedância (BIA) na prática clínica e DEXA, BIA, TC (tomografia computadorizada) ou RM (ressonância magnética) em estudos de pesquisa.

***Severity*/Determinar a gravidade** – a gravidade pode ser avaliada por medidas de desempenho; velocidade de marcha, Short Physical Performance Battery (SPPB), teste Timed-up and Go TUG) e teste de caminhada de 400 m podem ser usados.

A quantidade de massa muscular pode ser estimada por uma variedade de técnicas, sendo a ressonância magnética e a tomografia computadorizada consideradas padrão-ouro. No entanto, além do alto custo desses equipamentos, ainda não estão bem definidos os pontos de corte para baixa massa muscular para essas técnicas. Diante dessas limitações, são mais utilizadas as estimativas da massa muscular por meio da DEXA e BIA. A massa muscular pode ser reportada como massa muscular esquelética (MME), como massa muscular esquelética apendicular (MMA), que corresponde ao somatório da massa livre de gordura e osso dos membros superiores e inferiores, ou como área transversal do músculo de grupo de músculos específicos (Cruz-Jentoft et al., 2010, 2019). A MME e a MMA podem ser ajustadas pelo tamanho corporal de diferentes maneiras: usando altura^2 (MME/altura^2), peso (MME/peso), ou IMC (MME/IMC).

Quando a BIA não fornecer a MME, uma alternativa é estimar a MME por meio da seguinte equação (Janssen et al., 2000):

$$\text{MME} = [(A^2/\text{resBIA} \times 0{,}401) + (\text{sexo} \times 3{,}825) + (\text{idade} \times -0{,}071)] + 5{,}102$$

Sendo: MME = massa muscular esquelética em quilo (kg); A = altura em centímetros (cm); resBIA = resistência de BIA em ohms; sexo: homens = 1 e mulheres = 0; idade em anos.

No EWGSOP2 é destacado que, apesar de a antropometria não ser uma boa medida da massa muscular, a circunferência da panturrilha pode ser utilizada como *proxy* de baixa massa muscular em idosos (ponto de corte < 31 cm), quando não for possível utilizar métodos mais precisos. No geral, as novas recomendações visam facilitar a detecção precoce da sarcopenia na prática clínica. Na Tabela 4.19 são apresentados os pontos de corte para os indicadores recomendados para o diagnóstico da sarcopenia.

Tabela 4.19. Pontos de corte para determinar a sarcopenia de acordo com a EWGSOP2.

Testes	Pontos de corte	
	Homens	Mulheres
Força de preensão palmar	< 27 kg	< 16 kg
Levantar da cadeira	> 15 segundos para 5 subidas	
Massa muscular esquelética apendicular	< 20 kg	< 15 kg
Massa muscular esquelética apendicular/altura²	< 7,0 kg/m²	< 6,0 kg/m²
Teste de caminhada (4 m)	≤ 0,8 m/s	
Short Physical Performance Battery (SPPB)	Pontuação ≤ 8	
Teste *Timed-up and Go* (TUG)	≥ 20s	
Teste de caminhada de 400 m	Não concluído ou ≥ 6 min para conclusão	

Fonte: adaptada de Cruz-Jentoft et al. (2019).

Alguns estudos têm proposto equações preditivas baseadas em medidas antropométricas, idade, raça e sexo para estimar a MME. Rech et al. (2012) realizaram um estudo que objetivou validar equações preditivas para estimar a quantidade de MME em amostra de 180 idosos, com idade entre 60 e 81 anos, tendo DEXA como padrão de referência. Esses autores observaram que a MME, estimada pela equação preditiva de Lee et al. (2000), não diferiu daquela obtida pela DEXA ($p > 0,05$) e apresentou elevada correlação, tanto em homens ($r = 0,90$; $p < 0,001$), quanto em mulheres ($r = 0,86$; $p < 0,001$). Além disso, verificaram que a prevalência de sarcopenia, também, não diferiu entre os métodos (DEXA = 33,3% e equação = 36,1%) e apresentou elevados valores de concordância (*kappa* = 0,74; $p < 0,001$), bem como de especificidade (89%) e de sensibilidade (86%). Neste estudo concluíram que as equações preditivas baseadas em medidas antropométricas, em particular a de Lee et al. (2000), são válidas para estimar a quantidade de MME e a prevalência de sarcopenia em idosos.

$$MME = EST \times (0,244 \times MC) + (7,8 \times EST) + (6,6 \times sexo) - (0,098 \times idade) + (raça - 3,3)$$

Sendo: MME = massa muscular esquelética (kg); EST = estatura (m); MC = massa corporal (kg); sexo: 1 = homens e 0 = mulheres; raça: 1,2 = asiáticos; 1,4 = afro-descendente; 0 = caucasianos.

ESTIMATIVA DO PESO CORPORAL

Algumas situações especiais, tais como enfermidades, lesões e fraturas em idosos limitam a medida direta do peso corporal. Nesses casos, o peso pode ser estimado com equações baseadas em medidas antropométricas, como apresentado a seguir:

Peso corporal (homem) = (0,98 × CP) + (1,16 × altura do joelho) + (1,73 × CB) + (0,37 × DCSE) – 81,69

Peso corporal (mulher) = (1,27 × CP) + (0,87 × altura do joelho) + (0,98 × CB) + (0,4 × DCSE) – 62,35

Sendo: CP = circunferência da panturrilha; CB = circunferência do braço; DCSE = dobra cutânea subescapular.
A medida da altura do joelho deve ser feita conforme a descrição no item subsequente.
Fonte: Chumlea et al. (1989), apud WHO (1995).

Alguns autores desenvolveram equações com o uso de medidas de simples aferição. A equação de Rabito, por exemplo, foi testada em uma comunidade brasileira e apesar da necessidade de mais estudos conclusivos, quando comparada a outras, essa equação se mostrou de melhor aplicabilidade na estimativa de peso em idosos (Lima et al., 2016).

Peso corporal = (0,4808 × CB) + (0,5646 × CC) + (1,316 × CP) – 42,2450

Sendo: CB = circunferência do braço; CC = circunferência da cintura; CP = circunferência da panturrilha.
Fonte: Rabito et al. (2008).

Utilizar essas equações não é a solução ideal, uma vez que estimam o peso com um erro de 8,96 kg e 7,6 kg para homens e mulheres, respectivamente, e por terem sido elaboradas para a população americana podem não ser adequadas para outras populações (WHO, 1995).

ESTIMATIVA DA ESTATURA

A altura do joelho está altamente correlacionada com a estatura corporal e pode ser usada para estimar a estatura de pessoas com grave curvatura espinhal ou que são incapazes de permanecer em pé (Gibson, 2005). A medida da altura do joelho é determinada com a pessoa sentada ou em posição supina quando estiver acamada. A perna esquerda deve ser dobrada até formar um ângulo de 90° com o joelho. A seguir, para obter a medida (Figura 4.2), posicionar a base do paquímetro ou antropômetro no calcanhar do pé esquerdo e estender paralelamente à tíbia até a parte superior da patela (rótula do joelho). Devem ser realizadas pelo menos duas medidas sucessivas com variação máxima de 5 mm (Lee, Nieman, 2013).

As equações apresentadas na Tabela 4.20 são utilizadas para essa estimativa, com valores diferenciados para indivíduos brancos e negros, de acordo com o sexo, provenientes dos EUA, com idade entre 60 e 80 anos.

A envergadura dos braços também é altamente correlacionada com estatura e pode ser usada como medida alternativa, pois permite a avaliação retrospectiva da estatura de idosos em sua fase de adulto jovem, antes de qualquer redução associada com a idade (De Lucia et al., 2002). A medida deve ser feita em uma parede lisa na qual é fixada uma escala horizontal, com uma haste vertical fixa e outra móvel. A escala deve ser posicionada logo acima dos ombros e o indivíduo deve estar ereto, com os pés juntos, encostando o calcanhar, as nádegas e os ombros na parede, com os braços estendidos ao máximo lateralmente ao nível dos ombros, em contato com a parede e com as palmas das mãos voltadas para a frente. A medida é feita na máxima extensão do dedo médio da mão

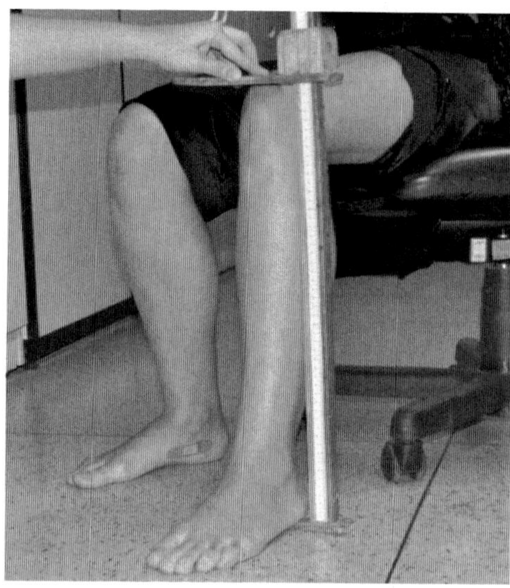

Figura 4.2. Medida da altura do joelho.

Tabela 4.20. Equações para predição da estatura de idosos, conforme sexo e raça.

Sexo e raça	Equações
Homem branco	(2,08 × altura do joelho) + 59,01
Homem negro	(1,37 × altura do joelho) + 95,79
Mulher branca	(1,91 × altura do joelho) – (0,17 × idade) + 75,00
Mulher negra	(1,96 × altura do joelho) + 58,72

Fonte: Chumlea e Guo (1992).

direita e esquerda, excluindo as unhas. O valor obtido corresponde à estatura do indivíduo. Devem ser realizadas duas medidas com diferenças o mais próximo de 0,1 cm. A envergadura dos braços é de difícil mensuração em indivíduos idosos que não andam e com deformidades no peito e na coluna vertebral. Uma alternativa é realizar a medida da semienvergadura (distância da linha mediana da incisura esternal até a extremidade distal do dedo médio para o lado direito ou esquerdo), com o paciente em posição supina. Deve-se dobrar essa medida para obter o valor estimado da estatura (Lohman et al., 1988).

CLASSIFICAÇÃO E PONTOS DE CORTE PARA AVALIAÇÃO ANTROPOMÉTRICA DE IDOSOS

O uso apropriado da avaliação antropométrica requer a comparação de dados de pessoas saudáveis do mesmo sexo, idade e, se possível, condições ambientais e genéticas, visto que amplas diferenças na distribuição desses dados podem ocorrer de acordo com a região geográfica e/ou raça (WHO, 1995). Contudo, valores antropométricos de referência para idosos ainda são limitados, principalmente em países em desenvolvimento (Barbosa et al., 2005). A avaliação nutricional do idoso pode ser complicada por fatores como a heterogeneidade, que acompanha o envelhecimento, e a presença de doenças dependentes da idade (Lipschitz, 1994).

Apesar do decréscimo da estatura e da massa muscular e aumento da massa gorda com a idade, Santos e Sichieri (2005) verificaram correlação similar do IMC com as medidas de adiposidade (circunferência braquial, da cintura e do quadril, espessura de dobras tricipital e subescapular) para adultos e idosos da cidade do Rio de Janeiro. Os resultados da pesquisa desses autores indicaram que o IMC conserva uma relação similar com a adiposidade independente do envelhecimento.

A obesidade é geralmente relacionada ao aumento de todas as causas de morte e a associação entre IMC e mortalidade tem sido demonstrada em uma curva na forma de U ou J em adultos (Souto-Barreto et al., 2017; Veronese et al., 2015). No entanto, em indivíduos com 65 anos de idade ou mais essa relação é revertida em algumas condições clínicas. A mortalidade aumenta em idosos com IMC mais baixo e reduz naqueles com IMC mais alto, essa situação é denominada paradoxo da obesidade (Souto-Barreto et al., 2017). Nessa categoria de idade, o sobrepeso e a obesidade nível 1 não estão associados com a mortalidade mais alta, em comparação a indivíduos com IMC normal ou abaixo do limite inferior de normalidade. O sobrepeso e a obesidade moderada estão relacionados com a sobrevivência mais longa e um melhor prognóstico para diversas doenças crônicas não transmissíveis, em especial doenças cardiovasculares (Zunzunegui et al., 2012). Nesse contexto, os pontos de corte de IMC conforme a faixa etária ou específicos para idosos (Tabelas 4.11 e 4.21) podem ser mais adequados, quando comparados com pontos de corte semelhantes para adultos e idosos.

Alguns estudos internacionais (Burr, Phillips, 1984; Kuczmarski et al., 2000; Perissinotto et al., 2002) e nacionais (Barbosa et al., 2005; Barreto et al., 2003; Gomes et al., 2013; Gouveia et al., 2014; Menezes, Marucci, 2005; Santos, Sichieri, 2005) foram conduzidos com o propósito de fornecer informações antropométricas específicas para idosos. Nas Tabelas 4.22 e 4.23 podem ser encontrados dados antropométricos originados de estudos com populações diferenciadas. Esses dados devem ser utilizados com cautela, uma vez que as características do grupo estudado podem ser muito diversas da

Tabela 4.21. Pontos de corte de índice de massa corporal para idosos (acima de 65 anos).

Índice de massa corporal (OPAS, 2001)[1]	Índice de massa corporal (Lipschitz, 1994)	Diagnóstico nutricional[2]
≤ 23	≤ 22	Baixo peso
> 23 e < 28	> 22 e < 27	Adequado ou eutrófico
> 28 e < 30	≥ 27	Sobrepeso
≥ 30	–	Obesidade

[1]Dados do estudo multicêntrico *Survey on Health and Well-being of the Elderly* (SABE).
[2]Em geral, recomenda-se que pessoas acima de 65 anos de idade tenham um IMC entre 24 e 29, entretanto IMC inferior a 22 ou superior a 27 ou peso maior que 120% do peso saudável devem ser observados com precaução.
Fonte: adaptada de Lipschitz (1994) e Organização Pan-Americana de Saúde (OPAS, 2001).

Tabela 4.22. Distribuição em percentis das variáveis antropométricas de mulheres e homens idosos, de acordo com a idade.

Índices antropométricos	Grupo de idades	Percentis				
		10º	25º	50º	75º	90º
		Homens				
IMC (kg/m²)	60-69	21,9	24,4	27,1	30,0	32,8
	70-79	21,5	23,8	26,1	29,3	31,7
	≥ 80	19,8	22,4	25,0	27,1	29,5
Circunferência do braço (cm)	60-69	28,4	30,6	32,7	35,2	37,0
	70-79	27,5	29,3	31,3	33,4	36,1
	≥ 80	25,5	27,3	29,5	31,5	33,3
Circunferência muscular do braço (cm)	60-69	24,9	26,7	28,4	30,0	31,4
	70-79	24,4	25,6	27,2	28,9	30,5
	≥ 80	22,6	24,0	25,7	27,5	28,8
Dobra cutânea tricipital (mm)	60-69	7,7	10,1	12,7	17,1	23,1
	70-79	7,3	9,0	12,4	16,0	20,6
	≥ 80	6,6	8,7	11,2	13,8	18,0
		Mulheres				
IMC (kg/m²)	60-69	20,9	23,5	26,6	30,8	35,7
	70-79	20,7	22,6	25,9	29,9	34,5
	≥ 80	19,3	21,7	25,0	28,4	31,4
Circunferência do braço (cm)	60-69	26,2	28,3	31,2	34,3	39,3
	70-79	25,4	27,4	30,1	33,1	36,7
	≥ 80	23,0	25,5	28,4	31,5	34,0
Circunferência muscular do braço (cm)	60-69	20,6	21,9	23,5	25,4	27,4
	70-79	20,3	21,6	23,0	24,8	27,0
	≥ 80	19,3	20,9	22,6	24,5	26,0
Dobra cutânea tricipital (mm)	60-69	14,5	18,2	24,1	29,7	34,9
	70-79	12,5	16,4	21,8	27,7	32,1
	≥ 80	9,3	13,1	18,1	23,3	28,9

Dados do estudo *Third National Health and Nutrition Examination Survey* (NHANES III).
Fonte: Kuczmarski et al. (2000).

população ou indivíduo avaliado, ainda que sejam pesquisas realizadas no Brasil. WHO (1995) recomenda a determinação de valores locais de referência específicos para idosos e uma atenção especial aos critérios de seleção da amostra populacional, considerando a heterogeneidade dos idosos e a alta prevalência de condições clínicas, que podem afetar o estado nutricional. Os limites de referência para percentil utilizados para classificar indivíduos em risco de má nutrição estão abaixo do percentil 3 ou 5 ou acima do percentil 95 ou 97. Os valores selecionados dependem dos dados de referência utilizados (Gibson, 2005).

Frisancho (1990) também apresentou percentis para CB, CMB, DCT e DCS e para diversas faixas etárias, incluindo idosos com menos de 75 anos, conforme descritos nas

Tabela 4.23. Valores antropométricos em percentis para homens e mulheres acima de 60 anos de idade[a].

Índices antropométricos	Grupo de idades	Percentis				
		5º	10º	50º	90º	95º
Homens						
Peso (kg)	60-64	50,80	55,80	70,00	85,96	92,50
	65-69	52,00	57,00	69,90	86,80	89,25
	70-74	48,73	52,00	68,75	85,50	90,46
	75-79	48,07	51,00	66,60	84,84	90,90
	≥ 80	44,18	47,94	63,00	78,50	82,30
IMC (kg/m^2)	60-64	19,32	20,95	25,64	29,88	34,09
	65-69	19,06	20,42	25,67	30,61	31,09
	70-74	18,58	20,30	25,11	30,41	31,64
	75-79	18,53	19,90	25,09	30,47	31,97
	≥ 80	17,56	18,83	23,41	28,44	29,75
Circunferência do braço (cm)	60-64	24,90	27,00	30,00	35,00	37,00
	65-69	24,55	27,00	30,00	34,90	36,00
	70-74	24,00	26,00	30,00	34,00	35,25
	75-79	23,00	24,00	29,00	33,00	35,00
	≥ 80	22,00	23,00	28,00	32,00	33,00
Circunferência muscular do braço (cm)	60-64	20,74	21,97	25,60	28,82	29,86
	65-69	21,18	22,36	25,72	28,49	29,20
	70-74	20,99	21,77	25,03	28,19	28,91
	75-79	20,34	21,11	24,60	28,12	28,73
	≥ 80	19,15	20,12	23,66	26,60	27,41
Dobra cutânea tricipital (mm)	60-64	5,75	7,00	15,00	26,00	27,00
	65-69	6,00	7,00	14,00	23,00	26,00
	70-74	6,00	7,00	13,00	20,60	22,60
	75-79	6,00	6,80	13,00	21,00	24,10
	≥ 80	5,00	6,00	11,00	21,00	23,00
Circunferência da panturrilha (cm)	60-64	30,90	32,00	36,00	40,20	43,00
	65-69	31,50	32,00	36,00	40,00	42,50
	70-74	30,70	31,00	35,00	39,00	40,00
	75-79	29,00	30,90	35,00	40,00	41,50
	≥ 80	27,00	29,00	34,00	38,00	39,00
Circunferência da cintura (cm)	60-64	77,80	83,00	96,00	109,40	112,60
	65-69	80,00	81,60	97,00	110,00	112,70
	70-74	74,55	82,00	95,50	106,90	114,00
	75-79	77,00	81,00	96,00	111,00	116,00
	≥ 80	70,40	77,00	93,00	107,00	109,80
Circunferência do quadril (cm)	60-64	87,00	91,00	99,00	109,00	114,80
	65-69	88,30	89,60	99,00	108,40	113,10
	70-74	86,00	91,00	99,00	109,00	112,00
	75-79	88,00	89,00	99,00	109,90	113,00
	≥ 80	85,20	88,00	97,00	107,00	111,00

Índices antropométricos	Grupo de idades	Percentis				
		5º	10º	50º	90º	95º
Mulheres						
Peso (kg)	60-64	46,60	50,40	65,00	82,72	90,72
	65-69	45,15	48,00	62,00	80,00	88,75
	70-74	44,00	46,50	60,50	83,80	88,48
	75-79	44,00	48,00	61,60	77,00	83,40
	≥ 80	37,40	42,00	56,00	74,00	79,25
IMC (kg/m²)	60-64	20,36	22,25	27,59	35,42	38,40
	65-69	19,96	21,77	26,48	34,61	37,61
	70-74	18,64	20,25	27,19	34,72	37,70
	75-79	19,87	21,16	27,12	33,49	35,35
	≥ 80	17,72	19,70	25,80	32,44	35,19
Circunferência do braço (cm)	60-64	26,00	28,00	33,00	37,00	39,00
	65-69	25,00	27,00	31,00	36,00	38,45
	70-74	24,00	25,00	31,00	37,00	40,00
	75-79	24,00	26,00	31,00	36,00	38,00
	≥ 80	22,00	23,00	29,00	34,00	35,15
Circunferência muscular do braço (cm)	60-64	18,77	19,89	23,21	26,32	28,14
	65-69	19,00	20,09	22,55	26,19	27,85
	70-74	18,49	19,22	22,52	26,32	28,11
	75-79	18,52	19,70	22,82	25,89	27,06
	≥ 80	18,17	18,86	22,01	24,78	25,96
Dobra cutânea tricipital (mm)	60-64	17,00	20,00	29,00	39,00	42,00
	65-69	15,00	17,00	26,00	35,00	38,00
	70-74	11,05	14,00	27,00	39,00	42,00
	75-79	11,95	15,00	25,00	37,00	39,00
	≥ 80	8,00	10,00	20,00	30,00	33,50
Circunferência da panturrilha (cm)	60-64	31,00	32,00	36,00	42,00	44,00
	65-69	29,50	31,00	36,00	41,00	42,00
	70-74	29,00	30,00	36,00	41,00	42,00
	75-79	29,00	30,00	35,00	40,00	41,00
	≥ 80	27,00	28,00	34,00	38,00	41,00
Circunferência da cintura (cm)	60-64	73,00	76,00	94,00	110,00	120,50
	65-69	71,00	75,60	91,00	110,00	114,00
	70-74	70,50	76,10	96,00	113,80	118,00
	75-79	75,65	78,00	94,50	111,00	114,35
	≥ 80	70,00	74,00	94,00	110,00	116,00
Circunferência do quadril (cm)	60-64	89,00	92,50	104,00	122,00	129,00
	65-69	89,00	91,00	102,00	118,00	123,00
	70-74	87,00	91,00	103,00	121,90	126,95
	75-79	86,00	90,00	102,00	118,70	122,00
	≥ 80	84,45	87,00	101,00	117,00	120,55

[a]Dados do estudo multicêntrico *Survey on Health and Well-being of the Elderly* (SABE), conduzido com idosos não institucionalizados residentes na cidade de São Paulo – SP.

Fonte: Barbosa et al. (2005). Dados reproduzidos com a permissão dos autores.

Tabelas 3.1 e 3.2 do capítulo 3. A interpretação pode ser feita pelo valor do percentil da CB e CMB (Tabela 3.3 do capítulo 3) ou pela adequação de CB, CMB e DCT (Tabela 3.4 do capítulo 3).

Outra medida importante para idosos é a circunferência da panturrilha, que indica alterações da massa magra causadas pela progressão da idade e diminuição da atividade física. É considerada indicador sensível de depleção da massa muscular, quando não estão disponíveis outros métodos mais sofisticados para esse diagnóstico. Além de auxiliar a avaliação do desempenho físico, a circunferência da panturrilha tem sido usada para predizer a sobrevivência de idosos (Cruz-Jentoft et al., 2019).

Uma pesquisa conduzida por Landi et al. (2014), derivada de um estudo coorte prospectivo sobre envelhecimento e longevidade na área geográfica de Sirente na Itália (iLSIRENTE), avaliou a associação da circunferência da panturrilha com debilidade, desempenho físico, força muscular e estado funcional de 266 idosos de ambos os sexos, com 80 anos de idade ou mais. Esses autores concluíram que a circunferência da panturrilha é um potencial marcador da função física e parece relevante na triagem da sarcopenia. Easton et al. (2018) estudaram a relação entre medidas antropométricas (IMC, razão cintura-quadril, estatura ajustada pela medida da altura do joelho e circunferência da panturrilha) e risco de mortalidade de indivíduos mexicanos de ambos os sexos com debilidade física, de 50 anos de idade ou mais, e verificaram que a circunferência da panturrilha foi a medida mais relevante para caracterizar o risco de mortalidade e a depleção da massa muscular. A avaliação da diminuição da massa muscular pela circunferência da panturrilha pode ser feita com o ponto de corte (< 31 cm) estabelecido pela Organização Mundial da Saúde (WHO, 1995) e a técnica de aferição está descrita no capítulo 3.

REFERÊNCIAS

Ahmed T, Haboubi N. Assessment and management of nutrition in older people and its importance to health. Clin Interv Aging. 2010;9(5):207-16.

Amarya S, Singh K, Sabharwal M. Changes during aging and their association with malnutrition. J Clin Gerontol Geriatr. 2015;6(3):78-84.

Atalah SE, Castillo LC, Castro SR, Aldea PA. Propuesta de um nuevo estándar de evaluación nutricional em embarazadas. Rev Méd Chile. 1997;125(12):1429-36.

Barbosa AR, Souza JM, Lebrão ML, Laurenti R, Marucci MF. Anthropometry of elderly residents in the city of São Paulo, Brazil. Cad Saúde Pública. 2005;21(6):1929-38.

Barreto SM, Passos VMA, Lima-Costa MFF. Obesity and underweight among Brazilian elderly: the Bambuí Health and Aging Study. Cad Saúde Pública. 2003;19(2):605-12.

Barros DC, Saunders C, Leal MC. Avaliação nutricional antropométrica de gestantes brasileiras: uma revisão sistemática. Rev Bras Saúde Mater infant. 2008;8(4):363-76.

Barroso TA, Marins LB, Alves R, Gonçalves ACS, Barroso SG, Rocha GS. Associação entre a obesidade central e a incidência de doenças e fatores de risco cardiovascular. Int J Cardiovasc Sci. 2017;30(5):416-24.

Bastien M, Poirier P, Lemieux I, Despres JP. Overview of epidemiology and contribution of obesity to cardiovascular disease. Prog Cardiovasc Dis. 2014;56(4)369-81.

Bianchi L, Ferrucci L, Cherubini A, Maggio M, Bandinelli S, Savino E, et al. The predictive value of the EWGSOP definition of sarcopenia: results from the InCHIANTI Study. J Gerontol A Biol Sci Med Sci. 2016;71(2):259-64.

Blackburn GL, Bistrian BR, Maini BS, Schlamm HT, Smith MF. Nutritional and metabolic assessment of the hospitalized patient. JPEN J Parenter Enteral Nutr. 1977;1(1):11-22.

Bosch X, Monclús E, Escoda O, Guerra-Garcia M, Moreno P, Guash N, et al. Unintentional weight loss: clinical characteristics and outcomes in a prospective cohort of 2677 patients. PLoSOne. 2017;12(4):e0175125.

Brasil. Lei nº 10.741 de 1 de outubro de 2003. Dispõe sobre o estatuto do idoso e dá outras providências. [acesso em 15 maio 2018]. Disponível em: http://www.planalto.gov.br/ccivil_03/leis/2003/L10.741.htm.

Brasil. Ministério da Saúde. Orientações para a coleta e análise de dados antropométricos em serviços de saúde: norma técnica do Sistema de Vigilância Alimentar e Nutricional – SISVAN. Brasília (DF): Ministério da Saúde; 2011. (Série G. estatística e informação em saúde).

Burr ML, Phillips KM. Anthropometric norms in the elderly. Br J Nutr. 1984;51(2):165-9.

CDC. Defining childhood obesity: BMI for children and teens. Overweight and obesity. [publicação online]. 2018. [acesso em 7 jul. 2019]. Disponível em: https://www.cdc.gov/obesity/childhood/defining.html.

Chumlea WC, Baumgartner R. Status of anthropometry and body composition data in elderly subjects. Am J Clin Nutr. 1989;50(Suppl. 5):1158-66.

Chumlea WC, Guo S. Equations for predicting stature in white and black elderly individuals. J Gerontol A Biol Sci Med Sci.1992;47(6):M197-203.

Cole TJ, Bellizzi MC, Flegal KM, Dietz WH. Establishing a standard definition for child overweight and obesity worldwide: international survey. Br Med J. 2000;320(7244):1240-3.

Cruz-Jentoft AJ, Baeyens JP, Bauer JM, Boirie Y, Cederholm T, Landi F, et al. Sarcopenia: European consensus on definition and diagnosis: report of the European Working Group on Sarcopenia in Older People. Age Ageing. 2010;39(4):412-23.

Cruz-Jentoft AJ, Bahat G, Bauer J, Boirie Y, Bruyère O, Cederholm T, et al., Writing Group for the European Working Group on Sarcopenia in Older People 2 (EWGSOP2); Extended Group for EWGSOP2. Sarcopenia: revised European consensus on definition and diagnosis. Age Ageing. 2019;48(1):16-31.

Czernichow S, Kengne AP, Stamatakis E, Hamer M, Batty GD. Body mass index, waist circumference and waist–hip ratio: which is the better discriminator of cardiovascular disease mortality risk? Evidence from an individual participant meta-analysis of 82,864 participants from nine cohort studies. Obes Rev. 2011;12(9):680-7.

Daymont C, Feudtner WHC, Rubin D. Head-circumference distribution in a large primary care network differs from CDC and WHO curves. Pediatrics. 2010;126(4):e836-42.

De Lucia E, Lemma F, Tesfaye F, Demisse T, Ismail S. The use of armspan measurement to assess the nutritional status of adults in four Ethiopian ethnic groups. Eur J Clin Nutr. 2002;56(2):91-5.

Dias MCG, Horiel M, Catalani LA, Waitzberg DL. Exame físico e antropometria. In: Waitzberg DL, organizador. Nutrição oral, enteral e parenteral na prática clínica. 5. ed. São Paulo: Atheneu; 2017. p. 387-418.

Easton JF, Stephens CR, Román-Sicilia H, Cesari M, Pérez-Zepeda MU. Anthropometric measurements and mortality in frail older adults. Exp Gerontol. 2018;110:61-6.

Evans WJ, Morley JE, Argilés J, Bales C, Baracos V, Guttridge D, et al. Cachexia: a new definition. Clin Nutr. 2008;27(6):793-9.

Flegal KM, Carroll MD, Kit BK, Ogden CL. Prevalence of obesity and trends in the distribution of body mass index among US adults, 1999-2010. JAMA. 2012;307(5):491-7.

Food and Nutrition Board. Obesity and eating disorders. In: Food and Nutrition Board. Diet and health: implications for reducing chronic disease risk. Washington: National Academy Press; 1989. p. 563-92.

Fragala MS, Kenny AM, Kuchel GA. Muscle quality in aging: a multi-dimensional approach to muscle functioning with applications for treatment. Sports Med. 2015;45(5):641-58.

Frankenfield DC, Rowe WA, Smith JS, Cooney RN. Validation of several established equations for resting metabolic rate in obese and no obese people. J Am Diet Assoc. 2003;103(9):1152-9.

Frisancho AR. Anthropometric standards for the assessment of growth and nutritional status. Ann Arbor: The University of Michigan Press; 1990.

Garza C, Onis M. Rationale for developing a new international growth reference. Food Nutr Bull. 2004;25(Suppl. 1):S5-12.

Gibson RS. Principles of nutritional assessment. 2nd ed. New York: Oxford University Press; 2005.

Gomes IC, Gobbo LA, Silva AM, Freitas IF Jr, Duarte YAO, Marucci MFN, et al. Appendicular lean soft tissue: development and cross-validation of predictive models for older men and women. J Frailty Aging. 2013;2(2):62-7.

Gouveia LAG, Marucci MFN, Lebrão ML, Duarte YAO. Association between waist circumference (WC) values and hypertension, heart disease (HD) and diabetes, reported by the elderly – SABE survey: health, wellness and aging, 2000 and 2006. Arch Gerontol Geriatr. 2014;59:62-8.

IOM. Nutrition during pregnancy. Washington: National Academy Press; 1990.

IOM. Energy. In: IOM. Dietary Reference Intakes for energy, carbohydrate, fiber, fat, fatty acids, cholesterol, protein, and amino acids. Washington: The National Academies Press; 2005. p. 207-64.

James R. Nutritional support in alcoholic liver disease: a review. J Hum Nutr Diet. 1989;2(5):315-23.

Janssen I, Heymsfield SB, Richard N, Baumgartner RN, Ross R. Estimation of skeletal muscle mass by bioelectrical impedance analysis. J Appl Physiol. 2000;89(2):465-71.

Kuczmarski MF, Kuczmarski RJ, Najjar M. Descriptive anthropometric reference data for older Americans. J Am Diet Assoc. 2000;100(1):59-66.

Landi F, Onder G, Russo A, Liperoti R, Tosato M, Martone AM, et al. Calf circumference, frailty and physical performance among older adults living in the community. Clin Nutr. 2014;33(3):539-44.

Lee RC, Wang Z, Heo M, Ross R, Janssen I, Heymsfield SB. Total-body skeletal muscle mass: development and cross-validation of anthropometric prediction models. Am J Clin Nutr. 2000;72(3):796-803.

Lee RD, Nieman DC. Nutritional assessment. New York: McGraw-Hill Higher Education; 2013.

Lemmens HJM, Brodsky JB, Bernstein DP. Estimating ideal body weight – a new formula. Obes Surg. 2005;15(7):1082-3.

Lima MFS, Cabral NLA, Oliveira LP, Liberalinoi LCP, Spyrides MHC, Lima KC, et al. Estimativa de peso em idosos institucionalizados: qual equação utilizar? Rev Bras Epidemiol. 2016;19(1):135-48.

Lipschitz DA. Screening for nutritional status in the elderly. Prim Care. 1994;21(1):55-67.

Lohman TG, Roche AF, Martorell R. Anthropometric standardization reference manual. Champaign: Human Kinetics Books; 1988.

Lohman TG. Advances in body composition assessment: current issues in exercise science. Champaign: Human Kinetics; 1992.

Malina RM, Habicht JP, Martorell R, Lechtig A, Yarbrough C, Klein RE. Head and chest circumferences in rural Guatemalan Ladino children, birth to seven years of age. Am J Clin Nutr. 1975;28(9):1061-70.

Marton KI, Sox HC Jr, Krupp JR. Involuntary weight loss: diagnostic and prognostic significance. Ann Intern Med. 1981;95(5):568-74.

Menezes TN, Marucci MFN. Antropometria de idosos residentes em instituições geriátricas, Fortaleza, CE. Rev Saúde Pública. 2005;39(2):169-75.

Moreault O, Lacasse Y, Bussières JS. Calculating ideal body weight: keep it simple. Anesthesiology. 2017;127(7):194-207.

Najas MS, Maeda AP, Nebuloni CC. Nutrição em gerontologia. In: Freitas EV, Py L. Tratado de geriatria e gerontologia. 4. ed. Rio de Janeiro: Guanabara Koogan; 2016. p. 838-45.

NHLBI. The practical guide: identification, evaluation, and treatment of overweight and obesity in adults. Washington: US Department for Health and Human Service; 2000.

Onis M. Development of a WHO growth reference for school-aged children and adolescents. Bull World Health Organ. 2007;85(9):660-7.

OPAS. XXXVI Reunión del Comitê Asesor de Investigaciones em Salud – Encuestra Multicêntrica – Salud Beinestar y Envejecimeiento (SABE) en América Latina e el Caribe – Informe preliminar [publicação online]. Washington: Organización Panamericana de La Salud, 2001. [acesso em 22 jan. 2018]. Disponível em: http://envejecimiento.csic.es/documentos/documentos/paho-salud-01.pdf.

Osterkamp LK. Current perspective on assessment of human body proportions of relevance to amputees. J Am Diet Assoc. 1995;95(2):215-8.

Papaléo Netto M. O estudo da velhice no século XX: histórico, definição do campo e termos básicos. In: Freitas EV, Py L, Neri AL, Cançado FAX, Gorzoni ML, Rocha SM. Tratado de geriatria e gerontologia. Rio de Janeiro: Guanabara Koogan; 2002. p. 2-12.

Perissinotto E, Pisent C, Sergi G, Grigoletto F. Anthropometric measurements in the elderly: age and gender differences. Br J Nutr. 2002;87(2):177-86.

Peterson CM, Thomas DM, Blackburn GL, Heymsfield SB. Universal equation for estimating ideal body weight and body weight at any BMI. Am J Clin Nutr. 2016;103(5):1197-203.

Rabito EI, Mialich MS, Martínez EZ, García RWD, Jordão AA Jr, Marchini JS. Validation of predictive equations for weight and height using a metric tape. Nutr Hosp. 2008;23(6):614-8.

Rasmussen KM, Yaktine AL, editores. Weight gain during pregnancy: reexamining the guidelines. Washington: The National Academies Press; 2009.

Rech CR, Dellagrana RA, Marucci MF, Petroski EL. Validade de equações antropométricas para estimar a massa muscular em idosos. Rev Bras Cineantropom Desempenho Hum. 2012;14(1):23-31.

Roriz AKC, Mello AL, Guimarães JF, Santos FC, Medeiros JMB, Sampaio LR. Imaging assessment of visceral adipose tissue area and its correlations with metabolic alterations. Arq Bras Cardiol. 2010;95(6):698-704.

Sampaio LR. Avaliação nutricional e envelhecimento. Rev Nutr. 2004;17(4):507-14.

Santos DM, Sichieri R. Índice de massa corporal e indicadores antropométricos de adiposidade em idosos. Rev Saúde Pública. 2005;39(2):163-8.

Schwanke CHA, Carli GA, Gomes I, Lindôso ZCL, organizadores. Atualizações em geriatria e gerontologia IV: aspectos demográficos, biopsicossociais e clínicos do envelhecimento. Porto Alegre: EDPUCRS; 2012.

Shah B, Sucher K, Hollenbeck CB. Comparison of ideal body weight equations and published height-weight tables with body mass index tables for healthy adults in the United States. Nutr Clin Pract. 2006;21(3):312-9.

Silva SL, Bresani-Salvi CC, Caminha MFC, Figueiro AJN, Batista Filho M. Classificação antropométrica de gestantes: comparação entre cinco métodos de diagnósticos utilizados na América Latina. Rev Panam Salud Pública. 2017;41(e85):1-9. [acesso em 05 maio 2018]. Disponível em: https://www.scielosp.org/pdf/rpsp/2017.v41/e85/pt.

Souto-Barreto P, Cadroy Y, Kelaiditi E, Vellas B, Rolland Y. The prognostic value of body-mass-index on mortality in older adults with dementia living in nursing homes. Clin Nutr. 2017;36(2):423-8.

Teixeira CSC, Cabral ACV. Avaliação nutricional de gestantes sob acompanhamento em serviços de pré-natal distintos: a região metropolitana e o ambiente rural. Rev Bras Ginecol Obstet. 2016;38(1):27-34.

The International Fetal and Newborn Growth Consortium for the 21st Century. Standards and tools. [publicação online]. 2009-2019. [acesso em 23 jan. 2019]. Disponível em: https://intergrowth21.tghn.org/standards-tools/.

Trombetti A, Reid KF, Hars M, Hermann FR, Pasha E, Phillips EM, et al. Age-associated declines in muscle mass, strength, power, and physical performance: impact on fear of falling and quality of life. Osteoporos Int. 2016;27(2):463-71.

Veronese N, Cereda E, Solmi M, Fowler SA, Manzato E, Maggi S, et al. Inverse relationship between body mass index and mortality in older nursing home residents: a meta-analysis of 19,538 elderly subjects. Obes Rev. 2015;16(11):1001-15.

Villar J, Cheikh Ismail L, Victora CG, Ohuma EO, Bertino E, Altman DG, et al. International standards for newborn weight, length, and head circumference by gestational age and sex: the Newborn Cross-Sectional Study of the INTERGROWTH-21st Project. Lancet. 2014;384(9946):857-68.

Villar J, Giuliani F, Bhutta ZA, Bertino E, Ohuma EO, Ismail LC, et al. Postnatal growth standards for preterm babies: the Preterm Postnatal Follow-up Study of the INTERGROWTH-21st Project: a multicentre population study. Lancet Glob Health. 2015;3(11):e681-91.

Villareal DT, Apovian CM, Kushner RF. Obesity in older adults: technical review and position statement of the American Society for Nutrition and NAASO, The Obesity Society. Am J Clin Nutr. 2005;82(5):923-34.

Vitolo MR, Louzada ML. Avaliação nutricional da criança. In: Vitolo MR, Louzada ML. Nutrição: da gestação ao envelhecimento. Rio de Janeiro: Rubio; 2015. p. 177-90.

West KM. Computing and expressing degree of fatness. J Am Med Assoc. 1980;243(14):1421-2.

WHO. Physical status: the use and interpretation of anthropometry. [publicação online]. Geneva: Benteli; 1995. [acesso em 16 jun. 2019]. Disponível em: https://apps.who.int/iris/bitstream/handle/10665/37003/WHO_TRS_854.pdf;jsessionid=2F20A43A2A833838292D1DE958EF4486?sequence=1.

WHO. Defining the problem of overwheigh and obesity. In: WHO. Obesity: preventing and managing the global epidemic. [publicação online]. Geneva: World Health Organization; 1997. [acesso em 16 jun. 2019]. Disponível em: https://apps.who.int/iris/handle/10665/63854.

WHO. Obesity: preventing and managing the global epidemic. [publicação online] Geneva: World Health Organization; 2000. [acesso em 10 jun. 2020]. Disponível em: https://apps.who.int/iris/handle/10665/42330.

WHO. Active aging: a policy framework. [publicação online]. Geneva: World Health Organization; 2002. [acesso em 15 maio 2018]. Disponível em: http://whqlibdoc.who.int/hq/2002/WHO_NMH_NPH_02.8.pdf.

WHO. Diet, nutrition and the prevention of chronic diseases. Geneva: World Health Organization; 2003. (WHO technical report series, 916).

WHO. WHO child growth standards: Length/height-for-age, weight-for-age, weight-for-length, weight-for-height and body mass index-for-age. Methods and development. [publicação online]. Geneva: World Health Organization, 2006a. [acesso em 16 jun. 2019]. Disponível em: https://www.who.int/childgrowth/standards/Technical_report.pdf?ua=1.

WHO Multicentre Growth Reference Study Group. WHO child growth standards based on lenght/height, weight and age. Acta Paediatr Suppl. 2006b;95(450):76-85.

WHO. WHO child growth standards: Training course on child growth assessment. Interpreting growth indicators. [publicação online]. Geneva: World Health Organization; 2008. [acesso em: 16 jun. 2019]. Disponível em: https://www.who.int/childgrowth/training/en/.

WHO. World report on ageing and health. Luxembourg: World Health Organization; 2015.

Wong CJ. Involuntary weight loss. Med Clin North Am. 2014;98(3):625-43.

Zunzunegui MV, Sanchez MT, Garcia A, Casado JM, Otero A. Body mass index and long-term mortality in an elderly Mediterranean population. J Aging Health. 2012;24(1):29.

CAPÍTULO 5

AVALIAÇÃO LABORATORIAL EM NUTRIÇÃO

Allys Vilela de Oliveira
Ana Paula Nunes Bento
Ana Tereza Vaz de Souza Freitas
Flávia Campos Corgosinho
Marcela de Oliveira Queiroz
Nayra Figueiredo
Yara Lúcia Marques Maia
Mara Reis Silva

Os dados laboratoriais utilizados em Nutrição são aqueles que podem informar sobre o estado nutricional, considerando os resultados de exames bioquímicos, moleculares, de fluidos e de excreções corporais. No entanto, nenhuma análise laboratorial pode isoladamente monitorar o estado nutricional de indivíduos, pois os resultados laboratoriais devem ser avaliados em conjunto com a avaliação antropométrica, dietética e clínica (Lee, Nieman, 2013; Rocha, Fortes, 2015).

Índices laboratoriais para o indivíduo ou população são avaliados com diversos métodos e requerem comparação com valores de referência derivados de resultados de uma amostra composta por pessoas saudáveis. Valores abaixo e acima dos percentis 2,5 ou 5,0 têm sido usados como limites de normalidade em testes de laboratório e pesquisas em nutrição. Alternativamente, os índices são comparados com pontos de corte baseados em valores de indivíduos com sinais e sintomas clínicos ou funcionais de deficiência ou excesso (Gibson, 2005).

A maioria dos testes laboratoriais dosa a presença do analito (substância a ser analisada) em pequeno volume de amostra (em geral um líquido corporal). Os resultados são relatados em concentrações, tradicionalmente em número de moles por litro de solução. Um mol de qualquer composto contém 6×10^{23} moléculas. A concentração em um compartimento corporal é uma razão da substância dissolvida em um volume conhecido. Essa concentração pode mudar pelo aumento ou diminuição do analito ou quando o volume do solvente ou líquido no qual o analito se encontra, aumenta (exemplo: hidratação) ou diminui (exemplo: desidratação, diarreia) (Gawet al., 2013). Além disso, os valores quantitativos para qualquer analito são afetados por variações intraindividuais, ao longo do tempo, por causa de mecanismos fisiológicos (variações biológicas) que são independentes de qualquer processo patológico, bem como por imprecisão dos métodos analíticos (falta de reprodutibilidade) (Wians, 2009).

As deficiências nutricionais causam redução da imunidade, deixando o indivíduo vulnerável a infecções e outras alterações relacionadas ao funcionamento do organismo (Fontoura et al., 2006). Porém, níveis fisiológicos normais variam entre pessoas conforme idade, sexo, estado fisiológico, condições ambientais e necessidades nutricionais. Outros fatores como drogas (xenobióticos como medicamentos, venenos e aditivos alimentares), estresse, lesão e mesmo a interpretação de testes isolados podem interferir e limitar a avaliação dos dados (Bricarello et al., 2015). Desse modo, a elevada variação dos resultados entre indivíduos influencia a especificidade e sensibilidade dos testes. A especificidade do diagnóstico laboratorial pode ser aumentada por combinação de medidas, por exemplo, o uso de dois ou mais valores anormais provenientes de metodologias distintas para indicar a deficiência nutricional (Gibson, 2005).

Valores de referência para sangue, urina, e outros líquidos corporais devem ser utilizados apenas como diretrizes, pois variam de acordo com diversos fatores, incluindo dados demográficos da população sadia, na qual foram obtidas as amostras, e os métodos e/ou instrumentos específicos utilizados para a realização dos exames. Os laboratórios certificados pelo *College of American Pathologists* (CAP) devem estabelecer e/ou validar seus próprios valores de referência pelo menos anualmente. O *College of American Pathologists* é responsável pela qualidade em patologia e em medicina laboratorial em diversos países. Ele possui programas de acreditação, testes de proficiência, entre vários outros que têm o objetivo de fornecer uma qualidade superior aos procedimentos laboratoriais (Allen et al., 2011). Assim, qualquer resultado deve ser interpretado de acordo com o valor de referência do laboratório no qual o exame foi realizado; em geral os laboratórios fornecem esses valores juntamente com o resultado do exame.

Os dados de exames sanguíneos e de urina, usados no diagnóstico e tratamento médico, auxiliam a identificação de alterações nutricionais e são comuns na avaliação nutricional. No entanto, para evitar erros de interpretação, recomenda-se que as análises usadas para fins de comparação sejam, preferencialmente, feitas no mesmo laboratório e os valores de referência consultados nos resultados de exame.

Segundo o Conselho Federal de Nutricionistas (Brasil, 2016a), compete ao nutricionista, durante a solicitação de exames, a avaliação adequada dos critérios técnicos e científicos de sua conduta, com ciência de sua responsabilidade diante dos questionamentos técnicos decorrentes. Nutricionistas podem solicitar exames laboratoriais necessários ao acompanhamento dietoterápico para avaliação da evolução nutricional do paciente, bem como para prescreverem ou elaborarem o plano alimentar adequadamente.

A utilização de exames laboratoriais na prática clínica possibilita a detecção de deficiências nutricionais, anemias carenciais, risco cardiovascular, a realização do controle glicêmico e outras situações clínicas nas quais o nutricionista poderá intervir com o planejamento dietético. Eles propiciam um diagnóstico nutricional mais preciso, tendo em vista que cada paciente possui sua peculiaridade, e conferem um papel preditivo importante para a eficácia do tratamento dietoterápico.

PROTEÍNAS E ENZIMAS

O plasma contém muitas proteínas com diferentes funções. Muitas já possuem funções caracterizadas, enquanto outras ainda permanecem desconhecidas (paraproteínas). As enzimas compreendem grande proporção dessas proteínas. Na rotina laboratorial são dosadas as proteínas totais e a albumina e a diferença entre esses dois valores é apresentada como globulinas. São usados vários métodos para a dosagem de proteínas específicas, sendo que para as enzimas pode ser usada a determinação de sua atividade ou a avaliação de sua massa. A eletroforese de proteínas é útil para determinar qual fração de proteína pode estar alterada e, a partir dessa informação, serem solicitadas dosagens de proteínas específicas presentes nessa fração. As dosagens de proteínas específicas fornecem informações úteis no diagnóstico e acompanhamento de doenças (Gaw et al., 2013).

As enzimas em sua maioria são proteínas que catalisam reações químicas intracelulares, salvo poucas exceções, tais como as enzimas específicas da cascata de coagulação no plasma. As enzimas no plasma existem fisiologicamente em pequena quantidade, o que é atribuído à renovação celular normal. Quando esse valor aumenta, há indicação de lesão tecidual, e essa característica é muito útil como indicador de lesão tecidual ou proliferação celular aumentada (Garcia et al., 2014).

Algumas enzimas ocorrem no plasma em duas ou mais formas moleculares conhecidas como isoenzimas, que são enzimas catalisadoras da mesma reação química em diferentes tecidos. Sua determinação específica pode fornecer dados sobre o sítio de localização da doença. As isoenzimas da fosfatase alcalina podem diferenciar entre doença óssea e doença do fígado e as isoenzimas da creatina quinase (CK) são úteis na detecção do infarto do miocárdio (CKMb) (Gaw et al., 2013).

CONDIÇÕES OU FATORES QUE ALTERAM OS NÍVEIS DE ENZIMAS NO PLASMA

O aumento da concentração de uma enzima no plasma pode ser devido à proliferação das células produtoras da enzima, ao aumento de sua síntese nas células, e por indução enzimática, que é um processo no qual alguma substância química, como medicamento ou princípio ativo de um alimento ou planta medicinal, aumenta a produção ou a atividade de uma enzima. A diminuição da concentração de uma enzima no plasma geralmente é reflexo da redução de sua síntese, por exemplo, a redução da colinesterase no soro indica lesão hepática grave, bem como a diminuição da concentração de albumina sérica indica prejuízo da capacidade de síntese dos hepatócitos (Garcia et al., 2014).

Outro fator importante a ser levado em conta na análise do valor plasmático de uma enzima é a velocidade que essa enzima é liberada da célula para o plasma e a velocidade de seu *clearance* (depuração dessa enzima do plasma). A velocidade de aparecimento da enzima no plasma influencia seu gradiente de concentração, sua localização intracelular, seu peso molecular, bem como a permeabilidade dos capilares sanguíneos, sendo determinantes de seu desaparecimento do plasma a sua inativação e remoção pelas células do sistema reticuloendotelial, medula óssea, baço e fígado. Portanto, esse limite de tempo no qual as proteínas e as enzimas devem ser analisadas é essencial para uma interpretação correta de resultados laboratoriais. A meia-vida das enzimas no plasma varia de poucas horas a vários dias, mas na maioria dos casos ela se situa entre 24 e 48 horas (Williamson, Snyder, 2016).

AVALIAÇÃO DO ESTADO PROTEICO-ENERGÉTICO

INDICADORES DE PROTEÍNAS VISCERAIS

A avaliação do estado nutricional pode ser complementada pela análise das proteínas viscerais, e em especial os resultados de exames de proteínas sintetizadas pelo fígado. Do ponto de vista prático, as proteínas plasmáticas refletem a condição das proteínas viscerais (Portillo et al., 2015). As doenças agudas e o traumatismo causam inflamação e diversas moléculas, células e compostos atuam no processo de inflamação, entre esses as proteínas plasmáticas (Justi et al., 2019; Litchford, 2012). A inflamação pode ser classificada como aguda e crônica, sendo que a inflamação crônica de grau baixo é considerada um fator de risco para o desenvolvimento de doenças crônicas não transmissíveis relacionadas com a idade, tais como diabetes, doença cardiovascular e alguns tipos de câncer (Hoghighatdoost et al., 2017). O estresse inflamatório da doença aguda ou do trauma causa liberação das citocinas interleucina-1 (IL-1), interleucina-6 (IL-6) e fator de necrose tumoral-α (FNT-α) no organismo. Essas citocinas interferem na síntese hepática de proteínas plasmáticas e aumentam a degradação de proteínas musculares, para atender à demanda por proteína e energia durante a resposta inflamatória. Elas também podem regular a síntese de proteína C-reativa (PCR), um marcador de inflamação que apresenta correlação positiva com aterosclerose e adiposidade (Barbalho et al., 2015).

ALBUMINA

A albumina é a proteína plasmática sintetizada em maior concentração no fígado, que atua na manutenção da pressão oncótica e como tampão do pH. Entre as diversas funções desempenhadas ela também transporta ácidos graxos, bilirrubina não conjugada, minerais, toxinas, metais pesados e drogas (Rhee, 2011). É considerada uma proteína da fase aguda negativa e um marcador de distúrbios do metabolismo proteico, portanto é usada para avaliar a capacidade da síntese hepática, o estado nutricional e a eficácia do suporte nutricional. Entretanto, por causa da redução da albumina durante a inflamação, em pessoas doentes, seu valor como marcador de desnutrição tem sido questionado (Lee et al., 2015). Além disso, é pouco sensível às rápidas variações do estado nutricional por possuir meia-vida biológica longa (18 a 21 dias) e grande *pool* extravascular, permitindo o retorno à corrente sanguínea quando sua síntese está reduzida. Sua concentração reflete a ingestão de proteínas apenas em condições experimentais controladas (Litchford, 2012). Outros fatores podem modificar a concentração das proteínas séricas, tais como variações do estado de hidratação, síndrome nefrótica, hepatopatias, aumento do catabolismo proteico, má absorção intestinal e infecção (Bricarello et al., 2015; Michalczuk, Arruda, 2010). Os valores de referência para crianças, adolescentes e adultos e a classificação da depleção em adultos estão apresentados na Tabela 5.1.

Tabela 5.1. Valores de referência para albumina e classificação de depleção em adultos.

Idade	Albumina (g/dL)
< 5 dias	2,6-3,6
1-3 anos	3,4-4,2
4-6 anos	3,5-5,2
7-19 anos	3,7-5,6
Adultos	> 3,5
Depleção em adultos (g/dL)	
Leve	3-3,5
Moderada	2,4-2,9
Grave	< 2,4

Fonte: adaptada de Bricarello et al. (2015) e Vairo et al. (2010).

PRÉ-ALBUMINA OU TRANSTIRRETINA (TTR)

É uma proteína plasmática que circula ligada à proteína transportadora de retinol e à tiroxina. A TTR é um biomarcador do estado nutricional e inflamatório e agente etiológico de amiloidose, um grupo de desordens causadas pela formação e acúmulo de proteínas anormais (amiloide), com consequente depósito extracelular, que afeta o funcionamento de diversos órgãos (Buxbaum, Reixach, 2009; Zang et al., 2019). A TTR pode ser considerada um marcador precoce do déficit nutricional, por causa da meia-vida biológica curta de 2 a 3 dias e do pequeno estoque corporal, entretanto, sua concentração sanguínea pode ser influenciada por diversas condições, que se caracterizam por infecção, inflamação e trauma (Berbel et al., 2011; Bricarello et al., 2015). Desse modo, alguns pesquisadores têm questionado a confiabilidade da TTR como indicador clínico do estado nutricional (Inglenbleeck, Bernstein, 2015). A concentração sérica de TTR aumenta gradativamente, após o nascimento, alcança o máximo por volta dos 50 anos e declina no indivíduo idoso. Os intervalos de referência variam de 20 a 40 mg/dL, conforme idade e sexo (Johnson et al., 2007; Vieira, Saraiva, 2014).

PROTEÍNA LIGANTE OU TRANSPORTADORA DE RETINOL (*Retinol Binding Protein* – RBP)

A RBP é codificada pelo gene 4, por isso também é identificada pela sigla RBP4. O fígado é seu principal local de síntese e no sangue a RBP4 circula ligada à transtirretina (TTR) e ao retinol, formando um complexo ternário, que transporta retinol do fígado para os tecidos periféricos (Noy, 2016). A concentração de RBP4 é reduzida com a ingestão de uma alimentação com baixo teor energético, no entanto, essa influência negativa depende da quantidade de peso perdido e da qualidade da dieta (Zabetian-Targhi et al., 2015). A recomendação de uso da RBP4 como indicador de deficiência de proteína e energia também se deve ao fato de sua meia-vida biológica curta, de apenas 12 horas. No entanto, a RBP4 está reduzida em pacientes com estresse agudo (inflamação e infecção), e na insuficiência renal seus níveis estão elevados pela dificuldade de catabolização no túbulo renal, o que compromete a interpretação dos resultados na desnutrição proteico-energética (Litchford, 2012). Embora os biomarcadores inflamatórios tenham associação negativa com a RBP4, o aumento da concentração sérica dessa proteína tem sido observado em doença cardiovascular e situações associadas com resistência à insulina, como obesidade, síndrome metabólica, diabetes tipo 2 e hipotireoidismo subclínico (que está associado à gravidade da doença arterial coronariana). Alguns pesquisadores consideram a RBP4 uma adipocina, pois em obesos pode ser secretada pelos adipócitos e aumentar a resistência à insulina (Sum et al., 2019; Tanumihardjo et al., 2016). Entretanto, existem discordâncias em pesquisas que mostram resultados positivos e negativos sobre a associação da RBP4 com fatores inflamatórios e o risco aumentado para doenças específicas (Zabetian-Targhi et al., 2015). A concentração de RBP no plasma de adultos saudáveis é de 1,9 a 2,4 μmol/L ou 40 a 50 mg/mL e em crianças o valor é 60% da concentração dos adultos (McLaren, Kraemer, 2012).

TRANSFERRINA OU SIDEROFILINA

A transferrina é uma proteína não heme, sintetizada principalmente no fígado, que no sangue transporta ferro proveniente do fígado, intestino e sistema reticuloendotelial para outros tecidos. Participa também da defesa imune, por causa da sua habilidade em se ligar e tornar indisponível o ferro necessário a alguns microrganismos (Matysiak-Brynda et al., 2017).

Em crianças desnutridas que apresentam edema a concentração de transferrina diminui, por causa da baixa ingestão de nutrientes e da presença de infecção (Velásquez-Rodriguéz et al., 2007). A síntese de transferrina aumenta no sangramento crônico, nas hepatites agudas, na gravidez e quando as reservas de ferro são depletadas. A concentração sanguínea diminui nas doenças hepáticas crônicas, neoplasias, sobrecarga de ferro, durante inflamação e infecção. Possui meia-vida biológica de 8 dias, portanto, o intervalo de tempo para repetir a dosagem pode ser semanal e é mais confiável em comparação à albumina como indicador nutricional (Bricarello et al., 2015).

A transferrina pode ser avaliada pela capacidade total de ligação do ferro à transferrina (TIBC, sigla do inglês *Total Iron Binding Capacity*). O valor de TIBC é obtido multiplicando a concentração de transferrina sérica por 25 (Grotto, 2010).

A saturação da transferrina é a razão entre a concentração sérica de ferro e a TIBC, expressa em porcentagem. Os valores de referência de saturação de transferrina variam de 16 a 50%, sendo que valor abaixo de 16% indica suprimento de ferro inadequado para a eritropoiese e anemia ferropriva. Valores elevados ocorrem em anemia hemolítica, sideroblástica, megaloblástica e hemocromatose (Ciocari et al., 2010; Grotto, 2010).

PROTEÍNA C-REATIVA (PCR)

A proteína C-reativa é um reagente de fase aguda produzida principalmente pelo fígado, por estímulo da interleucina-6 e outras citocinas pró-inflamatórias. Proteínas de fase aguda são aquelas cuja concentração sérica aumenta ou diminui pelo menos 25% durante estados inflamatórios. O aumento da concentração da PCR no sangue é indicador de inflamação, que pode ser causada por doenças autoimunes, infecção, trauma e neoplasia (Aguiar et al., 2013; Reeves, 2007; Santos et al., 2012).

Nos estágios iniciais do estresse agudo, a proteína C-reativa aumenta rapidamente e, portanto, pode ser utilizada para monitorar o processo inflamatório. A secreção da PCR inicia 4 a 6 horas após o estímulo e duplica a cada 8 horas, e a concentração máxima pode ser alcançada em 48 horas. A PCR tem meia-vida plasmática de 19 horas (Aguiar et al., 2013; Harrison, 2015). O teste da proteína C-reativa de alta sensibilidade (PCR-as) tem sido sugerido para avaliar o risco cardiovascular, visto que a inflamação é um processo básico de surgimento da aterosclerose. O método de análise da PCR-as detecta concentrações séricas em níveis muito baixos, que não são detectados por exames de rotina (Silva, Lacerda, 2012). A mediana da concentração de PCR é 0,8 mg/L e 90% das pessoas aparentemente saudáveis podem apresentar concentração menor que 3 mg/L. Valores elevados sugerem a presença de doenças, por exemplo em pessoas com sepse a concentração pode estar acima de 50 mg/L. O ensaio para PCR-as tem valores de referência de 0,02 a 8 mg/L (Reeves, 2007; Vario et al., 2010).

INDICADORES SOMÁTICOS DE DESNUTRIÇÃO PROTEICO-ENERGÉTICA

CREATININA URINÁRIA E ÍNDICE CREATININA/ALTURA

A creatinina é produzida, principalmente no músculo, pela hidrólise da creatina-fosfato em situação de trabalho muscular. O músculo não retém creatinina, e sua excreção é realizada pelos rins com pouca reabsorção, sendo que a concentração urinária é proporcional à massa muscular (Kreider et al., 2017; Salazar, 2014; Tomson et al., 2011). Para se avaliar o estado proteico-somático pode ser utilizado o índice creatinina/altura (ICA), o qual relaciona a excreção de creatinina esperada em 24 horas com a estatura do paciente (Calixto Lima et al., 2012).

$$\text{Índice creatinina/altura (\%)} = \frac{\text{Creatinina urinária medida em 24 horas (mg)} \times 100}{\text{Creatinina urinária de referência em 24 horas por altura}}$$

Os valores de referência para crianças e adolescentes podem ser consultados na pesquisa de Remer et al. (2002) e de homens e mulheres na publicação de Blackburn et al. (1977).

O ICA pode ser usado para avaliar o grau de depleção de massa muscular em crianças com marasmo e monitorar os efeitos da intervenção nutricional, em longo prazo, na repleção de massa corporal magra em pacientes hospitalizados (Gibson, 2005). No entanto, a massa muscular não é totalmente dependente da estatura, por isso o ICA deve ser usado com cautela em indivíduos altos, magros ou musculosos. A avaliação do estado proteico-somático, a partir da creatinina e do ICA, também pode ser alterada pela idade, estresse, consumo de proteína, doenças hepáticas e renais, fase aguda pós-trauma e atividade física intensa. A dificuldade na coleta quantitativa da amostra urinária também é um fator limitante desse índice como marcador da massa muscular, pois é necessário coletar todo o volume urinário do paciente, durante um período de tempo, e perdas no volume interferem no resultado (Bricarello et al., 2015; Maicá, Schweigert, 2008). Para minimizar essas limitações, são usadas três coletas consecutivas da urina de 24 horas, com eliminação de carne da dieta durante o período de coleta da amostra (Gibson, 2005).

O cálculo de ICA é feito com os valores de excreção de creatinina urinária ideal em 24 horas, por altura, derivados de uma população de adultos jovens saudáveis ingerindo uma dieta sem creatina. A excreção de creatinina declina em cerca de 20% a partir de 65-74 anos de idade, desse modo o uso de dados de referência derivados de adultos superestima a depleção de proteína em idosos. O ICA de 60 a 80% é indicativo de depleção moderada da massa muscular, enquanto valores menores de 60% sugerem depleção grave (Gibson, 2005).

AVALIAÇÃO DE ANEMIAS NUTRICIONAIS

O diagnóstico da anemia é confirmado pela baixa concentração de eritrócitos ou de hemoglobina no sangue, o que limita a troca de oxigênio e dióxido de carbono entre o sangue e os tecidos. A classificação das anemias é baseada no tamanho da célula (microcítica, normocítica ou macrocítica) e no teor de hemoglobina (hipocrômica ou normocrômica). A causa mais comum de anemia carencial é a deficiência de ferro, mas outras causas incluem deficiência de vitamina B_{12} e folato, inflamação, infecção, câncer, malária, tuberculose, Síndrome da Imunodeficiência Adquirida – AIDS (sigla originada do inglês: *Acquired Immunodeficiency Syndrome*), hemorragia, anormalidades genéticas e parasitas intestinais (Lee, Nieman, 2013; Marn, Critchley, 2016; WHO, 2015).

ANEMIA POR DEFICIÊNCIA DE FERRO

A anemia por deficiência de ferro é o tipo mais comum de anemia na clínica médica e a maior causa de mortalidade materna, perinatal e infantil no mundo (Marn, Critchley, 2016; Means, 2013). Ingestão dietética inadequada de ferro, redução da absorção, perda excessiva, condições socioeconômicas e de saúde precárias ou associação desses fatores elevam a prevalência de anemia ferropriva, particularmente em recém-nascidos, crianças e gestantes (Almeida, Naves, 2002; Gibson, 2005). A deficiência crônica de ferro induz uma disfunção em diversos sistemas corporais, incluindo função muscular inadequada, anormalidades do crescimento, distúrbios epiteliais, fadiga, anorexia, pica, prejuízo do desenvolvimento cognitivo e motor (Means, 2013; WHO, 2015).

Apesar de os valores de hemoglobina que definem o diagnóstico de anemia já serem bem determinados, outros fatores podem levar à deficiência de ferro. Portanto, é necessário verificar se a deficiência de ferro está relacionada com anemia ou a outros problemas de saúde, a partir da verificação das dosagens de outros fatores nas análises bioquímicas do sangue (Bermejo, García-López, 2009), conforme descrito na Tabela 5.2.

O desenvolvimento da anemia por deficiência de ferro ocorre em estágios diferenciados que podem ser identificados por diversos índices (Tabela 5.3). A primeira fase (depleção de ferro) é caracterizada por redução do estoque de ferro no fígado, com declínio na concentração de ferritina sérica, mas a concentração plasmática de ferro, a saturação da transferrina e a concentração de hemoglobina estão normais. Valores de ferritina sérica inferiores a 12 µg/L caracterizam depleção nos estoques de ferro (Brasil, 2007; Gibson, 2005).

A concentração de hemoglobina reflete o estado de ferro, porém sua deficiência não está associada com prejuízos fisiológicos até que a produção de compostos essenciais desse mineral esteja diminuída. A ferritina é uma das formas de armazenamento de ferro no organismo e mantém sua homeostase corporal pela regulação da quantidade absorvida da dieta. A concentração de ferritina sérica está correlacionada com as reservas de ferro corporais, o que torna essa medida bastante útil para o diagnóstico da deficiência de ferro (Lee, Nieman, 2013). Entretanto, em algumas situações pode haver elevação desse indicador mesmo na presença de deficiência de ferro, como nas doenças hepáticas, condições inflamatórias, hemocromatose hereditária, doença cardiovascular e câncer (Brasil, 2007; Justi et al., 2019).

Tabela 5.2. Diferenças nos resultados sanguíneos na anemia por deficiência de ferro, anemia por doenças crônicas e anemia de origem mista.

	Anemia por deficiência de ferro	Anemia por doenças crônicas	Anemia de origem mista
Ferro sérico	Diminuído	Diminuído	Diminuído
Transferrina	Aumentada	Diminuída ou normal	Diminuída
Saturação de transferrina	Diminuída	Diminuída	Diminuída
Ferritina[1]	Diminuída (< 30 µg/L)	Aumentada (> 100 µg/L)	Normal
Receptor solúvel da transferrina	Aumentado	Normal	Aumentado ou normal
Proteína C-reativa	Normal	Aumentada	Aumentada
Eritropoietina	Aumentada	Normal ou levemente aumentada para o grau de anemia	Aumentada ou normal

[1]Para valores de ferritina entre 30 e 100 µg/L: necessárias outras determinações para diferenciar anemia por deficiência de ferro e anemia por doenças crônicas.

Fonte: adaptada de Bermejo e García-López (2009).

A segunda fase é definida pela insuficiência de ferro para a eritropoiese (produção normal da hemoglobina) e ocorre diminuição da saturação da transferrina, da ferritina sérica e do ferro sérico. São observadas alterações no transporte do ferro e nas hemácias que foram recentemente distribuídas na circulação sanguínea (Brasil, 2007). Concomitantemente, ocorre redução dos valores séricos do receptor de transferrina e da capacidade total de ligação do ferro (TIBC) e aumento da concentração de protoporfirina do eritrócito, embora a concentração de hemoglobina permaneça normal (Lee, Nieman, 2013).

No terceiro estágio, ocorre anemia hipocrômica e microcítica, levando à redução da concentração de hemoglobina sérica e hematócrito, o que resulta em baixa concentração de hemoglobina corpuscular média (CHCM). Por outro lado, a sobrecarga de ferro no organismo é avaliada preferencialmente pelas medidas de ferro sérico e TIBC (Tabela 5.3), visto que a concentração de ferritina sérica elevada também pode ocorrer durante condições inflamatórias crônicas (Brasil, 2007; Gibson, 2005).

Tabela 5.3. Excesso e sequência das alterações na deficiência gradual de ferro.

Índices	Excesso de ferro	Normal	Depleção de ferro	Deficiência de ferro na eritropoiese	Anemia ferropriva
TIBC[1] (µg/dL)	< 300	330 ± 30	360	390	410
Ferritina sérica (µg/L)	> 300	100 ± 60	20	10	< 10
Ferro sérico (µg/dL)	> 175	115 ± 50	115	< 60	< 40
Saturação de transferrina (%)	> 60	35±15	30	< 15	< 15
Receptor de transferrina sérica	Baixo	Normal	Normal	Alto	Alto
Volume corpuscular médio (fL)					< 80
Eritrócitos	Normais	Normais	Normais	Normais	Microcítico/ hipocrômico

[1]TIBC: capacidade total de ligação do ferro.
Fonte: adaptada de Gibson (2005), Lee e Nieman (2013).

Embora a ferritina sérica seja um indicador bastante sensível para identificar depleção dos depósitos de ferro, a análise da concentração de hemoglobina e a porcentagem de hematócrito podem ser consideradas de fácil operacionalização e baixo custo para o diagnóstico de anemia em indivíduos ou em grupos populacionais (Brasil, 2007; Opportunities for Micronutrient Interventions, 1997). Os pontos de corte de hemoglobina e hematócrito para a detecção de anemia estão apresentados na Tabela 5.4.

No *The Global Burden of Diseases, Injuries and Risk Factors* (GBD) *2010 Study* (Salomon et al., 2012) foram utilizados critérios para a classificação da gravidade da anemia pelos níveis de hemoglobina encontrados (Tabela 5.5).

É comum confundir o diagnóstico da anemia causada por doença crônica, denominada anemia por inflamação, por anemia ferropriva, pois em ambos os casos ocorre baixa concentração de ferro sérico. Contudo, os valores de ferritina sérica na anemia por inflamação são normais a elevados (Means, 2013).

Tabela 5.4. Pontos de corte de hemoglobina e hematócrito para o diagnóstico de anemia em indivíduos que vivem ao nível do mar.

Grupos	Hemoglobina (g/dL)	Hematócrito (%)
Crianças de 6 meses a 5 anos	11,0	33
Crianças de 5 a 11 anos	11,5	34
Crianças de 12 a 13 anos	12,0	36
Mulheres adultas	12,0	36
Mulheres grávidas	11,0	33
Homens adultos	13,0	39

Fonte: United Nations Children's Fund (UNICEF, 1999) e WHO (2015).

Tabela 5.5. Classificação da gravidade da anemia conforme faixa etária, sexo e estado fisiológico.

Idade e sexo	Hemoglobina (g/dL)		
	Anemia leve	Anemia moderada	Anemia grave
Idade < 5 anos			
Sexo feminino	11,0-11,9	8,0-10,9	5,0-7,9
Sexo masculino	11,0-11,9	8,0-10,9	5,0-7,9
Idade > 5 anos			
Sexo feminino, não grávida	11,0-11,9	8,0-10,9	5,0-7,9
Sexo feminino, grávida	10,0-10,9	7,0-9,9	4,0-6,9
Sexo masculino	12,0-12,9	9,0-11,9	6,0-8,9

Fonte: adaptada de Kassebaum et al. (2014).

ANEMIA MEGALOBLÁSTICA E ANEMIA PERNICIOSA

A anemia megaloblástica é causada pela deficiência de vitamina B_{12} na alimentação, em especial em idosos e alcoolistas. Outras doenças podem originar-se da deficiência grave de vitamina B_{12}, entre elas a doença autoimune denominada anemia perniciosa. Considerada anemia macrocítica megaloblástica, a anemia perniciosa é causada pela destruição das células parietais do estômago e consequente deficiência de fator intrínseco, que é necessário para a absorção de vitamina B_{12} (Green, 2017; Shipton, Thacil, 2015). A deficiência de vitamina B_{12} afeta o sistema hematológico, gastrintestinal e nervoso periférico e central e provoca alterações cutâneas e neuropsiquiátricas. Os indivíduos com anemia megaloblástica apresentam palidez, fadiga, tontura, taquicardia, glossite, icterícia e, em decorrência de mielinização inadequada dos nervos, ocorrem parestesia, fraqueza, ataxia, prejuízo da memória e alucinações. Se essa deficiência for prolongada, a lesão ao sistema nervoso pode ser irreversível, mesmo no caso de tratamento com vitamina B_{12} (Bizzaro, Antico, 2014; Langan, Zawistoski, 2011).

A dosagem de vitamina B_{12} sérica é o teste primário para a detecção da deficiência dessa vitamina, entretanto, essa medida isolada tem baixa especificidade para a detecção da carência. A transcobalamina é uma proteína plasmática ligante à vitamina B_{12} e sua deficiência está associada ao surgimento de sintomas hematológicos e neurológicos de carência de vitamina B_{12}. Portanto, a medida da transcobalamina ligada à vitamina B_{12} plasmástica (holo-TC), denominada B_{12} ativa, é mais segura para avaliar o estado de vitamina B_{12}. Na prática clínica, a dosagem da holo-TC, com ou sem o exame da vitamina B_{12} sérica e dos metabóltos ácido metilmalônico e homocisteína, tem sido usada para avaliar a vitamina B_{12} funcional (Green, 2017).

Para o diagnóstico de anemia perniciosa são necessários confirmação de anemia megaloblástica, baixo nível sérico de vitamina B_{12}, atrofia gástrica e presença de anticorpos antifator intrínseco e anticélula parietal gástrica. O teste de Schilling pode ser usado para verificar a deficiência do fator intrínseco, por meio de isótopos marcados de vitamina B_{12}, porém esse teste é pouco utilizado por causa da sua complexidade e uso de agente radiativo (Bizzaro, Antico, 2014). Os critérios e os testes para o diagnóstico de deficiência de vitamina B_{12} estão apresentados na Tabela 5.6.

Tabela 5.6. Testes e critérios para o diagnóstico da deficiência de vitamina B_{12}.

Indicadores	Valores e características
Anemia megaloblástica	
Hemoglobina	< 5 g/dL
Volume corpuscular médio (VCM)	> 100 fL
Vitamina B_{12} plasmática	Deficiência de vitamina B_{12}: < 200 pg/mL Anemia megaloblástica: < 100 pg/mL
Ácido metilmalônico	> 400 nmol/L
Homocisteína	> 21 µmol/L
Anemia perniciosa	
Hemoglobina	Homens: < 13 g/dL Mulheres: < 12 g/dL
Volume corpuscular médio (VCM)	> 120 fL
Vitamina B_{12} sérica	Podem ocorrer valores normais ou falsamente elevados
Atrofia da mucosa gástrica (corpo) e anticorpos para fator intrínseco e células parietais gástricas	Presente

Fonte: adaptada de Arnao et al. (2016), Bizzaro e Antico (2014) e Stabler (2013).

Folato e vitamina B_{12} têm funções complementares no metabolismo de transferência de um carbono e síntese de timidina para a replicação do DNA. A deficiência dessas vitaminas resulta nas mesmas alterações hematológicas, por causa do prejuízo da síntese de DNA e de proteína, e alteração da divisão celular (Green, 2017).

A carência de folato produz o mesmo sinal clínico da deficiência de vitamina B_{12}, ou seja, anemia megaloblástica, por causa da inter-relação metabólica entre essas vitaminas na síntese de DNA. Ocorre prejuízo no processo de maturação das hemácias, resultando em células grandes (macrocíticas) e imaturas (megaloblásticas). A baixa ingestão de folato durante a gravidez aumenta o risco de defeito do tubo neural, tais como espinha bífida, encefalocele e anencefalia em recém-nascidos (Lee, Nieman, 2013).

A concentração de folato (sérico e eritrocitário) deve ser utilizada para distinguir as deficiências de folato e de vitamina B_{12}, pois o baixo teor de folato nos eritrócitos indica deficiência de ambas as vitaminas, mas o nível de folato sérico reflete o balanço apenas de folato (Gibson, 2005; Litchford, 2012). O nível sérico é influenciado pela ingestão, contudo a deficiência de folato é diagnosticada quando os níveis séricos estão abaixo de 2 ng/mL (Ciocari et al., 2010). Nas deficiências de vitamina B_{12} e de folato ocorre aumento da concentração de homocisteína e do volume corpuscular médio (VCM). No entanto, o aumento de ácido metilmalônico é detectado apenas na deficiência de vitamina B_{12} (Green, 2017).

AVALIAÇÃO DE MINERAIS E VITAMINAS DE INTERESSE EM NUTRIÇÃO

Minerais e vitaminas são micronutrientes requeridos em pequenas quantidades no organismo. Desempenham um papel vital no metabolismo humano, porque estão envolvidos em quase todas as vias de reações bioquímicas, geralmente como cofatores enzimáticos. Minerais são necessários tanto para as funções fisiológicas como bioquímicas. As necessidades de minerais podem ser divididas arbitrariamente em dois grupos: os macrominerias, cuja necessidade diária é de quantidades maiores que 100 mg/dia, e os microminerais ou elementos-traços, que são necessários em quantidades menores que 100 mg/dia. Vitaminas são compostos orgânicos não relacionados quimicamente que necessitam ser supridos pela dieta. São classificadas em hidrossolúveis (vitaminas dos complexos B e C) e lipossolúveis (A, D, E, K). Elas são requeridas para a execução de funções celulares específicas. Muitas vitaminas hidrossolúveis são precursoras de coenzimas para as enzimas do metabolismo intermediário. Das vitaminas lipossolúveis, apenas a vitamina K tem função de coenzima (Rodwel et al., 2017).

Em geral, a detecção de deficiências limiares de vitaminas e minerais é difícil, porém de suma importância, pois estados carenciais comprometem a eficiência de várias vias metabólicas. As considerações laboratoriais sobre vitaminas B_{12} e ácido fólico já foram descritas no item sobre anemia megaloblástica, bem como informações sobre o ferro, e proteínas envolvidas em seu transporte e armazenamento (transferrina e ferritina) no item de anemia ferropriva. Nos itens seguintes são apresentadas algumas considerações sobre a dosagem de cálcio, vitaminas A e D, por causa da importância deles na avaliação do estado nutricional.

CÁLCIO

A concentração de cálcio sérico auxilia o diagnóstico de desordens dos ossos, da paratireoide, dos rins e de alguns tipos de câncer. Entretanto, o controle altamente especializado dos níveis de cálcio no sangue, pelo organismo, limita a associação entre ingestão e níveis séricos. O cálcio veiculado no sangue está presente em frações iônica (livre), ligada à proteína e complexada, sendo que o cálcio iônico é considerado fisiologicamente ativo e atua como regulador intracelular (Lee, Nieman, 2013). O cálcio iônico é utilizado para o diagnóstico de hipercalcemia e a dosagem de cálcio total no soro, que mede as três frações, para verificar a suspeita de hipocalcemia. O cálculo do cálcio total deve ser corrigido com a dosagem de albumina, pois 40-45% desse tipo de cálcio está ligado à albumina, porém o cálcio iônico não necessita dessa correção (Weinert, Castro, 2010). Além da albumina, o cálcio sérico total pode ser influenciado pelo pH sanguíneo e níveis séricos de fósforo (Wiegert et al., 2012).

O cálcio total no soro e as proteínas plasmáticas podem estar baixos, sem redução do cálcio iônico, em casos de cirrose e síndrome nefrótica. Desse modo, a determinação de cálcio total deve ser corrigida pela equação apresentada a seguir (Scheffel, Furlanetto, 2010):

$$\text{Ca corrigido} = \text{Ca total mg/dL} + 0{,}8 \times (4 - \text{albumina mg/dL})$$

Os valores de referência do cálcio total no soro e cálcio iônico dependem dos métodos de dosagem. O cálcio total pode variar de 8,5 a 10,5 mg/dL e o cálcio iônico 4,4 a 5,2 mg/dL (Scheffel, Furlanetto, 2010).

A dosagem de cálcio urinário em 24 horas serve para determinar o cálcio eliminado na urina, após ingestão, absorção e metabolismo ósseo. Para avaliar a adequação da coleta de urina, o cálcio urinário deve ser medido com a creatinina urinária (Weinert, Castro, 2010). A hipercalciúria (calciúria > 4 mg/kg/dia) é característica de hiperparatireoidismo primário e da neoplasia maligna, entre outras doenças, e a calciúria inferior a 100 mg/24 h é sugestiva de baixa ingestão e má absorção de cálcio ou hipercalcemia hipocalciúrica familiar (Dora, Castro, 2010).

Os testes mais seguros para averiguação do estado de cálcio são aqueles que avaliam o conteúdo mineral ósseo por meio de métodos de imagens, tais como absorciometria de raios X de dupla energia (DEXA), tomografia, absorciometria simples e dupla de fótons (Lee, Nieman, 2013).

VITAMINA A

Vitamina A, um importante nutriente na dieta de vertebrados, existe em três formas ativas: retinal (retinaldeído), retinol e ácido retinoico. Vitamina A é um termo genérico para todos os retinoides, compostos naturais lipossolúveis, que apresentam atividade biológica do retinol. A vitamina A encontrada em produtos de origem animal é lipossolúvel e tem duas formas: o retinol (vitamina A_1) e a 3-dehidro-retinol (vitamina A_2), e que estão frequentemente na forma de ésteres (Cañete et al., 2017). Produtos vegetais como os carotenoides são considerados pró-vitamina A, ou seja, precursores dietéticos da vitamina A. Apenas 50 dos mais de 600 carotenoides encontrados na natureza são convertidos em vitamina A, sendo o β-caroteno o mais potente carotenoide, com 100% de atividade de pró-vitamina A (Azeredo, 2014).

A ingestão de vitamina A ocorre na forma de éster de retinol (palmitato de retinol), retinol ou carotenoides. Todas formas dessa vitamina são absorvidas no intestino e transportadas para o fígado incorporadas no quilomícron. Do fígado o retinol é transportado para os tecidos por um complexo formado pela RBP (proteína transportadora de retinol) e TTR (proteína cotransportadora transtirretina ou pré-albumina) e os carotenoides são transportados na VLDL agregados a outros compostos lipídicos e disponibilizados para os tecidos. Os carotenoides plasmáticos mais abundantes são a zeaxantina, luteína, licopeno, criptoxantina, β-caroteno e α-caroteno. O β-caroteno compreende de 15 a 30% dos carotenoides plasmáticos (Azeredo, 2014). A vitamina A é geralmente estocada no fígado na forma de ésteres, mas também pode ser encontrada em tecidos extra-hepáticos como pulmões, intestino, rins e tecido adiposo (Penkert et al., 2019).

O termo retinoide descreve análogos estruturais sintéticos da família de compostos naturais da vitamina A, mas esse termo tem sido atualmente usado tanto para compostos sintéticos como naturais. Uma molécula é classificada como retinoide ou carotenoide de acordo com sua estrutura molecular. Todos carotenoides possuem uma estrutura simétrica e são derivados acíclicos de uma estrutura de hidrocarboneto com 40 carbonos (tetraterpeno), com um sistema de duplas ligações conjugadas, contendo um ou dois anéis no final da cadeia, normalmente na configuração trans (Bucker et al., 2007).

A vitamina A é essencial ao organismo, em pequenas quantidades, para a manutenção da visão, que é sua função mais definida. Participa da proliferação e diferenciação celulares e desenvolvimento de tecidos e órgãos, bem como na manutenção das células epiteliais, função imune, reprodução e hematopoiese, e é essencial ao desenvolvimento embrionário por meio da regulação da expressão gênica. Está envolvida ainda na espermatogênese, resposta imune, paladar, apetite, audição, hematopoiese e resposta do organismo às vacinas (Azeredo, 2014; Penkert et al., 2019). O ácido retinoico é um potente agente capaz de induzir alterações em modificações epigenéticas que produzem vários efeitos no fenótipo (Bar-el Dadon, Reifen, 2017).

A deficiência de vitamina A é muito difundida em países pobres e em desenvolvimento e está ligada a um inadequado estado de vitamina A por desnutrição proteico-calórica, interferência na absorção ou armazenamento, baixa ingestão de lipídios, disfunção hepática, doenças febris, entre outras. São consequências dessa deficiência a xeroftalmia, que se manifesta como cegueira noturna, e anormalidades na córnea, queratomalacia e ulcerações que conduzem à cegueira irreversível. Além disso, podem ocorrer anemia e queratinização da pele e das membranas mucosas nos tratos urinário, gastrintestinal e respiratório. São comuns também alterações que resultam em ressecamento, descamação e espessamento folicular da pele e infecções respiratórias. A imunidade em geral é prejudicada e a deficiência está relacionada ao aumento de mortes por doenças infecciosas. Quanto mais jovem o paciente, mais graves os efeitos da deficiência de vitamina A (Azeredo, 2014; Cañete et al., 2017; Wiseman et al., 2017). A toxicidade por ingestão excessiva de vitamina A está associada à perda de cabelo, secura das mucosas e perda óssea (IOM, 2001).

O intervalo de referência para a concentração sanguínea de vitamina A é 28 a 86 µg/dL (1 a 3 µM/L). Como o fígado contém grandes quantidades armazenadas, os níveis de vitamina A não diminuem até que a deficiência esteja avançada. Além disso, níveis reduzidos podem resultar de infecção aguda, que faz com que os níveis de proteína ligada ao retinol e transtirretina (ou pré-albumina) diminuam transitoriamente. Um teste terapêutico de vitamina A pode ajudar a confirmar o diagnóstico (Penkert et al., 2019).

A deficiência de vitamina A ocorre quando a concentração sanguínea de retinol está abaixo de 0,7 µM e valores entre 0,7 e 1,05 µM de retinol são considerados insuficientes ou marginais para algumas funções biológicas. Para combater a deficiência de vitamina A (VAD), a Organização Mundial da Saúde (OMS) recomenda altas doses de suplementação de vitamina A (VAS) em crianças de 6 a 59 meses de idade em locais onde a VAD é endêmica. Essa prática tem reduzido significativamente a mortalidade por morte por todas as causas em crianças e pode, em alguns casos, aumentar a resposta imune a vacinas pediátricas (Penkert et al., 2019).

VITAMINA D

A vitamina D, também denominada calciferol, pode ser de origem vegetal (vitamina D_2 ou ergocalciferol) e animal (vitamina D_3 ou colecalciferol). O organismo sintetiza vitamina D com a transformação de um precursor na pele (7-deidrocolesterol), por meio da irradiação ultravioleta B (UVB) do sol. No fígado ocorre a primeira reação de hidroxilação da vitamina D cutânea e de origem alimentar formando 25-hidroxivitamina D (25[OH] D) e nos rins é convertida ao hormônio biologicamente ativo 1,25-di-hidroxivitamina D (calcitriol). Essa forma ativa tem por função participar do controle da homeostase do cálcio e fósforo, entretanto, outras funções importantes têm sido pesquisadas na atualidade (Chagas, Martini, 2013; IOM, 2011; Straube et al., 2015).

A deficiência da vitamina D pode ser causada por exposição insuficiente aos raios UVB, ingestão insuficiente ou distúrbios da absorção, doenças que prejudicam a metabolização no fígado e rins e alguns medicamentos como anticonvulsivantes, antirretrovirais e glicocorticoides (Straube et al., 2015). A deficiência de vitamina D provoca alterações no sistema musculoesquelético, que resulta em raquitismo em crianças e osteomalacia em adultos. Estudos mais recentes sugerem a participação da vitamina D na patogênese de diversas doenças crônicas, incluindo doenças autoimunes, doença de Chron, infecção do trato respiratório superior, síndrome metabólica, diabetes, doenças cardiovasculares, alguns tipos de câncer e desordens neurocognitivas (Gröber et al., 2013; Yilmaz et al., 2016). Por outro lado, a ingestão excessiva de vitamina D pode produzir intoxicação ou hipervitaminose D, com subsequente hipercalcemia e calcificação de tecidos moles (IOM, 2011).

A concentração plasmática de 25-(OH)D, que compreende o somatório de 25-(OH) D_2 e 25-(OH)D_3, é recomendada para avaliar o estado da vitamina D, quando os dois tipos de compostos são comuns na população. A Europa usa de maneira mais tradicional a dosagem sérica de 25-(OH)D_3, com um método específico para essa análise (IOM, 2011).

A hipovitaminose D é determinada com o valor de referência de 25-(OH)D_3 de 25 ng/mL, sendo que a deficiência pode ser classificada como grave (< 10 ng/mL) e de leve a moderada (10-24 ng/mL) (Yilmaz et al., 2016).

Outros valores de referência podem ser encontrados na literatura. No Brasil, a Sociedade Brasileira de Patologia Clínica/Medicina Laboratorial (SBPC/ML) e a Sociedade Brasileira de Endocrinologia e Metabologia (SBEM) revisaram o documento Posicionamento Oficial de Intervalos de Referência de Vitamina D-25(OH)D (Ferreira et al., 2018) e apresentaram valores fundamentados em evidência científica, conforme a faixa etária e a presença de doenças crônicas. Os valores considerados normais de 25(OH)D para a população saudável de até 60 anos é acima de 20 ng/mL. Os grupos de risco que incluem idosos acima de 60 anos de idade, gestantes, lactantes, indivíduos com fraturas recorrentes e osteoporose, doenças osteometabólicas, síndromes de má absorção, uso de medicação que interferem com o metabolismo da vitamina D, sarcopenia e diabetes devem manter a concentração de 25(OH)D entre 30 e 60 ng/mL. Risco de toxicidade e hipercalcemia foi determinado para valores acima de 100 ng/mL. Os autores também reconhecem a dificuldade de interpretação clínica de resultados de 25(OH)D por causa da diversidade de métodos usados nos laboratórios. Entretanto, intervalos de referência diferentes em resultados de laboratório devem ser baseados em dados da literatura especializada.

AVALIAÇÃO DE DOENÇAS CRÔNICAS NÃO TRANSMISSÍVEIS

DIABETES MELLITUS

Doença metabólica caracterizada por hiperglicemia crônica decorrente do prejuízo na produção e/ou ação da insulina. O *diabetes mellitus* (DM) tipo 1 é uma doença autoimune em que a destruição das células β-pancreáticas não permite a produção de insulina. DM tipo 1 se subdivide em 1A e 1B, sendo que no DM tipo 1A a resposta autoimune (positividade para autoanticorpos) envolve a predisposição genética e os fatores ambientais e no DM tipo 1B não há autoanticorpos circulantes. O tipo mais comum de diabetes (DM tipo 2) também é causado por fatores genéticos e ambientais, com grande contribuição familiar, e é mais frequente na quarta década de vida. No DM tipo 2 o prejuízo na síntese e secreção de insulina pelas células β-pancreáticas pode ocorrer em graus diferentes. Existe ainda o *diabetes mellitus* gestacional (DMG), que é caracterizado pelo desenvolvimento de uma intolerância a carboidratos em grau variável, durante a gestação, devido ao aumento da produção e resistência à insulina. Outros tipos incomuns de DM incluem defeitos genéticos das células β-pancreáticas e da ação da insulina, doenças do pâncreas exócrino, endocrinopatias, infecções, prejuízo da função do pâncreas causado por medicamentos ou substâncias químicas (SBD, 2019).

A avaliação inicial de DM pode ser realizada por meio de sintomas característicos de diabetes (poliúria, polidipsia, polifagia, perda de peso) e de medidas da glicose plasmática de jejum ou casual. No entanto, em situação de pré-diabetes, a doença pode ser assintomática, sendo que os valores glicêmicos estão acima dos valores normais, porém abaixo dos valores de corte que determinam o diagnóstico de DM. No diagnóstico de DM, a tolerância à glicose deve ser avaliada pela glicemia de jejum (mínimo 8 horas de jejum), pelo teste oral de tolerância à glicose (TOTG) com ingestão de 75 g de glicose dissolvida em água e comparação dos valores de glicemia de jejum com esse teste de sobrecarga oral, após 2 horas de ingestão da glicose, e pela hemoglobina glicada (HbA1C), que reflete a média de glicemia dos últimos 3 a 4 meses (ADA, 2017, 2019; SBD, 2019). Os critérios para diagnóstico de pré-diabetes e DM estão apresentados na Tabela 5.7.

Valores acima de 126 mg/dL para glicemia de jejum ou acima de 200 mg/dL no TOTG requerem repetição do teste em segunda amostra de sangue, para confirmação do diagnóstico de DM, se os sintomas característicos de hiperglicemia não estiverem presentes (poliúria, polidipsia, polifagia e emagrecimento). Já os pacientes com esses sintomas devem ser submetidos ao teste de glicemia ao acaso. A glicemia ao acaso ≥ 200 mg/dL associada a sintomas clássicos de DM é suficiente para o diagnóstico dessa doença (SBD, 2019).

Os critérios para o diagnóstico do DMG aceitos pela Sociedade Brasileira de Diabetes (SBD, 2019) são os recomendados pela Organização Mundial da Saúde (WHO, 2013, 2016) e *Association of the Diabetes and Pregnancy Study Groups* (IADPSG, 2010), embora

Tabela 5.7. Valores normais e alterados para estágio pré-clínico e diagnóstico de *diabetes mellitus*.

Diagnóstico	Glicose plasmática de jejum[a] (mg/dL)	Glicose plasmática após ingestão de 75 g de glicose (mg/dL)	Hemoglobina glicada ou HbA1C (%)	Glicose plasmática ao acaso[b] (mg/dL)
Normal	< 100	< 140 (após 2 horas)	< 5,7	–
Pré-diabetes ou risco aumentado	≥ 100 a < 126[c]	≥ 140 a < 200[d] (após 2 horas)	≥ 5,7 a < 6,5	–
Diabetes estabelecido	≥ 126	≥ 200 (após 2 horas)	≥ 6,5	≥ 200 (com sintomas clássicos: poliúria, polidipsia e perda de peso)
Diabetes gestacional[e]	92 a 126	92 (jejum) ≥ 180 (após 1 hora) ≥ 153 (após 2 horas)	≥ 6,5	≥ 200 na presença de sintomas clássicos

[a]Jejum é definido como ingestão não calórica por pelo menos 8 horas.
[b]Ao acaso é definido como qualquer hora do dia, sem considerar o horário da última refeição.
[c]Glicemia de jejum alterada. Para a Organização Mundial da Saúde os valores dessa categoria são 110 a 125 mg/dL.
[d]Intolerância oral à glicose.
[e]Diagnóstico positivo: um ou mais valores iguais ou excedentes.
Fonte: adaptada de ADA (2017, 2019), IADPSG (2010), SBD (2019) e WHO (2016).

ainda não haja consenso sobre esse assunto. A hiperglicemia na gestação pode ser classificada como *diabetes mellitus* preexistente ou DMG. A glicemia de jejum é o primeiro teste de rastreamento de diabetes e deve ser solicitada na primeira consulta de pré-natal ou primeiro trimestre. Gestantes que apresentam, no primeiro trimestre, critérios positivos para DM válidos para não gestantes (glicemia de jejum ≥ 126 mg/dL) são diagnosticadas com DM preexistente. DMG é confirmada em qualquer tempo de gestação, caso o valor encontrado seja ≥ 92 a < 126 mg/dL. No entanto, a glicemia de jejum deve ser associada com TOTG, ou seja, análise de glicose de jejum e glicose em 1 e 2 horas após a sobrecarga com 75 g (Tabela 5.7), para o diagnóstico de DMG. Todas as gestantes com glicemia de jejum inferior a 92 mg/dL devem ser submetidas ao teste oral de tolerância à glicose, com 75 g, entre 24 e 28 semanas de gestação (IADPSG, 2010; WHO, 2016).

Outra forma de diagnóstico se baseia em uma triagem composta por dois passos, na qual as grávidas de 24 a 28 semanas são submetidas inicialmente a um teste de tolerância oral a 50 gramas de glicose (após 1 hora), se encontrados valores iguais ou superiores a 130 ou 135 ou 140 mg/dL, são encaminhadas para uma pesquisa com teste de tolerância oral com 100 gramas de glicose (3 horas). Nesse segundo teste são consideradas positivas para diabetes gestacional aquelas mulheres que tenham valores superiores aos mencionados a seguir: jejum ≥ 95 mg/dL; após 1 hora ≥ 180 mg/dL; após 2 horas ≥ 155 mg/dL; após 3 horas ≥ 140 mg/dL (ADA, 2017, 2019).

DISLIPIDEMIAS

Os lipídios de maior relevância biológica são os fosfolipídios, o colesterol, os triglicérides (TG) e os ácidos graxos. Cada um desempenha funções biológicas específicas e importantes no organismo. Para que os lipídios sejam transportados em ambientes aquosos como o sangue e a linfa, eles necessitam estar integrados às lipoproteínas, que são estruturas supramoleculares compostas por lipídios e proteínas denominadas apoproteínas (que possuem funções como ligação a receptores celulares, cofatores enzimáticos, entre outras) (Feingold, Grunfeld, 2018).

Existem quatro grandes classes de lipoproteínas divididas em dois grupos: o primeiro que contém as lipoproteínas ricas em TG, maiores e menos densas, representadas pelos quilomícrons, de origem intestinal, e pelas lipoproteínas de muito baixa densidade (VLDL, sigla do idioma inglês *very low density lipoprotein*), de origem hepática; e o segundo que contém as lipoproteínas ricas em colesterol, incluindo as lipoproteínas de baixa densidade (LDL, sigla do idioma inglês *low density lipoprotein)* e as de alta densidade (HDL, do idioma inglês *high density lipoprotein*). Existe ainda uma classe de lipoproteínas de densidade intermediária (IDL, do idioma inglês *intermediary density lipoprotein*) e a lipoproteína (a) – Lp(a), que resulta da ligação covalente de uma partícula de LDL à Apo (a). A função fisiológica da Lp(a) não é conhecida, mas ela tem sido associada à formação e à progressão da placa aterosclerótica em estudos observacionais (SBC, 2017).

O colesterol é essencial para a síntese das membranas celulares, de hormônios esteroides, de vitamina D e de ácidos biliares. No entanto, o desequilíbrio da homeostase do colesterol, causado por ingestão de alimentos e fatores genéticos, pode aumentar o risco de doença cardíaca (Rohri, Stangl, 2018). Colesterol sérico e suas lipoproteínas carreadoras (VLDL, LDL e HDL) estão relacionados à doença cardiovascular aterosclerótica. O colesterol da lipoproteína de baixa densidade (LDL-C) é considerado o mais aterogênico, a VLDL é a principal carreadora de triglicérides e também é aterogênica, porém o colesterol da lipoproteína de alta densidade (HDL-C) não é aterogênico. Os quilomícrons transportam os lipídios da dieta, e sua participação na aterogênese é incerta. A combinação de VLDL-C (colesterol da lipoproteína de muito baixa densidade) e LDL-C é denominada não HDL-C (colesterol não HDL) e é mais aterogênica do que cada uma dessas lipoproteínas isoladas. Alterações qualitativas ou quantitativas nas lipoproteínas são denominadas dislipidemias (Feingold, Grunfeld, 2018; Grundy et al., 2019).

A dislipidemia está associada ao aumento da incidência de doenças cardiovasculares. O tratamento da hipercolesterolemia, em especial a redução da LDL-C circulante, em pacientes com doença cardiovascular já estabelecida reduz a mortalidade total, eventos coronarianos e acidente vascular cerebral. A redução de LDL-C em indivíduos sem problemas de saúde (prevenção primária) também é vantajosa para diminuir o risco de doença arterial coronariana. Pesquisas têm demonstrado que a hipertrigliceridemia está associada a um incremento no risco de doença cardiovascular aterosclerótica. No entanto, os mecanismos de patogenicidade dos triglicérides permanecem não elucidados, mas há evidências de estudos clínicos que a hipertrigliceridemia induz um estado pró-coagulante, aumentando a agregação plaquetária e a formação de coágulo (Peng et al., 2017).

A *American Association of Clinical Endocrinologists* (AACE) e o *American College of Endocrinology* (ACE) recomendam a triagem de hipercolesterolemia (HCol) familiar para todos os indivíduos que tenham histórico familiar de HCol ou doença cardiovascular aterosclerótica. Sugerem também que os adultos diabéticos e os idosos com mais de 65 anos de idade devem ser monitorados anualmente. Homens adultos jovens (20 a

45 anos) e mulheres adultas jovens (20 a 55 anos) devem passar por triagem a cada 5 anos, homens adultos de meia-idade (45 a 65 anos) e mulheres (55 a 65 anos) a cada 1 a 2 anos. No caso das crianças e adolescentes, que possuem histórico para HCol familiar, devem ser avaliados aos 3, 9, 11 e 18 anos. Em situações de risco aumentado para doenças cardiovasculares ateroscleróticas, após os 16 anos de idade, o monitoramento deve ser feito a cada 5 anos ou menos (Jellinger et al., 2017). A SBC (2017) recomenda a avaliação do perfil lipídico em todas as crianças com idade igual e superior a 10 anos. Essa avaliação deve ser iniciada em crianças a partir de 2 anos de idade se pais e outros parentes de primeiro e segundo graus tiverem dislipidemia ou aterosclerose prematura ou se apresentarem outros fatores de risco e ainda se fazem uso de medicamentos que causam elevação do colesterol.

As concentrações plasmáticas dos parâmetros lipídicos podem ser avaliadas por meio de diversos métodos quantitativos. Na avaliação laboratorial, para a obtenção de resultados fidedignos, são importantes fatores pré-analíticos (preparo do paciente, conhecimento das variações biológicas, coleta adequada do material biológico e procedimentos com a amostra) e fatores analíticos (métodos analíticos, equipamentos, controle de qualidade, entre outros). Os métodos enzimáticos-colorimétricos são os mais usados no laboratório clínico para a determinação dos lipídios (Gaw et al., 2013; SBC, 2017).

O exame de perfil lipídico dosa rotineiramente TG, colesterol total (CT) e HDL-C. A concentração de VLDL-C é obtida por cálculo e para o LDL-C existem duas opções: o cálculo ou a dosagem direta. A maioria dos laboratórios utiliza o cálculo pela equação de Friedwald (LDL-C = CT – HDL-C – VLDL-C (TG/5), descrita em 1972, que, no entanto, apresenta algumas limitações em sua utilização. Para que os resultados dessa equação apresentem exatidão adequada, ela só pode ser usada quando o TG for inferior a 400 mg/dL, sendo que valores acima de 100 mg/dL de TG já começam a subestimar os valores de LDL-C (comparado ao método padrão de ultracentrifugação). Martin et al. sugeriram outro método disponível nas diretrizes para estimar os valores de LDL-C, que permitem maior fidedignidade nos valores de VLDL-C. No entanto, a maioria dos laboratórios ainda usa a equação de Friedwald e apenas em casos específicos usam a equação de Martin ou a dosagem direta (Friedwald et al., 1972; Martin et al., 2013; SBC, 2017).

Tradicionalmente, a determinação do perfil lipídico tem sido realizada em amostras de sangue coletadas em jejum de 12 horas. Atualmente é dispensada a necessidade de jejum de 12 horas para exames do perfil lipídico. Os exames que o jejum pode ser dispensado são: CT, LDL-C, HDL-C, não HDL-C e TG, no entanto, no laudo do laboratório deve ser especificada a situação do exame, ou seja, em jejum de 12 horas ou sem jejum (SBC, 2017). A obrigatoriedade do jejum de 12 horas deve ser avaliada pelo médico em casos específicos, como quando a concentração de triglicérides estiver acima de 440 mg/dL, fora do estado de jejum, sendo considerado referência o nível desejável até 175 mg/dL. A não obrigatoriedade do jejum na maioria dos casos se dá pela constatação de que, com o avanço das metodologias diagnósticas, o consumo de alimentos habituais, sem sobrecarga de gordura, antes da realização desses exames causa baixa ou nenhuma interferência na análise do perfil lipídico (Grundy et al., 2019; Nordesgaard et al., 2016; SBC, 2017).

A flexibilização quanto ao jejum fornece maior conforto aos pacientes, sendo mais segura em diversas situações, tais como no paciente com *diabetes mellitus* usando insulina, com risco de hipoglicemia pelo jejum prolongado, nas gestantes, nas crianças e em idosos, minimizando intercorrências e aumentando a adesão para realizar exames. Com os avanços tecnológicos nas metodologias diagnósticas, os principais ensaios disponíveis mitigaram as interferências causadas pela maior turbidez nas amostras, decorrentes de elevadas concentrações de triglicérides. Contudo, existem potenciais limitações, especialmente referentes ao cálculo de LDL-C. Estudos de desempenho entre diferentes metodologias têm demonstrado a necessidade de revisão das práticas de utilização das equações (Driver et al., 2016; Nordestgaard et al., 2016; Rifai et al., 2016).

A interpretação clínica dos resultados deverá levar em consideração o motivo da indicação do exame, o estado metabólico do paciente e a estratificação do risco para o estabelecimento das metas terapêuticas. Em 2011, o *Expert Panel on Integrated Guidelines for Cardiovascular Health and Risk Reduction in Children and Adolescents* publicou um guia para a redução do risco de doença cardiovascular em crianças e adolescentes. Esse guia apresenta valores de distribuição normal de lipídios e lipoproteínas, baseados em diversos estudos prospectivos de coorte dos Estados Unidos da América (Tabela 5.8). A Diretriz Brasileira de Dislipidemias e Prevenção da Aterosclerose elaborada pela Sociedade Brasileira de Cardiologia (SBC, 2017) desenvolveu uma classificação do risco cardiovascular em adultos, em função dos valores do perfil lipídico, considerando as diretrizes internacionais e níveis de evidências (Tabela 5.9).

A alta concentração de colesterol total é um marcador para lipoproteínas aterogênicas, enquanto um baixo nível de HDL-C se correlaciona com vários fatores de risco de síndrome metabólica e provavelmente constitui um fator de risco independente de doença arterial coronariana (NCEP, 2002). Alguns estudos mostram que a razão colesterol total/HDL-C é forte indicador de risco de doença arterial coronariana, bem como as concentrações do não HDL-C e elevadas concentrações de TG (IOM, 2005; NCEP, 2002; SBC, 2017).

Tabela 5.8. Classificação da concentração de lipídios plasmáticos e lipoproteínas para crianças e adolescentes.

Categoria	Baixo(mg/dL)	Aceitável (mg/dL)	Limítrofe – alto (mg/dL)	Alto (mg/dL)
Colesterol total	–	< 170	170-199	≥ 200
LDL-C[a]	–	< 110	110-129	≥ 130
Não HDL-C[b]	–	< 120	120-144	≥ 145
HDL-C[c]	< 40	> 45	40-45	
Triglicérides				
0-9 anos	–	< 75	75-99	≥ 100
10-19 anos	–	< 90	90-129	≥ 130

[a]Colesterol da lipoproteína de baixa densidade.
[b]Colesterol não lipoproteína de alta densidade.
[c]Colesterol da lipoproteína de alta densidade.
Fonte: adaptada de Expert Panel on Integrated Guidelines for Cardiovascular Health and Risk Reduction in Children and Adolescents (2011).

Tabela 5.9. Valores referenciais desejáveis e de alvo terapêutico, conforme avaliação de risco cardiovascular estimado pelo médico solicitante do perfil lipídico para adultos maiores de 20 anos de idade.

Lipídios	Com jejum (mg/dL)	Sem jejum (mg/dL)	Categoria referencial
Colesterol total[a]	< 190	< 190	Desejável
HDL-C[b]	> 40	> 40	Desejável
Triglicérides[c]	< 150	< 175	Desejável
			Categoria de risco
LDL-C[d]	< 130	< 130	Baixo
	< 100	< 100	Intermediário
	< 70	< 70	Alto
	< 50	< 50	Muito alto
Não HDL-C[e]	< 160	< 160	Baixo
	< 130	< 130	Intermediário
	< 100	< 100	Alto
	< 80	< 80	Muito alto

[a]Colesterol total > 310 mg/dL há probabilidade de hipercolesterolemia familiar.
[b]Colesterol da lipoproteína de alta densidade.
[c]Quando os níveis de triglicérides estiverem acima de 440 mg/dL (sem jejum), o médico deve solicitar outra avaliação de TG, com jejum de 12 horas, e será considerado um novo exame de triglicérides pelo laboratório clínico.
[d]Colesterol da lipoproteína de baixa densidade.
[e]Colesterol de lipoproteína não HDL.
Fonte: SBC (2017).

SÍNDROME METABÓLICA

Diversos fatores de risco (obesidade abdominal, dislipidemia aterogênica, aumento da pressão sanguínea, resistência à insulina, estado pró-trombótico e pró-inflamatório) podem ser utilizados para a identificação da síndrome metabólica. Entretanto, o *International Diabetes Federation* (IDF, 2006) estabeleceu que a obesidade central é pré-requisito para a síndrome metabólica. A classificação da obesidade central varia conforme valores de circunferência da cintura específicos para sexo e raça. O IDF (2006) adota os valores ≥ 94 cm para homens e ≥ 80 cm para mulheres na Europa. Já o NCEP (2002), nos EUA, adota os valores ≥ 102 cm para homens e ≥ 88 cm para mulheres. Nos casos em que o índice de massa corporal (IMC) for maior que 30 kg/m^2, a medida da circunferência da cintura é dispensada. Além da obesidade central, o indivíduo deve apresentar pelo menos dois critérios, descritos na Tabela 5.10, para o diagnóstico da síndrome metabólica.

O IDF (2006) divide crianças e adolescentes em grupos etários, a partir de 6 anos de idade, para definir síndrome metabólica nesses estágios de vida. As crianças menores de 6 anos foram excluídas da definição por insuficiência de dados. Para crianças com 10 anos de idade ou mais a síndrome metabólica deve ser diagnosticada com a presença de obesidade abdominal e dois outros fatores de risco (triglicérides elevados, baixo HDL-C, pressão sanguínea aumentada e glicose plasmática elevada) (Tabela 5.11).

Tabela 5.10. Fatores de risco para a identificação clínica da síndrome metabólica em adultos[a].

Fatores de risco		Descrição
Triglicérides		≥ 150 mg/dL (1,7 mmol/L) ou tratamento específico para anormalidade lipídica
Colesterol HDL	Homem	< 40 mg/dL (1,03 mmol/L) ou tratamento específico para anormalidade lipídica
	Mulher	< 50 mg/dL (1,29 mmol/L) ou tratamento específico para anormalidade lipídica
Glicemia de jejum		≥ 100 mg/dL (5,6 mmol/L), ou diabetes tipo 2 previamente diagnosticada. Para valores acima de 100 mg/dL, recomenda-se o teste de tolerância à glicose (TTG), embora não seja necessário para definir a presença da síndrome
Pressão arterial		≥ 130 × 85 mmHg ou tratamento de hipertensão previamente diagnosticada

[a]Para ser diagnosticado com síndrome metabólica, o indivíduo deve apresentar obesidade central e pelo menos outros dois fatores de risco. A obesidade central é identificada conforme valores de circunferência da cintura específicos para sexo e grupo étnico ou se o IMC for maior que 30 kg/m^2.

Fonte*:* adaptada de Alshehri (2010) e IDF *(*2006).

Tabela 5.11. Fatores de risco para a identificação clínica da síndrome metabólica em crianças e adolescentes.

Grupo etário (anos)	Obesidade (circunferência da cintura)	Triglicérides	Colesterol HDL	Pressão sanguínea	Glicose ou diabetes tipo 2
6 a < 10	≥ percentil 90	A síndrome metabólica não deve ser diagnosticada, mas esforços devem ser empreendidos para o controle do peso corporal e outras medidas devem ser tomadas se houver histórico familiar de síndrome metabólica, diabetes tipo 2, dislipidemia, doença cardiovascular e/ou obesidade			
10 a < 16 Síndrome metabólica	≥ percentil 90	≥ 150 mg/dL (≥ 1,7 mmol/L)	< 40 mg/dL (<1,03 mmol/L)	Sistólica ≥ 130 e diastólica ≥ 85 mmHg	100 mg/dL (≥ 5,6 mmol/L)
Maior de 16 síndrome metabólica	Usar critérios do IDF para adultos: Obesidade central (identificada conforme valores de circunferência da cintura específicos para sexo e grupo étnico) mais dois dos fatores descritos a seguir Triglicérides elevados: ≥ 150 mg/dL (1,7 mmol/L) Colesterol HDL reduzido: < 40 mg/dL (homens) e < 50 mg/dL (mulheres) ou tratamento específico para anormalidades lipídicas Elevação da pressão arterial: ≥ 130 × 85 mmHg ou tratamento de hipertensão previamente diagnosticada Prejuízo da glicemia de jejum: ≥ 100 mg/dL (5,6 mmol/L), ou diabetes tipo 2 previamente diagnosticada				

Fonte: IDF *(*2006).

Para a Sociedade Brasileira de Diabetes (SBD, 2019), em adultos a síndrome metabólica caracteriza-se pela associação de obesidade abdominal, elevação da pressão arterial, glicemia de jejum e de triglicérides e redução da concentração de HDL-C. Entretanto, a SBD reconhece divergências na literatura para o estabelecimento da definição de síndrome metabólica, em crianças. Os autores citam a dificuldade de padronização da técnica medida da circunferência da cintura para essas faixas etárias, como indicador de obesidade visceral, e os critérios diferentes das propostas de alguns autores, que se basearam nos critérios de adultos para a definição de síndrome metabólica.

DOENÇAS HEPÁTICAS

As doenças hepáticas podem ser hereditárias ou adquiridas e englobam um conjunto de doenças que agridem as células hepáticas ou estruturas anexas, o que acarreta no prejuízo ou falência das funções hepáticas. Entre as doenças hepáticas agudas e crônicas mais frequentes estão hepatite viral aguda, hepatite fulminante, hepatite crônica, esteatose hepática não alcoólica (EHNA), hepatite alcoólica, cirrose e doenças hepáticas colestáticas. Os exames bioquímicos são usados para avaliar e monitorar os indivíduos que possuem ou estão em suspeita de doença hepática (Hasse, Matarese, 2012).

O termo "testes de função hepática" é usado de forma não específica, pois nem todos avaliam a função, porém podem determinar a capacidade sintética (dosagem de albumina e de fatores de coagulação de síntese exclusivamente hepática), de excreção (fosfatase alcalina que avalia colestase) e metabolismo, ou serem marcadores de lesão hepática (AST e ALT) (Agrawal et al., 2016). As "químicas do fígado", geralmente solicitadas, são marcadores indiretos de doenças hepáticas e os verdadeiros testes de função hepática compreendem a medição de substratos que são excretados pelo fígado, provenientes da captação e/ou do metabolismo hepático (Kwo et al., 2017).

A alanina aminotransferase (ALT) e aspartato aminotransferase (AST), responsáveis pela transaminação de aminoácidos, fosfatase alcalina (ALP) e gamaglutamiltransferase (GGT) são enzimas presentes principalmente nas células do fígado e utilizadas como marcadores bioquímicos de lesão hepatobiliar (Woreta, Alqahtani, 2014). As lesões hepáticas podem ser de dois tipos: hepatocelular ou colestática, sendo a gravidade dessas lesões mais bem avaliadas por escores compostos, como Child-Pugh-Turcotte (CTP) e modelo para doença hepática final (MELD), que são marcadores substitutos de prognósticos e gravidade da doença hepática (AgrawaL et al., 2016).

A lesão hepatocelular é definida como o aumento desproporcional dos níveis de alanina aminotransferase (ALT) e aspartato aminotransferase (AST) se comparado aos níveis de fosfatase alcalina. Na lesão colestática, a situação é contrária, apresentando aumento desproporcional no nível de fosfatase alcalina em comparação aos níveis das transaminases (Kwo et al., 2017).

A bilirrubina, por ter sua produção e excreção afetada por vários fatores não hepáticos, não pode ser considerada um marcador verdadeiro da capacidade metabólica e excretora do fígado, entretanto, ela pode ser utilizada para a confirmação da doença hepática (Agrawal et al., 2016).

Dessa forma, os exames bioquímicos séricos possuem papel importante quanto ao diagnóstico e tratamento das doenças do fígado. Os exames laboratoriais, juntamente com um histórico detalhado, exames físicos e de imagem, possibilitam, na maioria dos casos, determinar qual a doença hepática e o nível de comprometimento do órgão afetado (Woreta, Alqahtani, 2014).

Ensaios bioquímicos hepáticos

Bilirrubina

A bilirrubina é gerada pela degradação do componente heme da hemoglobina durante a quebra dos glóbulos vermelhos. Após ser liberada, sua forma não conjugada é insolúvel em água, portanto rapidamente se liga à albumina e é transportada até o fígado onde sofre ação da enzima uridina difosfato glucuronosil (UDPG) transferase, que a conjuga com o ácido glucurônico nos hepatócitos (Agrawal et al., 2016). A bilirrubina conjugada é solúvel em água e excretada no intestino via bile, onde é decomposta pela flora intestinal a urobilinogênio (Kwo et al., 2017). O urobilinogênio pode ser excretado nas fezes como estercobilinogênio ou reabsorvido na circulação e ser excretado na urina, pelo rim, como urobilinogênio (Agrawal et al., 2016).

A bilirrubina sérica total é composta por bilirrubina conjugada (direta) e não conjugada (indireta). A bilirrubina não conjugada contribui com 70% da bilirrubina sérica total e quando essa fração está elevada é sugestivo de doença hepatocelular (Tabela 5.12). A bilirrubina conjugada elevada está presente tanto nos distúrbios hepatocelulares como nos distúrbios colestáticos com comprometimento do fluxo biliar (Woreta, Alqahtani, 2014). A icterícia ocorre quando os níveis de bilirrubina estão elevados (hiperbilirrubinemia), acima de 2,5 mg/dL, conferindo cor amarela à pele e mucosas. Na hiperbilirrubinemia deve ser investigada e identificada a fração predominante, conjugada ou não conjugada, para o diagnóstico clínico (Molinaro et al., 2013). Porém, o fracionamento da bilirrubina pode ser mais vantajoso quando os níveis de AST, ALT e fosfatase alcalina estão normais ou quase normais, pois na hiperbilirrubinemia isolada ocorre elevação da bilirrubina e níveis normais de fosfatase alcalina, AST/ALT (Kwo et al., 2017).

Os níveis de bilirrubina conjugada se elevam quando 50% da capacidade excretora do fígado está comprometida. Como está elevada tanto na colestase quanto nas doenças hepáticas hepatocelulares, não pode ser usada para distingui-las (Agrawal et al., 2016). Na urina, a bilirrubina conjugada está presente quando há doença hepática, já a bilirrubina não conjugada nunca é encontrada (Kwo et al., 2017).

Tabela 5.12. Causas de bilirrubina elevada.

Tipo de bilirrubina	Valor de referência	Doenças relacionadas à alteração
Bilirrubina não conjugada elevada (bilirrubina indireta)	–	Síndrome de Gilbert; síndrome de Crigler-Najjar; hemólise (intravascular e extravascular); eritropoiese ineficaz; reabsorção de grandes hematomas; icterícia neonatal; hipertireoidismo; medicamentos; transfusão pós-sangue
Bilirrubina conjugada elevada (bilirrubina direta)	0-0,4 mg/dL	Obstrução do ducto biliar; coledocolitíase; obstrução maligna; fluxo do ducto biliar; estenose do ducto biliar; colangiopatia da AIDS; hepatite viral; hepatite tóxica; lesão hepática induzida por medicamentos; hepatite alcoólica aguda; hepatite isquêmica; cirrose; cirrose biliar primária; colangite esclerosante primária; doenças infecciosas do fígado; sarcoide; hepatite granulomatosa; tuberculose; câncer metastático; linfoma; carcinoma hepatocelular; doença de Wilson (especialmente doença de Wilson fulminante); hepatite autoimune; hepatite isquêmica; hepatopatia congestiva; sepse; nutrição parenteral total; colestase intra-hepática da gravidez; icterícia pós-operatória benigna; UTI ou icterícia multifatorial; colestase recorrente benigna; síndrome do ducto biliar desaparecendo; ductopenia; síndrome de Dubin-Johnson; síndrome de Rotor; crise do fígado falciforme; linfo-histiocitose hemofagocítica

Fonte: adaptada de Kwo et al. (2017).

Testes de lesão hepatocítica

Aminotransferases

As aminotransferases, principalmente AST E ALT, são enzimas relacionadas com a transferência dos grupos amino do aspartato e da alanina para o ácido cetoglutárico (Kwo et al., 2017). As transaminases presentes no sangue são provenientes da renovação celular normal, principalmente das fibras musculares e hepatócitos. Quando essas células são danificadas, ocorre liberação das enzimas intracelulares para o interstício e posteriormente para o sangue, e os valores séricos se elevam acima do normal (Bruguera, 2017).

Apesar de os níveis de aminotransferases serem marcadores sensíveis para lesão hepatocelular, a alanina aminotransferase é um marcador mais específico se comparado com a aspartato aminotransferase, por estar presente principalmente no fígado (Kwo et al., 2017; Woreta, Alqahtani, 2014). A AST está presente no fígado, nos músculos cardíaco e esquelético, nos rins e cérebro, portanto, quando há elevação da AST sem o aumento da ALT, é sugestivo de doença cardíaca ou muscular (Kwo et al., 2017).

A causa mais comum de hipertransaminasemia é a doença hepática gordurosa não alcoólica (DHGNA), relacionada ao excesso de peso e à síndrome metabólica. Porém, outras doenças também podem estar relacionadas, como doença celíaca, doença de Wilson ou hepatite autoimune (HAI). A segunda causa responsável é a hepatite viral crônica, geralmente, causada por hepatite B ou C em imunocompetentes (Bruguera, 2017).

Adultos com esteatose hepática que apresentam níveis séricos de aminotransferases elevados sem sinal de outras lesões hepáticas podem apresentar esteato-hepatite não alcoólica (EHNA/NASH). Quando a relação alanina aminotransferase (ALT)/aspartato transaminase (AST) está a favor da ALT, caracteriza o quadro de EHNA, e, quando está a favor de AST na relação AST/ALT (Tabela 5.13), encontra-se EHNA com cirrose (Andronescu et al., 2018).

A razão R calculada pela equação: R = (valor ALT ÷ ALT ULN) ÷ (valor da fosfatase alcalina ÷ fosfatase alcalina ULN) tem sido empregada para avaliar se a lesão é hepatocelular (R > 5), colestática (R < 2) ou mista (2-5) (Kwo et al., 2017).

Testes de colestase

Fosfatase alcalina

A fosfatase alcalina pertence à família das enzimas metaloproteinases de zinco, responsáveis por catalisar a hidrólise dos ésteres de fosfato em pH alcalino (Kwo et al., 2017). Essa enzima é encontrada na membrana canalicular dos hepatócitos, nos ossos, intestino, placenta e rim (Lee et al., 2012).

A colestase causada por alterações intra-hepáticas, obstrução extra-hepática e distúrbios infiltrativos do fígado conduz ao aumento dos níveis da fosfatase alcalina (Tabela 5.14) (Woreta, Alqahtani, 2014). Portanto, a atividade sérica dessa enzima é um marcador indireto tradicional de colestase (Poupon, 2015). Quando há obstrução dos ductos biliares, mesmo que pequena e insuficiente para aumentar a bilirrubina sérica, a fosfatase alcalina se eleva devido ao aumento da síntese canalicular da enzima com translocação para o si-

Tabela 5.13. Alterações de aspartato aminotransferase (AST) e alanina aminotransferase (ALT).

Concentração ou índice AST/ALT	Causas
Nível elevado de AST com nível normal de ALT e sem anormalidades em outros testes de função hepática	Não está associado à doença hepática, geralmente indica processo benigno, doenças autoimunes ou malignidades
Relação AST/ALT menor que 1 (AST/ALT < 1)	Na maioria das doenças hepáticas, os níveis séricos de ALT são maiores que os níveis séricos de AST Doenças e outras situações: doença hepática gordurosa não alcoólica (DHGNA); esteatose; esteato-hepatite não alcoólica (EHNA); hepatite viral crônica; hepatite viral aguda; medicamentos; produtos à base de plantas e suplementos; hepatite tóxica (exposição a fungos do gênero amanita); hemocromatose; hepatite autoimune; doença de Wilson; deficiência de alfa-1-antitripsina; doença celíaca; obstrução aguda do ducto biliar; trauma hepático; cirurgia pós-hepática; doença veno-oclusiva/síndrome de obstrução sinusoidal; infiltração difusa do fígado com câncer; síndrome de HELLP; fígado gorduroso agudo da gravidez; sepse; linfo-histiocitose hemofagocítica
Relação AST/ALT maior que 1 (AST/ALT > 1)	Na doença hepática alcoólica essa relação é > 2, pois o dano causado pelo álcool provoca a liberação de AST mitocondrial Doenças e outras situações: doença hepática alcoólica; cirrose (de qualquer etiologia); hepatite; isquêmica; hepatopatia congestiva; síndrome de Budd-Chiari aguda; dano, trombose ou oclusão da artéria hepática/nutrição parenteral total
Níveis elevados de transaminases e fosfatase alcalina > 3	Geralmente causada por doença hepática colestática, como cirrose biliar primária (PBC) ou colangite esclerosante primária, sempre associadas a níveis elevados de GGT
Níveis elevados de AST, ALT e ferritina sérica	Um fígado identificado hiperecoico pela ultrassonografia acompanhado por ferritina elevada e saturação normal de transferrina, o diagnóstico mais provável é DHGNA

Fonte: adaptada de Bruguera et al. (2017) e Kwo et al. (2017).

Tabela 5.14. Causas da fosfatase alcalina elevada.

Hepatobiliar	Obstrução do ducto biliar; coledocolitíase; obstrução maligna; fluidos do ducto biliar; estenose do ducto biliar; ductopenia; colangiopatia da AIDS; doenças hepáticas colestáticas; cirrose biliar primária; colangite esclerosante primária; medicamentos; doenças infecciosas do fígado; sarcoide; hepatite granulomatosa; tuberculose; amiloide; câncer metastático; linfoma; abscesso hepático; carcinoma hepatocelular; hepatite viral; cirrose; síndrome do desaparecimento do ducto biliar; colangiopatia isquêmica; colestase recorrente benigna; sarcoidose; doença hepática alcoólica; colestase intra-hepática da gravidez; icterícia pós-operatória benigna; icterícia na unidade de terapia intensiva (UTI) ou icterícia multifatorial; nutrição parenteral total (TPN); rejeição do aloenxerto hepático; hepatite alcoólica aguda; crise do fígado falciforme; sepse; insuficiência cardíaca congestiva; linfo-histiocitose hemofagocítica
Não hepática	Doença óssea; osteomalacia; doença de Paget; malignidade óssea primária; metástases ósseas; hipertireoidismo; hiperparatireoidismo; gravidez (terceiro trimestre); insuficiência renal crônica; linfoma; malignidade extra-hepática; insuficiência cardíaca congestiva; crescimento infantil; infecção; inflamação; influência da fosfatase alcalina após refeição gordurosa; tipos sanguíneos O e B; metaplasia mieloide; peritonite; *diabetes mellitus*; úlcera gástrica; aumento da idade, especialmente mulheres

Fonte: adaptada de Kwo et al. (2017).

nusoide. Aumento dos níveis dessa enzima de origem hepática pode ser confirmado pela elevação da gamaglutamiltransferase (GGT) ou fracionamento da fosfatase alcalina (dosagem da isoenzima hepática) (Kwo et al., 2017).

Em todos os tipos de distúrbios hepáticos pode ser encontrado aumento de duas a três vezes o limite superior normal da fosfatase alcalina. Nas doenças associadas à colestase intra ou extra-hepática, esse aumento é mais significativo, sendo possível encontrar valores maiores que três vezes o limite superior (Poupon, 2015).

Gamaglutamiltransferase (GGT) e 5'-nucleotidase

A gamaglutamiltransferase é uma enzima responsável por catalisar a transferência do grupo gamaglutamil de peptídeos para outros peptídeos ou aminoácidos. Seu principal papel é o catabolismo extracelular da glutationa, principal antioxidante das células de mamíferos, assim a GGT é relevante para a defesa celular. A enzima está presente no fígado, principalmente nas células das vias biliares e na membrana apical dos hepatócitos, cérebro, rim, pâncreas, baço, coração e pulmão (Agrawal et al., 2016; Kunutsor, 2016; Woreta, Alqahtani, 2014).

A gamaglutamiltransferase não pode ser usada como rastreio para doenças hepáticas quando não houver outras anormalidades químicas do fígado (Kwo et al., 2017). O nível sérico dessa enzima aumenta em vários distúrbios não hepáticos, tais como diabetes, doença pulmonar obstrutiva crônica, doença pancreática, insuficiência renal, infarto do miocárdio, e em pacientes em uso de indutores enzimáticos (álcool, fenitoína, fenobarbital, carbamazepina, warfarina e alguns antirretrovirais) (Agrawal et al., 2016).

O principal uso clínico dessa enzima é confirmar a origem hepática dos níveis aumentados da fosfatase alcalina (Lee et al., 2012). Assim, a GGT é um indicador sensível de lesão nos ductos biliares e no fígado, porém seu uso é limitado pela falta de especificidade (Woreta, Alqahtani, 2014). Quando a razão AST:ALT for maior que 2 e a GGT estiver elevada, é indicativo de doença hepática relacionada ao álcool. Assim, além de ser um marcador de lesão hepática, é também um marcador de consumo excessivo de álcool. Na DHGNA tem sido utilizada como biomarcador para gravidade, pois os níveis elevados dessa enzima são preditivos de fibrose avançada e mortalidade (Agrawal et al., 2016; Kunutsor, 2016).

A 5'-nucleotidase é uma enzima encontrada em diversos tecidos como intestino, fígado, miocárdio, cérebro e pâncreas e sua principal utilidade clínica é descartar a fonte óssea como responsável pelo aumento da fosfatase alcalina, semelhante à GGT (Agrawal et al., 2016).

Testes de função sintética hepática

Albumina

A albumina é a proteína plasmática mais abundante produzida exclusivamente pelos hepatócitos e excretada diretamente no espaço intravascular. Em indivíduos saudáveis representa 50% das proteínas circulantes e possui meia-vida de 21 dias, com 4% sendo degradado por dia. Por ter longa meia-vida, os níveis séricos não se alteram nas doenças hepáticas agudas, mas, nas doenças hepáticas crônicas e cirrose, níveis séricos diminuídos de albumina podem ser indicativos de doença hepática avançada (Spinella et al. 2016; Woreta, Alqahtani, 2014).

Valores abaixo de 3,5 g/dL de albumina são sugestivos de doenças hepáticas, mas não específicos para tais doenças. Quando os demais testes de função hepática estiverem normais, outros casos devem ser considerados, por exemplo: proteinúria, desnutrição, enteropatia perdedora de proteínas e estados inflamatórios agudos ou crônicos, como sepse, queimaduras e desordens reumáticas ativas. Entretanto, se a causa de sua alteração for hepática, o acompanhamento dos níveis de albumina é útil para o monitoramento da função sintética do fígado (Agrawal et al., 2016; Giannini et al., 2005; Kwo et al., 2017).

Tempo de protrombina

O tempo de protrombina é a medida do tempo necessário para a protrombina, usando os fatores II, V, VII e X, converter-se em trombina pela via extrínseca. Essa medida é dependente da atividade dos fatores de coagulação que são produzidos pelo fígado, portanto o tempo aumenta se houver diminuição da síntese desses fatores. Como a maioria dos fatores de coagulação é exclusivamente produzida pelo fígado e o fator VII tem meia-vida curta de 6 horas, o tempo de protrombina é confiável para avaliar a capacidade de síntese do fígado e a gravidade e prognóstico na insuficiência hepática aguda (Agrawal et al., 2016; Giannini et al., 2005).

O tempo de protrombina aumenta após comprometimento de 80% da capacidade de síntese do fígado, caracterizando, dessa forma, insuficiência hepática avançada na cirrose. O tempo de protrombina é mais sensível que a albumina, pois pode estender-se em pacientes com doença hepática grave com duração < 24 horas. Deve-se levar em conta que a presença de colestase, o uso de warfarina ou qualquer deficiência de vitamina K aumentam o tempo de protrombina por causa da dependência da vitamina K na carboxilação dos fatores II, VII, IX e X (Agrawal et al., 2016; Kwo et al., 2017).

Em pacientes com necrose hepatocelular maciça e aguda (hepatite tóxica ou viral aguda), o monitoramento do tempo de protrombina pode ser utilizado para avaliar o risco de insuficiência hepática aguda. Quando há alteração moderada das aminotransferases, o tempo de protrombina não é útil para avaliar a função hepática, pois pode manter os níveis dentro dos limites normais por um longo período, a não ser que haja diminuição acentuada da função hepática ou cirrose hepática compensada (Giannini et al., 2005).

Os valores normais de tempo de protrombina do paciente variam de 10 a 14 segundos, mas, como existe variação no tipo de reagente de tromboplastina usado no teste, os valores dessas dosagens são relatados como razão normalizada internacional (RNI) com o propósito de padronização interlaboratorial (Agrawal et al., 2016). A equação para a determinação da RNI é a seguinte:

$$\text{RNI} = (\text{tempo de protrombina do paciente}/\text{tempo médio de protrombina do controle})^{\text{ISI}}$$

Sendo: ISI o índice de sensibilidade internacional do reagente utilizado

Valores de referência

Os valores de referência utilizados em exames de "testes de função hepática" estão apresentados na Tabela 5.15.

Tabela 5.15. Exames laboratoriais usados como testes de função hepática e seus valores de referência.

Análises	Valores de referência
Bilirrubina	Total: 0,3-1,2 mg/dL Direta: 0-0,4 mg/dL
Aspartato aminotransferase (ALT)	10-40 U/L (> 1 ano de idade)
Alanina aminotransferase (AST)	10-4 U/L (> 1 ano de idade)
Fosfatase alcalina	30-115 U/L (> 16 anos)
Gamaglutamiltransferase (GGT)	≥ 16 anos: 7-50 UI/L
5'-Nucleotidase	2-8 U/L
Albumina	3,5-4,8 g/dL (> 16 anos)
Tempo de protrombina	9,6-12,4 s (podem variar ligeiramente de um laboratório para outro)
Razão normalizada internacional (RNI)	Razão de 1,0 (permanece constante, independentemente do equipamento ou reagente empregado)

Fonte: adaptada de Rao e Pechet (2016).

DOENÇA RENAL CRÔNICA

A *Kidney Disease: Improving Global Outcomes* (KDIGO), organização internacional que desenvolve guias de práticas clínicas para avaliação e tratamento de doenças renais, define doença renal crônica (DRC) como anormalidades na estrutura e/ou função renal presentes por mais de três meses, com implicações para a saúde. A classificação dessa doença pela KDIGO é baseada na causa, nas categorias da taxa de filtração glomerular (TFG) e de albuminúria, sendo esses dois últimos parâmetros utilizados como prognóstico da doença. Assim, a DRC é classificada em cinco estágios funcionais de acordo com a TFG (mL/min/1,73 m^2) e em três categorias de acordo coma albuminúria (mg/g de creatinina), conforme apresentado na Figura 5.1 (KDIGO, 2013).

Para o diagnóstico de DRC deve ser verificada a presença de qualquer marcador de lesão renal presente por mais de três meses, como: albuminúria (> 30 mg/24 h; relação albumina/creatinina ≥ 30 mg/g); anormalidades no sedimento urinário; distúrbios eletrolíticos e outros, por causa de lesões tubulares; anormalidades detectadas por exame histológico; anormalidades estruturais detectadas por exame de imagem; história de transplante renal ou TFG < 60 mL/min/1,73 m^2 (categorias de TFG G3a-G5) (KDIGO, 2013).

Na avaliação da função renal são utilizados marcadores para medir a TFG. Um bom marcador deve apresentar produção constante pelo organismo humano, ser completamente filtrado, não ser reabsorvido, secretado ou metabolizado pelos túbulos renais nem eliminado por vias extrarrenais. Alguns métodos que se baseiam na depuração de substâncias

Prognóstico de DRC por categorias de TGF e albuminúria: KDIGO, 2012				**Categorias de albuminúria persistente Descrição e classe**		
				A1	**A2**	**A3**
				Normal a leve aumento	Aumento moderado	Aumento grave
				< 30 mg/g < 3 mg/mmol	30-300 mg/g 3-30 mg/mmol	> 30 mg/g > 30 mg/mmol
Categorias de TGF (mL/min/1,73m²) Descrição e classe	**G1**	Normal ou alto	≥ 90			
	G2	Diminuição leve	60-89			
	G3a	Diminuição leve a moderada	45-59			
	G3b	Diminuição moderada a grave	30-44			
	G4	Diminuição grave	15-29			
	G5	Falência renal	< 15			

Verde: baixo risco (se não houver outros marcadores de doença renal); amarelo: risco moderadamente aumentado; laranja: alto risco; vermelho: risco muito alto.

DRC = doença renal crônica; TGF = taxa de filtração glomerular.

Figura 5.1. Classificação do prognóstico de doença renal crônica.

Fonte: KDIGO (2013).

Reprodução autorizada pelos autores.

exógenas como inulina, io-hexol, iotalamato ou o radiofármaco DTPA (ácido dietilenotriaminopentacético) são considerados padrão-ouro na avaliação da TFG, pois são completamente filtrados e não são reabsorvidos, secretados ou metabolizados pelos túbulos renais (Gaspari et al., 1995, 1998; Perrone et al., 1990; Rahne et al., 1999). Porém, essas substâncias não são acessíveis à prática clínica por apresentarem alto custo e pouca disponibilidade de circulação, sendo mais utilizadas em pesquisas. Assim, em exames de rotina são utilizados marcadores de produção endógena que apresentam eliminação renal, como a creatinina sérica e a cistatina C (Brasil, 2014; KDIGO, 2013; Kirsztajn, 2009; Newman et al., 1995). A KDIGO (2013) mantém a recomendação da utilização da creatinina sérica, não de forma isolada, para estimar a TFG inicial e sugere o uso de outros testes, como a cistatina C ou seu *clearance* em situações específicas quando a creatinina sérica for menos fidedigna.

A estimativa da TFG pode ser realizada por meio das equações que ajustam para idade, sexo, superfície corporal e raça, devendo ser realizada de rotina e em conjunto com a medida da albuminúria. Entre as equações utilizadas podem ser citadas para adultos a de Cockcroft-Gault (CG), a do estudo *Modification of Diet in Renal Disease* (MDRD) e a *Chronic Kidney Disease Epidemiology Collaboration* (CKD-EPI), e a de Schwartz para crianças. As equações para determinar a TFG estão disponíveis *online* em http://www.kidney.org, ou no *site* da Sociedade Brasileira de Nefrologia (Brasil, 2014; KDIGO, 2013; Kirsztajn, 2009).

A DRC é acompanhada de alterações orgânicas significativas, resultando em distúrbios no metabolismo de todos os nutrientes, por isso a avaliação do estado nutricional é fundamental no monitoramento desses pacientes desde os estágios iniciais da doença. Entre os parâmetros laboratoriais, os marcadores bioquímicos são usados como parte da avaliação e do monitoramento do estado nutricional de portadores de DRC, apesar da redução da sua sensibilidade como marcador nutricional em consequência da doença. Os marcadores bioquímicos usualmente utilizados são as proteínas viscerais (albumina, pré-albumina e transferrina) e somáticas (creatinina), além da ureia como marcador da ingestão de proteína. A proteína C-reativa e o bicarbonato, mesmo não sendo marcadores nutricionais, são utilizados para contribuir na interpretação mais acurada dos marcadores tradicionais. Os níveis séricos reduzidos de colesterol e ureia podem estar associados a déficits energético e proteico nos portadores de DRC, no entanto sua interpretação deve ser avaliada em conjunto com os demais marcadores bioquímicos (Tabela 5.16) (Fouque et al., 2007; Liu et al., 2004; Mitch, 2006; NKF-KDOQI, AND, 2019).

Com o desenvolvimento da doença renal, ocorrem mudanças no metabolismo de diversas vitaminas e minerais, o que pode levar ao desenvolvimento de doenças e deficiências nutricionais. Os distúrbios do metabolismo mineral e ósseo (DMO) ocorrem desde os estágios iniciais da DRC e progridem com o avançar da doença. Os DMO caracterizam-se pela presença de alterações dos níveis séricos de cálcio, fósforo, vitamina D e hormônio da

Tabela 5.16. Marcadores bioquímicos de avaliação do estado nutricional de pacientes com doença renal crônica (DRC).

Parâmetro	Valores desejados na DRC	Limitações
Albumina (g/dL) (método VBC)	> 3,8-4	Vida média longa Aumenta na desidratação Reduz na hipervolemia Reduz na presença de inflamação Reduz na presença de acidose metabólica
Pré-albumina (mg/dL)	> 30	Reduz na inflamação e na acidose
Transferrina (mg/dL)	250-450	Reduz na inflamação e na sobrecarga de ferro Aumenta na deficiência de ferro
PNA (g/kg/dia)	Fase não dialítica: 0,6- 0,8 Hemodiálise: 1,0-1,2 Diálise peritoneal: 1,3	Medida pontual não reflete a ingestão habitual Em condição de hipercatabolismo ou anabolismo não refletirá a ingestão proteica
Ureia (mg/dL)	Pré-diálise: ND Pós-diálise: 10-45	Valores elevados podem indicar diminuição da TFG. A concentração sanguínea pode variar com a ingestão proteica, sangramento gastrintestinal e o uso de alguns medicamentos (exemplo: corticosteroides). A produção de ureia pode diminuir nos casos de insuficiência hepática e desnutrição
Colesterol (mg/dL)	150-200	Reduz na presença de inflamação e desnutrição
Bicarbonato (mmol/L)	> 20-22	Reduz na acidose metabólica
Proteina C-reativa (mg/dL)	Inferior a 0,5	Valores superiores a 0,5-1 são sugestivos de estado inflamatório
Creatinina (mg/dL)	TRS > 10	Reduz com a diminuição da massa magra

VBC = método colorimétrico verde de bromocresol; PNA = equivalente proteico do aparecimento do nitrogênio; ND = não definido; TRS = terapia renal substitutiva.

Fonte: adaptada de Fouque et al. (2007), Liu et al. (2004) e Mitch (2006).

paratireoide ou paratormônio (PTH), de anormalidades ósseas (remodelação, mineralização e volume ósseo) e/ou da presença de calcificações extraesqueléticas (Brasil, 2016; Lima et al., 2011; Mafra, 2003). As anormalidades do metabolismo mineral e ósseo da DRC podem contribuir para o desenvolvimento de doença cardiovascular, calcificação vascular e mortalidade (Slinin et al., 2005).

Os níveis de cálcio e fósforo e de seus hormônios reguladores, PTH e calcitriol são alterados por múltiplos fatores. O hiperparatireoidismo secundário (HPTS) é uma das manifestações clássicas dos DMO e DRC, o qual resulta de uma resposta adaptativa às alterações da homeostasia do fósforo e do cálcio decorrente da perda da função renal. Retenção de fósforo, hipocalcemia, deficiência de calcitriol, aumento dos níveis séricos de PTH e do fator de crescimento de fibroblastos 23 (FGF-23) e resistência óssea à ação do PTH são todos mecanismos envolvidos na fisiopatogenia do HPTS da DRC (Levin et al., 2007).

Como as alterações dos metabolismos mineral e ósseo iniciam cedo no curso da DRC, é recomendado iniciar o monitoramento dos níveis séricos de cálcio, fósforo, PTH e fosfatase alcalina em todos os pacientes com DRC a partir do estágio 3 (KDIGO, 2017), conforme Tabelas 5.17 e 5.18. Além disso, nos resultados dos exames laboratoriais para pacientes com DRC (G3a-G5) é recomendado que os laboratórios informem o método utilizado na análise, o tipo de amostra (soro ou plasma) e os valores referenciais para adequada interpretação dos resultados (KDIGO, 2017).

Tabela 5.17. Monitoramento dos níveis séricos de cálcio, fósforo e paratormônio (PTH) de acordo com o estágio da doença renal crônica (DRC).

Estágio da DRC[a]	Cálcio total (mg/dL)	Fósforo (mg/dL)	PTH (pg/mL)
G3a-G3b	A cada 6-12 meses	A cada 6-12 meses	De acordo com o nível basal e a progressão da DRC
G4	A cada 3-6 meses	A cada 3-6 meses	A cada 6-12 meses
G5 não dialítico e dialítico	A cada 1-3 meses	A cada 1-3 meses	A cada 3-6 meses

[a]G3a-G5: categorias de taxa de filtração glomerular.
Fonte: KDIGO (2017).

Outro problema comum em portadores de DRC é a anemia, com etiologia multifatorial, podendo ocorrer em razão da deficiência na síntese de eritropoietina, perda de células do sangue durante as diálises, diminuição da absorção de ferro, entre outros (Abensur, 2010; Mafra, 2003). A anemia é diagnosticada por exames laboratoriais, quando os níveis de hemoglobina se encontram < 13 g/dL em homens e < 12 g/dL em mulheres (KDIGO, 2013).

O aumento do nível sérico de potássio, hipercalemia, também é comum nos portadores de DRC decorrente da perda da função renal. Nos estágios iniciais, devido aos mecanismos adaptativos que resultam no aumento da secreção tubular e aumento da excreção nas fezes, as concentrações séricas são mantidas na normalidade (3,5 a 5,3 mg/dL). A partir do estágio 5, as desordens no metabolismo do potássio são frequentes e a hiperpotassemia é definida quando os níveis séricos são superiores a 5,5 mg/dL (Fouque et al., 2007).

Tabela 5.18. Níveis séricos para fósforo sérico, paratormônio e cálcio na doença renal crônica (DRC).

Análise	Valores de referência	Observações
Fósforo (mg/dL)	Estágio 3-4: 3,0-4,6 Estágio 5: 3,5-5,5	Valores elevados podem indicar hiperfosfatemia
Paratormônio (PTH) (pg/mL)	TRS: abaixo de 100	Pode estar associado à doença óssea adinâmica
	TRS: acima de 450	Pode estar associado com doença óssea associada ao HPTS ou doença mista
	Conservador (estágio 3-5)	A recomendação é manter os níveis de PTH dentro dos limites da normalidade do método laboratorial nesses pacientes
	Observação: em geral, na TRS recomenda-se não ficar 2 a 9 vezes o valor normal de referência (entre 150 e 600)	Níveis de PTH abaixo e acima desses valores foram associados com aumento do risco de mortalidade
Cálcio ionizado (mg/dL)	4,6-5,3	Valores elevados podem indicar hiperparatireoidismo (comum na DRC)
Cálcio sérico (mg/dL)	8,5-10	Valores elevados podem indicar hiperparatireoidismo (comum na DRC)

TRS = terapia renal substitutiva; HPTS = hiperparatireoidismo secundário.
Fonte: adaptada de Brasil (2016b) e KDIGO (2017).

REFERÊNCIAS

Abensur H. Deficiência de ferro na doença renal crônica. Rev Bras Hematol Hemoter. 2010; 32(Supl.):84-88.

ADA. Classification and diagnosis of diabetes. Diabetes Care. 2017;40(Suppl. 1):S11-24.

ADA. Standards of medical care in diabetes 2019. Diabetes Care. 2019;42(Suppl. 1):S61-70.

Agrawal S, Dhiman RK, Limdi JK. Evaluation of abnormal liver function tests. Postgrad Med J. 2016;92(1086):223-34.

Aguiar FJB, Ferreira-Junior M, Sales MM, Cruz-Neto LM, Fonseca LAM, Sumita NM, et al. Proteína C reativa: aplicações clínicas e propostas para utilização racional. Rev Assoc Med Bras. 2013;59(1):85-92.

Allen TC, Hammond ME, Robboy SJ. Quality and the College of American Pathologists. Arch Pathol Lab Med. 2011;135(11):1441.

Almeida LCM, Naves MMV. Biodisponibilidade de ferro em alimentos e refeições: aspectos atuais e recomendações alimentares. Pediatr Mod. 2002;38(6):272-8.

Alshehri AM. Metabolic syndrome and cardiovascular risk. J Family Community Med. 2010; 17(2):73-8.

Andronescu CI, Purcarea MR, Babes PA. Nonalcoholic fatty liver disease: epidemiology, pathogenesis and therapeutic implications. J Med Life. 2018;11(1):20-3.

Arnao MM, Blanquer MB, Jiménez JMM. Anemias carenciales. Medicine. 2016;12(20):1136-47.

Azeredo VB. Vitaminas lipossolúveis. In: Kanaan S, Garcia MAT, Peralta RHS, Xavier AR, Ribeiro MLS, Benjo AM. Bioquímica clínica. 2. ed. São Paulo: Atheneu; 2014. p. 219-50.

Barbalho SM, Bechara MD, Quesada K, Gabaldi MR, Goulart RA, Tofano RJ, et al. Síndrome metabólica, aterosclerose e inflamação: tríade indissociável? J Vasc Bras. 2015;14(4):319-27.

Bar-El Dadon S, Reifen R. Vitamin A and the epigenome. Crit Rev Food Sci Nutr. 2017;57(11): 2404-11.

Berbel MN, Pinto MPR, Ponce D, Balbi AL. Aspectos nutricionais na lesão renal aguda. Rev Assoc Med Bras. 2011;57(5):600-6.

Bermejo F, García-López S. A guide to diagnosis of iron deficiency and iron deficiency anemia in digestive diseases. World J Gastroenterol. 2009;15(37):4638-43.

Bizzaro N, Antico A. Diagnosis and classification of pernicious anemia. Autoimmun Rev. 2014;13(3-4):565-8.

Blackburn GL, Bistrian BR, Maini BS, Schlamm HT, Michael F, Smith MF. Nutritional and metabolic assessment of the hospitalized patient. JPEN J Parenter Enteral Nutr. 1977;1(1):11-22.

Brasil. Ministério da Saúde. Anemia por deficiência de ferro. In: Ministério da Saúde. Carências de micronutrientes. Brasília (DF): Ministério da Saúde; 2007. p. 23-38 (Série A. Normas e manuais técnicos. Cadernos de Atenção Básica nº 20).

Brasil. Ministério da Saúde. Diretrizes clínicas para o cuidado ao paciente com doença renal crônica – DRC no Sistema Único de Saúde. Brasília (DF): Ministério da Saúde; 2014.

Brasil. Conselho Federal de Nutricionistas. Recomendação nº 005 de 21 de fevereiro de 2016: solicitação de exames laboratoriais. [publicação online]. 2016a. [acesso em 19 jul. 2019]. Disponível em: http://www.cfn.org.br/index.php/cfn-divulga-recomendacao-sobre-exames laboratoriais.

Brasil. Ministério da Saúde. Protocolo clínico e diretrizes terapêuticas: distúrbio mineral e ósseo. [publicação online]. Brasília (DF): Ministério da Saúde; 2016b. [acesso em 16 abr. 2019]. Disponível em: http://www.farmacia.pe.gov.br/sites/farmacia.saude.pe.gov.br/files/pcdt_distudbiomineralosseo_cp35_2016.pdf.

Bricarello LP, Rezende LTT, Basso R, Costa VLC. Interpretação de exames laboratoriais: importância na avaliação nutricional. In: Rossi L, Caruso L, Galante AP. Avaliação nutricional: novas perspectivas. 2. ed. Rio de Janeiro: Guanabara Koogan; 2015. p. 97-119.

Bruguera M. Practical guidelines for examination of adults with asymptomatic hypertransaminasaemia. Gastroenterol Hepatol. 2017;40(2):99-106.

Bucker RB, Zempleni J, McCormick DB, Suttie JW. Vitamin A: nutritional aspects of retinoids and carotenoids. In: Bucker RB, Zempleni J, McCormick DB, Suttie JW. Handbook of vitamins. 4th ed. New York: CRC Press; 2007. p. 3-40.

Buxbaum JN, Reixach N. Transthyretin: the servant of many masters. Cell Mol Life Sci. 2009;66(19):3095-101.

Calixto Lima L, Dock Nascimento DB, Reis NT. Desnutrição energético-proteica. In: Calixto Lima L, Reis NT. Interpretação de exames laboratoriais aplicados à nutrição clínica. Rio de Janeiro: Rubio; 2012. p. 91-112.

Cañete A, Cano E, Muñoz-Chapuli R, Carmona R. Role of vitamin A/retinoic acid in regulation of embryonic and adult hematopoiesis. Nutrientes. 2017;9(159):1-12.

Chagas CEA, Martini LA. Vitamina D. In: Cozzolino SM, Cominetti C. Bases bioquímicas e fisiológicas da nutrição: nas diferentes fases da vida, na saúde e na doença. Barueri: Manole; 2013. p. 413-26.

Ciocari JM, Weber CS, Faulhaber GAM. Anemias. In: Xavier RM, Albuquerque GC, Barros E. Laboratório na prática clínica: consulta rápida. 2. ed. Porto Alegre: Artmed; 2010. p. 395-9.

Dora JM, Castro JAS. Osteoporose. In: Xavier RM, Albuquerque GC, Barros E. Laboratório na prática clínica: consulta rápida. 2. ed. Porto Alegre: Artmed; 2010. p. 251-5.

Driver SL, Marn SS, Gluckman TJ, Clary JM, Blumenthal RS, Stone NJ. Fasinng or nonfasting lipid measurements: it depends on the question. J Am Coll Cardiol. 2016;67(10):1227-34.

Expert Panel on Integrated Guidelines for Cardiovascular Health and Risk Reduction in Children: summary report. Pediatrics. 2011;128(Suppl. 5):S213-56.

Feingold KR, Grunfeld C. Introduction to lipids and lipoproteins. In: Feingold KR, Anawalt B, Boyce A, Chrousos G, Dungan K, Grossman A, et al. Endotext: comprehensive free online endocrinology book. [publicação online] South Dartmouth: MDText.com; 2018. [acesso em 23 jul. 2019]. Disponível em: https://www.ncbi. nlm.nih.gov/books/NBK305896/.

Ferreira CES, Maeda SS, Batista MC, Lazaretti-Castro M, Vasconcellos LS, Madeira M, et al. Posicionamento Oficial da Sociedade Brasileira de Patologia Clínica/Medicina Laboratorial (SBPC/ML) e da Sociedade Brasileira de Endocrinologia e Metabologia (SBEM): intervalos de referência da vitamina D - 25(OH)D. [publicação online]. 2018. [acesso em 12 jun. 2020]. Disponível em: http://bibliotecasbpc.org.br/arcs/pdf/PosicionamentoOficial_SBPCML_SBEM_2018.pdf

Fontoura CSM, Cruz DO, Londero LG, Vieira RM. Avaliação nutricional do paciente crítico. Rev Bras Ter Intensiva. 2006;18(3)298-306.

Fouque D, Vennegoor M, Wee P, Wee PT, Wanner C, Basci A, et al. EBPG Guideline on nutrition. Nephrol Dial Transplant. 2007;22(2):45-87.

Friedwald WT, Levy RI, Fredrickson DS. Estimation of the concentration of low-density lipoprotein cholesterol in plasma, without use of the preparative ultracentrifuge. Clin Chem. 1972;18(6):499-502.

Garcia MAT, Kanaan S, Ricardo CS, Carvalho CB, Giotto GB Jr, Vaz SL. Enzimas. In: Kanaan S, Garcia MAT, Peralta RHS, Xavier AR, Ribeiro MLS, Benjo AM. Bioquímica clínica. 2. ed. São Paulo: Atheneu; 2014. p. 21-40.

Gaspari F, Perico N, Ruggenenti P, Mosconi L, Amuchastegui CS, Guerini E, et al. Plasma clearance of non-radioactive iohexol as a measure of glomerular filtration rate. J Am Soc Nephrol. 1995;6(2):257-63.

Gaspari F, Perico N, Remuzzi G. Application of newer clearance techniques for the determination of glomerular filtration rate. Curr Opin Nephrol Hypertens. 1998;7(6):675-80.

Gaw A, Murphy MJ, Srivastava R, Cowan RA, O'Reilly DSJ. Introducing clinical biochemistry: the interpretation of results. In: Clinical biochemistry an illustrated colour text. 5th ed. Edinburgh: Elsevier; 2013. p. 6-12.

Giannini EG, Testa R, Savarino V. Liver enzyme alteration: a guide for clinicians. CMAJ: Can Med Assoc J. 2005;172(3):167-79.

Gibson RS. Principles of nutritional assessment. 2nd ed. New York: Oxford University Press; 2005.

Green R. Vitamin B_{12} deficiency from the perspective of a practicing hematologist. Blood. 2017;129(19):2603-11.

Gröber U, Spitz J, Reichrath J, Kisters K, Holick MF. Vitamin D: update 2013: from rickets prophylaxis to general preventive healthcare. Dermatoendocrinol. 2013;5(3):331- 47.

Grotto HZW. Diagnóstico laboratorial da deficiência de ferro. Rev Bras Hematol Hemoter. 2010;32(Supl. 2):22-8.

Grundy SM, Stone NJ, Bailey AL, Beam C, Birtcher KK, Blumenthal RS, et al. 2018 AHA/ACC/AACVPR/AAPA/ABC/ACPM/ADA/AGS/APhA/ASPC/NLA/PCNA guideline on the management of blood cholesterol: executive summary: a report of the American College of Cardiology/American Heart Association task force on clinical practice guidelines. J Am Coll Cardiol. 2019;73(24):3168-209.

Haghighatdoost F, Bellissimo N, Zepetnek JOT, Rouhani MH. Association of vegetarian diet with inflammatory biomarkers: a systematic review and meta-analysis of observational studies. Public Health Nutr. 2017;20(15):2713-21.

Harrison M. Erythrocyte sedimentation rate and C-reactive protein. Aust Prescr. 2015;38(3): 93-4.

Hasse JM, Matarese LE. Terapia nutricional para doenças hepatobiliares e pancreáticas. In: Mahan LK, Stump SE, Raymond JL. Krause: alimentação, nutrição e dietoterapia. 13. ed. Rio de Janeiro: Elsevier; 2012. p. 1167-212.

IADPSG. International Association of Diabetes and Pregnancy Study Groups recommendations on the diagnosis and classification of hyperglycemia in pregnancy. Diabetes Care. 2010;33(3):676-82.

IDF. The IDF consensus world wide definition of the metabolic syndrome. [publicação online]. Brussels: IDF; 2006. [acesso em 12 jan. 2019]. Disponível em: file:///C:/Users/User/Downloads/IDF_Meta_def_final.pdf.

Inglenbleeck Y, Bernstein L. Plasma transthyretin as a biomarker of lean body mass and catabolic states. Adv Nutr. 2015;6(5):572-80.

IOM. Dietary Reference Intakes for vitamin A, vitamin K, arsenic, boron, chromium, copper, iodine, iron, manganese, molybdenum, nickel, silicon, vanadium and zinc. Washington: The National Academies Press; 2001.

IOM. Dietary Reference Intakes for energy, carbohydrate, fiber, fat, fatty acids, cholesterol, protein, and aminoacids. Washington: The National Academies Press; 2005.

IOM. Dietary Reference Intakes for calcium and vitamin D. Washington: The National Academies Press; 2011.

Jellinger PS, Handelsman Y, Rosenblit PD, Bloomgarden ZT, Fonseca VA, Garber AJ, et al. American Association of Clinical Endocrinologists and American College of Endocrinology guidelines for management of dyslipidemia and prevention of cardiovascular disease. Endocr Pract. 2017;23(Suppl. 2):1-87.

Johnson AM, Merlini G, Sheldon J, Ichihara K. Clinical indications for plasma protein assays: transthyretin (prealbumin) in inflammation and malnutrition. Clin Chem Lab Med. 2007;45(3):419-26.

Justi A, Tatsch P, Siqueira LO. Ferritina: biomarcador de doenças cardiovasculares em pacientes diabéticos. ABCS Health Sci. 2019;44(1):34-9.

Kassebaum NJ, Jasrasaria R, Naghavi M, Wulf SK, Johns N, Lozano R, et al. A systematic analysis of global anemia burden from 1990 to 2010. Blood. 2014;23(5):615-24.

KDIGO. KDIGO 2012 Clinical practice guideline for the evaluation and management of chronic kidney disease. Kidney Int Suppl. 2013;3(1):1-150. [acesso em 17 jul. 2019]. Disponível em: https://kdigo.org/wp-content/uploads/2017/02/KDIGO_2012_CKD_GL.pdf.

KDIGO. KDIGO 2017: Clinical practice guideline update for the diagnosis, evaluation, prevention, and treatment of chronic kidney disease–mineral and bone disorder (CKD-MBD). Kidney Int Suppl. 2017;7(1):1-59.

Kirsztajn GM. Avaliação de função renal. J Bras Nefrol. 2009;31(Supl 1):14-20.

Kreider RB, Kalman DS, Antonio J, Ziegenfuss TN, Wildman R, Collins R, et al. International Society of Sports Nutrition position stand: safety and efficacy of creatine supplementation inexercise, sport, and medicine. J Int Soc Sports Nutr. 2017;14(18). [acesso em 12 dez. 2018.]. Disponível em: https://www.ncbi.nlm.nih.gov/pmc/articles/PMC5469049/pdf/12970_2017_Article_173.pdf.

Kunutsor SK. Gamma-glutamyltransferase-friend or foe within? Liver Int. 2016;36(12):1723-34.

Kwo PY, Cohen SM, Lim JK. ACG. Clinical guideline: evaluation of abnormal liver chemistries. Am J Gastroenterol. 2017;112(1):18-35.

Langan RC, Zawistoski KJ. Update on vitamin B_{12} deficiency. Am Fam Physician. 2011;83(12): 1425-30.

Lee TH, Kim WR, Poterucha JJ. Evaluation of elevated liver enzymes. Clin Liver Dis. 2012;16(2):183-98.

Lee RD, Nieman DC. Biochemical assessment of nutritional status. In: Lee RD, Nieman DC. Nutritional assessment. New York: McGraw-Hill; 2013. p. 317-52.

Lee JL, Oh ES, Lee RW, Thomas E, Finucane TE. Serum albumin and pre-albumin in calorically restricted, non-diseased individuals: a systematic review. Am J Med. 2015;128(9):1023. e1-1023.e22.

Levin A, Bakris GL, Molitch M, Smulders M, Tian J, Williams LA, et al. Prevalence of abnormal serum vitamin D, PTH, calcium, and phosphorus in patients with chronic kidney disease: results of the study to evaluate early kidney disease. Kidney Int. 2007;71(1):31-8.

Lima EM, Gesteira MFC, Bandeira MFS. Diretriz brasileira de prática clínica para o distúrbio mineral e ósseo na doença renal crônica. J Bras Nefrol. 2011;33(2):189-247.

Litchford MD. Clínico: avaliação bioquímica. In: Mahan LK, Escott-Stump S, Raymond JL. Krause: alimentos, nutrição e dietoterapia. 13. ed. Rio de Janeiro: Elsevier; 2012. p. 191-208.

Liu Y, Coresh J, Eustace JA, Longenecker JC, Jaar B, Fink NE, et al. Association between cholesterol level and mortality in dialysis patients: role of inflammation and malnutrition. J Am Diet Assoc. 2004;291(4):451-9.

Mafra D. Revisão: minerais e doença renal crônica. J Bras Nefrol. 2003;25(1):17-24.

Maica AO, Schweigert ID. Nutritional assessment of severely ill patient. Rev Bras Ter Intensiva. 2008;20(3):286-95.

Marn H, Critchley JA. Accuracy of the WHO haemoglobin colour scale for the diagnosis of anaemia in primary health care settings in low-income countries: a systematic review and meta-analysis. Lancet. 2016;4(4):251-65.

Martin SS, Blaha MJ, Elshazly MB, Toth PP, Kwiterovich PO, Blumenthal RS, et al. Comparison of a novel method vs the Friedewald equation for estimating low-density lipoprotein cholesterol levels from the standard lipid profile. JAMA. 2013;310(19):2061-68.

Matysiak-Brynda E, Bystrzejewski M, Wieckowska A, Grudzinsk IP, Nowicka AM. Novel ultrasensitive immunosensor based on magnetic particles for direct detection of transferrinin blood. Sens Actuators B Chem. 2017;249:105-13.

McLaren DS, Kraemer K. Manual on vitamin A deficiency disorders (VADD). World Rev Nutr Diet. 2012;103:33-51.

Means RT. Iron deficiency anemia. Hematology. 2013;18(5):305-6.

Michalczuc MT, Arruda CA. Alteração de transaminases, fosfatase alcalina e γ-glutamiltransferase. In: Xavier RM, Albuquerque GC, Barros E. Laboratório na prática clínica: consulta rápida. 2. ed. Porto Alegre: Artmed, 2010. p. 261-8.

Mitch WE. Metabolic and clinical consequences of metabolic acidosis. J Nephrol. 2006;19(Suppl 9):S70-5.

Molinaro E, Caputo L, Amendoeira R. Conceitos e métodos para formação de profissionais em laboratórios de saúde. Rio de Janeiro: Escola Politécnica de Saúde Joaquim Venâncio/ Fundação Oswaldo Cruz; 2013. (vol. 3).

NCEP. Third Report of the National Cholesterol Education Program (NCEP) expert panel on detection, evaluation, and treatment of high blood cholesterol in adults (adult treatment panel III) final report. Circulation. 2002;106(25):3143-21.

Newman DJ, Thakkar H, Edwards RG, Wilkie M, White T, Grubb AO, et al. Serum cystatin C measured by automated immunoassay: a more sensitive marker of changes in GFR than serum creatinine. Kidney Int. 1995;47(1):312-8.

NKF-KDOQI, AND. National Kidney Foundation – Kidney Disease Outcomes Quality Initiative - American Academy of Nutrition and Dietetics. Clinical practice guideline for nutrition in chronic kidney disease: 2019 update. [publicação online]. New York: National Kidney Foundation; 2019. [acesso em 19 jun. 2020]. Disponível em: https://www.kidney.org/sites/default/files/ Nutrition_GL%2BSubmission_101719_Public_Review_Copy.pdf

Nordesgaard BG, Langsted A, Mora S, Kolovou G, Baum H, Bruckert E, et al., European Atherosclerosis Society, The European Federation of Clinical Chemistry, Laboratory Medicine. Fasting is not routinely required for determination of a lipid profile: clinical and laboratory implications including flagging at desirable concentration cut-points: a joint consensus statement from the European Atherosclerosis Society and European Federation of Clinical Chemistry and Laboratory Medicine. Eur Heart J. 2016;37(25):1944-58.

Noy N. Vitamin A in regulation of insulin responsiveness: mini review. Proc Nutr Soc. 2016;75(2): 212-5.

Opportunities for Micronutrient Interventions. Anemia detection methods in low-resource settings: a manual for health workers. Washington: Agency for International Development; 1997.

Peng J, Luo F, Ruan G, Peng R, Xiangping L. Hypertriglyceridemia and atherosclerosis. Lipids Health Dis. 2017;16(233):1-12.

Penkert RR, Rowe HM, Surman SL, Sealy RE, Rosch J, Hurwitz JL. Influences of vitamin A on vaccine immunogenicity and efficacy. Front Immunol. 2019;10(1576). [acesso em 07 ago. 2019]. Disponível em: https://www.ncbi.nlm.nih.gov/pmc/articles/PMC6651517/pdf/fimmu-10-01576.pdf.

Perrone RD, Steinman TI, Beck GJ, Skibinski CI, Royal HD, Lawlor M, et al. Utility of radioisotopic filtration markers in chronic renal insufficiency: simultaneous comparison of 125 I-iothalamte, 169Yb-DTPA, 99Tc-DTPA and inulin. Am J Kidney Dis. 1990;16(3):224-35.

Portillo RC, Miila SP, Váquez NG, López BP, López LB, Serván PR, et al. Assessment of nutritional status in the healthcare setting in Spain. Nutr Hosp. 2015;31(Suppl.3):196-208.

Poupon R. Liver alkaline phosphatase: a missing link between choleresis and biliary inflammation. Hepatology. 2015;61(6):2080-90.

Rahn KH, Heidenreich S, Bruckner D. How to assess glomerular function and damage in humans. J Hypertens.1999;17(3):309-17.

Rao LV, Pechet L. Exames laboratoriais. In: Williamson MA, Michael SL. Wallach: interpretação de exames laboratoriais. 10. ed. Rio de Janeiro: Guanabara Koogan; 2016. p. 731-1243.

Reeves G. C-reactive protein. Australian Prescriber. 2007;30(3):74-6.

Remer T, Neubert A, Maser-Gluth C. Anthropometry-based reference values for 24-h urinary creatinine excretion during growth and their use in endocrine and nutritional research. Am J Clin Nutr. 2002;75(3):561-9.

Rhee P. Albumin. J Trauma. 2011;70(5):s11-2.

Rifai N, Young IS, Nordestgaard BG, Wierzbicki AS, Vesper H, Mora S. Nonfasting sample for the determination of routine lipid profile: is it an idea whose time has come? Clin Chem. 2016;62(3):428-35.

Rocha NP, Fortes RC. Total lymphocyte count and serum albumin as predictors of nutritional risk in surgical patients. ABCD Arq Bras Cir Dig. 2015;28(3):193-6.

Rodwel VW, Botham KM, Kenelly PJ, Bender DA, Weil PA. Bioquímica ilustrada de Harper. 30. ed. New York: McGraw-Hill-Artmed; 2017.

Rohri C, Stangl H. Cholesterol metabolism: physiological regulation and pathophysiological deregulation by the endoplasmic reticulum. Wien Med Wochenschr. 2018;168(11-12):280-5.

Salazar JH. Overview of urea and creatinine. Lab Med. 2014;45(1):e19-20.

Salomon JA, Vos T, Hogan DR, Gagnon M, Naghavi M, Mokdad A, et al. Common values in assessing health outcomes from disease and injury: disability weights measurement study for the Global Burden of Disease Study 2010. Lancet. 2012;380(9859):2129-43.

Santos IS, Bensen IM, Machado JBA, Fedeli LMG, Lotufo PA. Intervention to reduce C-reactive protein determination requests for acute infections at an emergency department. Emerg Med J. 2012;29(12):965-8.

SBC. Atualização da diretriz brasileira de dislipidemia e prevenção da aterosclerose – 2017. Arq Bras Cardiol. 2017;109(2):Supl 1.

SBD. Diretrizes da Sociedade Brasileira de Diabetes 2019-2020. São Paulo: Clannad Editora Científica; 2019.

Scheffel RS, Furlanetto TW. Hipocalcemia. In: Xavier RM, Albuquerque GC, Barros E. Laboratório na prática clínica: consulta rápida. 2. ed. Porto Alegre: Artmed; 2010. p. 230-4.

Shipton MJ, Thachil J. Vitamin B_{12} deficiency: a 21st century perspective. Clin Med. 2015;15(2): 145-50.

Silva D, Lacerda AP. Proteína C reativa de alta sensibilidade como biomarcador de risco na doença coronária. Rev Port Cardiol. 2012;31(11):733-45.

Slinin Y, Foley RN, Collins AJ. Calcium, phosphorus, parathyroid hormone, and cardiovascular disease in hemodialysis patients: the USRDS waves 1,3 and 4 study. J Am Soc Nephrol. 2005;16(6):1788-93.

Spinella R, Sawhney R, Jalan R. Albumin in chronic liver disease: structure, functions and therapeutic implications. Hepatol Int. 2016;10(1):124-32.

Stabler SP. Vitamin B_{12} deficiency. N Engl J Med. 2013;368(2):149-60.

Straube S, Derry S, Straube C, Moore RA. Vitamin D for the treatment of chronic painful conditions in adults. Cochrane Database Syst Rev. 2015;6(5). [acesso em 10 nov. 2018]. Disponível em: https://www.ncbi.nlm.nih.gov/pmc/articles/PMC6494161/pdf/CD007771.pdf.

Sum H-X, Ji HH, Chen XL, Wang L, Wang Y, Shen XY, et al. Serum retinol-binding protein 4 is associated with the presence and severity of coronary artery disease in patients with subclinical hypothyroidism. Aging. 2019;11(13):4510-20.

Tanumihardjo SA, Russell RM, Stephensen CB, Gannon BM, Craft NE, Haskell MJ, et al. Biomarkers of nutrition for development (BOND)-vitamin a review. J Nutr. 2016;146(Suppl.):1816S-48S.

Tomson R, Uhlina F, Holmar J, Lauri K, Luman M, Fridolin I. Development of a method for optical monitoring of creatinine in the spent dialysate. Estonian J Eng. 2011;17(2):140-50.

UNICEF. Preventing iron deficiency in women and children: technical consensus on key issues. New York: International Nutrition Foundation; 1999. (UNICEF/UNU/WHO/MI Technical Workshop, New York, 7-9 october, 1998).

Vairo FP, Souza CFM, Dora JM, Barros E. Exames laboratoriais mais comuns. In: Xavier RM, Albuquerque GC, Barros E. Laboratório na prática clínica: consulta rápida. 2. ed. Porto Alegre: Artmed; 2010. p. 733-910.

Velásquez Rodríguez CM, Parra Sosa B, Morales Mira G, Agudelo Ochoa G, Cardona Henaoa O, Bernal Parra C, et al. Hierro libre, transferrina y ferritina séricas em desnutricion aguda grave. An Pediatr. 2007;66(1):17-23.

Vieira M, Saraiva MJ. Transthyretin: a multifaceted protein. Biomol Concepts. 2014;5(1): 45-54.

Weinert LS, Castro JAS. Hipercalcemia. In: Xavier RM, Albuquerque GC, Barros E. Laboratório na prática clínica: consulta rápida. 2. ed. Porto Alegre: Artmed; 2010. p. 220-9.

WHO. Diagnostic criteria and classification of hyperglycaemia first detected in pregnancy. Geneva: WHO Press; 2013.

WHO. The global prevalence of anaemia in 2011. Geneva: WHO; 2015.

WHO. Global report on diabetes. Geneva: WHO Press; 2016.

Wians FH. Clinical laboratory tests: which, why, and what do the results mean? Lab Med. 2009;40(2):105-13.

Wiegert EVM, Calixto-Lima L, Costa NMB. Minerais. In: Calixto-Lima L, Reis NT. Interpretação de exames laboratoriais aplicados à nutrição clínica. Rio de Janeiro: Rubio; 2012. p.135-52.

Williamson MA, Snyder LM. Wallach: interpretação de exames laboratoriais. 10. ed. Rio de Janeiro: Guanabara Koogan; 2016.

Wiseman EM, Bar-El Dandon S, Reifen R. The vicious cycle of vitamin A deficiency: a review. Crit Rev Food Sci Nutr. 2017;57(17):3703-14.

Woreta TA, Alqahtani SA. Evaluation of abnormal liver tests. Med Clin North Am. 2014;98(1): 1-16.

Yilmaz R, Salli A, Cingoz HT, Kucuksen S, Ugurlu H. Efficacy of vitamin D replacement therapy on patients with chronic nonspecific widespread musculoskeletal pain with vitamin D deficiency. Int J Rheum Dis. 2016;19(12):1255-62.

Zabetian-Targhi F, Mahmoudi MJ, Rezaei N, Mahmoudi M. Retinol binding protein 4 in relation to diet, inflammation, immunity, and cardiovascular diseases. Adv Nutr. 2015;6(6):748-62.

Zhang KW, Stockerl-Goldstein KE, Lenihan DJ. Emerging therapeutics for the treatment of light chain and transthyretin amyloidosis. JACC Basic Transl Sci. 2019;4(3):438-48.

CAPÍTULO 6

DIAGNÓSTICO EM NUTRIÇÃO

Mara Reis Silva
Andréa Fraga Guimarães Costa
Cristina Martins

O diagnóstico de uma doença se alicerça no conhecimento e na avaliação da queixa do paciente, e na medicina se conecta com a etiologia, prognóstico e tratamento (Laor, Agassi, 1990). Já o diagnóstico em nutrição é a identificação de problema relacionado à alimentação e à nutrição, que deve ser possível de ser resolvido por meio da intervenção de um nutricionista. O diagnóstico em nutrição deve incluir as alterações na ingestão de nutrientes, nas condições clínicas e bioquímicas, assim como no ambiente e comportamento alimentar (Fidelix, 2014).

A Organização Mundial da Saúde divulga periodicamente a *International Statistical -Classification of Diseases and Related Health Problems* (ICD), cuja sigla em português é conhecida como CID (Classificação Estatística Internacional de Doenças e Problemas Relacionados com a Saúde). A CID serve para auxiliar a estatística de morbidade e mortalidade no mundo inteiro, pois permite a comparação de dados, por meio da padronização da classificação e codificação de doenças, sinais, sintomas e causas externas de danos à saúde e doenças (Cesar et al., 2001; Laurenti et al., 2013). A décima edição (CID-10) será substituída pela edição eletrônica (CID-11), que inclui novos capítulos sobre medicina tradicional, saúde sexual e transtornos de jogos eletrônicos (OPAS, 2018; WHO, 2018).

A classificação de doenças e problemas nos registros em saúde, com o auxílio da CID, é feita por médicos, outros profissionais da saúde, pesquisadores, gestores, empresas, seguros e organizações de usuários da saúde. É considerada uma padronização universal, que permite monitorar a incidência e prevalência de doenças e formular um panorama global da situação em saúde (OPAS, 2018). Embora a CID possa contemplar, em seus códigos, uma grande variedade de registros relacionados a doenças, sinais e sintomas, não é específica para a codificação de diagnósticos feitos por nutricionistas.

A enfermagem também possui diagnósticos próprios e padronizados pela taxonomia NANDA International (NANDA-I), revisto e atualizado periodicamente por um comitê internacional, o *Diagnosis Development Committee* (DDC), e está em sua 11ª edição (2018-2020). NANDA-I foi traduzido para, aproximadamente, 20 idiomas, incluindo o português (NANDA International, 2018). Outros exemplos de padronização são o Manual Diagnóstico e Estatístico de Transtornos Mentais (DSM-5), da *American Psychiatric Association* (2014), uma classificação para transtornos mentais, e a Classificação Internacional de Funcionalidade, Incapacidade e Saúde, conhecida como CIF, elaborada pela Organização Mundial da Saúde (OMS, 2008). Essas propostas de uniformização de diagnósticos específicos, em geral, visam melhorar a assistência em saúde.

Para desenvolver diagnósticos específicos do nutricionista e de melhorar a qualidade do cuidado em nutrição prestado a clientes, hospitalizados ou não, e a grupos, foi desenvolvido pela *Academy of Nutrition and Dietetics*, dos Estados Unidos da América, o *Nutrition Care Processand Model* (NCPM) ou em português Modelo do Processo de Cuidado em Nutrição (MPCN). O modelo consiste de quatro etapas: avaliação, diagnóstico, intervenção, monitoramento e aferição em nutrição (Hammond et al., 2014; Ichimasa, 2015).

As designações paciente, cliente e usuário foram utilizadas neste capítulo como intercambiáveis. Embora não haja consenso sobre esses termos para designar o indivíduo que utiliza o serviço de saúde, entre os profissionais de saúde, paciente ainda é o termo mais usado no mundo. Cliente, apesar de ser um termo atual, confere ao indivíduo a característica de consumidor e a saúde um bem de consumo. Usuário é uma designação para quem desfruta de um serviço público ou particular, considerada mais ampla, pois extrapola o significado de passividade ou de economia liberal, de paciente e cliente, respectivamente (Saito et al., 2013).

O *Nutrition Care Process* (NCP), ou traduzido para o português Processo de Cuidado em Nutrição (PCN), é um método sistemático para a resolução de problemas, já a *Nutrition Care Process Terminology* (NCPT) apresenta uma linguagem padronizada, para auxiliar os nutricionistas na avaliação crítica do problema e nas decisões. Essa sistematização dos procedimentos em nutrição amplia a comunicação entre os profissionais da área (Rossi et al., 2014), auxilia a administração do cuidado em nutrição de maneira científica e holística e contribui, significativamente, para a eficácia do trabalho. O maior foco do NCP se refere à melhoria da qualidade da apresentação dos resultados das intervenções conduzidas por nutricionistas, para aumentar o reconhecimento do profissional (Kim, Baek, 2013; Lancey, Pritchett, 2003) e adicionalmente contribuir para a determinação de honorários dos nutricionistas.

A NCPT contém linguagem padronizada para todas as etapas do NCP. A *Academy of Nutrition and Dietetics* colabora para a implementação desse processo em outros países. Uma das ferramentas de auxílio consiste no material disponibilizado pela *Academy of Nutrition and Dietetics*, que pode ser consultada em diversos idiomas em https://ncpt.webauthor.com/. Entretanto, o acesso é restrito a pessoas cadastradas. A NCPT é revisada anualmente, para se adequar à prática atual, por um comitê específico da *Academy of Nutrition and Dietetics* e por um comitê internacional (Lövestam et al., 2017; Writing Group of the Nutrition Care Process, Standardized Language Committee, 2008a). A Associação

Brasileira de Nutrição (ASBRAN) representa o Brasil no comitê internacional para as revisões anuais da NCPT. O material original da *Academy of Nutrition and Dietetics* está sendo traduzido e revisado pela ASBRAN e, provavelmente, o sistema informatizado do NCP será implantado no Brasil.

É importante compreender que a triagem não é parte do NCP, mas uma ação de apoio que promove a entrada de um paciente ao NCP. A triagem pode ser realizada por um nutricionista ou por qualquer indivíduo treinado, tais como técnicos em nutrição, enfermeiros e pessoal de enfermagem, médicos e estudantes das áreas de saúde, e inclusive por membros treinados da família, como no caso de idosos em domicílio (American Dietetic Association, 2006).

A avaliação/reavaliação é o primeiro passo do NCP e consiste em avaliar um cliente identificado com risco nutricional na triagem ou que foi diretamente referenciado ao nutricionista. Compreende uma ação realizada exclusivamente por um nutricionista, mais profunda, completa, e com objetivo diferente em comparação à triagem. A avaliação/reavaliação tem como propósito obter, verificar e interpretar dados necessários para identificar problemas relacionados à nutrição, suas causas e significância. Esse processo é contínuo, detalhado, não linear e dinâmico, que envolve a coleta de dados e a análise da condição do cliente e de populações, com critérios padronizados (Academy of Nutrition and Dietetics, 2018).

Os indicadores (sinais e sintomas) do estado nutricional são medidos na avaliação/reavaliação para identificar a causa e resolver o problema. O resultado da avaliação/reavaliação não é o risco nutricional, mas o diagnóstico em nutrição, identificado como "problema". Assim, a avaliação/reavaliação fornece a base para o diagnóstico em nutrição, que é o passo seguinte do processo, e direciona a intervenção. Os dados da avaliação/reavaliação são também usados para o monitoramento e aferição dos resultados (Academy of Nutrition and Dietetics, 2018).

O problema (diagnóstico em nutrição) pode variar da deficiência à toxicidade, além de psicossociais, comportamentais e ambientais, relacionados à alimentação e à nutrição. O objetivo do diagnóstico em nutrição é identificar e descrever um problema atual específico, que pode ser resolvido ou melhorado por meio da intervenção de um nutricionista. Após a descrição do diagnóstico, as intervenções são planejadas, focadas na causa do problema e nos indicadores relacionados (Academy of Nutrition and Dietetics, 2018).

Para identificar adequadamente um diagnóstico em nutrição é necessário treinamento, experiência e pensamento crítico em relação à avaliação/reavaliação. O nutricionista deve seguir critérios que auxiliam a descrição do diagnóstico e estão especificados a seguir (Academy of Nutrition and Dietetics, 2018):

- Baseado em dados confiáveis e precisos da avaliação/reavaliação.
- Específico e centralizado no cliente ou população.
- Relacionado a um problema (diagnóstico em nutrição) de cada vez.
- Relacionado à etiologia (causa do diagnóstico em nutrição).

Os diagnósticos em nutrição padronizados são divididos em três categorias ou domínios (Tabela 6.1), sendo que cada categoria tem classes e subclasses, com características únicas. A maioria dos diagnósticos em nutrição está na categoria "Ingestão", considerada

Tabela 6.1. Terminologia padronizada para as categorias de diagnóstico em nutrição.

Categorias de diagnóstico	Descrição
Ingestão	Quantidade elevada ou muito baixa de um alimento ou nutriente, comparado às necessidades reais ou estimadas
Clínica	Problemas em nutrição que estão relacionados às condições clínicas ou físicas
Comportamental/ambiental	Conhecimento, atitudes, crenças, meio ambiente, acesso aos alimentos ou segurança alimentar

Fonte: Academy of Nutrition and Dietetics (2018).

a mais específica do nutricionista. Assim como para os demais passos do NCP, para cada diagnóstico é designado um código, que identifica o domínio, a classe e, quando existentes, a subclasse e o item.

A padronização internacional do NCP recomenda que a documentação de um diagnóstico em nutrição seja resumida em um formato estruturado, composto por três componentes distintos: problema (P), etiologia (E) e sinais e sintomas (S) (Academy of Nutrition and Dietetics, 2018; Martins, 2016; Writing Group of the Nutrition Care Process, Standardized Language Committee, 2008a, 2008b). O acrômio utilizado é "PES" e o formato para a redação do PES consiste em: "título do diagnóstico em nutrição (problema), associado à (etiologia), conforme evidenciado por/pelo (sinais e sintomas, ou indicadores, da avaliação/reavaliação em nutrição)". O problema é o rótulo ou título do diagnóstico encontrado; a etiologia é a causa principal do problema; e os sinais e sintomas são os dados coletados na avaliação/reavaliação, que indicam a existência do problema. Ainda que sejam identificados mais de um diagnóstico prioritário em nutrição, a citação PES é feita individualmente, uma para cada diagnóstico. Outra possibilidade é a indicação de "nenhum diagnóstico em nutrição no momento", conforme a indicação da avaliação/reavaliação. O uso dos códigos apenas numéricos da categorização dos diagnósticos em nutrição, na documentação do PES, não é recomendado (Academy of Nutrition and Dietetics, 2018). A descrição e os exemplos de documentação no formato PES podem ser visualizados na Tabela 6.2.

Conforme previamente descrito, a identificação do problema, sua etiologia e os sinais e sintomas (indicadores) devem ser obtidos por meio da avaliação/reavaliação. A partir do diagnóstico em nutrição, é possível o planejamento de intervenção objetiva e adequada, assim como o monitoramento e aferição dos resultados da intervenção. O monitoramento e aferição certificam se o diagnóstico em nutrição foi resolvido (Writing Group of the Nutrition Care Process, Standardized Language Committee, 2008a, 2008b).

O formato PES serve para descrever apenas o passo do diagnóstico do NCP, ou seja, é uma parte da documentação padronizada em prontuários e relatórios. O formato completo padronizado, sugerido para a documentação, segue o acrômio ADIMA referente aos componentes: "Avaliação/Reavaliação (A), Diagnóstico (D), Intervenção (I) e Monitoramento/Aferição (M/A)". Para facilitar, o formato pode ser encurtado para ADI, que é o acrômio para "Avaliação/Reavaliação (A), Diagnóstico (D) e Intervenção (I)". Nesse caso, o "Monitoramento" e "Aferição (M/A)" estão incorporados na "Intervenção (I)" (Academy of Nutrition and Dietetics, 2018). Um exemplo de documentação completa, no formato ADIMA, com o diagnóstico (D) descrito no formato PES está apresentado no Quadro 6.1.

Tabela 6.2. Descrição da documentação do problema, etiologia e sinais e sintomas (PES) com exemplos.

(P): Problema (título do diagnóstico em nutrição)	(E): Etiologia	(S): Sinais e Sintomas (Indicadores da avaliação)
Alterações no estado nutricional do cliente, que alimentos e nutricionistas podem resolver	Causa/fatores de risco contribuintes	Dados usados para determinar o diagnóstico em nutrição do cliente
Citação do diagnóstico em nutrição padronizado	Ligada ao diagnóstico em nutrição pelas palavras "associado a"	Ligados à etiologia pelas palavras "conforme evidenciado por/pelo"
Exemplos		
Ingestão oral subótima	Associada à diminuição do apetite e lesões bucais	Conforme evidenciada pela ingestão de < 50% das refeições e negação frequente
Ingestão oral subótima	Associada à dificuldade e dor ao engolir alimentos e líquidos, episódios de náuseas e vômitos, sensação de obstrução após ingestão de alimentos e perda de apetite	Conforme evidenciada pelo relato do cliente de redução da ingestão oral, perda de peso de 10 kg em 2 meses, além de índice de massa corporal (IMC) baixo: 16 kg/m^2

Fonte: Academy of Nutrition and Dietetics (2018).

Quadro 6.1. Exemplo de documentação no formato padronizado ADIMA.

A: Paciente relata dificuldade e dor ao deglutir, redução significativa da ingestão de alimentos e líquidos por via oral nos últimos 3 meses; náuseas e vômitos, perda de peso. Aparência emagrecida, com perda significativa de massa corporal magra e gorda. Apresenta bom nível de instrução e compreensão. Tem sonda nasogástrica para alimentação recentemente instalada, mas ainda não iniciou dieta. Estatura: 1,70 m; peso usual: 63 kg, peso atual: 48 kg. IMC: 16,6 kg/m^2. Testes laboratoriais não disponíveis. Avaliação subjetiva global = desnutrição grave. Estimativa de necessidade energética: 1.920-2.160 kcal/dia; estimativa de necessidade proteica: 72-96 g/dia
D (PES): Ingestão oral subótima, associada à dificuldade e dor ao engolir alimentos e líquidos, náuseas, vômitos e perda de apetite, conforme evidenciada pelo relato do paciente, perda de peso de 15 kg em 3 meses, perda de massa magra e gorda, além de IMC baixo (16,6 kg/m^2)
I: Prescrita dieta hipercalórica e hiperproteica via sonda, contendo 1.000 kcal e 50 g de proteínas; 700 mL/dia, com infusão contínua em bomba de infusão (BI) = 29 mL/h. Prescrita alimentação por via oral líquida = 150 mL a cada 3 horas
M/A: Avaliar a tolerância à dieta via sonda e programar aumento da infusão em 500 mL/dia, até o alcance das necessidades energéticas e proteicas. Acompanhar a ingestão por via oral

Em vista da importância da padronização internacional, o NCP pode contribuir para melhorar a qualidade e valorizar o trabalho do nutricionista. Contudo, o uso do diagnóstico em nutrição padronizado é um desafio na prática do nutricionista, pois é necessário desenvolvimento de habilidades, que não são adquiridas de maneira rápida (Charney, 2007; Enrione et al., 2016; Kim, Baek, 2013).

A complexidade na identificação e na construção da redação do NCP pode ser observada em diferentes experiências (Enrione et al., 2016; Matthews et al., 2017; Porter et al., 2015). Entretanto, iniciativas com treinamento, tutoriais, discussão de casos, apoio e liderança da gerência podem favorecer a implantação dessa padronização (Porter et al., 2015; Vivanti et al., 2017), assim como a informatização da sistematização e da redação (Chen et al. 2018; Cruz et al., 2014; O'Sullivan, 2013; Rossi et al., 2014). Dessa forma, nutricionistas brasileiros precisam ser devidamente capacitados e as unidades de nutrição precisam estar preparadas para a implantação do diagnóstico em nutrição, assim como para todos os passos do NCP.

REFERÊNCIAS

Academy of Nutrition and Dietetics. Nutrition terminology reference manual (eNCPT): dietetics language for nutrition care. [publicação online]. 2018. [acesso em 2 mar. 2019]. Disponível em: http://ncpt.webauthor.com.

American Dietetic Association. Nutrition diagnosis: a critical step in the nutrition care process. [publicação online] 2006. [acesso em 18 dez. 2018]. Disponível em: file:///C:/Users/User/Downloads/Nutrition_Diagnosis_A_Critical_Step_in_t%20(1).pdf.

American Psychiatric Association. Manual diagnóstico e estatístico de transtornos mentais: DSM-5. Nascimento MIC, Machado PH, Garcez RM, Pizzato R, Rosa SMM, tradutores. 5. ed. Porto Alegre: Artmed; 2014.

Cesar CLG, Laurenti R, Buchala CM, Figueiredo GM, Carvalho WO, Caratin CVS. Uso da classificação internacional de doenças em inquéritos de saúde. Rev Bras Epidemiol. 2001; 4(2):120-30.

Charney P. The nutrition care process and the nutrition support dietitian. Support Line. 2007;29(4):18-22.

Chen J, Gemming L, Hanning R, Allman-Farinelli M. Smartphone apps and the nutrition care process: Current perspectives and future considerations. Patient Educ Couns. 2018; 101(4):750-7.

Cruz MR, Martins C, Dias J, Pinto JS. A validation of an Intelligent Decision-Making Support System for the nutrition diagnosis of bariatric surgery patients. JMIR Med Inform. 2014;2(2). [acesso em 22 jan. 2019]. Disponível em: https://www.ncbi.nlm.nih.gov/pmc/articles/PMC4288110/.

Enrione EB, Reed D, Myers EF. Limited agreement on etiologies and signs/symptoms among registered dietitian nutritionists in clinical practice. J Acad Nutr Diet. 2016;116(7):1178-86.

Fidelix MSP (org). Manual orientativo: sistematização do cuidado de nutrição. São Paulo: Associação Brasileira de Nutrição; 2014.

Hammond MI, Myers EF, Trostler N. Nutrition care process and model: an academic and practice odyssey. J Acad Nutr Diet. 2014;114(12):1879-94.

Ichimasa A. Review of the effectiveness of the nutrition care process. J Nutr Sci Vitaminol. 2015;61(Suppl):S41-3.

Kim EM, Baek HJ. A survey on the status of nutrition care process implementation in Korean hospitals. Clin Nutr Res. 2013;2(2):143-8.

Lancey K, Pritchett H. Nutrition Care Process and Model: ADA adopts road map to quality care and outcomes management. J Am Diet Assoc. 2003;103(8):1061-72.

Laor N, Agassi J. Diagnosis: philosophical and medical perspectives. Dordrecht: Kluwer Academic Publishers; 1990.

Laurenti R, Nubile HBV, Quadros AAJ, Conde MTRP, Oliveira ASB. A classificação internacional de doenças, a família de classificações internacionais, a CID-11 e a síndrome pós-poliomielite. Arq Neuropsiquiatr. 2013;71(9a):3-10.

Lövestam E, Boström AM, Orrevall Y. Nutrition Care Process implementation: experiences invarious dietetics environments in Sweden. J Acad Nutr Diet. 2017;117(11):1738-48.

Martins C. Diagnóstico em nutrição: fundamentos e implementação da padronização internacional. Porto Alegre: Artmed; 2016.

Matthews KL, Palmer MA, Capra SM. The accuracy and consistency of nutrition care process terminology use in cases of refeeding syndrome. Nutr Diet. 2017;75(3):331-6.

NANDA Internacional. Diagnósticos de enfermagem da NANDA-I: definições e classificação 2018-2020. Garcez RM, tradutora. 11. ed. Porto Alegre: Artmed; 2018.

OMS. CIF: Classificação internacional de funcionalidade, incapacidade e saúde. Centro Colaborador da Organização Mundial da Saúde para a Família de Classificações Internacionais, tradutor. São Paulo: Editora da Universidade de São Paulo; 2008.

OPAS. OMS divulga nova classificação internacional de doenças (CID-11). [publicação online]. 2018. [acesso em 15 dez. 2018]. Disponível em: https://www.paho.org/bra/index.php?option=com_content&view=article&id=5702:oms-divulga-nova-classificacao-internacional-de-doencas-cid-11&Itemid=875.

O'Sullivan TA. Evaluation of an electronic record prototype incorporating the Nutrition Care Process and International Dietetics and Nutrition Terminology. Nutr Diet. 2013;70(3):188-9.

Porter JM, Devine A, Vivanti A, Ferguson M, O'Sullivan TA. Development of a Nutrition Care Process implementation package for hospital dietetic departments. Nutr Diet. 2015;72(3):205-12.

Rossi M, Campbell KL, Ferguson M. Implementation of the Nutrition Care Process and International Dietetics and Nutrition Terminology in a single-center hemodialysis unit: comparing paper vs electronic records. J Acad Nutr Diet. 2014;114(1):124-30.

Saito DYT, Zoboli ELCP, Schveitzer MC, Maeda ST. Usuário, cliente ou paciente? Qual o termo mais utilizado pelos estudantes de enfermagem? Texto Contexto Enferm. 2013;22(1):175-83.

Vivanti A, Lewis J, O'Sullivan TA. The Nutrition Care Process Terminology: changes in perceptions, attitudes, knowledge and implementation amongst Australian dietitians after three years. Nutr Diet. 2017;75(1):87-97.

WHO. CDI-11 International classification of disease 11 th – revision: the global standard for diagnostic health information. [publicação online]. 2018. [acesso em 15 out. 2018]. Disponível em:<https://icd.who.int/>.

Writing Group of the Nutrition Care Process, Standardized Language Committee. Nutrition care process and model part I: the 2008 update. J Am Med Assoc. 2008a;108(7):1113-7.

Writing Group of the Nutrition Care Process, Standardized Language Committee. Nutrition care process part II: using the International Dietetics and Nutrition Terminology to document the nutrition care process. J Am Med Assoc. 2008b;108(8):1287-93.

PARTE 2

NECESSIDADES NUTRICIONAIS E DIETA SAUDÁVEL

CAPÍTULO 7

RECOMENDAÇÕES E REFERÊNCIAS NUTRICIONAIS

Mara Reis Silva
Carla Cristina da Conceição Ferreira

Recomendações nutricionais são tradicionalmente definidas como ingestão de energia e de nutrientes que satisfazem a necessidade de um grupo de indivíduos saudáveis, visando à prevenção de doenças carenciais e à manutenção da saúde (Uauy et al., 2006). Em decorrência do avanço dos conhecimentos acerca das funções e ações fisiológicas dos nutrientes e outros componentes não nutrientes dos alimentos, a expressão das necessidades de energia e de nutriente como recomendações tem sido ampliada e, muitas vezes, considerada referências nutricionais (Yates, 2006). Valor de referência ou dose de ingestão são mais usados na atualidade para identificar quantidades de nutrientes necessárias ao organismo humano (MacFarlane et al., 2019), porém ainda é possível encontrar o termo recomendações para especificar as necessidades gerais de nutrientes em valores quantificáveis ou para aconselhar o consumo de uma alimentação saudável (Bier, Willett, 2016; FAO, WHO, 2018; Murphy et al., 2016).

Diversas organizações têm estabelecido valores referenciais de ingestão de energia e de nutrientes para populações específicas. Desde 1949, a Agência das Nações Unidas para Alimentos e Agricultura (*Food and Agriculture Organization of the United Nations* – FAO), a Organização Mundial da Saúde (*World Health Organization* – WHO) e mais recentemente a Universidade das Nações Unidas (*United Nations University* – UNU) participam de Comitês de Peritos para definir necessidades de energia e de nutrientes, que podem ser aplicadas em diferentes comunidades do mundo. No Brasil, o trabalho mais abrangente sobre necessidades energéticas e nutricionais, baseado em estudos nacionais e internacionais adaptados às características da população brasileira, foi feito em 1990 pela Sociedade Brasileira de Alimentação e Nutrição (SBAN) (Vannucchi et al., 1990).

A série intitulada *Recommended Dietary Allowances* (RDAs), publicada nos EUA, foi preparada pelo Comitê em Alimentação e Nutrição (*Food and Nutrition Board* – FNB) do

Institute of Medicine - IOM), desde 1941, e revisada periodicamente até a 10ª edição em 1989, para incorporar conhecimentos científicos sobre as necessidades nutricionais, com o propósito de manutenção da saúde. Desde 1995, o *Food and Nutrition Board*, em cooperação com cientistas canadenses (*Health Canada*), iniciaram uma nova série de valores de referência denominada *Dietary Reference Intakes* (DRIs), que substitui as antigas RDAs e RNIs (*Recommended Nutrient Intakes*) das populações norte-americana e canadense, respectivamente. As DRIs representam um novo enfoque conceitual para o estabelecimento de valores de ingestão de nutrientes, que incluem as seguintes categorias: Necessidade Média Estimada (*Estimated Average Requirement* - EAR); Ingestão Adequada (*Adequate Intake* - AI); Ingestão Dietética Recomendada (*Recommended Dietary Allowances* - RDA); Nível Superior Tolerável de Ingestão (*Tolerable Upper Intake Level* - UL) e Limite de Distribuição Aceitável de Macronutrientes (*Acceptable Macronutrient Distribution Range* - AMDR) (Trumbo et al., 2001; Yates, 2006). As referências nutricionais da série DRI são as mais reconhecidas e usadas no mundo, embora tenham sido determinadas para a população dos Estados Unidos da América e Canadá (Bier, Willett, 2016).

Os valores de referência foram estimados para atender às necessidades nutricionais da maioria dos indivíduos saudáveis, com as seguintes finalidades: planejamento de dietas para prevenir deficiência de nutrientes, rotulagem de alimentos, elaboração de guias de seleção de alimentos para dietas saudáveis, avaliação da adequação da ingestão dietética em pesquisas nacionais, programas de segurança alimentar e educação nutricional (Jacob, 1998; Yates, 1998). As DRIs, além de considerarem os critérios necessários para prevenir as deficiências clássicas de nutrientes, incorporaram dados sobre a redução do risco de doenças crônicas não transmissíveis (DCNT) (Yates et al., 1998). Na atualidade, os valores de referências nutricionais estão sendo ampliados para contemplar esse enfoque, que associa manutenção da saúde, diminuição do risco de doenças crônicas e aumento da longevidade.

A base do estabelecimento das referências ou recomendações nutricionais assume que a necessidade de energia e de nutrientes obedece à curva de distribuição normal. A necessidade de energia é derivada da média do gasto energético de pessoas de acordo com a idade, o sexo e a atividade física. Na prática, o nível seguro de ingestão de nutriente, escolhido para definir RDA ou RNI, corresponde à média das necessidades adicionada de uma margem de segurança de dois desvios-padrão, que deve ser suficiente para cobrir a maioria da população (97,5%). O nível seguro de ingestão para energia não é utilizado, uma vez que o excesso de energia é indesejável (Lachance, 1998; Nandi, 1998). Algumas referências nutricionais incluem componentes não nutritivos (exemplo: colina, licopeno) que não são convencionalmente considerados nutrientes essenciais, mas podem apresentar benefícios à saúde humana (Gibson, 2005).

Os princípios usados pelos Comitês de Peritos são similares e norteiam o desenvolvimento de valores de referências nutricionais (Gibson, 2005; IOM, 2006; WHO, FAO, 2004):

- São estabelecidas para um grupo de indivíduos saudáveis, com características específicas tais como faixa etária, sexo e estado fisiológico. Assim, não são aplicáveis para indivíduos com doenças agudas ou crônicas ou para repleção de nutrientes em indivíduos com deficiências.

- Referem-se à necessidade média diária considerando um período razoável. Consequentemente, as quantidades sugeridas não precisam ser consumidas todos os dias, mas a falta de ingestão em um determinado período deve ser compensada por aumento de ingestão em outras ocasiões.
- São baseadas nos padrões de dieta habitual do país de referência e podem não ser apropriadas para pessoas que consomem dietas não convencionais.
- O estabelecimento das recomendações, para lactentes de 0 a 12 meses de idade, é feito principalmente pela análise da quantidade dos nutrientes no leite de mulheres saudáveis.
- Geralmente ignoram possíveis interações que envolvem nutrientes e outros componentes da dieta.

RECOMENDAÇÕES NUTRICIONAIS DA ORGANIZAÇÃO MUNDIAL DA SAÚDE E DA ORGANIZAÇÃO DAS NAÇÕES UNIDAS PARA AGRICULTURA E ALIMENTAÇÃO

RECOMENDAÇÕES GERAIS

O Comitê de Peritos da WHO/FAO sobre Alimentação, Nutrição e Prevenção de Doenças Crônicas reuniu-se, em Genebra em 2002, com o propósito de elaborar recomendações gerais e específicas para políticas e estratégias de saúde pública relacionadas a mudanças da alimentação e de estilo de vida. O informe técnico (WHO, 2003) originado dessa reunião foi o suporte científico da Estratégia Global para Alimentação, Atividade Física e Saúde da Organização Mundial da Saúde – EG-OMS (WHO, 2004).

O Comitê da WHO/FAO reconheceu que o crescimento epidêmico de DCNT, tais como obesidade, *diabetes mellitus*, doença cardiovascular, hipertensão e alguns tipos de câncer, afeta países desenvolvidos e em desenvolvimento e está relacionado a mudanças da dieta e de estilo de vida. O enfoque adotado pelo Comitê de Peritos abrange toda a vida, pois as enfermidades crônicas do adulto refletem exposições diversas acumuladas durante a vida, com prejuízos físicos e sociais. Assim, o risco de desenvolvimento de enfermidades crônicas na infância e adolescência está associado com a alimentação do lactente e com o período de aleitamento materno, e também relacionado às escolhas de alimentos ricos em gorduras, açúcares e sal. Na adolescência, o surgimento de enfermidades crônicas está associado com a aquisição de hábitos inadequados como consumo habitual de álcool, uso de tabaco e inatividade física, os quais podem persistir na idade adulta. A fase adulta foi considerada um período crítico para reduzir preventivamente os fatores de risco e para aplicar tratamentos eficazes. A maioria das enfermidades crônicas se manifesta no idoso como resultado da interação de vários processos mórbidos e da deterioração das funções fisiológicas. No entanto, a aceleração da deterioração do organismo causada por fatores externos é, geralmente, reversível em qualquer idade (WHO, 2003).

As metas de ingestão de nutrientes da Organização Mundial da Saúde (WHO, 2003) representam a média de ingestão avaliada como adequada para a manutenção da saúde da população (Tabela 7.1). Nesse contexto, a saúde corresponde à baixa prevalência de doenças relacionadas à alimentação. Na avaliação de adultos a faixa de índice de massa corporal (IMC) recomendada para grupos é de 21 a 23 kg/m^2 e para indivíduo a faixa de 18,5 a 24,0 kg/m^2, além da recomendação de evitar ganho de peso maior que 5 kg durante a vida adulta.

Embora a proposta primária do Comitê tenha sido desenvolver metas relacionadas a alimentação, nutrição e prevenção de doenças crônicas, recomendações para atividade física foram estabelecidas nesse relato por causa de sua associação com a composição corporal, gasto energético e saúde (WHO, 2003). No entanto, as recomendações de atividade física foram revisadas em relação a frequência, duração, intensidade, tipo e quantidade, para prevenção de DCNT (WHO, 2010). O desenvolvimento dessas recomendações globais para atividade física foi iniciado em 2008, em parceria com o *Centers for Disease Control and Prevention* (CDC) dos Estados Unidos da América. Crianças e adolescentes de 5 a 17 anos devem realizar pelo menos 60 minutos/dia de atividade física moderada a vigorosa, sendo a maioria de atividade aeróbica, e incluir atividade vigorosa que fortalece músculo e osso no mínimo 3 vezes/semana; indivíduos de 18 a 64 anos necessitam de no mínimo

Tabela 7.1. Recomendações de ingestão de nutrientes.

Componentes	Percentual do valor energético total		
	Indivíduos de 2 a 18 anos	Adultos	População
Gorduras totais[a]	25-35	15-35	15-30
Ácidos graxos saturados	8	Até 10	< 10
Ácidos graxos poli-insaturados (PUFA)	11	6-11	6-10
PUFA n-6		2,5-9	5-8
PUFA n-3		0,5-2	1-2
Ácidos graxos *trans*	< 1	< 1	< 1
Ácidos graxos monoinsaturados (MUFA)[b]	Por diferença	Por diferença	Por diferença
Carboidratos totais			55-75
Açúcar simples[c]			< 10
Proteínas			10-15
			Quantidade/dia
Colesterol			< 300 mg
Cloreto de sódio (sódio)[d]			< 5 g (< 2 g)
Frutas e hortaliças[e]			≥ 400 g
Fibra alimentar total[f]			> 25 g
Polissacarídeos não amiláceos[f]			> 20 g

[a]Ingestão de 20 e 35% de lipídios pelos adultos é condicionada à manutenção do balanço energético e de indicadores antropométricos dentro da normalidade. Para mulheres em idade reprodutiva, o consumo deve ser de pelo menos 20% de lipídios. [b]Calculado a partir da seguinte equação: MUFA = gordura total (ácidos graxos saturados + PUFA + ácidos graxos *trans*). [c]Todos os monossacarídeos e dissacarídeos adicionados aos alimentos no processamento industrial ou preparo doméstico, mais os açúcares naturalmente presente no mel, xarope e suco de fruta. [d]Deve ser iodado. [e]Tubérculos (por exemplo: batata, mandioca) não são incluídos nesta categoria. [f]Cereais integrais, frutas e hortaliças são as fontes preferenciais de polissacarídeos não amiláceos.

Fonte: adaptada de FAO (2010) para indivíduos de 2 a 18 anos e adultos e WHO (2003) para a população.
Dados reproduzidos com a permissão dos autores.

150 minutos/semana de atividade moderada aeróbica ou 75 minutos/semana de atividade aeróbica intensa ou uma combinação equivalente de atividade moderada e intensa, além de exercícios de força muscular realizados por pelo menos 2 dias da semana que envolvam os maiores grupos musculares; acima de 64 anos, as recomendações são as mesmas para a faixa etária anterior, com a necessidade de adaptação dos exercícios à condição física dos idosos.

O Comitê de Peritos da WHO/FAO também elaborou recomendações específicas para a prevenção do excesso de ganho de peso corporal e obesidade, diabetes, doença cardiovascular, câncer, doenças dentárias e osteoporose, que podem ser consultados em WHO (2003). Para esse Comitê, em países que ocorre transição econômica, a população geralmente se torna mais sedentária e tem acesso facilitado a alimentos de elevada densidade energética. Nesse caso, é recomendada a manutenção dos alimentos saudáveis da dieta tradicional, rica em hortaliças, frutas e polissacarídeos não amiláceos.

Algumas dessas recomendações têm sido atualizadas pela FAO/WHO, por revisões periódicas e sistemáticas de evidências científicas, para promover a saúde e prevenir doenças. As recomendações de gordura total e diferentes categorias de ácidos graxos, por faixa etária, foram revisados conforme a faixa etária e categorias de Ingestão Dietética de Referência (DRI), ou seja, EAR, AI, UL e AMDR. Entretanto, foi admitido que as recomendações para crianças e idosos ainda não foram adequadamente estabelecidas (FAO, 2010).

A distribuição de macronutrientes expressa em percentual energético (AMDR) para indivíduos de 2 a 18 anos e adultos estão sumarizadas na Tabela 7.1 e podem ser comparadas com as metas de ingestão para a população, previamente determinadas pela Organização Mundial da Saúde (WHO, 2003). As recomendações para crianças de 0 a 6 meses e 6 a 24 meses, conforme categoria de DRI, podem ser consultadas na publicação da FAO (2010). O limite mínimo de 15% de AMDR de gorduras totais, recomendadas a adultos, foi mantido a fim de assegurar o consumo adequado de energia, ácidos graxos essenciais e vitaminas lipossolúveis, mas, no caso de indivíduos adultos com IMC < 18,5 kg/m^2, foi aumentado a 20% e mantido esse percentual mínimo para mulheres em idade reprodutiva. A AMDR de 30% a 35% foi considerada adequada para a maioria dos indivíduos que desempenha atividade física moderada e vigorosa, respectivamente (FAO, 2010; WHO, 2003).

Em maio de 2004, a 57ª Assembleia Mundial da Saúde endossou as diretrizes básicas da Estratégia Global para Alimentação, Atividade Física e Saúde. O objetivo geral (EG-OMS) foi de promover e proteger a saúde por meio do desenvolvimento de um ambiente adequado para sustentar ações em níveis individual, comunitário, nacional e global, que em conjunto levam à redução de doença e morte relacionadas à alimentação não saudável e à inatividade física (WHO, 2004).

A Organização Mundial da Saúde (WHO, 2015) revisou as evidências sobre ingestão de açúcares livres para a redução do risco de DCNT, com foco em prevenção e controle de ganho de peso corporal não saudável e cárie dental. Adultos e crianças devem manter a ingestão de açúcares livres abaixo de 10% do valor total de energia ingerida por dia. Recomendação considerada de alto nível de evidência e está de acordo com a recomendação para a população, estipulada previamente por WHO (2003).

O subgrupo de dieta e saúde da WHO *Nutrition Guidance Expert Advisory Group* (NUGAG) apresentou uma revisão sistemática, realizada por Mensink (2016), que avaliou o efeito da substituição da ingestão de ácidos graxos saturados por ácidos graxos *cis*-monoinsaturados (MUFA), ácidos graxos *cis*-poli-insaturados (PUFA) e carboidratos em relação ao perfil lipídico e de lipoproteínas séricas. Embora as pesquisas analisadas foram feitas com dietas controladas, a maioria teve um curto tempo de duração (3 a 5 semanas) e não foi possível determinar com exatidão o tipo de carboidratos das dietas. A análise da regressão múltipla dos dados, de diversos estudos com adultos e idosos, indicou que os efeitos da substituição de ácidos graxos saturados (ácidos palmítico e esteárico e em baixa concentração ácidos láurico e mirístico), consumidos na faixa de 1,6 a 24,4% do valor energético total, por *cis*-PUFA (predominantemente ácido linoleico e ácido α-linolênico) e *cis*-MUFA (principalmente ácido oleico) foram mais favoráveis ao perfil de lipoproteínas em comparação à substituição por carboidratos. Além disso, o *cis*-PUFA teve um melhor desempenho em relação a manutenção dos níveis adequados de colesterol-LDL e triglicérides.

A Segunda Conferência Internacional sobre Nutrição (ICN2) realizada em 2014, com a participação de membros da FAO e WHO, estipulou recomendações para o acesso à alimentação diversificada, segura e saudável de indivíduos de todas as faixas etárias e estados fisiológicos. O guia dessas recomendações (FAO, WHO, 2018) é um documento de suporte a países, que estão interessados em transformá-las em ação. Esse documento reforça diversas recomendações gerais da Estratégia Global para Alimentação, Atividade Física e Saúde (WHO, 2004) e enfatiza a participação considerável dos maus hábitos alimentares no surgimento de DCNT. O consumo excessivo de carne, de alimentos ricos em gordura, açúcar e sal, e a ingestão inadequada de alimentos variados, incluindo grãos integrais, leguminosas, nozes, frutas e hortaliças, podem ser modificados com a implementação de ações para prevenção e controle de DCNT. Essas ações devem atender a redução do consumo de sal por meio da reformulação de produtos alimentícios e a limitação da quantidade de sal adicionada aos alimentos e refeições, a diminuição gradativa do consumo de gorduras saturadas e eliminação de gorduras *trans* industriais, a redução do consumo de açúcar e a tributação de bebidas açucaradas, além do desenvolvimento e fiscalização do sistema de segurança alimentar, fortalecimento dos sistemas de saúde e promoção da saúde universal, por meio da atenção primária à saúde, desenvolvimento de programas de nutrição e de proteção social.

NECESSIDADES ENERGÉTICAS HUMANAS

Desde 1948, a FAO tem convocado Grupos de Peritos na área de nutrição para avaliação e atualização de informações científicas, com o intuito de estabelecer as necessidades humanas de energia. A Organização Mundial da Saúde iniciou sua colaboração neste trabalho em 1950, enquanto a Universidade das Nações Unidas (UNU) se associou a essa iniciativa em 1981.

A necessidade de energia é definida pelo grupo de peritos FAO/WHO/UNU como a quantidade de energia do alimento necessária para equilibrar a energia gasta, a fim de manter o tamanho e a composição corporal e um nível de atividade física consistentes com a boa saúde. O gasto energético total (GET), é a média da energia gasta em um dia típico por um indivíduo ou grupo de indivíduos. A medida do GET em 24 horas inclui a resposta metabólica ao alimento; o custo energético da síntese de tecidos para crianças, adolescentes e grávidas; a energia adicional para depósito de tecidos em crescimento, e em lactantes, a energia extra a ser utilizada na produção e secreção de leite (FAO, 2004).

A recomendação de ingestão energética para grupos da população foi determinada com base na média da necessidade energética de indivíduos saudáveis, obtida pelo método de água duplamente marcada ou outros métodos de resultados comparáveis. Para a inclusão das diferenças no tamanho e composição corporal, as necessidades de energia foram calculadas com a média de peso corporal da população e múltiplos da taxa média de metabolismo basal. Assim, as necessidades de energia foram apresentadas conforme grupos populacionais de sexo e de faixa etária e expressas em unidades de energia por dia e energia por quilograma de peso corporal por dia. Essas recomendações não são prescritivas para um indivíduo em particular, pois sua necessidade energética pode estar nos extremos da distribuição normal. No entanto, a determinação das necessidades específicas de indivíduos devem ser calculadas pela taxa de metabolismo basal (Tabela 7.2) e a atividade física habitual individual. As recomendações apresentadas a seguir, para cada ciclo da vida, são o resultado do trabalho da FAO/WHO/UNU em necessidades de energia de humanos (FAO, 2004).

Tabela 7.2. Equação para estimar taxa de metabolismo basal a partir do peso corporal (P)[a].

Idade em anos	Sexo	
	Masculino	Feminino
< 3	59,512 × P – 30,4	58,317 × P – 31,1
3-10	22,706 × P + 504,3	20,315 × P + 485,9
10-18	17,686 × P + 658,2	13,384 × P + 692,6
18-30	15,057 × P + 692,2	14,818 × P + 486,6
30-60	11,472 × P + 873,1	8,126 × P + 845,6
> 60	11,711 × P + 587,7	9,082 × P + 658,5

[a]Expresso em kg.
Fonte: Schofield (1985).

Gestantes e lactantes

A necessidade energética na gravidez segundo o Comitê da FAO/WHO/UNU deve ser adequada para assegurar o crescimento do feto, placenta e tecidos maternos e suprir o aumento na demanda metabólica da gestação. Além disso, deve incluir a energia necessária para manter o peso materno adequado, a composição corporal, a atividade física durante a gestação e os estoques de energia suficientes para a lactação após o parto (FAO, 2004).

O Comitê preconiza que mulheres saudáveis com estado nutricional adequado devem ganhar de 10 a 14 kg durante a gravidez (média de 12 kg) com o propósito de aumentar a probabilidade do nascimento de criança a termo, com peso médio ao nascer de 3,3 kg, e para reduzir o risco de complicações maternas e fetais. Desse modo, a quantidade extra de energia necessária durante a gravidez foi calculada considerando o ganho médio de peso gestacional de 12 kg, o aumento cumulativo da taxa de metabolismo basal ou necessidade energética total, mais o depósito de energia (proteína e gordura). A variabilidade cumulativa do aumento da taxa de metabolismo basal entre grávidas em comparação aos valores antes da gravidez pode oscilar entre 45 e 70%, portanto a aplicação das necessidades médias, definidas para grupos populacionais, em um indivíduo específico pode levar a grandes erros.

O gasto energético da gravidez não é similar ao longo do período gestacional, pois o custo extra de 77.000 kcal é distribuído de acordo com o desenvolvimento da gravidez no primeiro, segundo e terceiro trimestres (Tabela 7.3). Mulheres com IMC pré-gravídico abaixo de 18,5 kg/m^2 devem ganhar mais peso do que aquelas com IMC saudável, para o nascimento de crianças com peso adequado. A obesidade materna também está relacionada com aumento de risco de complicações da mãe e do feto. Mulheres com IMC pré-gravidez maior que 25 kg/m^2 devem ter ganho de peso igual ou abaixo do limite inferior da faixa recomendada para mulheres com IMC saudável (10 a 14 kg). Foi recomendado também ganho de peso de até 7 kg para mulheres, no início da gravidez, com IMC maior de 26 kg/m^2. Para gestante adolescente, deve ser assegurada a ingestão de alimentação adequada para satisfazer as necessidades próprias da adolescência e da gravidez, garantindo assim um crescimento materno e fetal apropriados.

Tabela 7.3. Necessidade de energia adicional na gravidez e lactação.

Período gestacional	Energia adicional (kcal/dia)	
	Gestantes que iniciam o pré-natal no 1º mês[a]	**Gestantes que iniciam o pré-natal no 2º ou 3º mês de gestação**[a]
1º Trimestre	85	–
2º Trimestre	285	360
3º Trimestre	475	475
Período de lactação	**Lactantes com ganho de peso gestacional adequado**	**Lactantes desnutridas ou com ganho de peso gestacional insuficiente**
1º Semestre[b]	505	675[d]
2º Semestre[c]	505	

[a]A recomendação de energia deve ser reduzida para mulheres que diminuem a atividade física durante a gravidez. [b]Para mulheres que alimentam suas crianças exclusivamente com leite materno e a produção média de leite é de 807 g/dia. [c]Para mulheres que alimentam suas crianças parcialmente com leite materno e a produção de leite é em média 550 g/dia. [d]A necessidade energética no 2º semestre depende da taxa de produção de leite.
Fonte: FAO (2004).

A necessidade energética da lactante é definida como a ingestão que atenda o custo energético para manter o peso e a composição corporal, a atividade física e a produção de leite, consistentes com a boa saúde da mulher e da criança. Os principais fatores que influenciam as necessidades energéticas são a duração da amamentação e a extensão do aleitamento materno exclusivo (Tabela 7.3). O custo energético da lactação é determinado pela quantidade de leite que é produzida e secretada, seu conteúdo energético e a eficácia da conversão da energia da dieta em energia do leite. O estoque de gordura acumulado durante a gestação pode fornecer parte das necessidades energéticas adicionais nos primeiros meses de lactação. A perda de peso pós-parto é, geralmente, mais alta nos primeiros três meses em mulheres que praticam o aleitamento materno exclusivo. Entretanto, a capacidade do estoque de energia adicional de atender as demandas da lactação depende do ganho de peso gestacional e do estado nutricional da mãe. Mulheres bem nutridas perdem cerca de 0,8 kg/mês, enquanto desnutridas perdem 0,1 kg/mês.

Crianças e adolescentes

A estimativa do gasto energético total inclui metabolismo basal, efeito térmico do alimento, necessidades termorregulatórias, custo com atividade física e custo energético para sintetizar tecidos. A base da recomendação de energia da FAO (2004) para crianças de 0 a 12 meses é o gasto energético somado à necessidade de energia para o crescimento (depósito de gordura e proteína dos tecidos).

O peso corporal, a idade e o comprimento influenciam o gasto energético total e são altamente correlacionados, entretanto, quando o peso foi usado como preditor não se observou efeito independente da idade, sexo e comprimento.

O crescimento é um indicador sensível da adequação da necessidade energética da criança. A demanda de energia para o crescimento é de aproximadamente 40% do GET no primeiro mês de vida, 35% durante os primeiros três meses, 17,5% nos três meses subsequentes, menos que 6% nos próximos seis meses e 3% aos 12 meses de vida. No segundo ano de vida o custo energético com o crescimento oscila entre 1 e 2% do GET até a metade da adolescência e desaparece gradualmente até 20 anos de idade. Portanto, as necessidades energéticas na infância devem ser calculadas por adição da energia depositada nos tecidos em crescimento ao GET.

As crianças alimentadas com fórmulas lácteas têm gasto energético total mais alto durante o primeiro ano de vida, quando comparadas com crianças em aleitamento materno. A alimentação exclusiva com leite materno é recomendada até 6 meses de vida, seguida por uma combinação de leite materno e alimentos complementares durante a infância. As necessidades de crianças alimentadas com leite materno ou com fórmulas lácteas ou a combinação de leite materno e fórmulas lácteas estão apresentadas na Tabela 7.4. A FAO (2004) também determinou as necessidades médias de energia a partir de dados combinados de crianças de 1 a 12 meses de idade com aleitamento materno e alimentadas com fórmulas lácteas (Tabela 7.5). Na faixa etária de 18 e 24 meses não existe diferença na necessidade energética entre crianças que recebem e aquelas que não recebem leite materno.

Nas Tabelas 7.4 e 7.5, a energia depositada nos tecidos em crescimento foi estimada por multiplicação do peso ganho mensalmente pela média de energia adicional a cada três meses. A média da necessidade energética diária é o resultado da soma do GET e da energia de depósito, e foi calculada como unidade de energia por quilograma de peso corporal, dividindo-se a necessidade diária pela média de peso por cada mês de idade.

As necessidades energéticas de crianças (≥ 1 ano) e adolescentes também foram determinadas com adição da energia depositada nos tecidos em crescimento ao GET, ou seja, o acréscimo de 2 kcal/g de ganho de peso/ano de idade. Os valores de necessidade de energia (Tabela 7.6) foram calculados considerando três níveis de atividade física: leve, moderada e intensa.

Crianças e adolescentes que vivem em áreas rurais de países em desenvolvimento são mais ativas do que aquelas de áreas urbanas ou de países industrializados. Para grupos a

Tabela 7.4. Necessidade energética (kcal/kg/dia) de crianças alimentadas com leite materno ou com fórmulas lácteas[a].

Idade (meses)	Crianças alimentadas com leite materno[b]		Crianças alimentadas com fórmulas lácteas[c]		Crianças alimentadas com leite materno e fórmulas lácteas[d]	
	Meninos	Meninas	Meninos	Meninas	Meninos	Meninas
1	106	99	122	117	113	107
2	98	95	110	108	104	101
3	91	90	100	101	95	94
4	79	80	86	89	82	84
5	79	79	85	87	81	82
6	78	79	83	85	81	81
7	76	76	81	81	79	78
8	77	76	81	81	79	78
9	77	76	81	81	79	78
10	79	77	82	81	80	79
11	79	77	82	81	80	79
12	79	77	82	81	81	79

[a]A estimativa da necessidade energética foi feita usando-se a média do peso corporal, a energia de depósito e as equações preditivas do GET.

Equações para estimativa do gasto energético total (GET): [b]GET (kcal/dia) = –152,0 + 92,8 × peso (kg); [c]GET (kcal/dia) = –29,0 + 82,6 × peso (kg); [d]GET (kcal/dia) = –99,4 + 88,6 × peso (kg).

Fonte: FAO (2004).

partir de 6 anos de idade, que são menos ou mais ativos em comparação à atividade moderada, devem ser reduzidas ou aumentadas 15% das necessidades energéticas da população, respectivamente. A seguir, a descrição do nível de atividade física para crianças e adolescentes, conforme FAO (2004).

- Populações com atividade física leve ou menos ativas que atividade moderada – gastam várias horas na escola ou em ocupações sedentárias, não praticam esporte regularmente, em geral, usam veículos motorizados para o transporte e gastam a maioria do tempo de lazer em atividades que requerem pouco esforço físico (assistir televisão, ler, usar computador ou brincar sem muito deslocamento do corpo).
- Populações com atividade moderada – atividade física habitual mais extrema do que os exemplos de atividade física leve, mas não alcançam a demanda da atividade intensa.
- Populações com atividade intensa ou mais ativas que atividade moderada – caminham longas distâncias ou usam bicicleta para o transporte, desempenham atividades de alta demanda energética por várias horas todos os dias e/ou praticam esporte ou exercício que demandam alto nível de esforço físico por várias horas, na maioria dos dias da semana.

Para crianças com desnutrição causada por ingestão alimentar inadequada e infecção frequente atingirem o crescimento adequado, o Comitê da FAO/WHO/UNU (FAO, 2004) recomenda o aumento da ingestão energética necessária para assegurar o dobro do ganho de peso normal (Tabela 7.7).

Tabela 7.5. Necessidades energéticas de crianças durante o primeiro ano de vida[a].

Idade (meses)	Peso (kg)	Necessidade energética diária	
		kcal/dia	kcal/kg/dia
	Meninos		
0-1	4,58	518	113
1-2	5,50	570	104
2-3	6,28	596	95
3-4	6,94	569	82
4-5	7,48	608	81
5-6	7,93	639	81
6-7	8,30	653	79
7-8	8,62	680	79
8-9	8,89	702	79
9-10	9,13	731	80
10-11	9,37	752	80
11-12	9,62	775	81
	Meninas		
0-1	4,35	464	107
1-2	5,14	517	101
2-3	5,82	550	94
3-4	6,41	537	84
4-5	6,92	571	83
5-6	7,35	599	82
6-7	7,71	604	78
7-8	8,03	629	78
8-9	8,31	652	78
9-10	8,55	676	79
10-11	8,78	694	79
11-12	9,00	712	79

[a]Calculado por análise de regressão linear da necessidade energética total em função do peso, mais energia de depósito de tecidos durante o crescimento. O gasto energético total foi estimado conforme a seguinte equação: GET (kcal/dia) = –99,4 + 88,6 × peso (kg).

Fonte: FAO (2004).

Adultos e idosos

O gasto energético total de adultos e idosos foi estimado por meio do cálculo fatorial, que combina o tempo dispendido em atividades habituais e o gasto energético dessas atividades. Conforme as diferenças no tamanho e composição corporal, a necessidade energética em 24 horas foi expressa em múltiplo da taxa de metabolismo basal, considerando os coeficientes do nível de atividade física. A taxa de metabolismo basal em adultos é determinada principalmente pelo sexo, tamanho corporal, composição corporal e idade. Para calcular o gasto energético total de grupos, a média da estimativa da taxa de metabolismo basal, calculada conforme os dados da Tabela 7.2, deve ser multiplicada pelo coeficiente de atividade física.

Tabela 7.6. Necessidade de energia de crianças e adolescentes conforme o peso corporal e o depósito de energia nos tecidos, durante o crescimento, em diferentes níveis de atividade física.

Idade (anos)	Peso corporal (kg)[b]	Necessidade energética diária[a]								
		Atividade leve[c]		NAF[d]	Atividade moderada		NAF[d]	Atividade intensa[c]		NAF[d]
		kcal/dia	kcal/kg/dia		kcal/dia	kcal/kg/dia		kcal/dia	kcal/kg/dia	
Sexo masculino										
1-2	11,5				950	82	1,45			
2-3	13,5				1.125	84	1,45			
3-4	15,7				1.250	80	1,45			
4-5	17,7				1.350	77	1,50			
5-6	19,7				1.475	74	1,55			
6-7	21,7	1.350	62	1,30	1.575	73	1,55	1.800	84	1,80
7-8	24,0	1.450	60	1,35	1.700	71	1,60	1.950	81	1,85
8-9	26,7	1.550	59	1,40	1.825	69	1,65[d]	2.100	79	1,90
9-10	29,7	1.675	56	1,40	1.975	67	1,65	2.275	76	1,90
10-11	33,3	1.825	55	1,45	2.150	65	1,70	2.475	74	1,95
11-12	37,5	2.000	53	1,50	2.350	62	1,75	2.700	72	2,00
12-13	42,3	2.175	51	1,55	2.550	60	1,80	2.925	69	2,05
13-14	47,8	2.350	49	1,55	2.775	58	1,80	3.175	66	2,05
14-15	53,8	2.550	48	1,60	3.000	56	1,85	3.450	65	2,15
15-16	59,5	2.700	45	1,60	3.175	53	1,85	3.650	62	2,15
16-17	64,4	2.825	44	1,55	3.325	52	1,85	3.825	59	2,15
17-18	67,8	2.900	43	1,55	3.400	50	1,85	3.925	57	2,15
Sexo feminino										
1-2	10,8				850	80	1,40			
2-3	13,0				1.050	81	1,40			
3-4	15,1				1.150	77	1,45			
4-5	16,8				1.250	74	1,50			
5-6	18,6				1.325	72	1,55			
6-7	20,6	1.225	59	1,30	1.425	69	1,55	1.650	80	1,80
7-8	23,3	1.325	57	1,35	1.550	67	1,60[d]	1.775	77	1,85
8-9	26,6	1.450	54	1,40	1.700	64	1,65	1.950	73	1,90
9-10	30,5	1.575	52	1,40	1.850	61	1,65	2.125	70	1,90
10-11	34,7	1.700	49	1,45	2.000	58	1,70	2.300	66	1,95
11-12	39,2	1.825	47	1,50	2.150	55	1,75	2.475	63	2,00
12-13	43,8	1.925	44	1,50	2.275	52	1,75	2.625	60	2,00
13-14	48,3	2.025	42	1,50	2.375	49	1,75	2.725	57	2,00
14-15	52,1	2.075	40	1,50	2.450	47	1,75	2.825	54	2,00
15-16	55,0	2.125	39	1,50	2.500	45	1,75	2.875	52	2,00
16-17	56,4	2.125	38	1,50	2.500	44	1,75	2875	51	2,00
17-18	56,7	2.125	37	1,45	2.500	44	1,70	2.875	51	1,95

[a] A taxa de metabolismo basal foi estimada conforme as equações preditivas apresentadas na Tabela 7.5.
[b] Peso estimado no ponto médio do intervalo de idade conforme *National Center for Health Statistics* (OMS, 1983).
[c] Atividade física leve 15% menor e intensa 15% maior do que a atividade física moderada.
[d] NAF = nível de atividade física.
Fonte: FAO (2004).

Tabela 7.7. Aumento das necessidades energéticas que permite dobrar a taxa de crescimento normal de crianças de 6 a 24 meses.

Idade (meses)	Média de ganho de peso (g/kg/dia)	Aumento da necessidade energética (%)
6-9	1,83	14,5
9-12	1,15	8,5
12-18	0,67	5,0
18-24	0,51	3,5

Fonte: FAO (2004).

O nível de atividade física tem sido calculado por meio da razão entre gasto energético total e taxa de metabolismo basal. A maioria dos dados de gasto energético total de adultos são originados de pesquisas em países industrializados, que podem diferir dos níveis de atividade física de indivíduos de países em desenvolvimento. O Comitê da FAO/WHO/UNU (FAO, 2004) classificou a intensidade da atividade física de populações em três categorias: leve, ativa e intensa (Tabela 7.8). Essas categorias representadas por níveis diferentes de atividade, associadas com o estilo de vida da população, indicam a atividade física mais frequentemente desempenhada pela maioria dos indivíduos de uma população por um período (um mês ou mais).

Tabela 7.8. Classificação de estilo de vida conforme a intensidade da atividade física.

Categoria	Variação do coeficiente de atividade física
Atividade sedentária ou leve	1,40-1,69
Moderadamente ativa ou ativa	1,70-1,99
Intensa ou muito intensa	2,00-2,40[a]

[a]Valores > 2,40 são difíceis de ser mantidos por longo período.
Fonte: FAO (2004).

Os diferentes níveis de atividade física habitual, conforme estilo de vida, estão descritos a seguir.

- Estilo de vida sedentário ou leve – pessoas com ocupação que não demandam muito esforço físico, que usam veículos motorizados para o transporte, não se exercitam ou praticam esporte e gastam a maioria do tempo de lazer sentados ou em pé com pouco deslocamento corporal.
- Estilo de vida ativo ou moderadamente ativo – pessoas com ocupações sedentárias, mas que gastam certa quantidade de tempo em atividade física de moderada a intensa. Exemplos: pessoas que desempenham durante uma hora exercícios tais como corrida, ciclismo, dança aeróbica ou outras atividades esportivas; pedreiros, serventes, pessoas que andam longas distâncias para transportar água e lenha.
- Estilo de vida intenso ou muito intenso – pessoas com trabalhos extremos ou em atividades de lazer extrema por diversas horas. Exemplos: mulheres que nadam ou dançam cerca de 2 horas por dia; trabalhadores agrícolas com atividades não mecanizadas, que usam enxada ou machado por várias horas diariamente e andam longas distâncias em terreno acidentado, e com frequência conduzem cargas pesadas.

O custo energético da maioria das atividades físicas que não demanda muita força muscular é aplicável a ambos os sexos, com exceção da atividade intensa, a qual necessita de um nível de esforço proporcional à massa muscular e à força. A atividade intensa tende a ser mais alta entre os homens, por exemplo, carregar cargas pesadas, cortar madeiras, trabalhar com marreta. Portanto, a média do custo energético de atividade física, expressada como múltiplo da taxa de metabolismo basal, pode ser similar em homem e mulher para a maioria das atividades (Anexo E).

O nível de atividade física em 24 horas não deve ser baseado apenas no esforço físico despendido por trabalho ocupacional, pois existem pessoas com ocupações leves que desempenham atividade física intensa em seu tempo livre e pessoas com trabalho intenso que são completamente sedentárias no restante do dia. Assim, a necessidade energética foi baseada na estimativa fatorial do gasto energético associado com estilo de vida (atividade ocupacional e outras atividades ao longo do dia). Na Tabela 7.9 podem ser observados exemplos desse tipo de cálculo para a população.

Diversas mudanças associadas com a idade influenciam as necessidades energéticas de idosos. O declínio da taxa metabólica basal, explicada parcialmente pela redução da massa livre de gordura, que ocorre com o envelhecimento, não é linear. Entretanto, em vários estudos pode ser observado que, após ajuste de acordo com mudanças na massa livre de gordura, a taxa metabólica basal de idosos é 5% mais baixa quando comparada com a de adultos mais jovens. Contudo, o início do declínio das necessidades energéticas depende de características individuais, sociais e culturais que podem limitar ou estimular a atividade física habitual de idosos. As necessidades energéticas de idosos devem ser baseadas no nível de atividade física do indivíduo ou grupo populacional.

Embora as equações de predição tenham sido estipuladas para grupos de indivíduos, a necessidade energética para um indivíduo específico, adulto e idoso, pode ser estimada com princípio semelhante à usada para determinar a necessidade de grupos de indivíduos:

$$GET = TMB \times \text{coeficiente de atividade física}$$

Sendo:
GET = gasto energético total
TMB = taxa de metabolismo basal (ver Tabela 7.2)

O coeficiente de atividade física pode ser obtido de acordo com os dados da Tabela 7.8 ou por cálculo da média dos coeficientes de atividade física (Anexo E e Tabela 7.9) em 24 horas. Para calcular essa média é fundamental solicitar ao indivíduo durante a anamnese nutricional a descrição de suas atividades físicas em 24 horas e identificar o coeficiente correspondente a cada atividade, em seguida multiplicar pelo tempo gasto em horas pelos coeficientes respectivos, somar os resultados e dividir por 24.

Exemplo de cálculo de GET para um homem de 32 anos de idade, 1,74 m, 68 kg, atividade leve predominante em 24 horas, conforme descrição fatorial da Tabela 7.9 (atividade leve em 24 horas):

1. Cálculo da taxa de metabolismo basal (Tabela 7.2)
   TMB = 11,472 × P + 873,1
   TMB = 11,472 × 68 + 873,1
   TMB = 1.653 kcal/dia

Tabela 7.9. Cálculo fatorial do gasto energético total para grupos populacionais.

Principais atividades diárias	Tempo (hora)	Gasto energético (CAF[a])	Tempo x gasto energético	Média de CAF[a,b]
Estilo de vida sedentário ou atividade leve				
Dormindo	8	1,0	8,0	
Cuidado pessoal (vestindo-se, tomando banho)	1	2,3	2,3	
Comendo	1	1,5	1,5	
Cozinhando	1	2,1	2,1	
Sentado (trabalho no escritório, atendente de loja)	8	1,5	12,0	
Trabalho geral de casa	1	2,8	2,8	
Dirigindo carro	1	2,0	2,0	
Caminhando a passos variados sem uma carga	1	3,2	3,2	
Atividades leves de lazer (assistindo à TV, conversando)	2	1,4	2,8	
Total	24		36,7	36,7/24 = 1,53
Estilo de vida ativo ou moderadamente ativo				
Dormindo	8	1,0	8,0	
Cuidado pessoal (vestindo-se, tomando banho)	1	2,3	2,3	
Comendo	1	1,5	1,5	
Em pé, conduzindo cargas leves (esperando algo, organizando mercadoria)	8	2,2	17,6	
Deslocando de ônibus da casa para o trabalho e vice-versa	1	1,2	1,2	
Caminhando a passos variados sem uma carga	1	3,2	3,2	
Baixa intensidade de exercício aeróbico	1	4,2	4,2	
Atividades leves de lazer (assistindo à TV, conversando)	3	1,4	4,2	
Total	24		42,2	42,2/24 = 1,76
Estilo de vida vigoroso ou vigorosamente ativo				
Dormindo	8	1,0	8,0	
Cuidado pessoal (vestindo-se, tomando banho)	1	2,3	2,3	
Comendo	1	1,4	1,4	
Cozinhando	1	2,1	2,1	
Trabalho agrícola não mecanizado (plantando, capinando, colhendo)	6	4,1	24,6	
Carregando madeira ou água	1	4,4	4,4	
Tarefas domésticas não mecanizadas (varrendo, lavando roupas e pratos manualmente)	1	2,3	2,3	
Caminhando a passos variados sem uma carga	1	3,2	3,2	
Diversas atividades leves de lazer	4	1,4	5,6	
Total	24		53,9	53,9/24 = 2,25

[a]CAF: coeficiente de atividade física.
[b]Múltiplo da taxa de metabolismo basal em 24 horas.
Fonte: FAO (2004).

2. Cálculo do GET com a média de coeficiente (Tabela 7.8)
   GET = 1.653 × 1,54
   GET = 2.546 kcal/dia
3. Alternativamente, o cálculo do GET pode ser feito pelo método fatorial (Tabela 7.9, estilo de vida sedentário ou atividade leve)
   GET = 1.653 × 1,53
   GET = 2.529 kcal/dia

Para idosos sedentários, o limite mínimo (1,4) de coeficiente da atividade sedentária ou leve (Tabela 7.8), na prática, parece ser o mais adequado.

RECOMENDAÇÃO DE PROTEÍNA

A necessidade de proteína e aminoácidos, de acordo com o Comitê da FAO/WHO/UNU (WHO, 2007), deve ser suprida pela dieta, com o objetivo de suprir a demanda metabólica (fluxo de aminoácidos em vias metabólicas que mantêm a estrutura e a função do organismo) e atingir o equilíbrio de nitrogênio. Em geral, as necessidades são maiores do que a demanda metabólica para compensar a influência da utilização líquida da proteína, que está associada com a digestibilidade da proteína e a biodisponibilidade dos aminoácidos absorvidos. A necessidade mínima de proteína é o nível mais baixo de ingestão que assegura o equilíbrio de nitrogênio em curto e longo prazo. No entanto, essa necessidade mínima varia amplamente intra e interpessoal. Além disso, o suprimento de proteína, aminoácidos e nitrogênio para alcançar a demanda basal das funções celular e tecidual normais de um indivíduo ocorre apenas quando a demanda de energia e dos outros nutrientes estão adequadas.

O Comitê da FAO/WHO/UNU (WHO, 2007), com base nos fatores que influenciam a necessidade de proteína, estabeleceu que a necessidade desse macronutriente é derivada de uma média ou mediana e sua variância, específico para o grupo populacional, conforme estágio de vida e condição fisiológica. A ingestão segura individual foi definida a partir da estimativa da média mais 1,96 desvio-padrão, ou seja, percentil 97,5 da distribuição da necessidade individual. Desse modo, todo indivíduo que atende esta recomendação apresenta risco muito baixo (< 2,5%) de deficiência. Para a população, a ingestão segura deve ser maior que a ingestão segura individual, pois o risco de deficiência é influenciado pela distribuição da necessidade e da ingestão individual. Na maioria das circunstâncias o desvio-padrão da ingestão é maior do que o desvio-padrão da necessidade, assim o valor da ingestão segura da população será maior que a média + 1,96 desvio-padrão.

Gestantes e lactantes

A quantidade adicional de proteína necessária durante a gravidez foi derivada do depósito de proteína e do custo de manutenção, associada com o aumento de peso corporal. Para garantir um ganho de peso gestacional de 13,8 kg (gestantes saudáveis), foi considerada como base de cálculo 42% de eficiência de utilização de proteína e um adicional de 1 g/dia,

9 g/dia e 31 g/dia de proteína no primeiro, segundo e terceiro trimestres, respectivamente. Dados de balanço de nitrogênio em grávidas adolescentes de 15-19 anos indicaram que a necessidade de proteína na gravidez foi de 1,5 g/kg/dia.

Para a lactante, a necessidade de proteína foi determinada pela média de produção de leite de mulheres saudáveis, que amamentam seus filhos exclusivamente ao seio durante os primeiros seis meses e parcialmente no segundo semestre pós-parto, além da concentração de proteína no leite humano. Foi assumida digestibilidade da proteína igual à do leite, dividida pela eficácia de 0,47, e o nível seguro de ingestão foi calculado a partir da média mais 1,96 desvio-padrão, sendo que 1 desvio-padrão foi estimado com base no coeficiente de variação de 12%.

A ingestão diária adicional de proteína para gestantes e lactantes (Tabela 7.10) deve ser contemplada com o consumo de uma alimentação convencional, sem a necessidade de suplementos.

Tabela 7.10. Necessidade de proteína extra na gravidez e na lactação.

Período	Ingestão segura (g/dia)	Necessidade de energia adicional (kcal/dia)	Razão proteína:energia
Trimestre da gestação			
1º	1	90	0,04
2º	10	287	0,11
3º	31	466	0,23
Semestre da lactação			
1º	19	669	0,11
2º	13	460	0,11

Fonte: WHO (2007).
Dados reproduzidos com a permissão dos autores.

Crianças e adolescentes

A necessidade de proteína em lactentes, crianças e adolescentes pode ser definida como a ingestão mínima que permite o equilíbrio de nitrogênio, considerando uma composição corporal adequada e o balanço energético, durante o desempenho de atividade física moderada, mais a necessidade associada com o depósito de tecidos que assegura boa saúde (WHO, 2007).

O Comitê da FAO/WHO/UNU (WHO, 2007) assumiu para lactentes que, nos primeiros seis meses de vida, o leite da mãe bem nutrida e saudável pode garantir a necessidade ótima de proteína ao recém-nascido. Os valores de 80-118 mg de nitrogênio/kg/dia foram usados no cálculo da necessidade média de proteína para a manutenção do organismo. A necessidade de proteína para o crescimento foi calculada com base na média de aumento de nitrogênio mais 50% de variação diária e 70% de eficiência de utilização. O nível seguro (Tabela 7.11) foi determinado como a média mais dois desvios-padrão e o coeficiente de variação do crescimento e manutenção de 16% até 6 meses e 12% acima dessa idade.

A média da necessidade de proteína de crianças e adolescentes foi determinada com base na proteína necessária para a manutenção e depósito de tecidos, bem como a eficácia

Tabela 7.11. Nível seguro de ingestão de proteína para lactentes, crianças e adolescentes de ambos os sexos.

Idade (anos)	Meninos			Meninas		
	Peso[a] (kg)	Nível seguro de ingestão (g/kg/dia)	Nível seguro de ingestão (g/dia)	Peso[a] (kg)	Nível seguro de ingestão (g/kg/dia)	Nível seguro de ingestão (g/dia)
0,5	7,8	1,31	10,2	7,2	1,31	9,4
1	10,2	1,14	11,6	9,5	1,14	10,8
1,5	11,5	1,03	11,8	10,8	1,03	11,1
2	12,3	0,97	11,9	11,8	0,97	11,4
3	14,6	0,90	13,1	14,1	0,90	12,7
4-6	19,7	0,87	17,1	18,6	0,87	16,2
7-10	28,1	0,92	25,9	28,5	0,92	26,2
11-14	45,0	0,90	40,5	46,1	0,89	41,0
15-18	66,5	0,87	57,9	56,4	0,84	47,4

[a]Valores de referência conforme WHO (1994).
Fonte: WHO (2007).
Dados reproduzidos com a permissão dos autores.

de utilização proteica. Considerando uma distribuição normal das necessidades de proteína, o nível seguro (Tabela 7.11) foi estabelecido com a média mais 1,96 desvio-padrão e o coeficiente de variação de 12% (excede a necessidade de 97,5% da população).

A necessidade de proteínas de lactentes, crianças e adolescentes deve ser calculada em duas etapas: primeiro identificar a necessidade por quilograma de peso corporal conforme a faixa etária, segundo multiplicar pelo peso atual ou pela mediana de peso por idade para obter a necessidade total. Quando os pesos atuais não são conhecidos podem ser usados como guia os pesos mostrados na Tabela 7.11.

Adultos e idosos

O Comitê da FAO/WHO/UNU (WHO, 2007) estipulou o nível seguro de proteínas de 0,83 g/kg de peso corporal/dia, para adultos e idosos de ambos os sexos, considerando o valor de 1,0 para o escore de aminoácidos corrigido pela digestibilidade da proteína. Nenhum limite superior foi estabelecido e é improvável que a ingestão do dobro do nível seguro esteja associada com qualquer risco. Entretanto, ingestões muito elevadas (três a quatro vezes), em comparação ao nível seguro, devem ser observadas com cautela.

A discussão em relação ao aumento da necessidade de proteína em idosos está fundamentada na sarcopenia e eficiência de utilização da proteína. Vale ressaltar que idosos sedentários formam um grupo de risco para deficiência de proteína. No entanto, um programa adequado de exercícios de resistência pode reverter a sarcopenia, com a ingestão de proteína de 0,8 g/kg/dia (nível seguro). A baixa necessidade de energia de idosos sedentários aumenta a razão proteína:energia em comparação à de adultos. Portanto, nesse caso, o mais adequado seria recomendar o aumento de atividade física, do gasto energético e consequente ingestão de alimento. Algumas condições mais frequentes em idosos, tais como infecção, trauma e doenças, tendem a reduzir a ingestão de alimentos e necessitam de intervenção individual (WHO, 2007).

RECOMENDAÇÕES DE VITAMINAS E MINERAIS

No evento *FAO Regional Office for Asia and the Pacific*, realizado em Bancoc, Tailândia, em 1998, foi apresentado um documento técnico sobre necessidades humanas de vitaminas e de minerais com a intenção de servir de base para o desenvolvimento de uma edição revisada da WHO/FAO (2004).

Segundo o Comitê da WHO e FAO (2004), a necessidade de um nutriente é o nível de ingestão que atende a critérios específicos de adequação e prevenção de risco de déficit ou excesso. Esses critérios incluem um conjunto de efeitos biológicos relacionados à ingestão de nutrientes. A distribuição normal dos dados das necessidade de nutrientes foi assumida para a determinação dos valores totais, com exceção de alguns casos específicos, por exemplo a necessidade de ferro para mulheres em período fértil. Os efeitos biológicos foram estudados em situação extrema de prevenção de morte e, quando não estavam disponíveis dados suficientes sobre mortalidade, foi utilizada a ingestão de nutriente que previne doença clínica ou condição patológica subclínica identificada por ensaios bioquímicos e funcionais.

As recomendações de vitaminas e de minerais foram estabelecidas para grupos populacionais, com o uso de valores da Ingestão de Nutrientes Recomendada (*Recommended Nutrient Intakes* – RNIs) (Anexos F e G) e quando possível valores correspondentes de Nível Superior Tolerável de Ingestão (*Upper Tolerable Nutrient Intake Level* – UL). RNI refere-se ao nível de ingestão suficiente para encontrar as necessidades diárias de nutriente da maioria dos indivíduos (97,5%) aparentemente saudáveis, agrupados conforme idade e sexo. As RNIs foram estabelecidas considerando a necessidade média de nutriente (EAR) mais dois desvios-padrão (DP) acima da média (RNI = EAR + 2 DP). Essa definição de RNI é equivalente ao RDA (*Recommended Dietary Allowance*) usado pelo *Food and Nutrition Board*, da Academia Nacional de Ciências dos Estados Unidos da América. Ainda que as recomendações tenham sido estabelecidas para a população, a ingestão individual de nutrientes entre os valores de RNI e UL devem ser considerados suficientes para prevenir deficiências nutricionais e evitar danos causados pela ingestão excessiva ou toxicidade. Contudo, WHO e FAO (2004) não obtiveram valores de UL baseados na abordagem tradicional da toxicologia (como abordado no item sobre DRIs), que determina os efeitos adversos à saúde causados pela ingestão excessiva do nutriente, por causa das limitações das pesquisas com humanos e modelos animais.

As diferentes abordagens na literatura que conduzem o estabelecimento de valores de referência ou recomendações de um nutriente específico podem gerar dados conflitantes. No entanto, na seleção do valor mais apropriado, a determinada população, foram considerados as informações básicas e os critérios usados para o estabelecimento desses valores. Um exemplo a ser ressaltado refere-se aos valores de referência de cálcio para a população dos Estados Unidos da América, que frequentemente são mais elevados em comparação às diversas recomendações internacionais. Entretanto, em alguns países asiáticos a população, que consome dieta com baixa concentração de cálcio, pode apresentar retenção adequada de cálcio e massa óssea nos padrões normais. Isso evidencia que a ingestão de cálcio deve ser ajustada aos fatores da dieta que interferem na biodisponibilidade desse nutriente e a exposição solar dependente da localização geográfica e das condições ambientais (WHO, FAO, 2004). Algumas recomendações de nutrientes têm características específicas, exploradas pelo Comitê da WHO/FAO (2004), e abordadas resumidamente a seguir.

As recomendações de vitamina A foram estabelecidas com base no nível seguro de ingestão e não por RNI, por causa das incertezas sobre fatores de conversão de carotenoides pró-vitamina A em vitamina A. O nível seguro de ingestão individual é a ingestão média contínua de vitamina A necessária ao crescimento adequado e outras funções, e também para manter uma reserva corporal aceitável. Essa reserva de vitamina A ajuda a compensar períodos de baixa ingestão ou aumento de necessidade, por causa de infecções e outras condições de estresse.

O risco de defeitos do tubo neural em fetos aumenta com a redução da concentração de folato no organismo de grávidas. Portanto, o suplemento de 400 µg/dia de folato próximo ao tempo de concepção pode ser uma medida de prevenção para a maioria dos problemas do tubo neural de crianças. Além disso, as recomendações de folato foram expressas em equivalentes da dieta, considerando a ingestão de uma mistura de folato dos alimentos naturais e folato sintético em alimentos fortificados. O folato sintético é cerca de 1,7 vez mais biodisponível em comparação ao folato proveniente de alimentos naturais (WHO, FAO, 2004).

Efeitos benéficos de suplementos de antioxidantes (vitamina C, vitamina E, carotenoides, diversos minerais) podem ser constatados em indivíduos que apresentam risco aumentado para determinadas doenças crônicas não transmissíveis. No entanto, as doses administradas nos indivíduos foram muito altas e os efeitos foram, provavelmente, farmacológicos, nas pesquisas consultadas. Desse modo, o Comitê da WHO/FAO não considerou as evidências disponíveis da associação entre o aumento da ingestão de nutrientes antioxidantes e os benefícios para a saúde, para determinar as necessidades nutricionais. Isso por causa da insuficiência de resultados de pesquisa sobre a relação entre a ingestão de suplementos em doses moderadas e a redução do risco de doenças.

O Comitê da WHO/FAO (2004) também reconhece que, para populações residentes em locais próximos ao equador, a maneira mais eficiente de obter vitamina D é sintetizá-la, de maneira endógena, a partir do 7-deidrocolesterol pela incidência da radiação ultravioleta do Sol. Para a maioria das pessoas, a exposição da pele dos braços e face livres de protetor solar, por aproximadamente 30 minutos, pode fornecer as necessidades diárias de vitamina D. Entretanto, alguns fatores afetam negativamente a ativação da vitamina D da pele, incluindo condições ambientais (latitude e estação do ano), uso de protetor solar, pigmentação da pele (pigmentos escuros dificultam o processo de síntese), processo de envelhecimento e roupas que cobrem completamente o corpo. Para populações que, por algum motivo, têm prejuízo na síntese de vitamina D por radiação solar devem-se corrigir a ingestão, conforme as recomendações específicas para cada grupo de indivíduos.

A vitamina D é reconhecida pela manutenção dos níveis normais de cálcio e fósforo no sangue. Entretanto, independente de algum prejuízo do mecanismo de homeostase da vitamina D, a eficácia de absorção de cálcio tem importância fundamental na necessidade de cálcio. Para crianças e adolescentes, a necessidade de cálcio foi determinada considerando a absorção aumentada e a quantidade adicional para crescimento. No adulto, refere-se à dose de ingestão que mantém o balanço desse mineral e a integridade do esqueleto. O balanço negativo de cálcio em mulheres após a menopausa, devido ao aumento da perda obrigatória na urina e à perda óssea, aumenta as necessidades nesse período de vida. No entanto, as evidências de aumento das necessidades de cálcio para homens idosos não foram suficientemente convincentes. De qualquer modo, como precaução foram estabelecidas necessidades de cálcio maiores para mulheres, desde a pós-menopausa, e homens idosos, em comparação a adultos. Para atingir a absorção ótima de cálcio em grávidas, a ingestão deve ser superior a não grávidas. Contudo, a absorção de cálcio em lactantes não aumenta ou pode até ser diminuída durante a lactação. A perda óssea que ocorre na lactação, restaurada após o desmame, não é considerada um problema nutricional, pois pode ser causada por um peptídeo secretado pela glândula mamária relacionado ao paratormônio, sem nenhum controle do cálcio da dieta. Em vistas desse fato e das incertezas sobre o assunto, não foi estabelecida uma necessidade extra de cálcio para lactantes (WHO, FAO, 2004).

A quantidade de ferro absorvido da dieta é determinada sobretudo em função dos estoques corporais, tipo de ferro (heme e não heme) e pela composição dos alimentos consumidos (conteúdo de ferro e fatores da dieta que aumentam ou reduzem a biodisponibilidade de ferro). Portanto, dietas típicas em diversas regiões do mundo podem ter níveis diferentes de biodisponibilidade de ferro (Armah et al., 2015; Collings et al., 2013; Monsen et al., 1978). Para o indivíduo sem estoque de ferro, mas com transporte normal, o padrão alimentar pode ser classificado como de baixa, intermediária e alta biodisponibilidades, ou seja, 5%, 10% e 15% de absorção de ferro, respectivamente. Existem algumas dietas além dos extremos de 5 e 15% de biodisponibilidade, ou seja, dietas monótonas a base de cereais, na qual a absorção de ferro pode ser tão baixa quanto 1 a 2%, enquanto dietas com alta concentração de carnes podem alcançar 20 a 25% de absorção (FAO, 1988).

Para estipular as recomendações de ferro, WHO/FAO (2004) incluiu os três níveis de absorção de ferro (5%, 10% e 15%) considerados no documento anterior (FAO, 1988), e adicionalmente o nível de 12%, em razão da distribuição não simétrica das necessidades de ferro em mulheres que menstruam. Portanto, as RNIs de ferro são apresentadas em quatro categorias de biodisponibilidade (5%, 10%, 12% e 15%), que dependem da composição do padrão alimentar da população a que se destina (Anexo G). Para países em desenvolvimento pode ser mais adequado 5% e 10% de biodisponibilidade de ferro, e em populações consumindo dietas como as ocidentais os níveis 12% e 15% são mais apropriados, principalmente em função da ingestão de carne. No entanto, dietas ocidentais que incluem porções de frutas e hortaliças junto com carne e peixe têm biodisponibilidade de cerca de 15% e as dietas com ingestão alta de carne a biodisponibilidade pode alcançar 18%. A biodisponibilidade alta de ferro está associada com ingestão elevada de carne e ácido ascórbico, ingestão baixa de fitatos e exclusão de café e chá até 2 horas após a refeição. A biodisponibilidade de ferro em dietas vegetarianas foi considerada baixa, por causa da exclusão da carne e consumo de alimentos ricos em fitatos e polifenois, pelos vegetarianos (WHO, FAO, 2004).

As necessidades de ferro para gestantes não foram determinadas pelo Comitê da WHO/FAO (2004), pois na gravidez o balanço de ferro depende da dieta e principalmente da quantidade de ferro armazenada. Um balanço adequado de ferro pode ser obtido se houver estoque de 500 mg no segundo e terceiro trimestres da gravidez. Porém, esse nível de estoque de ferro é raro entre as mulheres e também existem dificuldades para sua avaliação em grávidas, por métodos laboratoriais de rotina. Embora não tenham sido estabelecidos valores referenciais, WHO/FAO recomendam suplementos de ferro por via oral, de preferência com ácido fólico, para todas as gestantes. Para mulheres saudáveis, a suplementação de ferro, na segunda metade da gravidez, deve ser de 100 mg/dia para adolescentes grávidas e mulheres anêmicas as doses devem ser mais altas.

A biodisponibilidade de zinco também é afetada pela presença de várias substâncias, nutrientes e não nutrientes, que aumentam ou diminuem a absorção e a concentração total de zinco da dieta. WHO/FAO (2004) consideram, na biodisponibilidade de zinco, a ação positiva das proteínas da carne, peixe e ave e a ação inibitória da proporção ácido fítico para zinco e altos níveis de cálcio.

Dietas com biodisponibilidade baixa de zinco (15% de absorção de zinco) contêm quantidades elevadas de cereais integrais, não fermentados, ingestão baixa de proteína animal, alta ingestão de grãos ricos em fitatos e em especial com ingestão alta de sais inorgânicos de cálcio (> 1 g Ca^{2+}/dia) de suplementos ou contaminantes. Dietas com biodisponibilidade moderada de zinco (30% de absorção de zinco) incluem alimentação mista com proteínas animal (carne e peixe) e vegetal; dietas veganas, ovovegetariana e lacto-ovovegetariana não baseadas em cereais integrais. Dietas com biodisponibilidade alta de zinco (50% de absorção de zinco) são aquelas com concentração baixa de fibras de cereais, baixa em ácido fítico, razão molar fitato-zinco menor que 5 e concentração adequada de proteína, principalmente de fontes animais (WHO, FAO, 2004).

As doses de vitaminas e minerais que têm elevado potencial para causar toxicidade ao organismo são variáveis, conforme o nutriente, características de faixa etária e estado fisiológico. Os limites superiores para vitamina A, vitamina D, cálcio, vitamina E, vitamina K, niacina, piridoxina, selênio, magnésio, zinco e folato podem ser consultados em WHO/FAO (2004). Vale ressaltar que gestantes ou que estão pretendendo ficar grávidas devem evitar a ingestão excessiva de vitamina A, por causa do risco de anomalias fetais e prejuízo da reprodução. Ingestões de vitamina A acima de 3.000 mg (10.000 UI) por dia ou ingestões semanais superiores a 7.500 mg (25.000 UI) não devem ser ingeridas em nenhum período da gestação, sob risco de teratogenicidade. No entanto, altas doses de vitamina A (60.000 mg ou 200.000 UI) podem ser administradas com segurança, no pós-parto, às mães que estão amamentando até o segundo mês e às mães que não estão amamentando até a sexta semana.

A Organização Mundial da Saúde desenvolveu diretrizes para a ingestão de potássio (WHO, 2012a), baseadas em evidências, considerando que sua baixa ingestão tem sido associada a doença cardiovascular, hipertensão, formação crônica de cálculo renal e baixa densidade óssea. Essa relação motivou o estabelecimento da recomendação da ingestão de potássio para reduzir doenças crônicas não transmissíveis, sendo que o aumento da ingestão de potássio dos alimentos beneficiará o controle e a redução de risco de DCNT em crianças e adultos (Tabela 7.12).

Tabela 7.12. Ingestão de potássio e sódio recomendada para adultos e crianças[1].

Grupo de idade	Potássio (mg/dia)	Sódio (mg/dia)	Efeitos prováveis
Adultos	Pelo menos 3.510 (Recomendação condicional[2])	< 2 g/dia (5 g/dia de sal) (Recomendação forte[3])	Redução da pressão arterial e do risco de doença cardiovascular, acidente vascular cerebral e doença coronariana (Recomendação forte)
Crianças	Pelo menos 3.510, porém deve ser ajustada a valor inferior a este, conforme as necessidades energéticas, em comparação a dos adultos	No máximo 2 g/dia, que deve ser ajustada a valor inferior a este, conforme as necessidades energéticas, em comparação a dos adultos	Prevenção dos efeitos prejudiciais do aumento da pressão arterial com a idade (Recomendação condicional para potássio e forte para sódio)

[1]Foram considerados os limites para a faixa etária de adultos, ≥ 16 anos de idade e de crianças, 2-15 anos de idade.
[2]Recomendação condicional: os efeitos desejáveis da adesão, provavelmente, superam os efeitos indesejáveis.
[3]Recomendação forte: confiança de que os efeitos da aderência superam os efeitos indesejáveis.
Fonte: adaptada de WHO (2012a, 2012b).
Dados reproduzidos com a permissão dos autores.

A relação positiva e forte entre pressão sanguínea e risco elevado de acidente vascular cerebral e doença coronariana fatais fornece uma evidência indireta de que a diminuição de sódio reduz os riscos dessas doenças. Assim, a Organização Mundial da Saúde elaborou recomendações para o consumo de sódio de adultos e crianças, com e sem hipertensão, além de gestantes e lactantes, excluindo indivíduos com doenças ou terapias que causem hiponatremia ou acúmulo de água corporal (Tabela 7.12), considerando que a redução da ingestão de sódio diminui a pressão sanguínea sistólica e diastólica em adultos e crianças (WHO, 2012b). Essas recomendações de sódio são complementares às de potássio e significam que o consumo de potássio dos alimentos deve ser aumentado e o de sódio reduzido. Em relação à adição de iodo ao sal, a Organização Mundial da Saúde reconhece que consumir a quantidade recomendada de sódio não impede o consumo adequado de iodo, desde que a iodização seja ajustada em função da ingestão de sal da população.

INGESTÃO DIETÉTICA DE REFERÊNCIA (*DIETARY REFERENCE INTAKES – DRIs*) PARA AS POPULAÇÕES DOS ESTADOS UNIDOS DA AMÉRICA E DO CANADÁ

O Comitê de Alimentos e Nutrição do Instituto de Medicina da Academia Nacional de Ciências dos EUA (*Food and Nutrition Board* – FNB, *Institute of Medicine* – IOM, *National Academy of Sciences* – NAS) e o Departamento Federal de Saúde do Canadá (*Health Canadá*) instituíram um grupo de especialistas que introduziu novas categorias de ingestão de nutrientes para a população dos Estados Unidos e Canadá. Essas referências nutricionais foram denominadas Ingestão Dietética de Referência (*Dietary Reference Intakes* – DRIs), sendo a primeira série publicada em 1997.

As DRIs ampliam e substituem a série *Recommended Dietary Allowances* (RDAs) dos Estados Unidos e *Recommended Nutrient Intakes* (RNIs) do Canadá. As novas DRIs diferem conceitualmente de RDAs e RNIs nos seguintes aspectos: incluem na estimativa da recomendação a redução do risco de doenças crônicas não transmissíveis, bem como a ausência de sinais de deficiência; estabelecem níveis superiores toleráveis de ingestão considerando o risco de efeitos adversos à saúde; apresentam níveis de referência para outros componentes do alimento, além de nutrientes, que podem apresentar possíveis benefícios à saúde (IOM, 2000a).

Os valores das DRIs foram criados para servir de guia para planejamento e avaliação de ingestão de nutrientes nos Estados Unidos e Canadá (Murphy et al., 2016). Contudo, as DRIs são as mais usadas em diversos países do mundo (Bier, Willett, 2016) e sua aplicação tem sido expandida para a elaboração de legislação de alimentos, o desenvolvimento de novos alimentos e de projetos de pesquisa, o planejamento de dietas na prática clínica e como guia para outros valores de referência internacionais (Yetley et al., 2017).

As DRIs incluem Necessidade Média Estimada (*Estimated Average Requirement* – EAR), ingestão dietética recomendada (*Recommended Dietary Allowance* – RDA), Ingestão Adequada (*Adequate Intake* – AI), Nível Superior Tolerável de Ingestão (*Tolerable Upper Intake Level* – UL) e Limites de Distribuição Aceitável dos Macronutrientes (*Acceptable Macronutrient Distribution Ranges* – AMDRs) (Yates, 2006). Entre essas categorias, os valores de referência (EAR e RDA), bem como a estimativa da necessidade energética, são definidos por meio de critérios específicos de adequação de nutrientes, e UL é determinado por um limite específico de efeito adverso à saúde, quando disponível (IOM, 2005a). Uma breve descrição da definição das categorias DRIs está apresentada na Tabela 7.13.

Tabela 7.13. Definição das categorias de ingestão dietética de referência (DRIs).

DRIs[a]	Definição
EAR	Média de ingestão de nutriente estimada para atender a necessidade de metade dos indivíduos saudáveis de um grupo conforme sexo, faixa etária e estado fisiológico A necessidade de energia é definida como a média de ingestão de energia necessária para manter o balanço energético de indivíduos saudáveis de um grupo determinado por sexo, idade, peso corporal, estatura e nível de atividade física adequada à saúde
RDA	Nível médio de ingestão diária suficiente para atender a necessidade do nutriente (considerando-se um indicador específico de adequação) de aproximadamente 97% a 98% dos indivíduos saudáveis de um grupo, em determinado estágio de vida (idade, gestação, lactação) e sexo. RDA também é definida como o valor correspondente a dois desvios-padrão acima da necessidade média (EAR)
AI	Valor de ingestão adequada baseada em níveis derivados experimentalmente ou por aproximações da média de ingestão de um grupo de indivíduos saudáveis. Espera-se que AI atenda ou exceda a necessidade de todos os indivíduos de um grupo específico
UL	Nível mais elevado de ingestão diária contínua de nutriente que, provavelmente, não apresenta risco de efeitos adversos à saúde de quase todos indivíduos, em um grupo específico

[a]EAR = Necessidade Média Estimada; RDA = Ingestão Dietética Recomendada; AI = Ingestão Adequada; UL = Nível Superior Tolerável de Ingestão.

Fonte: adaptada IOM (2006) e Yates (2006).

A necessidade de nutriente é definida como o menor nível de ingestão constante que mantém um estado determinado de nutrição em um indivíduo, segundo um indicador específico de adequação (IOM, 2000a). A escolha do critério de adequação nutricional varia de acordo com o estágio de vida ou sexo do indivíduo. Dependendo do critério de adequação utilizado, os resultados podem ser muito diferentes. Essa é uma das razões das diferenças entre valores estimados por várias organizações específicas de determinados países (Yates, 2006).

Quando o desvio-padrão da EAR é conhecido e a necessidade do nutriente é distribuída simetricamente (distribuição normal), a RDA é estabelecida com a adição de dois desvios-padrão acima da EAR (RDA = EAR + 2 DP). Se a necessidade do nutriente não apresenta distribuição normal, por exemplo a necessidade de ferro para mulheres em idade fértil, os dados podem ser transformados pelo cálculo do percentil 50 para EAR e o percentil 97,5 para RDA, sendo alterados para as unidades originais. Em casos que não existam dados suficientes para estimar o desvio-padrão da necessidade, um coeficiente de variação teórico de 10% é assumido (IOM, 2000a, 2005a).

Na insuficiência de evidências científicas para estabelecer valores de EAR e RDA é proposta outra categoria provisória de referência denominada Ingestão Adequada (AI). O valor de AI é baseado em aproximações determinadas experimentalmente ou na mediana da ingestão de nutriente observada em um grupo de indivíduos aparentemente saudáveis, que mantêm um estado nutricional definido por critério específico de adequação (IOM, 2005a).

O nível máximo de ingestão (UL) refere-se à ingestão do nutriente proveniente de alimentos, em especial alimentos fortificados, água e suplementos e, em alguns casos, apenas a ingestão de suplementos ou alimentos fortificados. A necessidade de níveis máximos foi uma demanda originada da prática crescente de fortificar alimentos e do uso de suplementos (IOM, 2000a). Quando a ingestão aumenta acima da UL, existe risco potencial aumentado de efeitos prejudiciais ao organismo. No entanto, UL não é um nível recomendado de ingestão, pois não existe benefício comprovado para os indivíduos se for consumida uma quantidade de nutrientes excedente à ingestão recomendada (RDA ou AI) (IOM, 2005a).

O UL é determinado pela seguinte equação:

$$UL = \frac{\text{NOAEL ou LOAEL}}{UF}$$

Sendo:

NOAEL (*No Observed Adverse Effect Level*) – é o maior nível de ingestão de um nutriente (ou dose oral experimental), que não resultou em nenhum efeito adverso observado nos indivíduos estudados. Se não existem dados adequados demonstrando NOAEL, usa-se LOAEL.

LOAEL (*Lowest Observed Adverse Effect Level*) – é o nível de ingestão mais baixo (ou dose oral experimental) na qual um efeito adverso tenha sido identificado.

A derivação do UL a partir de NOAEL ou LOAEL envolve uma série de critérios que podem associar dados imprecisos ao cálculo do nível máximo de ingestão. Assim, considera-se na estimativa do UL o fator de incerteza (*Uncertainty Factor* – UF).

UF ou fator de incerteza – seu valor não é fixo e varia inversamente ao conhecimento do nutriente em questão, ou seja, tanto maior quanto menor o conhecimento. O UF pode ser um produto de diversos fatores de incerteza.

Segundo o comitê das DRIs, na aplicação de ULs, os profissionais devem evitar o uso muito rígido de seus valores e recomendam que analisem primeiramente as situações e características do indivíduo em relação ao estado fisiológico, às fontes do nutriente e ao tempo de ingestão.

NECESSIDADE DE ENERGIA

A Necessidade Energética Total (NET), ou em idoma inglês *Estimated Energy Requirement* (EER), é definida como a média da ingestão energética necessária para manter o balanço energético em indivíduos saudáveis de determinado sexo, idade, peso corporal, estatura e nível de atividade adequado à saúde. A NET inclui a energia dispendida para o depósito de tecidos e secreção de leite adequados à manutenção da saúde de crianças, grávidas e lactantes. O Gasto Energético Total (GET), ou em inglês *Total Energy Expenditure* (TEE), é a soma do gasto energético basal, efeito térmico do alimento, atividade física, termorregulação e energia gasta com depósito de tecido e secreção de leite (IOM, 2005a). O Comitê DRI (IOM, 2005a) determinou a NET com equações de regressão desenvolvidas com dados do GET, medido por meio do método de água duplamente marcada. A atividade física pode ser determinada em quatro níveis, com valores específicos para cada equação.

As equações usadas para estimar o gasto energético individual são diferenciadas para indivíduos com IMC saudável (IMC > 18,5 e < 25 kg/m^2), com sobrepeso (IMC ≥ 25 kg/m^2) e também de todos os indivíduos com IMC > 18,5 kg/m^2, incluindo indivíduos normais, com sobrepeso e obesos. Para indivíduos com sobrepeso, as equações determinam o GET, ao contrário de NET, pois a estimativa da necessidade de energia é reservada para indivíduos com peso adequado. Não foram desenvolvidas equações para a perda de peso. A seguir estão descritas as equações para a estimativa da NET nos diferentes estágios de vida.

A ingestão de energia abaixo ou acima da NET pode resultar em perda ou ganho de peso, respectivamente. Assim, os conceitos de RDA e UL não se aplicam à necessidade de energia, por causa do aumento de risco de mortalidade (IOM, 2006).

Crianças de 0 a 36 meses

NET (kcal/dia) = gasto energético total + energia de depósito

0-3 meses: NET = (89 × peso em kg −100) + 175 kcal

4-6 meses: NET = (89 × peso em kg −100) + 56 kcal

7-12 meses: NET = (89 × peso em kg −100) + 22 kcal

13-35 meses: NET = (89 × peso em kg −100) + 20 kcal

Meninos de 3 a 8 anos

NET (kcal/dia) = gasto energético total + energia de depósito

NET = 88,5 – (61,9 × idade em anos) + CAF × [(26,7 × peso em kg) + (903 × altura em m)] + 20 kcal

Sendo:

CAF = coeficiente de atividade física
CAF = 1,00 atividade física sedentária
CAF = 1,13 atividade física leve
CAF = 1,26 atividade física moderada
CAF = 1,42 atividade física intensa

Meninas de 3 a 8 anos

NET (kcal/dia) = gasto energético total + energia de depósito

NET = 135,3 – (30,8 × idade em anos) + CAF × [(10,0 × peso em kg) + (934 × altura em m)] + 20 kcal

Sendo:

CAF = coeficiente de atividade física
CAF = 1,00 atividade física sedentária
CAF = 1,16 atividade física leve
CAF = 1,31 atividade física moderada
CAF = 1,56 atividade física intensa

Meninos de 9 a 18 anos

NET (kcal/dia) = gasto energético total + energia de depósito

NET = 88,5 – (61,9 × idade em anos) + CAF × [(26,7 × peso em kg) + (903 × altura em m)] + 25 kcal

Sendo:

CAF = coeficiente de atividade física
CAF = 1,00 atividade física sedentária
CAF = 1,13 atividade física leve
CAF = 1,26 atividade física moderada
CAF = 1,42 atividade física intensa

Meninas de 9 a 18 anos

NET (kcal/dia) = gasto energético total + energia de depósito

NET = 135,3 – (30,8 × idade em anos) + CAF × [(10,0 × peso em kg) + (934 × altura em m)] + 25 kcal

Sendo:

CAF = coeficiente de atividade física
CAF = 1,00 atividade física sedentária
CAF = 1,16 atividade física leve
CAF = 1,31 atividade física moderada
CAF = 1,56 atividade física intensa

Adultos ≥ 19 anos

NET (kcal/dia) = gasto energético total

Homens

NET = 662 – (9,53 × idade em anos) + CAF × [(15,91 × peso em kg) + (539,6 × altura em m)]

Sendo:

CAF = coeficiente de atividade física
CAF = 1,00 atividade física sedentária
CAF = 1,11 atividade física leve
CAF = 1,25 atividade física moderada
CAF = 1,48 atividade física intensa

Mulheres

NET = 354 – (6,91 × idade em anos) + CAF × [(9,36 × peso em kg) + (726 × altura em m)]

Sendo:

CAF = coeficiente de atividade física
CAF = 1,00 atividade física sedentária
CAF = 1,12 atividade física leve
CAF = 1,27 atividade física moderada
CAF = 1,45 atividade física intensa

Gestantes

14 a 50 anos:

$NET_{gestante}$ = gasto energético total de $adolescente_{não\ grávida}$ + adicional de energia despendida durante a gravidez + energia de depósito

1º trimestre = gasto energético total de adolescente ou adulta + 0 + 0
2º trimestre = gasto energético total de adolescente ou adulta + 340[a]
3º trimestre = gasto energético total de adolescente ou adulta + 452[b]

[a]corresponde a 160 kcal (8 kcal/semana × 20 semanas) + 180 kcal
[b]corresponde a 272 kcal (8 kcal/semana × 34 semanas) + 180 kcal

Lactantes

14 a 50 anos:

$NET_{lactante}$ = gasto energético total de $adolescente_{pré\text{-}gestacional}$ + débito de energia do leite – perda de peso

1º semestre = gasto energético total de adolescente ou adulta + 500 – 170
2º semestre = gasto energético total de adolescente ou adulta + 400 – 0

Atletas

As recomendações para atletas não são distintas daquelas estimadas para a população geral, com poucas exceções. A energia da dieta deve ser ajustada para alcançar ou manter o peso corporal ótimo para atletas e esportistas.

GASTO ENERGÉTICO PARA MANUTENÇÃO DE PESO DE INDIVÍDUOS COM SOBREPESO E OBESIDADE

O CDC (*Centers for Diseases Control and Prevention*) define crianças e adolescentes de mesmo sexo e idade com sobrepeso aqueles com IMC na faixa de variação ≥ percentil 85 a < percentil 95, e com obesidade aqueles com IMC ≥ o percentil 95 (CDC, 2018). Diversas organizações consideram para crianças obesas o limite de IMC a partir do percentil 95 ajustado para a idade. Padrões internacionais determinam como ponto de corte para crianças e adolescentes até 18 anos com sobrepeso e obesas a partir do IMC 25 kg/m^2 e 30 kg/m^2, respectivamente. De acordo com esses dados, o IOM (2005a) considera ponto de corte para risco de sobrepeso e com sobrepesos valores definidos pelo CDC e para obesidade os valores de IMC próximos ao percentil 97 das curvas de crescimento do CDC. Nesse relato são admitidos para adultos com sobrepeso valores de IMC acima de 25 kg/m^2 e obesidade IMC ≥ 30 kg/m^2.

DRIs para energia foram estabelecidas para indivíduos aparentemente saudáveis e os valores das necessidades de energia são adequados para a manutenção da boa saúde. Indivíduos com sobrepeso e obesos têm peso mais alto do que é consistente com a saúde em longo prazo, portanto as necessidades energéticas determinadas anteriormente não são apropriadas para esses indivíduos ou aqueles que querem perder peso. Para indivíduos com sobrepeso e obesidade foram desenvolvidas equações para a determinação do gasto de energia e não para a necessidade energética.

Crianças e adolescentes (3-18 anos)

A rápida perda de peso é indesejável em crianças devido ao risco de prejuízo no desenvolvimento e da deficiência de micronutrientes. Crianças com idade inferior a 2 anos não devem ser submetidas a dietas de restrição de energia, considerando que o desenvolvimento cerebral pode ser comprometido por ingestão inadequada de ácidos graxos e micronutrientes. Para a maioria das crianças com idade superior a 2 anos, com IMC entre o percentil 85 e 95, é recomendada a manutenção do peso. A perda de peso de crianças maiores que 7 anos ou com IMC ≥ percentil 95 deve ser de 65 g/mês.

As equações para gasto de energia derivadas de dados combinados não incluem gasto com o crescimento e são recomendadas para uso em crianças com risco de sobrepeso, sobrepeso e obesidade para a manutenção de peso. Quando a manutenção de peso é o objetivo (maioria das crianças entre o percentil 85 e 95), o crescimento linear e o crescimento da massa magra podem ocorrer em taxas normais, com a prevenção de ganho de peso corporal, por causa da redução gradual do conteúdo de gordura em paralelo com o aumento da massa livre de gordura.

Meninos

GET = 114 – (50,9 × idade em anos) + CAF × [(19,5 × peso em kg) + (1161,4 × altura em m)]

Sendo:

CAF = coeficiente de atividade física
CAF = 1,00 atividade física sedentária
CAF = 1,12 atividade física leve
CAF = 1,24 atividade física moderada
CAF = 1,45 atividade física intensa

Meninas

GET = 389 – (41,2 × idade em anos) + CAF × [(15 × peso em kg) + (701,6 × altura em m)]

Sendo:

CAF = coeficiente de atividade física
CAF = 1,00 atividade física sedentária
CAF = 1,18 atividade física leve
CAF = 1,35 atividade física moderada)
CAF = 1,60 se o nível de atividade física for estimado ≥ 1,9 < 2,5 (atividade intensa)

Adultos (≥ 19 anos)

As equações de predição de gasto energético total para adultos foram desenvolvidas com a combinação de dados obtidos com o método de água duplamente marcada de indivíduos saudáveis, com sobrepeso e obesos e também exclusivamente para indivíduos com sobrepeso e obesidade. As equações específicas para homens e mulheres com sobrepeso e obesos não foram estatisticamente diferentes daquelas para indivíduos saudáveis ou pessoas normais, com sobrepeso e obesas. Além dessa similaridade, as equações geradas com dados combinados (indivíduos saudáveis, com sobrepeso e obesos) foram determinadas com uma amostra maior e assim reduziram o erro-padrão do coeficiente e melhoraram a predição do gasto energético total em grupos mistos de indivíduos eutróficos e acima do peso saudável. Por essas razões, as equações apresentadas a seguir são apropriadas para indivíduos com peso saudável, com sobrepeso e obesos e também para estimar as necessidades energéticas de grupos de pessoas com sobrepeso e obesas e grupos mistos de adultos com peso adequado e com sobrepeso.

Adultos com sobrepeso ou obesos (IMC ≥ 25 kg/m²)

Homens

GET = 1.086 – (10,1 × idade em anos) + CAF × [(13,7 × peso em kg) + (416 × altura em m)]

Sendo:

CAF = coeficiente de atividade física
CAF = 1,00 atividade física sedentária
CAF = 1,12 atividade física leve
CAF = 1,29 atividade física moderada
CAF = 1,59 atividade física intensa

Mulheres

GET = 448 – (7,95 × idade em anos) + CAF × [(11,4 × peso em kg) + (619 × altura em m)]

Sendo:

CAF = coeficiente de atividade física
CAF = 1,00 atividade física sedentária
CAF = 1,16 atividade física leve
CAF = 1,27 atividade física moderada
CAF = 1,44 atividade física intensa

Adultos com peso adequado, sobrepeso ou obesos (IMC ≥ 18,5 kg/m²)

Homens

GET = 864 – (9,72 × idade em anos) + CAF × [(14,2 × peso em kg) + (503 × altura em m)]

Sendo:

CAF = coeficiente de atividade física
CAF = 1,00 atividade física sedentária
CAF = 1,12 atividade física leve
CAF = 1,27 atividade física moderada
CAF = 1,54 atividade física intensa

Mulheres

GET = 387 – (7,31 × idade em anos) + CAF × [(10,9 × peso em kg) + (660,7 × altura em m)]

Sendo:

CAF = coeficiente de atividade física
CAF = 1,00 atividade física sedentária
CAF = 1,14 atividade física leve
CAF = 1,27 atividade física moderada
CAF = 1,45 atividade física intensa

Quando indivíduos obesos precisam reduzir o peso corporal, o balanço energético negativo pode teoricamente ser encontrado por redução da ingestão energética ou aumento da atividade física, mas usualmente a combinação de ambos é o desejável. Segundo o grupo de peritos DRI (IOM, 2005a), o consenso para perda de peso em adultos obesos (IMC ≥ 30 kg/m^2) é de 10% do peso inicial durante seis meses.

Nível de atividade física e balanço energético

O gasto energético dos indivíduos pode aumentar várias vezes a taxa de repouso durante o exercício. Desse modo, a mudança do nível de atividade física exerce impacto sobre o gasto energético total e o balanço de energia.

O nível de atividade física é definido como a razão entre o gasto energético total e o gasto basal. Para adultos, os coeficientes específicos (Anexo H) podem ser usados para estimar um nível individual de atividade física acumulando os efeitos de várias atividades desempenhadas, conforme a duração e a intensidade, no entanto não são previstas as atividades ocupacionais (trabalho). A categoria de estilo de vida ou classificação geral do nível de atividade física pode ser obtida com o auxílio dos dados da Tabela 7.14, para em seguida proceder o cálculo da necessidade energética total, conforme equações de predição apresentadas previamente. Nessas equações de predição estão determinados os valores específicos de cada categoria de estilo de vida (atividade física sedentária, leve, moderada e intensa).

Tabela 7.14. Classificação da intensidade e variação de coeficientes da atividade física.

Classificação	Variação dos coeficientes de atividade
Sedentária Atividades de rotina (exemplo: tarefas domésticas)	≥ 1,0 a < 1,39
Leve Atividades de rotina + 30-60 min/dia de atividade moderada (exemplo: caminhar 5-7 km/h)	≥ 1,4 a < 1,59
Moderada Atividades de rotina + no mínimo 60 min/dia de atividade moderada	≥ 1,6 a < 1,89
Intensa Atividades de rotina + no mínimo 60 min/dia de atividade moderada + 60min de atividade intensa ou 120 min de atividade moderada	≥ 1,9 a < 2,5

Fonte: IOM (2006).

Exemplo: mulher de 32 anos de idade, 1,60 m, 58 kg, executiva, com as seguintes atividades físicas diárias: caminha 5 km durante 60 min cinco dias por semana, 120 minutos de atividade doméstica com esforço moderado/dia, 180 min de atividade sentada (não inclui atividade ocupacional), 60 min dirigindo.

A mulher do exemplo desempenha atividades de rotina (sedentária) e no mínimo 60 min/dia de atividade moderada. Atividades mistas em pelo menos três a quatro dias da semana são frequentemente realizadas por uma parcela considerável da população, mas é necessário determinar a intensidade média dessas atividades para o cálculo do GET. Para isso, a descrição das atividades, apresentada na Tabela 7.14, pode auxiliar a classificação da intensidade. Após a classificação da atividade física, a estimativa da necessidade energética deve ser feita usando a equação de predição (conforme idade e sexo) e o coeficiente de atividade física que acompanha a equação.

NET = 354 – (6,91 × idade em anos) + CAF × [(9,36 × peso em kg) + (726 × altura em m)]

Sendo:

CAF = coeficiente de atividade física

CAF = 1,00 atividade física sedentária

CAF = 1,12 atividade física leve

CAF = 1,27 atividade física moderada

CAF = 1,45 atividade física intensa

NET = 354 – (6,91 × 32) + 1,27 × [(9,36 × 58) + (726 × 1,60)]

NET = 354 – (221,12) + 1,27 × [(542,88) + (1161,6)]

NET = 132,88 + 1,27 × 1704,48

NET = 2.298 kcal/dia

O grupo de peritos DRI (IOM, 2005a) reconhece que são necessárias mais pesquisas para o desenvolvimento de métodos destinados à medida da intensidade da atividade física, com o propósito de classificar crianças e adultos em categorias de atividade física sedentária, leve, moderada, intensa e muito intensa.

O impacto de várias atividades físicas é frequentemente descrito e comparado em termos de múltiplos do consumo de oxigênio do indivíduo em repouso (METs). Um MET é equivalente a 3,5 mL de O_2/min/kg de peso corporal consumido por adultos ou considerando o equivalente de energia de 5 kcal/L consumido, que corresponde a 0,0175 kcal/min/kg. Assim, o gasto de energia de 1,0 MET corresponde a 1,2 kcal/min para um homem de 70 kg (0,0175 kcal/kg/min × 70 kg).

A avaliação do gasto de energia com o desempenho de uma atividade física pode ser realizada coforme os valores de MET específicos (Anexo H), tempo gasto no exercício físico e uma constante (número de METs × min × 0,0175 kcal/kg/min). Entretanto, o gasto de energia diário é algumas vezes maior devido ao aumento do consumo de oxigênio pós-exercício (*Excess Post-Exercise Oxygen Consumption* – EPOC), que depende da intensidade e duração do exercício, entre outros fatores. Esse consumo de O_2 pós-exercício tem sido estimado em cerca de 15% do gasto que ocorre durante o exercício. O efeito térmico do alimento (ETA) dissipa aproximadamente 10% da energia proveniente de alimentos consumidos e também deve ser considerado. O impacto de uma atividade sobre o gasto de energia diário em condições de balanço energético inclui a intensidade da atividade física em termos de METs, o gasto de energia como consumo de O_2 pós-exercício (EPOC) e o efeito térmico do alimento como apresentado a seguir.

METs × min × 0,022 kcal/kg/min × kg de peso corporal

Sendo:

0,022 kcal/kg/min = 0,0175 kcal/kg/min × 1,15% de EPOC/0,9% (ETA)

PLANEJAMENTO DE INGESTÃO DE ENERGIA PARA INDIVÍDUOS

A necessidade de energia para indivíduos de peso normal reflete o gasto de energia de acordo com as características de sexo, idade, peso corporal, estatura e nível de atividade física, mas para indivíduos com sobrepeso as equações estimam o gasto energético total. Em todos os casos, as equações são utilizadas para predizer o gasto energético para a manutenção do peso corporal e atividade física. Entretanto, o gasto de energia varia de um indivíduo para outro, mesmo quando as características são similares. Essa variabilidade é determinada como desvio-padrão, o qual permite estabelecer a faixa de variação individual do gasto energético. A necessidade de energia de um indivíduo será atendida a partir de uma faixa de ingestão, obtida adicionando ou subtraindo 2 desvios-padrão, diferenciado por sexo, com 95% de intervalo de confiança para as equações (Tabela 7.15).

Tabela 7.15. Estimativa do desvio-padrão da necessidade energética estimada (kcal/dia) derivada da equação de regressão para indivíduos conforme sexo, idade, estatura, peso e nível de atividade física.

Idade (anos)	Índice de massa corporal	Masculino	Feminino
3-18	≥ percentil 3 < percentil 85	58	68
3-18	≥ percentil 85	69	75
3-18	≥ percentil 3	67	70
≥ 19	≥ 18,5 < 25 kg/m²	199	162
≥ 19	≥ 25 kg/m²	208	160
≥ 19	≥ 18,5 kg/m²	202	160

Fonte: IOM (2005a).

Quando o objetivo do planejamento for prevenir perda de peso, a necessidade de energia obtida conforme a equação específica deve ser adicionada de 2 desvios-padrão (Tabela 7.15). Isso previne perda de peso em quase todos os indivíduos com características similares e, consequentemente, esse nível de ingestão pode promover ganho de peso na maioria dos indivíduos. Para prevenir ganho de peso, é subtraída uma quantidade igual a 2 desvios-padrão da necessidade de energia. Essa ingestão pode prevenir ganho de peso em quase todos os indivíduos e, provavelmente, perda de peso na maioria deles.

Por exemplo, para um homem de 25 anos com peso corporal saudável de 67 kg, estatura de 1,72 m e atividade leve, a NET pode ser:

NET = 662 – (9,53 × idade em anos) + CAF × [(15,91 × peso em kg) + (539,6 × altura em m)]

NET= 662 – (9,53 × 25) + 1,11 × [(15,91 × 67) + (539,6 × 1,72)]

NET = 662 – 238,25 + 1,11 × [(1065,97 + 928,112)]

NET = 423,75 + 1,11 × 1994,082

NET = 423,75 + 2213,431

NET = 2.637 kcal (± 2 desvios-padrão, ou seja, 2 × 199)

Para prevenir perda de peso = 3.035 kcal

Para prevenir ganho de peso = 2.239 kcal

Embora essa seja a recomendação do IOM (2005a) para o cálculo da necessidade energética total, na prática clínica para indivíduos saudáveis, a variação pode ser calculada com ± 5% do valor total obtido, ou seja:

NET = 2637 – 131,85 = 2505,15 kcal
NET = 2637 + 131,85 = 2758,85 kcal

Neste caso, a variação da NET é de 2.505 a 2.759 kcal/dia

Em relação a essas predições existe uma incerteza considerável, especialmente por causa de possíveis erros de classificação das categorias de atividade física. Assim, para a manutenção do peso corporal de um indivíduo é recomendável monitorar o peso durante um certo período com ajustes acima ou abaixo da necessidade energética determinada pelas equações.

No planejamento de energia para grupos são possíveis dois enfoques: estimar a necessidade energética para uma pessoa de referência do grupo ou obter uma média da necessidade de energia entre os indivíduos do grupo.

VALORES DE REFERÊNCIA PARA MACRONUTRIENTES E FIBRAS ALIMENTARES

O Comitê DRI estabeleceu valores de referência para carboidratos, lipídios, ácidos graxos poli-insaturados *n*-6 (ácido linoleico) e *n*-3 (ácido α-linolênico), proteínas e fibras (IOM, 2005a) baseados na ingestão adequada de nutrientes e na redução do risco de doença crônica. Os limites de distribuição aceitável de macronutrientes (AMDRs) representam a porcentagem de ingestão energética de macronutrientes e, embora tenham sido primariamente desenvolvidos para indivíduos, também permitem a avaliação de populações por meio da estimativa da proporção de indivíduos do grupo, cuja ingestão pode estar acima ou abaixo dos valores de AMDRs (Tabela 7.16).

Tabela 7.16. Ingestão dietética de referência: limites de distribuição aceitável de macronutrientes (AMDRs) para carboidratos, proteínas e lipídios.

Macronutriente	Percentual do valor energético total (%)		
	Crianças (1-3 anos)	Crianças e adolescentes (4-18 anos)	Adultos
Carboidratos	45-65	45-65	45-65
Proteínas	5-20	1030	10-35
Lipídios	30-40	25-35	20-35
Ácido graxo poli-insaturado *n*-6 (ácido linoleico)	5-10	5-10	5-10
Ácido graxo poli-insaturado *n*-3 (ácido α-linolênico)[a]	0,6-1,2	0,6-1,2	0,6-1,2

[a]Aproximadamente 10% do total pode ser consumido na forma de ácido eicosapentaenoico (EPA) e/ou docosa-hexaenoico (DHA), ou seja, 0,06 a 0,12% do valor energético total da dieta.
Fonte: IOM (2005a).

Provisoriamente, foi sugerido que a EAR para carboidratos seja baseada na quantidade que supre o sistema nervoso central, excluindo a produção adicional de glicose a partir de proteína e triacilgliceróis ingeridos, mesmo em jejum, durante o período de sono. Para a determinação dessa EAR também foi assumido o consumo de uma dieta suficiente em energia, contendo aproximadamente 45% a 65% de carboidratos. A RDA para crianças e adultos de 130 g/dia corresponde à quantidade mínima de glicose utilizada pelo cérebro. Embora ainda não seja possível determinar UL para açúcar de adição, foi sugerido um nível máximo de ingestão de 25% ou menos da energia total, por causa da redução da ingestão de certos micronutrientes com o aumento do consumo de açúcar. Açúcar de adição é definido como açúcares e xaropes que são adicionados aos alimentos durante o processamento ou preparação.

Para lipídios totais não foi possível estabelecer EAR, AI e UL em razão da insuficiência de dados na determinação do nível de ingestão, que ocorre risco de inadequação ou prevenção de doenças crônicas. AI para lipídios totais foi determinada apenas para crianças de 0 a 12 meses (Anexo I), por causa da importância dos lipídios no fornecimento de energia necessária ao crescimento. Nesse caso, AI foi baseada na média de ingestão de crianças que foram alimentadas com leite materno (0-6 meses), leite humano e alimentos complementares (7-12 meses). O AMDR foi estimado para lipídios totais, ácido graxo linolênico e linoleico (Tabela 7.16). Contudo, algumas pesquisas demonstraram que o enriquecimento de lipoproteínas e membranas celulares com ácido graxo poli-insaturado *n*-6 (ácido linoleico) contribui como pró-oxidante, desse modo, foi recomendado cuidado na ingestão que exceda 10% do valor energético total.

Dietas com baixa concentração de gordura e alto teor de carboidratos podem modificar o perfil metabólico, sendo consideradas desfavoráveis com relação à doença arterial coronariana e diabetes tipo 2. Essas mudanças incluem redução na concentração de colesterol HDL, aumento de triacilglicerol sérico e distúrbios na homeostase glicose-insulina. Níveis reduzidos de colesterol HDL resultam no aumento da razão colesterol total:colesterol HDL. Essa razão tem sido relatada como importante fator de risco de doença arterial coronariana. O aumento na concentração de colesterol LDL está relacionado, mais consistentemente, com o aumento da ingestão de açúcar (IOM, 2005a).

Apesar da existência de uma tendência linear positiva entre a ingestão de ácido graxo saturado, concentração de colesterol total, LDL e aumento de risco de doença arterial coronariana, não foi possível estabelecer UL para ácido graxo saturado e colesterol. Óleos e gorduras são fontes mistas de ácidos graxos e o colesterol está presente em diversos alimentos de origem animal, portanto, o consumo de 0% de ácido graxo saturado e colesterol é praticamente inviável. A redução excessiva do consumo de lipídios pode causar efeitos indesejáveis, tais como ingestão inadequada de proteína e certos micronutrientes, além de risco à saúde desconhecidos e não quantificáveis. Entretanto, é possível consumir uma dieta nutricionalmente adequada com baixo teor de ácido graxo saturado e colesterol.

Ácidos graxos *trans* não são essenciais ao organismo humano e existe uma tendência linear positiva entre o consumo de ácido graxo *trans* e a concentração de colesterol LDL e, consequentemente, aumento do risco de doença arterial coronariana. Apesar de não ser possível o estabelecimento de RDA ou AI e UL, foi recomendado que a ingestão de ácidos graxos *trans* seja tão baixa quanto possível em uma dieta nutricionalmente adequada.

Ácidos graxos monoinsaturados *cis* podem ser sintetizados pelo organismo humano e, embora possam apresentar algum benefício na prevenção de doenças, as evidências que relacionam o consumo baixo ou elevado de monoinsaturados (*n*-9) e doença crônica são limitadas. Portanto, não foram determinados EAR, AI ou UL, uma vez que os monoinsaturados não são essenciais na dieta. Ao contrário, para os ácidos graxos poli-insaturados *n*-6 e *n*-3, considerados essenciais, foi determinada AI (Anexo I) com base na ingestão de indivíduos saudáveis. No entanto, não existem evidências suficientes para estabelecer UL para esses ácidos graxos.

Para assegurar uma dieta nutricionalmente adequada, o AMDR de proteína (Tabela 7.16) foi calculado com o propósito de complementar o AMDR de lipídios e carboidratos, pois ainda não haviam dados suficientes que permitissem a determinação do limite superior (UL) para proteína ou qualquer aminoácido, baseado no risco de algumas doenças crônicas. As necessidades de proteína foram baseadas em estudo de balanço de nitrogênio com proteína de boa qualidade (Anexo I). Nenhuma proteína adicional foi sugerida para indivíduos saudáveis que desempenham exercícios de resistência ou força, por causa da ausência de evidências convincentes. Indivíduos que restringem alimentos de origem animal na sua dieta podem estar em risco de deficiência de certos aminoácidos indispensáveis, em razão da menor concentração de lisina, aminoácidos sulfurados e treonina em alimentos de origem vegetal. Entretanto, as dietas vegetarianas que incluem misturas complementares de alimentos-fonte de proteínas vegetais podem fornecer a mesma qualidade de proteína quando comparada às proteínas de origem animal.

Para permitir maior flexibilidade ao conceito de fibra alimentar, o Comitê DRI utilizou três categorias: fibra alimentar, fibra funcional e fibra total. A fibra alimentar é composta por carboidratos não digeríveis e lignina intrínsecos e intactos em plantas e que não são digeridos e absorvidos no intestino delgado; a fibra funcional representa os carboidratos isolados ou purificados, não digeríveis, com efeitos fisiológicos benéficos em humanos; e a fibra total consiste na soma da fibra alimentar e fibra funcional. Entre os aspectos importantes das definições, pode ser destacada a necessidade de demonstração de efeitos fisiológicos benéficos para classificar a fibra como funcional.

A fibra alimentar inclui polissacarídeos não amiláceos (celulose, pectina, gomas, hemicelulose, β-glucanas e fibras encontradas na aveia e farelo de trigo), carboidratos não recuperáveis de plantas por meio de precipitação com álcool (inulina, oligossacarídeos e frutanas), lignina e alguns amidos resistentes. Fibras funcionais potenciais para rotulagem de alimentos incluem carboidratos não digeríveis isolados de plantas (amido resistente, pectina e gomas), carboidratos de origem animal (quitina e quitosana) ou carboidratos produzidos comercialmente (amido resistente, polidextrose, inulina e dextrinas indigeríveis).

As definições de fibras foram a base para o estabelecimento dos valores de referência, contudo, ainda não foi possível estabelecer EAR e RDA em todos os estágios de vida. Para fibra total foi determinada apenas AI, considerando a ingestão energética e o nível de ingestão observado, que reduz o risco de doença arterial coronariana. O valor de 14 g/1.000 kcal foi estabelecido para todos os estágios de vida a partir de um ano de idade e usado para determinar AI de acordo com a ingestão energética média dos indivíduos (Anexo I). Pessoas que consomem uma alimentação com teor energético mais baixo quando comparado com a média de energia, de uma categoria em particular, necessitam de menos fibra do que o recomendado.

O consumo elevado de fibras como parte de uma dieta saudável não resulta em efeitos deletérios significativos para a saúde, pois a composição de fibras na alimentação é bastante variável e existem dificuldades em associar um tipo específico com efeitos prejudiciais. Embora sintomas gastrintestinais indesejáveis tenham sido observados com o consumo de fibras isoladas ou sintéticas, nenhum efeito crônico sério foi detectado. Um efeito potencial deletério pode ocorrer com a interação de fibras e minerais no intestino delgado, pois alimentos ricos em fibra podem alterar o metabolismo mineral, especialmente quando o fitato está presente. Contudo, não foi determinado UL para fibra alimentar ou fibra funcional.

REFERÊNCIAS NUTRICIONAIS PARA VITAMINAS, MINERAIS, COLINA E ÁGUA

Este item resume as principais informações sobre os valores de referências para vitaminas, minerais, colina e água (Anexos J a M). Por enquanto, ainda não foi possível estabelecer os valores de EAR, e consequentemente RDA, para a vitamina K, ácido pantotênico, biotina, colina, cromo, flúor, manganês e outros nutrientes. Para alguns desses nutrientes e para lactentes de 0 a 12 meses foi estabelecido apenas o valor de AI. Quando possível foram determinados EAR e RDA para indivíduos após 12 meses de idade. Valores de UL estão disponíveis para alguns nutrientes em diversas faixas etárias (Anexos L e M).

As necessidades de vitamina A foram determinadas para garantir o estoque adequado no fígado e expressas em atividade equivalente de retinol (*Retinol Activity Equivalents* – RAEs) em vez de equivalente de retinol. Essa substituição foi baseada em dados que demonstraram que a eficácia de absorção de β-caroteno é menor do que tradicionalmente se conhecia. Os valores de RAEs para β-caroteno, α-caroteno, e β-criptoxantina são 12 μg, 24 μg e 24 μg, respectivamente. Para unidades internacionais (UI) a conversão é a seguinte: 1 UI de retinol é equivalente a 0,3 μg de retinol ou 0,3 mg RAE; 1 UI de β-caroteno em suplementos equivale a 0,5 UI de retinol ou 0,15 μg RAE (0,3 × 0;5); 1 UI de β-caroteno da dieta corresponde a 0,165 UI de retinol ou 0,05 mg RAE (0,3 × 0,165); 1 UI de outros carotenoides pró-vitamina da dieta é equivalente a 0,025 μg RAE. O UL para adultos foi baseado no surgimento de anormalidades do fígado e para gestantes na teratogenicidade da vitamina A. Ainda não foi demonstrado que a ingestão elevada de β-caroteno causa hipervitaminose A (IOM, 2006).

A vitamina D_3 (colecalciferol) é sintetizada na pele de seres humanos a partir do precursor 7-deidrocolesterol e também obtida pela ingestão de alimentos. A síntese na pele apenas pode ser realizada pela exposição a raios ultravioleta B (UVB). O impacto da latitude (distância ao equador medida ao longo do meridiano de Greenwich) sobre a síntese da vitamina D tem sido um tema de interesse na determinação de valores de referência. Contudo, ainda não está bem determinada qual seria a dose segura de exposição à radiação ultravioleta do Sol que favorece a síntese de vitamina D e evita o risco de câncer de pele. Outros fatores como estação do ano e dietas típicas podem contribuir para a explicação do efeito baixo ou inócuo da latitude na concentração sérica de 25-hidroxivitamina D (25-OHD), o indicador de estoque da vitamina D em humanos. Assim, DRIs para vitamina D foram estabelecidos com base na exposição mínima ao Sol (IOM, 2011).

Outro aspecto importante é a influência da melanina de peles pigmentadas na síntese de vitamina D. Ainda que indivíduos com pele pigmentada possam ter níveis mais baixos de vitamina D em comparação àqueles de pele branca, dados sugerem que osteoporose e doenças ósseas não são mais altas em descendentes de africanos, que vivem na América, e ancestrais africanos. O filtro solar pode ser outro problema, pois absorve os raios utravioleta e impede que alcancem a pele. O filtro solar com fator de proteção solar (FPS) 15, considerando o espectro de UVB, pode reduzir em até 98% a síntese de vitamina D. Entretanto, o efeito negativo do filtro solar na síntese de vitamina D depende da extensão e da frequência de uso (IOM, 2011).

Resultados de pesquisas com compostos denominados antioxidantes da dieta (vitamina C, vitamina E, selênio, β-caroteno, α-caroteno, β-criptoxantina, luteína, licopeno e zeaxantina) têm mostrado redução na concentração de alguns biomarcadores associados com estresse oxidativo. Contudo, a relação entre tais observações e doenças crônicas ainda precisa ser mais bem elucidada (IOM, 2000b).

Diversas pesquisas concluem que megadoses de vitamina C não têm efeito significativo sobre a incidência de resfriado comum, mas em alguns grupos populacionais conferem um benefício moderado quanto à duração e à gravidade dos episódios. A melhora da gravidade de resfriado pode estar relacionada à ação anti-histamínica da vitamina C em doses farmacológicas. Os dados ainda não são consistentes ou específicos o bastante para estimar a necessidade de vitamina C baseada em resfriado comum. Fumantes têm níveis reduzidos de ascorbato no plasma e nos linfócitos, quando comparados a indivíduos não fumantes. O *turnover* de ascorbato em fumantes é maior, aparentemente, devido ao aumento do estresse oxidativo e a outras diferenças metabólicas. Essas descobertas indicam que fumantes necessitam de um adicional de vitamina C de 35 mg/dia em relação às necessidades de vitamina C dos não fumantes (IOM, 2000b).

Efeitos adversos possíveis da ingestão de altas doses de vitamina C incluem: diarreia osmótica e outros distúrbios gastrintestinais, aumento da excreção urinária de oxalato e formação de cálculos renais, aumento da excreção de ácido úrico, efeitos pró-oxidantes, aumento da absorção de ferro causando sobrecarga no organismo, redução da vitamina B_{12} e cobre e erosão do esmalte dentário. No entanto, conforme condições de causalidade, relevância e qualidade de dados de pesquisa, a diarreia osmótica e os distúrbios gastrintestinais foram os únicos efeitos selecionados como critérios de estabelecimento de UL para vitamina C. A dose máxima de ingestão (UL) para vitamina C se aplica para ingestão de alimentos e suplementos (IOM, 2000b).

A necessidade de folato aumenta substancialmente durante a gravidez em razão da aceleração de reações de transferência de um átomo de carbono, incluindo aqueles necessários à síntese de nucleotídeos e divisão celular. Quando o folato é ingerido de forma inadequada, a anemia megaloblástica poderá se desenvolver e alguns estudos indicam aumento do risco de defeito do tubo neural. O mecanismo que explica esse efeito ainda precisa ser elucidado, mas, durante o fechamento do tubo neural, o aumento da ingestão de folato e da concentração de seus derivados nos tecidos pode superar a deficiência metabólica na produção de proteínas ou na síntese de DNA. No entanto, mais pesquisas são necessárias para entender o efeito do folato sobre o desenvolvimento embrionário e fetal. Para reduzir o risco do defeito do tubo neural em mulheres com gravidez planejada, a recomendação é ingerir 400 μg de ácido fólico diariamente, de alimentos fortificados ou suplementos e alimentos-fonte em uma dieta variada. Essa ingestão deve ser realizada até que a gravidez seja confirmada e seja iniciado o cuidado pré-natal, que, em geral, ocorre após o final do período periconcepcional, considerado tempo crítico para a formação do tubo neural (IOM, 1998).

O aumento da ingestão de suplemento de folato pode mascarar e prejudicar o diagnóstico da deficiência de vitamina B_{12}. O retardo no diagnóstico resulta em risco aumentado de danos neurológicos progressivos. A evidência de que a ingestão excessiva de folato pode precipitar ou exacerbar neuropatia em indivíduos deficientes em vitamina B_{12} justifica a seleção desse critério para o desenvolvimento da UL para folato (IOM, 1998).

Dietas contendo pouco ou nenhum alimento de origem animal podem levar à carência de vitamina B_{12}. A deficiência se desenvolve lentamente por causa da capacidade do organismo de reabsorver vitamina B_{12} da bile (IOM, 1998). Lactentes de mães vegetarianas estritas (veganas) devem ser suplementados após o nascimento com vitamina B_{12}, de acordo com AI, pois seus estoques são baixos e o leite das mães supre quantidades muito pequenas dessa vitamina. É recomendado também que indivíduos acima de 50 anos de idade, de ambos os sexos, contemplem as necessidades de vitamina $B_{12,}$ principalmente, pelo consumo de alimentos fortificados ou suplementos (IOM, 2006).

Os valores de referência para cálcio foram estabelecidos com base na ingestão que supre os efeitos de vitamina D e vice-versa, pois a deficiência de vitamina D provoca prejuízo da mineralização óssea. A ingestão ótima de cálcio para a saúde óssea pode ser definida como aquela que garante o mais baixo índice de fratura óssea durante a vida. A saúde óssea foi selecionada como indicador para o estabelecimento de valores de referência para cálcio e vitamina D, em todos os grupos de idade e estado fisiológico. Em mulheres após a menopausa, por causa da redução de estrógeno, ocorre desequilíbrio da atividade de osteoclastos e osteoblastos, causando perda óssea irreversível, e para os homens, após 65 anos de idade, a perda óssea é de 1 a 2% ao ano. Além disso, a redução da filtração glomerular com o avançar da idade afeta a conservação de cálcio em homens e mulheres. Portanto, os valores de referência foram aumentados para mulheres a partir de 51 anos de idade e para homens após 70 anos (IOM, 2011).

A exclusão do consumo de leite e derivados por motivos terapêuticos (intolerância à lactose, alergia ao leite de vaca) e voluntários (veganos e outras classes de vegetarianos que excluem esses alimentos) reduz o consumo de cálcio e no caso de alimentos fortificados também de vitamina D, pois poucos alimentos são fontes dessa vitamina (peixes com alto teor de gordura, óleo de fígado de peixe, gema de ovo). Isso pode ser um fator de risco para deficiência de cálcio e vitamina D, caso haja pouca exposição solar. O consumo de alimentos lácteos com reduzido teor de lactose pode auxiliar os indivíduos intolerantes a obter a ingestão adequada de cálcio. Para aqueles que têm alergia ao leite ou excluem voluntariamente qualquer alimento lácteo, é aconselhável a ingestão de alimentos com baixo teor de oxalato, um potente quelante de cálcio, e de alimentos enriquecidos com cálcio. Contudo, dietas vegetarianas planejadas de maneira apropriada são nutricionalmente adequadas. Outra estratégia pode ser a suplementação de cálcio e vitamina D, que precisa ser administrada com critérios para evitar efeitos prejudiciais (IOM, 2011).

Os valores de UL para cálcio foram fundamentados em estudos da incidência de cálculo renal em adultos, em especial em mulheres que usavam suplementos de cálcio após a menopausa. Para a determinação de UL para crianças e adolescentes foram considerados o período de estirão, as quantidades de cálcio na alimentação e sua associação com a excreção desse mineral. Como cálcio e vitamina D estão interligados na mineralização óssea, o início da hipercalcemia e problemas associados foram usados como indicadores para a determinação dos valores de UL de vitamina D. Vale ressaltar que a toxicidade da vitamina D (hipervitaminose D) é causada apenas pelo excesso de ingestão e não ocorre por exposição prolongada ao Sol (IOM, 2011).

Os componentes determinantes da necessidade de ferro usados no modelo fatorial para estimativa da EAR incluem perda basal, perda menstrual, necessidade fetal na gravidez, aumento da necessidade durante o crescimento para expansão do volume sanguíneo e/ou aumento tecidual e estoque de ferro. Além disso, a biodisponibilidade de ferro de dietas mistas dos Estados Unidos e Canadá foi estimada em 18%, considerando 10% de ferro da dieta na forma heme com um percentual de 25% de absorção. Portanto, a necessidade de ferro para crianças acima de 1 ano, adolescentes e adultos, exceto grávidas, foi determinada considerando 18% de biodisponibilidade. A absorção de ferro não heme e a concentração de ferritina sérica são mais baixas em indivíduos que consomem dietas vegetarianas comparadas àqueles com dieta onívora, por isso vegetarianos podem ter dificuldade para alcançar a EAR. A biodisponibilidade de ferro para dietas vegetarianas foi estimada em cerca de 10% e, consequentemente, a necessidade deve ser 1,8 vez maior em relação à necessidade de onívoros. Um percentual de biodisponibilidade mais baixo (5%) pode ser considerado para dietas vegetarianas estritas e dietas monótonas de algumas regiões (IOM, 2001).

Quanto às adolescentes, o Comitê DRI assumiu que na idade de 14 anos todas as meninas iniciaram a menstruação e, consequentemente, a estimativa da necessidade de ferro inclui perdas menstruais. Para meninas que iniciaram a menarca antes dos 14 anos de idade foi considerada uma média de perda menstrual de 0,45 mg/dia de ferro, portanto a necessidade de ferro foi aumentada em aproximadamente 2,5 mg/dia.

Efeitos colaterais gastrintestinais foram selecionados para a determinação de UL para ferro. Distensão gastrintestinal foi observada em indivíduos que consomem doses elevadas de suplemento de ferro com estômago vazio. Altas doses de suplemento de ferro podem inibir a absorção de zinco quando administradas em jejum e com razão molar ferro:zinco 25:1, mas não a uma razão 1:1 ou 2,5:1. Contudo, quando os suplementos de ferro e zinco são ingeridos em uma mesma refeição, esse efeito não é observado (IOM, 2001).

A biodisponibilidade de zinco pode ser afetada por muitos fatores. Em geral, a absorção de zinco de uma dieta com alta concentração de proteína animal é maior do que aquela rica em proteína de origem vegetal. Nas dietas vegetarianas, cuja fonte principal de zinco são os cereais, a biodisponibilidade é reduzida se o conteúdo de fitatos for elevado. Contudo, alguns estudos concluem que vegetarianos podem ter balanço positivo de zinco. Entre vegetarianos as concentrações de zinco no soro, plasma, cabelo, urina e saliva são similares ou mais baixas do que as encontradas em indivíduos onívoros. As variações nos níveis desses indicadores se devem, provavelmente, às quantidades de fitato, fibra, cálcio ou outros inibidores da absorção de zinco na dieta vegetariana. As necessidades de zinco podem ser 50% maior para vegetarianos, especialmente para veganos, cuja alimentação básica é composta por grãos e leguminosas, ou nos casos em que a razão molar fitato:zinco na dieta exceda 15:1. Ainda não existem dados suficientes para estabelecer as necessidades de zinco em razão da presença e concentração de outros nutrientes e componentes do alimento (IOM, 2001).

Um Comitê *ad hoc* foi instituido, pela Academia Nacional de Ciências dos Estados Unidos da América (National Academies of Sciences, Engineering, and Medicine, 2019), com representantes dos Estados Unidos e Canadá, para revisar as evidências atuais sobre as DRIs de potássio e sódio. Potássio e sódio têm funções interligadas, que são importantes na homeostase fisiológica. Ambos os minerais estão relacionados com o risco de doenças crônicas, em especial doenças cardiovasculares, devido aos efeitos que promovem na pressão arterial. Além das categorias de DRIs já existentes, o Comitê instituiu uma categoria específica com base no valor de referência para doença crônica, ou seja, a ingestão para redução de risco de doença crônica (*Chronic Disease Risk Reduction Intake* – CDRR) (Anexo M). As evidências foram insuficientes para estabelecer EAR, RDA e UL para potássio. Na ausência de um indicador específico para adequação ou deficiência de potássio, apenas a mediana da ingestão observada em um grupo de indivíduos aparentemente saudáveis foi usada para estabelecer AI para potássio. Os dados de homens e mulheres adultos foram obtidos em indivíduos com pressão sanguínea normal e sem autorrelato de histórico de doença cardiovascular. Embora a força de evidência da relação entre suplementação de potássio e redução de pressão sanguínea tenha sido moderada, as limitações encontradas nas pesquisas impediram a determinação de CDRR.

Valores de EAR e RDA também não foram estabelecidos para sódio e, nesse caso, não foi possível estabelecer AI com base na mediana da ingestão da população saudável, pois excedia os valores de CDRR. Portanto, os valores de AI de sódio foram determinados pelos níveis mais baixos de ingestão de sódio, obtidos em ensaios randomizados, e evidências de estudo de balanço em adultos. Embora alguns efeitos prejudiciais possam ser detectados após a ingestão elevada de sódio, as evidências não permitiram a determinação de valores de UL. Ao contrário, a elaboração de CDRR foi possível por causa da força das evidências moderada a alta, para a relação causal e a relação ingestão-resposta entre sódio e diversos indicadores de doenças crônicas inter-relacionadas. A CDRR foi estipulada com base em evidências do efeito benéfico da redução da ingestão de sódio no risco de doença cardiovascular, hipertensão, pressão arterial sistólica e pressão arterial diastólica. O consumo de sódio acima dos valores de CDRR aumenta o risco dessas doenças crônicas e o benefício da redução da ingestão de sódio relacionado ao CDRR é aplicável a normotensos e hipertensos (National Academies of Sciences, Engineering, and Medicine, 2019).

A ingestão total de água inclui a água de líquidos (pura e de outras bebidas) e de composição dos alimentos. Embora a baixa ingestão de água esteja associada com algumas doenças crônicas, não existem evidências suficientes para estabelecer suas recomendações para a redução do risco de doenças crônicas. Em vez disso, foi estabelecida AI para a prevenção dos efeitos da desidratação. Contudo, para o indivíduo saudável, o consumo diário abaixo da AI não configura risco adicional, pois uma ampla faixa de ingestão é compatível com a ingestão normal. Portanto, a AI não deve ser interpretada como uma necessidade específica. Para aquelas pessoas que são fisicamente ativas ou estão expostas a ambientes quentes pode ser necessária ingestão mais elevada de água total. Crianças alimentadas exclusivamente com leite materno não necessitam de água suplementar, mesmo em condições de clima quente e úmido, ou crianças com baixo peso ao nascer (IOM, 2005b).

A colina é um componente da dieta importante para integridade estrutural de membranas celulares, metabolismo do grupo metila, transmissão neurocolinérgica, sinalização transmembrana, transporte e metabolismo de lipídios e colesterol, precursor para acetilcolina, fosfolipídios e betaína. O critério usado para estimar AI para a colina foi prevenção de danos ao fígado (elevada concentração de alanina aminotransferase) causados pela ingestão inadequada. A hipotensão como efeito da alta ingestão de colina foi o efeito adverso crítico selecionado para a determinação do UL, seguido por odor corporal de peixe (IOM, 1998).

REFERÊNCIAS

Armah SM, Carriquiry AL, Reddy MB. Total iron bioavailability from the US diet is lower than the current estimate. J Nutr. 2015;145(11):2617-21.

Bier DM, Willett WC. Dietary Reference Intakes: resuscitate or let die? Am J Clin Nutr. 2016;104(5):1195-6.

CDC. Defining childhood obesity: BMI for children and teens. [publicação online]. 2018. [acesso em 9 maio 2019]. Disponível em: https://www.cdc.gov/obesity/childhood/defining.html.

Collings R, Harvey LJ, Hooper L, Hurst R, Brown T, Ansett J, et al. The absorption of iron from whole diets: a systematic review. Am J Clin Nutr. 2013;98(1):65-81.

FAO. Requirements of vitamin A, iron, folate and vitamina B_{12}. Rome: Food and Agriculture Organization of the United Nations; 1988. (FAO food and nutrition series, 23).

FAO. Human energy requirements. Rome: Food and Agriculture Organization of the United Nations; 2004. (FAO food and nutrition technical report series, 1).

FAO. Fats and fatty acids in human nutrition: report of an expert consultation. Rome: Food and Agriculture Organization of the United Nations; 2010. (FAO food and nutrition paper, 91).

FAO, WHO. Strengthening nutrition action: a resource guide for countries based on the policy recommendations of the Second International Conference on Nutrition (ICN2). Rome: World Health Organization and Food and Agriculture Organization of the United Nations; 2018.

Gibson RS. Principles of nutritional assessment. 2nd ed. New York: Oxford University Press; 2005.

IOM. Dietary Reference Intakes for calcium, phosphorus, magnesium, vitamin D, and fluoride. Washington: The National Academies Press; 1997.

IOM. Dietary Reference Intakes for thiamin, riboflavin, niacin, vitamin B_6, folato, vitamin B_{12}, pantothenic acid, biotin and choline. Washington: The National Academies Press; 1998.

IOM. Using Dietary Reference Intakes for nutrient assessment of individuals. In: IOM. Dietary Reference Intakes: applications in dietary assessment. Washington: The National Academies Press; 2000a. p. 45-69.

IOM. Dietary Reference Intakes for vitamin C, vitamin E, selenium and carotenoids. Washington: The National Academies Press; 2000b.

IOM. Dietary Reference Intakes for vitamin A, vitamin K, arsenic, boron, chromium, copper, iodine, iron, manganese, molybdenum, nickel, silicon, vanadium and zinc. Washington: The National Academies Press; 2001.

IOM. Dietary Reference Intakes for energy, carbohydrate, fiber, fat, fatty acids, cholesterol, protein, and amino acids. Washington: The National Academies Press; 2005a.

IOM. Dietary Reference Intakes for water, potassium, sodium, chloride and sulfate. Washington: The National Academies Press; 2005b.

IOM. Dietary Reference Intakes: the essential guide to nutrient requirements. Washington: The National Academies Press; 2006.

IOM. Dietary Reference Intakes for calcium and vitamin D. Washington: The National Academies Press; 2011.

Jacob A. Recommended Dietary Allowances: a nutrition practitioner's perspective. Nutr Rev. 1998;56(4):S48-52.

Lachance PA. International perspective: basis, need, and application of Recommended Dietary Allowances. Nutr Rev. 1998;56(4):S2-4.

MacFarlane MJ, Cogswell ME, Jesus JM, Greene-Finestone LS, Klurfeld DM, Lynch CJ, et al. A report of activities related to the Dietary Reference Intakes from the Joint Canada-US Dietary Reference Intakes Working Group. Am J Clin Nutr. 2019;109(2):251-9.

Mensink RP. Effects of saturated fatty acids on serum lipids and lipoproteins: a systematic review and regression analysis. Geneva: World Health Organization; 2016.

Monsen ER, Hallberg L, Layrisse M, Hegsted DM, Cook JD, Mertz W, et al. Estimation of available dietary iron. Am J Clin Nutr. 1978;31(1):134-41.

Murphy SP, Yates AA, Atkinson SA, Barr SI, Dwyer J. History of nutrition: the long road leading to the Dietary Reference Intakes for the United States and Canada. Adv Nutr. 2016;7(1):157-68.

Nandi BK. Harmonization of Recommended Dietary Allowances: implications and approach. Nutr Rev. 1998;56(4):S53-6.

National Academies of Sciences, Engineering, and Medicine. Dietary Reference Intakes for sodium and potassium. [publicação online]. Washington: The National Academies Press; 2019. [acesso em 11 mar. 2019]. Disponível em: https://doi.org/10.17226/25353.

OMS. Medicion del cambio del estado nutricional: directrices para evaluarel efecto nutricional de programas de alimentacion suplementaria destinados a grupos vulnerables. Genebra: Organizacion Mundial de la Salud; 1983.

Schofield WN. Predicting basal metabolic rate, new standards and review of previous work. Hum Nutr Clin Nutr. 1985;39(Suppl.1):5S-41S.

Trumbo P, Yates AA, Schlicker S, Poos M. Dietary Reference Intakes: vitamin A, vitamin K, arsenic, boron, chromium, copper, iodine, iron, maganese, molybdenum, nickel, silicon, vanadium, and zinc. J Am Diet Assoc. 2001;101(3):294-301.

Uauy R, Hertrampf E, Dangour AD. Food-based dietary guidelines for healthier populations: international considerations. In: Shils ME, Shike M, Ross AC, Caballero B, Cousins RJ. Modern nutrition in health and disease. 10th ed. Baltimore: Lippincott Williams & Wilkins; 2006. p. 1701-16.

Vannucchi H, Menezes EW, Campana AO, Lajolo FM. Aplicações das recomendações nutricionais adaptadas a população brasileira. In: Vannucchi H, Menezes EW, Campana AO, Lajolo FM. Cadernos de Nutrição. Ribeirão Preto: Legis Suma; 1990. (vol. 2).

WHO. An evaluation of infant growth - a summary of analyses performed in preparation for the WHO Expert Committee on Physical Status: the use and interpretation of anthropometry. Geneva: World Health Organization; 1994.

WHO. Population nutrient intake goals for preventing diet-related chronic diseases. In: Diet, nutrition and the prevention of chronic diseases. Geneva: World Health Organization; 2003. p. 54-60. (WHO technical report series, 916).

WHO. Global strategy on diet, physical activity and health. Resolution World Health Assembly n. 57.17. [publicação online]. Geneva: World Health Organization; 2004. [acesso em 29 jan. 2019]. Disponível em: https://www.who.int/dietphysicalactivity/strategy/eb11344/strategy_english_web.pdf.

WHO, FAO. Vitamin and mineral requirements in human nutrition. 2nd ed. Hong Kong: World Health Organization and Food and Agriculture Organization of the United Nations; 2004.

WHO. Protein and amino acid requirements in human nutrition. Geneva: World Health Organization; 2007. (WHO technical report series, 935).

WHO. Global recommendations on physical activity for health. Geneva: World Health Organization; 2010.

WHO. Guideline: potassium intake for adults and children. Geneva: World Health Organization; 2012a.

WHO. Guideline: sodium intake for adults and children. Geneva: World Health Organization; 2012b.

WHO. Guideline: sugars intake for adults and children. Geneva: World Health Organization; 2015.

Yates AA. Process and development of Dietary Reference Intakes: basis, need, and application of Recommended Dietary Allowances. Nutr Rev. 1998;56(4):S5-9.

Yates AA, Schlicker SA, Suitor CW. Dietary Reference Intakes: the new bases for recommendations for calcium and related nutrients, B vitamins, and choline. J Am Diet Assoc. 1998;98(6):699-706.

Yates AA. Dietary Reference Intakes: rationale and applications. In: Shils ME, Shike M, Ross AC, Caballero B, Cousins RJ. Modern nutrition in health and disease. 10th ed. Baltimore: Lippincott Williams & Wilkins; 2006. p. 1655-72.

Yetley EA, MacFarlane AJ, Greene-Finestone LS, King JC, Krewski D, O'Connor DL, et al. Options for basing Dietary Reference Intakes (DRIs) on chronic disease endpoints: report from a joint US/Canadian-sponsored working group. Am J Clin Nutr. 2017;105(1):249S-85S.

CAPÍTULO 8

GASTO ENERGÉTICO DE ENFERMOS

Carla Cristina da Conceição Ferreira
Mara Reis Silva

A determinação do gasto energético de enfermos ou pacientes hospitalizados é amplamente estabelecida na prática clínica. No entanto, a estimativa das necessidades energéticas de pacientes hospitalizados, em especial os críticos, é um desafio, pois a exatidão dos resultados é essencial para evitar os prejuízos da sub e superalimentação na recuperação do indivíduo. A previsão de energia inadequada, para as necessidades do paciente, pode acarretar desnutrição, prejuízo da cicatrização de feridas, maior risco de infecções, hiperglicemia, danos das funções muscular e do fígado e aumento da mortalidade (Boullata et al., 2007; Fraipont, Praiser, 2013; Ladd et al., 2018; Parker et al., 2017).

Existem diversas metodologias para quantificar o gasto energético total em humanos, entretanto, o método da água duplamente marcada é considerado o padrão-ouro (Lam, Ravussin, 2016). Isótopos não radiativos de hidrogênio (^{2}H) e oxigênio (^{18}O) são usados para marcar a água ingerida e quantificados em fluidos corporais, para predizer a produção de CO_2, consumo de O_2 e indiretamente o gasto energético. Embora seja um método com alto nível de precisão e acurácia, não invasivo e que permite a aplicação em qualquer indivíduo em variadas situações, exige equipamento sofisticado, período considerável de análise (7 a 14 dias) e tem custo elevado (Hills et al., 2014).

A medida do gasto energético também pode ser realizada pela análise do calor produzido em função da combustão de nutrientes energéticos e álcool. Nessa categoria podem ser citadas a calorimetria direta, com a medida da perda direta de calor, e a calorimetria indireta que se fundamenta na medida da quantidade de energia liberada na oxidação de substratos energéticos, pela estimativa de oxigênio consumido e dióxido de carbono produzido (Lam, Ravussin, 2016).

A calorimetria direta é uma medida complexa e sofisticada, realizada em laboratório sob condições controladas, com o auxílio de câmaras sensíveis a alterações da temperatura do ar pelo calor liberado do corpo de um indivíduo. As limitações de custo, a mobilidade do indivíduo que está sendo avaliado e as dificuldades técnicas da calorimetria direta impulsionam o uso da calorimetria indireta em ambientes de pesquisa clínica, laboratórios e campo (Hills et al., 2014; Lam, Ravussin, 2016; Leonard, 2012). Entretanto, a aplicação de equações preditivas para a estimativa do gasto energético é mais comum por questões práticas, pois são acessíveis e não necessitam de equipamentos sofisticados. Inúmeras equações têm sido desenvolvidas por análise de regressão, sendo consideradas variáveis independentes peso corporal, estatura, sexo e idade e como variável dependente o gasto energético de repouso medido pela calorimetria indireta (Weijs, Vansant, 2010).

Embora as equações preditivas sejam classicamente usadas para a estimativa das necessidades energéticas, pela praticidade e baixo custo, as circunstâncias nas quais os pacientes críticos estão submetidos reduzem a exatidão dessa estimativa. Além disso, algumas dessas equações preditivas tiveram como modelo indivíduos não hospitalizados (Boullata et al., 2007; Parker et al., 2017). Isso possivelmente influencia os resultados, pois as equações preditivas costumam ser menos acuradas, em comparação à calorimetria indireta, em pacientes desnutridos e obesos (McClave et al., 2016).

COMPONENTES DO GASTO ENERGÉTICO

Os principais componentes do gasto energético total (GET) são taxa de metabolismo basal, efeito térmico dos alimentos e atividade física (Westerterp, 2017). A taxa metabólica basal (TMB) compreende a energia gasta para atender as necessidades basais do indivíduo, ou seja, inclui a energia para manter as atividades metabólicas de células e tecidos, a circulação sanguínea, a respiração, as funções gastrintestinal e renal.

A TMB é medida sob determinadas condições, com o indivíduo acordado, em estado pós-absortivo, em jejum durante 10 a 12 horas, sem atividade física, repousando confortavelmente em ambiente com temperatura neutra controlada. Quando a TMB é extrapolada para 24 horas é referida como gasto de energia basal (GEB) e expressa em quilocaloria (kcal) por 24 horas. A taxa metabólica de repouso (TMR) também é a energia gasta em condições de repouso, porém tende a ser 10 a 20% mais alta em comparação à energia gasta em condições basais. A diferença entre TMB e TMR é explicada pelos critérios de medida com menor nível de exigência da TMR, visto que a medida da TMR pode ser realizada logo após a ingestão de alimentos e o encerramento de atividade física. Isso facilita e agiliza a avaliação sem comprometer os resultados drasticamente. O gasto de energia em repouso (GER) equivale à TMR extrapolada para 24 horas (IOM, 2005).

O aumento da taxa metabólica após a ingestão de uma refeição, causada pela digestão, absorção, metabolismo e estocagem de nutrientes, tem sido referido como efeito térmico do alimento (ETA) ou ação dinâmica específica (ADE) do alimento. O aumento de energia depende da quantidade e composição da refeição, sendo que uma refeição mista contendo carboidratos, lipídios e proteínas aumenta em cerca de 10% a energia dos alimentos consumidos (Lam, Ravussin 2016; Reed, Hill, 1996).

A energia gasta com o trabalho muscular durante o exercício físico espontâneo ou voluntário varia amplamente entre os indivíduos e está em função do tipo, intensidade e duração do exercício. O metabolismo basal, em 24 horas, corresponde a dois terços do GET em indivíduos sedentários e um terço em indivíduos ativos. Para indivíduos muito ativos o gasto energético pode aumentar o dobro ou mais do GEB (Lam, Ravussin, 2016; Leonard, 2012). Por outro lado, a TMR contribui com a maior proporção (60 a 80%) da energia gasta em indivíduos sedentários e pode ser ainda maior (75 a 100%) em enfermos (Psota, Chen, 2013; Walker, Heuberger, 2009).

A regulação da temperatura corporal, denominada termorregulação, aumenta o gasto energético. No entanto, o custo de energia com a termorregulação afeta muito pouco o GET, pois os indivíduos costumam adequar as vestimentas conforme a temperatura ambiente, minimizando esse efeito (IOM, 2005).

Considerando os estágios fisiológicos de vida e as condições nas quais os indivíduos são submetidos, o GET é a soma de gasto energético basal, efeito térmico do alimento, atividade física, termorregulação, energia gasta com depósito de novos tecidos (fase de crescimento) e produção de leite (IOM, 2005).

Em indivíduos com peso corporal estável e saudável, o GET corresponde à necessidade de energia total (NET). Alguns fatores tais como sexo, idade, composição e tamanho corporal, estágio fisiológico de vida, genética, nível de atividade física, condições ambientais e raça afetam o GEB e, em consequência, a necessidade de energia (Hills et al., 2014; IOM, 2005). Além disso, em indivíduos enfermos o processo da doença, a inflamação sistêmica e a função da tireoide influenciam o GER (Walker, Heuberger, 2009).

O balanço energético depende da ingestão de energia da dieta e do gasto energético, e o desequilíbrio entre esses dois fatores resulta em perda ou ganho de peso. A estimativa da necessidade de energia deve ter como propósito garantir o balanço energético em pessoas saudáveis, ou seja, manter estável o peso corporal, desejável para a saúde, conforme o estilo de vida (IOM, 2005).

Para pacientes hospitalizados, o gasto energético pode não ser equivalente à necessidade energética. Portanto, na determinação da necessidade energética devem ser considerados o estado clínico e nutricional do paciente e a capacidade para tolerar os nutrientes oferecidos (Ireton-Jones, Jones, 2002).

CALORIMETRIA INDIRETA

A calorimetria indireta (CI) é considerada o padrão de referência para estimativa das necessidades energéticas em ambiente clínico. Convencionalmente, a CI mede o gasto energético em repouso, que se refere à quase totalidade da energia gasta na maioria dos pacientes hospitalizados (Mtaweh et al., 2018). A CI determina o GER por meio de um equipamento que quantifica o ar inspirado e expirado, conforme o volume de oxigênio (VO_2) e de gás carbônico (VCO_2). Isso tem como fundamento a correlação elevada entre o consumo de oxigênio e a liberação de CO_2 durante a produção de energia no organismo humano (Schlein, Coulter, 2013).

A produção de energia advém do metabolismo orgânico a partir da combustão dos nutrientes dos alimentos ingeridos (carboidratos, proteínas e gorduras), sendo que na CI é possível quantificar o oxigênio consumido e o dióxido de carbono produzido nesse processo metabólico. O calorímetro é composto de coletores para avaliar a troca de gases provenientes da inspiração e expiração do indivíduo (Justino et al., 2015).

As trocas gasosas durante o metabolismo, na CI, podem ser analisadas pelos métodos de confinamento, circuito fechado, coleta total e circuito aberto. No confinamento, o indivíduo é mantido em uma câmara selada para avaliar a alteração da concentração de gás em volume fixo, por curto período. O circuito fechado consiste em um espaço fechado com CO_2 e absorventes de umidade, no qual o consumo de oxigênio do indivíduo, dentro do espaço, é medido. Já no sistema de coleta total, todo gás expirado pelo indivíduo é coletado para análise do volume e composição química. O saco de Douglas é um dos exemplos de sistema de coleta total. O sistema de circuito aberto foi um dos primeiros calorímetros e ainda é o mais usado. O indivíduo inala o ar atmosférico e expira em um compartimento ou o indivíduo inspira e expira em um fluxo de ar contínuo. O fluxo de ar pode ser medido na entrada ou saída, para análise do gás. O desenvolvimento de sistemas portáteis permitiu a aplicação da CI na área de saúde e de esportes (Mtaweh et al., 2018).

As medidas de gás e vazão são fundamentais para precisão e acurácia da CI. Portanto, a calibração dos analisadores de gases é essencial no calorímetro. Na calibração e nas medidas subsequentes é importante que os gases estejam com os mesmos níveis de umidade, pressão, taxa de fluxo e temperatura. Embora não existam níveis padronizados de precisão e acurácia para CI, uma variação de valores aceitáveis de medida do VO_2 é de ± 4 a 10%. Antes do início da medição do gasto energético, o calorímetro deve ser calibrado conforme as caracterísitcas descritas pelo fabricante (Mtaweh et al., 2018).

A CI pode ser utilizada amplamente na área da saúde, em indivíduos saudáveis, doentes e nos diversos ciclos de vida. Na prática clínica tem sido indicada para indivíduos obesos ou desnutridos, que não responderam bem às prescrições baseadas em equações preditivas e nos casos que exigem maior precisão na determinação do gasto energético, tais como os pacientes críticos com câncer ou transplantados, por causa da flutuação no metabolismo de energia (Justino et al., 2015). Entretanto, a CI tem limitações relacionadas ao custo elevado de aquisição e manutenção, além do tempo gasto para realizar a medida. Assim, a CI deve ser preferencial para analisar o gasto energético (GE) de pacientes submetidos a condições clínicas que afetam o metabolismo em repouso, quando não respondem ao suporte nutricional, e para individualizar o suporte nutricional de crianças e adultos em unidade de terapia intensiva (McClave et al., 2016; Mtaweh et al., 2018; Singer et al., 2009).

A oferta calórica é de extrema importância para os pacientes em terapia intensiva, pois as consequências que resultam da sub ou superestimativa do gasto energético podem ser drásticas. Para esses casos tem sido sugerida a "caloria controlada", que é a provisão calórica ótima, guiada pela CI, com medidas repetidas para promover a terapia nutricional assertiva (Justino et al., 2015).

Considerando as circunstâncias nas quais os pacientes críticos são submetidos, que podem acarretar aumento ou redução do gasto energético por causa da resposta metabólica às doenças e do uso de terapia, a *American Society for Parenteral and Enteral Nutrition*

(ASPEN) e a *Society of Critical Care Medicine* (SCCM) recomendam o uso de calorimetria indireta para a estimativa da necessidade energética em crianças e adultos em estado crítico (McClave et al., 2016; Mehta et al., 2017). Entretanto, a medida do gasto energético em crianças pode ser mais complicada, por causa de dificuldade para obter cooperação do paciente, que deve estar em jejum e em repouso, durante a medida. Para reduzir a inquietação das crianças, protocolos mais curtos têm sido sugeridos para o uso de calorimetria indireta (Psota, Chen, 2013).

Embora haja tendência de uso da CI para avaliação de indivíduos sadios ou enfermos, a disponibilidade desses aparelhos de CI em hospitais e clínicas ainda é bastante limitada, e é importante ressaltar que a calibração e a manutenção do equipamento são fundamentais para a obtenção de um resultado confiável.

EQUAÇÕES PARA CÁLCULO DAS NECESSIDADES ENERGÉTICAS EM CONDIÇÕES ESPECIAIS

Para grande parte das clínicas e hospitais, a medida do metabolismo de repouso por CI é limitada, por causa do custo elevado do equipamento, necessidade de pessoal treinado e exigência de diversos aspectos técnicos (Oshima et al., 2017; Psota, Chen, 2013). Nesses casos, as equações preditivas são usadas como método alternativo, em decorrência da facilidade de acesso e do baixo custo. A seleção de uma delas depende das características dos pacientes, da especificidade em relação à ausência ou presença de doenças, das limitações dessas equações e da preferência de quem as aplica (Haugen et al., 2007).

Equações preditivas para o cálculo do GER têm sido desenvolvidas para indivíduos saudáveis e enfermos, de diversas raças e faixas etárias, e diferentes características de peso e composição corporais (Amaro-Gahete et al., 2019). Algumas equações desenvolvidas para indivíduos saudáveis foram modificadas com o acréscimo de coeficientes de lesão ou estresse para pacientes enfermos (Frankenfield et al., 2007).

A necessidade energética de indivíduos enfermos, hospitalizados ou não, requer uma avaliação criteriosa tendo em vista as particularidades de cada doença e do quadro clínico. Para a seleção da equação preditiva do gasto energético é imprescindível considerar a gravidade da doença, temperatura corporal, uso de fármacos, situações clínicas, ocorrência e tipo de cirurgia (Coppini et al., 2011).

Apesar da importância da determinação do gasto energético de pacientes críticos na avaliação nutricional, os dados ainda são limitados e não há consenso sobre qual a melhor equação de predição para adultos e idosos (Frankenfield et al., 2009; Parker et al., 2017; Wichansawakun et al., 2015). As equações preditivas também não são precisas o suficiente para uso confiável em enfermos graves. Embora sejam reconhecidas como a forma mais fácil e acessível, erros consideráveis podem ocorrer quando usadas para determinar a necessidade energética de um indivíduo, pois foram desenvolvidas para a população com características únicas (Flack et al., 2016; Fraipont, Preiser, 2013; Preiser et al., 2015; Psota, Chen, 2013; Wichansawakun et al., 2015). Neste item estão descritas algumas das equações mais estudadas e recomendadas para avaliação de indivíduos enfermos.

EQUAÇÃO DE HARRIS E BENEDICT

Embora a equação de Harris e Benedict (1918) tenha sido desenvolvida com voluntários caucasianos saudáveis, é considerada a mais popular para a determinação do gasto energético de indivíduos enfermos (Fraipont, Preiser, 2013). No entanto, essa equação pode superestimar ou subestimar os valores do gasto energético basal para obesos e não é recomendada para indivíduos em estado clínico crítico (Frankenfield et al., 2005; Frankenfield et al., 2007, 2009).

Para evitar o risco de superestimação do gasto energético Mussoi e Blumke (2014) sugerem o uso do peso atual em indivíduos com índice de massa corporal (IMC) de 18 a 25 kg/m^2 e quando o IMC for maior que 25 kg/m^2 usar o peso ajustado (conforme cálculo proposto no item adulto do capítulo 4).

A equação de Harris e Benedict permite a estimativa do metabolismo basal de acordo com o sexo, idade, peso e estatura. As equações foram desenvolvidas com valores de peso corporal de 25 a 124,9 kg, estatura de 151 a 200 cm e idade de 21 a 70 anos.

Homem: $GEB = 66{,}47 + (13{,}75 \times P) + (5 \times A) - (6{,}76 \times I)$

Mulher: $GEB = 655{,}1 + (9{,}56 \times P) + (1{,}85 \times A) - (4{,}68 \times I)$

Sendo: GEB = gasto energético basal em kcal/dia; P = peso atual em quilogramas;
A = altura em centímetros; I = idade em anos.

Alguns fatores de correção foram incorporados ao valor de GEB para considerar o aumento do gasto energético de acordo com as características das doenças. Portanto, para o cálculo do GET acrescentar ao GEB os valores em função do fator atividade, fator lesão e temperatura (Tabela 8.1).

$$GET = GEB \times FA \times FL \times FT$$

Sendo: GET = gasto energético total em kcal/dia; FA = fator atividade;
FL = fator lesão; FT = fator térmico.

EQUAÇÕES DE MIFFLIN-St. JEOR

As equações de Mifflin et al. (1990), também denominadas Mifflin-St. Jeor, foram desenvolvidas para homens e mulheres, na faixa etária de 19 a 78 anos, com peso saudável e obesos, e, dessa forma, não são muito precisas para pacientes em estado crítico (Frankenfield et al., 2009). Entretanto, na prática clínica tem sido largamente usada, assim como as equações de Harris e Benedict (Weijs, Vansant, 2010). A Sociedade Brasileira de Nutrição Parenteral e Enteral recomenda essa equação para pacientes enfermos, adultos obesos e não obesos (Coppini et al., 2011). Contudo, alguns resultados de pesquisa são conflitantes em relação à predição do GER em adultos com excesso de peso corporal.

Para homens: $GER = (10 \times P) + (6{,}25 \times A) - (5 \times I) + 5$

Para mulheres: $GER = (10 \times P) + (6{,}25 \times A) - (5 \times I) - 161$

Sendo: GER = gasto energético em repouso, expresso em kcal/dia; P = peso atual em quilogramas;
A = altura em centímetros; I = idade em anos.

Tabela 8.1. Fatores de correção conforme tipo de atividade, lesão ou temperatura para cálculo do gasto energético total em determinadas condições clínicas.

Condição clínica	Fator de atividade (FA)
Acamado	1,2
Deambulando	1,3
Condição clínica	**Fator lesão (FL)**
Cirurgia de pequeno porte	1,2
Fratura	1,2
Paciente não complicado	1,0
Peritonite	1,4
Politrauma + reabilitação	1,5
Politrauma + sepse	1,6
Pós-operatório de câncer	1,1-1,4
Queimadura de 30 a 50%	1,7[a]
Queimadura de 50 a 70%	1,8[a]
Queimadura 70 a 90%	2,0[a]
Queimadura grave	2,1[a]
Sepse	1,6
Trauma esquelético	1,35
Condição clínica	**Fator térmico (FT)[b]**
38°C	1,1
39°C	1,2
40°C	1,3
41°C	1,4

[a]Na queimadura o fator lesão depende da área de superfície corporal queimada. [b]Para pacientes hospitalizados.
Fonte: adaptada de Kinney (1991), *apud* Avesani et al., (2014), Long et al. (1979) e Wilmore (1990).

Yao et al. (2013) avaliaram a determinação do GER de mulheres não hospitalizadas de 19 a 30 anos, com IMC de 16 a 29 kg/m^2, com cinco equações diferentes, incluindo a de Mifflin-St. Jeor, em comparação à calorimetria indireta. O valor de GER predito pelas equações de Mifflin-St. Jeor, Harris e Benedict e Schofield diferiu em cerca de 10% do valor da calorimetria indireta para mais de dois terços dos participantes da pesquisa. Houve uma tendência de superestimação do GER quando a medida individual ficou abaixo de 1.250 a 1.480 kcal/dia e, se a determinação foi acima dessa variação, as equações tenderam a subestimar o GER. Para os autores, a determinação do GER por essas equações, fora dessa faixa estreita de calorias, tem baixa acurácia e assim pode não ser adequada para uso clínico e de pesquisa. Os autores também atribuem ao baixo desempenho das equações a diferença de características das populações utilizadas para o desenvolvimento das equações e sugerem que as equações de Mifflin-St. Jeor podem ser mais adequadas a indivíduos com peso corporal mais alto.

Na revisão sistemática conduzida por Madden et al. (2016) com o propósito de identificar equações mais acuradas e precisas de estimativa de GER para adultos com sobrepeso e obesos, de ambos os sexos, a equação de Mifflin-St. Jeor foi considerada a mais precisa, comparada às outras equações avaliadas, para indivíduos com IMC de 30 a 39,9 kg/m^2 e $\geq$ 40 kg/m^2. Pela praticidade e conveniência de uso de apenas uma equação, os autores recomendam a equação de Mifflin-St. Jeor para a determinação do GER de todos os adultos com sobrepeso e obesidade, independente do IMC.

EQUAÇÕES DE PENN-STATE

A equação desenvolvida na Universidade de Penn-State (Frankenfield et al., 2004) tem versões diferentes. Na versão original foi incorporado o cálculo do GER da equação de Harris e Benedict, com o uso do peso atual em pacientes não obesos e peso ajustado para pacientes obesos (peso ideal – 25% do peso atual, e o resultado dessa diferença foi adicionado ao peso ideal). Obeso foi definido como indivíduo com o peso corporal acima de 125% do peso ideal. As próximas versões foram desenvolvidas após pesquisas que indicaram maior acurácia da equação de Mifflin-St. Jeor, para a determinação de GER de indivíduos saudáveis, e a inadequação do peso ajustado de obesos na equação de Harris e Benedict. Nesse caso, a equação de regressão original foi recalculada usando o peso atual para não obesos e obesos na equação de Harris e Benedict e a substituição de Harris e Benedict por Mifflin-St. Jeor. Estas equações também contêm variáveis relacionadas à resposta inflamatória, ou seja, temperatura corporal e ventilação mecânica.

Todas estas equações foram validadas em pacientes de ambos os sexos, com 18 anos e mais de idade, hospitalizados em unidade de terapia intensiva, com ventilação mecânica, não obesos, obesos e com peso corporal baixo (IMC: < 19 kg/m^2), porém a equação com cálculo de GER por Mifflin-St. Jeor teve os resultados mais consistentes e precisos, com exceção do grupo de idosos (> 60 anos) obesos (IMC > 30 kg/m^2) (Frankenfield et al., 2009).

EPS (HBa): GER = (HBa × 1,1) + (Tmáx × 140) + (Ve × 32) – 5.340
EPS (HB): GER = (HB × 0,85) + (Tmáx × 175) + (Ve × 33) – 6.433
EPS (MJ): GER = (MJ × 0,96) + (Tmáx × 167) + (Ve × 31) – 6.212

Sendo: EPS = equação de Penn-State; GER = gasto energético em repouso expresso em kcal/dia; HB = equação de Harris e Benedict; HBa = equação de Harris e Benedict com peso ajustado; Tmáx = temperatura máxima (graus Celsius) nas últimas 24 horas; Ve = ventilação por minuto; MJ = equação de Mifflin-St. Jeor.
Fonte: Frankenfield et al. (2004).

Conforme Frankenfield et al. (2011), para qualquer paciente em estado crítico, com idade máxima de 60 anos e com qualquer IMC, a equação com o cálculo de GER, modificado conforme Mifflin-St. Jeor, pode ser o método alternativo mais acurado, se não estiver disponível a calorimetria indireta.

Outra equação modificada foi desenvolvida e validada para idosos obesos, em estado crítico, com IMC maior que 30 kg/m^2.

Obesos idosos

EPSm (MJ): GER = (MJ × 0,71) + (Tmáx × 85) + (Ve × 64) – 3.085

Sendo: EPSm = equação de Penn-State modificada; GER = gasto energético em repouso expresso em kcal/dia; Tmáx = temperatura máxima (graus Celsius) nas últimas 24 horas; Ve = ventilação por minuto; MJ = equação de Mifflin-St. Jeor.

Fonte: Frankenfield (2011).

Frankenfield et al. (2013) avaliaram diversas equações preditivas, incluindo a Penn-State, para pacientes críticos, adultos e idosos, com idade variando de 18 a 94 anos, de ambos os sexos, nos limites extremos do peso corporal, classificados com baixo peso corporal (IMC: 12 a 21 kg/m^2) e obesos (IMC: 45 a 112 kg/m^2). Para pacientes com obesidade mórbida foi confirmada a validade da equação Penn-State com cálculo de GER por Mifflin-St. Jeor, mas para pacientes abaixo do peso a acucária de qualquer equação avaliada foi no máximo 60%. Os autores sugeriram modificações na equação de Penn-State, que elevaram o R^2 para 0,82. No entanto, as equações sugeridas não foram validadas.

Na prática clínica, o cálculo do GET pode ser realizado com a correção do valor de GER, em função do fator atividade e/ou fator estresse e temperatura (Tabela 8.1).

GET = GER× FA × FL × FT

Sendo: GET = gasto energético total em kcal/dia; GER = gasto energético em repouso; FA = fator atividade; FL = fator lesão; FT = fator térmico.

EQUAÇÕES DE IRETON-JONES

A necessidade energética aumenta em indivíduos queimados e muitas vezes alcança o dobro de gasto calórico, de acordo com a extensão da queimadura. Energia adicional também é necessária em indivíduos com febre, sepse, traumatismos ou estresse cirúrgico. Considerando esse fundamento, equações preditivas de GET foram validadas para pacientes graves, com a presença de algumas particularidades, como uso de ventilação mecânica, obesidade, traumatismo ou queimadura (Ireton-Jones, Jones, 2002).

Frankenfield et al. (2009) compararam a medida do GER por calorimetria indireta com oito equações, incluindo a de Ireton-Jones, obtida em 202 pacientes adultos críticos de ambos os sexos, obesos ou não, com ventilação mecânica e internados em unidade de terapia intensiva. Os autores concluíram que a acurácia da equação de Ireton-Jones foi uma das mais baixas entre as equações testadas.

Pacientes com respiração espontânea:

GET = 629 – (11 × I) + (25 × P) – (609 × O)

Pacientes dependentes de ventilação mecânica:

GET = 1784 – (11 × I) + (5 × P) + (244 × S) + (239 × T) + (804 × Q)

Sendo: GET = gasto energético total em kcal/dia; I = idade (anos); P = peso atual em quilogramas; O = obesidade (ausente = 0; presente = 1); S = sexo (masculino = 1; feminino = 0); Q = queimadura (ausente = 0; presente = 1); T = traumatismo (ausente = 0; presente = 1).

EQUAÇÃO DIRETA (FÓRMULA DE BOLSO)

O gasto energético pode ser estimado de forma simples e prática, com o uso de valores padronizados de energia (em kcal) multiplicados pelo peso corporal atual (em kg). Esta equação simplista baseada no peso corporal é indicada por diversos autores, sendo associada à gravidade da doença ou à condição clínica do paciente (Tabelas 8.2 e 8.3). Contudo, a validade desta equação pode ser questionada pela ausência de variáveis importantes (sexo, estatura, idade) que interferem no gasto de energia e pela grande faixa de amplitude de cada categoria.

As recomendações dos valores desta equação variam de 20 a 35 kcal/kg/dia e em alguns casos até 45 kcal/kg/dia, de acordo com as condições clínicas do paciente.

Para paciente adulto sem enfermidade grave ou risco de síndrome de realimentação podem ser oferecidos 25 a 35 kcal/kg/dia (Coppini et al., 2011).

Nos casos muito graves, como na doença crítica, a prescrição de energia pode ser feita inicialmente com 20 a 25 kcal/kg/dia e à medida que houver evolução do quadro clínico, com recuperação anabólica, é recomendável aumentar gradativamente para 25 a 30 kcal/kg/dia (Kreyman et al., 2006; Singer et al., 2009). Indivíduos com desnutrição grave devem receber oferta calórica diária de 25 a 30 kcal/kg/dia (Kreyman et al., 2006). A energia não deve ultrapassar 35 kcal/kg/dia em adultos, para evitar a hiperalimentação e seus efeitos deletérios, por causa da incapacidade de metabolização. Parece ser adequado para a maioria dos pacientes em unidades de terapia intensiva (UTI) usar 25 kcal/kg/dia (Cerra et al., 1997; McClave et al., 2016).

Tabela 8.2. Recomendações de energia para indivíduos com doença grave, internados em unidades de terapia intensiva (UTI).

Situação clínica	Gasto energético (kcal/kg)
Doença crítica em nutrição enteral[1]	
– Fase aguda e inicial	20-25
– Fase de recuperação	25-30
– Desnutrição grave	25-30
Doença crítica em nutrição parenteral[2]	
– Fase aguda e inicial	25
– Fase de recuperação	
– Desnutrição grave	
Doença crítica em nutrição parenteral[3]	< 20
Obesidade na doença crítica[3]	
IMC: 30-50 kg/m²	11-14 (peso atual)
IMC: > 50 kg/m²	22-25 (peso ideal)
Doença renal[3]	25-30
Trauma[3]	20-35
Traumatismo craniano[3]	25
Sepse[3]	25

Fonte: adaptada de [1]Kreymann et al. (2006), [2]Singer et al. (2009) e [3]McClave et al. (2016).

Tabela 8.3. Gasto energético de acordo com a condição clínica.

Condições clínicas	Gasto energético (kcal/kg)
Queimadura[1]	
– Adultos	25[a]
Câncer (tratamento cirúrgico e clínico):[2]	
– Ganho de peso	30-35[b]
– Obesidade	20-25[b]
– Manutenção de peso	25-30[b]
– Pré e pós-operatório ganho ou manutenção de peso	30-35[b]
– Pós-operatório ou sepse	20-25[b]
– Pré e pós-transplante	30-35[b]
Câncer (tratamento paliativo)[2]	
– Expectativa de vida maior 90 dias	25-35[b]
– Expectativa de vida menor 90 dias	25-30[b]
Câncer pediátrico[2,3]	
0-1 ano	90-120
1-7 anos	75-90
7-12 anos	60-75
Síndrome metabólica[4]	20-25[c]
Insuficiência cardíaca[5]	
– Eutróficos	28
– Desnutridos	32
Doença renal crônica (DRC)[6]	
< 60 anos	35[d]
≥ 60 anos	30[d]
Doenças hepáticas crônicas[7] (cirrose compensada, encefalopatia hepática)	35-40
Transplante hepático[8]	35-45[e]
– Pré-transplante desnutridos	30-35[e]
– Pré-transplante eutróficos	35-45[e]
– Pós-transplante imediato desnutridos	35[e]
– Pós-transplante imediato eutróficos	35[e]
– Pós-transplante tardio	30-35[f]

[a]Acrescentar 40 kcal × % da área queimada; [b]considerar o peso atual em kg; [c]reduzir de 5 a 10% de peso, podendo ser de 0,5 a 1,0 kg por semana; [d]pacientes em hemodiálise de manutenção ou diálise peritoneal; [e]peso ideal; [f]peso atual.
Fonte: adaptada de [1]Currieri (1974), [2]INCA (2015), [3]ASPEN (2002), [4]Brandão et al. (2005), [5]Aquilani et al. (2003), [6]Kopple (2001), [7]Mazza et al. (2009) e [8]Parolin et al. (2002).

Para pacientes críticos em terapia de nutrição parenteral, Waitzberg et al. (2017) sugerem calcular o GET de 25 a 30 kcal/kg/dia e de 30 a 35 kcal/kg/dia para pacientes estáveis.

Embora o nível de evidência seja baixo, o guia da ASPEN (McClave et al., 2016) recomenda na ausência da calorimetria indireta, para pacientes adultos em estado crítico, equações baseadas no peso corporal com correções para obesos.

Indivíduos com peso corporal saudável:	25 a 30 kcal/kg de peso atual/dia
Indivíduos obesos:	
– com IMC de 30 a 50 kg/m²:	11 a 14 kcal/kg de peso atual/dia
– com IMC > 50 kg/m²:	22 a 25 kcal/kg de peso ideal/dia

CRIANÇAS E ADOLESCENTES

A determinação do gasto energético em crianças e adolescentes enfermos, especialmente em estado crítico, é mais complexa em comparação a adultos, por causa da necessidade de previsão da energia para o crescimento e atividade física. No entanto, é provável que o crescimento seja interrompido durante a resposta metabólica à doença. Outros fatores podem influenciar o gasto energético, tais como peso ao nascer, se a criança recebe leite materno ou fórmulas artificiais, tipo e estado da doença ou lesão e tipo de tratamento (Psota, Chen, 2013; Sion-Sarid et al., 2013).

As equações preditivas são preferenciais, para avaliar o gasto energético, em pacientes pediátricos internados e ambulatoriais, em decorrência das limitações para a medida da calorimetria indireta. Contudo, os problemas para a seleção de uma equação com alta acurácia e precisão se referem à elevada heterogeneidade dos participantes de pesquisas em relação ao peso, massa muscular, taxa de crescimento, tipo e gravidade da doença (Psota, Chen, 2013; Sion-Sarid et al., 2013).

Na impossibilidade de uso da calorimetria indireta, o guia da ASPEN (Mehta et al., 2017) recomenda para pacientes pediátricos em estado crítico as equações de Schofield (1985) sem o uso de fatores de estresse, embora a qualidade da evidência seja muito baixa e o nível de recomendação fraco. Não são recomendadas as equações de Harris e Benedict e das *Dietary Reference Intakes* (DRIs) do Instituto de Medicina dos Estados Unidos da América (IOM, 2005).

Equação de Schofield

As equações de predição do GEB de Schofield (1985) foram desenvolvidas com dados de participantes de ambos os sexos e todas as faixas etárias, da Europa ocidental e Estados Unidos da América, em 1985. Essas equações foram divulgadas em duas versões, uma delas com peso corporal como variável e a outra com peso e estatura. A Agência das Nações Unidas para Alimentos e Agricultura (*Food and Agriculture Organization of the United Nations* – FAO) recomendou as equações de Schofield com peso corporal (Tabela 8.4), para estimativa do GER de crianças, adultos e idosos, mas considerado populações desses grupos e não indivíduos (FAO, 2004).

CONSIDERAÇÕES GERAIS

A evolução da doença para a situação crítica ou não do paciente hospitalizado pode afetar os componentes do gasto energético e seu estado nutricional. Portanto, assegurar uma avaliação criteriosa das necessidades energéticas é fundamental para a obtenção de um suporte nutricional adequado.

Tabela 8.4. Equação para estimar gasto energético basal, expresso em kcal/dia.

Idade em anos	Sexo	
	Masculino	Feminino
< 3	59,512 × P[a] – 30,4	58,317 × P – 31,1
3-10	22,706 × P + 504,3	20,315 × P + 485,9
10-18	17,686 × P + 658,2	13,384 × P + 692,6
18-30	15,057 × P + 692,2	14,818 × P + 486,6
30-60	11,472 × P + 873,1	8,126 × P + 845,6
> 60	11,711 × P + 587,7	9,082 × P + 658,5

[a]Expresso em quilograma.
Fonte: Schofield (1985).

Os mecanismos metabólicos adaptativos da doença aguda e o tratamento alteram a necessidade energética do indivíduo. Algumas questões permanecem pendentes sobre a produção endógena de energia durante processos inflamatórios e a evolução da doença. Pacientes em estado crítico podem ser submetidos à superalimentação na fase aguda (inicial) e de subalimentação na fase crônica (tardia) da doença. A simples extrapolação dos métodos de determinação do gasto energético de indivíduos saudáveis e enfermos é questionável, por causa da diferença do estado metabólico.

A recomendação do uso da calorimetria indireta para a determinação do GER em indivíduos hospitalizados, em especial em estado crítico, baseia-se em medidas individualizadas com resultados satisfatórios de acurácia e precisão. Além disso, com a evolução da tecnologia os equipamentos de CI estão se tornando mais portáteis e acessíveis. Entretanto, o custo de aquisição e manutenção e as limitações técnicas ainda são entraves na popularização da medida do GER por CI.

Ao contrário, as equações preditivas do gasto energético são práticas e convenientes, porém foram desenvolvidas para populações com características específicas, o que limita a confiança dos resultados. Os questionamentos podem ser mais incisivos para crianças, pois, conforme Sion-Sarid et al. (2013), o desenvolvimeno de equações preditivas com alta acurácia e precisão é afetado pela grande variação de idade, peso, massa muscular, nível de crescimento, maturidade, diagnóstico e gravidade da doença. Porém, diversos pesquisadores têm tentado validar essas equações para uso em indivíduos saudáveis e hospitalizados, em razão da praticidade.

Boullata et al. (2007) avaliaram sete equações preditivas, entre elas a de Harris e Benedict, Mifflin-St. Jeor, Ireton-Jones e Penn-State, em comparação à calorimetria indireta em indivíduos adultos e idosos hospitalizados, com obesidade e/ou doença crítica. Os autores concluíram que nenhuma dessas equações avaliou com precisão o GER e sugeriram a calorimetria indireta como o método mais adequado para esse propósito.

Resultados divergentes foram obtidos em pesquisas (Anderson et al., 2014; Flack et al., 2016; Frankenfield et al., 2004, 2009; Hasson et al., 2011; Weijs, Vansant, 2010) que avaliaram o GER estimado por equações preditivas em comparação à calorimetria indireta, em indivíduos saudáveis e enfermos, inclusive em estado crítico, de ambos os sexos, adultos e idosos, com variação do IMC de 18 a 61 kg/m^2.

Outro assunto de discordância na determinação de gasto energético de enfermos refere-se ao estabelecimento dos coeficientes de lesão e estresse. Esses coeficientes são muito variados e podem conferir grande impacto no resultado, causando erros consideráveis. Fraipont, Preiser (2013) ressaltaram as possíveis falhas na determinação e seleção desses fatores, com prejuízo da validade dos resultados.

A determinação do gasto energético em crianças apresenta mais dificuldades em relação aos adultos, em razão das características próprias da faixa etária. Erros da medida por calorimetria indireta podem ser maiores do que os de equações preditivas, que também não são altamente precisas. Nesse caso, a intervenção nutricional deve ser acompanhada de monitoramento constante do estado nutricional e de saúde, com ajustes subsequentes se necessários.

Diante do enorme desafio para a determinação do gasto energético de indivíduos enfermos, o mais próximo possível do real, a experiência prática do profissional nutricionista aliada ao monitoramento constante do paciente pode contribuir significativamente para um resultado confiável. Eleger uma ou duas equações para determinados tipos de pacientes, com base nas informações da literatura especializada, e avaliar a evolução do peso e os indicadores gerais do estado nutricional e de saúde podem ser de grande valia para adequar as necessidades energéticas do paciente.

REFERÊNCIAS

Amaro-Gahete FJ, Sanchez-Delgado G, Alcantara JMA, Martinez-Tellez B, Munoz-Hernandez V, Merchan-Ramirez E, et al. Congruent validity of resting energy expenditure predictive equations in young adults. Nutrients. 2019;22(11). [acesso em 22 fev. 2019]. Disponível em: https://www.ncbi.nlm.nih.gov/pmc/articles/PMC6413219/pdf/nutrients-11-00223.pdf.

Anderson EJ, Sylvia LG, Lynch M, Sonnenberg L, Lee H, Nathan DM. Comparison of energy assessment methods in overweight individuals. J Acad Nutr Diet. 2014;114(2):273-8.

Aquilani R, Opasich C, Verri M, Boschi F, Febo O, Pasini E, et al. Is nutritional intake adequate in chronic heart failure patients? J Am Coll Cardiol. 2003;42(7):1218-23.

ASPEN. Guidelines for the use of parenteral and enteral nutrition in adult and pediatric patients. Section VI: normal requirements – adults. JPEN J Parenter Enteral Nutr. 2002;26(Suppl. 1):22SA-4SA.

Avesani CM, Santos NSJ, Cuppari L. Necessidades e recomendações de energia. In: Cuppari L. Nutrição clínica no adulto. 3. ed. Barueri: Manole; 2014. p. 45-62.

Boullata J, Williams J, Cottrell F, Hudson L, Compher C. Accurate determination of energy needs in hospitalized patients. J Am Diet Assoc. 2007;107(3):393-401.

Brandão AP, Brandão AA, Nogueira AR, Suplicy H, Guimaraes JI, Oliveira JEP, et al. I Diretriz brasileira de diagnóstico e tratamento da síndrome metabólica. Arq Bras Cardiol. 2005;84(Supl 1):1-28.

Cerra FB, Benitez MR, Blackburn GL, Irwin RS, Jeejeebhoy K, Katz DP, et al. Applied nutritionin ICU patients. A consensus statement of the American College of Chest Physicians. Chest. 1997;111(3):769-78.

Coppini LZ, Sampaio H, Marco D, Martini C. Recomendações nutricionais para adultos em terapia nutricional enteral e parenteral. São Paulo: Sociedade Brasileira de Nutrição Parenteral e Enteral (SBNPE); 2011. (Projeto Diretrizes da Associação Medica Brasileira e Conselho Federal de Medicina).

Currieri PW, Richmond D, Marvin J, Baxter CR. Dietary requirements of patients with major burns. J Am Diet Assoc. 1974;65(4):415-7.

FAO. Human energy requirements. Rome: Food and Agriculture Organization of the United Nations; 2004. (FAO food and nutrition technical report series, 1).

Flack KD, Siders WA, Johnson L, Roemmich JN. Cross-validation of resting metabolic rate prediction equations. J Acad Nutr Diet. 2016;116(9):1413-22.

Fraipont V, Preiser JC. Energy estimation and measurement in critically ill patients. JPEN J Parenter Enteral Nutr. 2013;37(6):705-13.

Frankenfield D, Smith JS, Cooney RN. Validation of 2 approaches to predicting resting metabolic rate in critically Ill patients. JPEN J Parenter Enteral Nutr. 2004;28(4):259-64.

Frankenfield D, Roth-Yousey L, Compher C. Comparison of predictive equations for resting metabolic rate in healthy no obese and obese adults: a systematic review. J Am Diet Assoc. 2005;105(5):775-89.

Frankenfield D, Hise M, Malone A, Russell M, Gradwell E, Compher C. Prediction of resting metabolic rate in critically ill adult patients: results of a systematic review of the evidence. J Am Diet Assoc. 2007;107(9):1552-61.

Frankenfield DC, Coleman A, Alam S, Cooney RN. Analysis of estimation methods for resting metabolic rate in critically ill adults. JPEN J Parenter Enteral Nutr. 2009;33(1):27-36.

Frankenfield DC. Validation of an equation for resting metabolic rate in older obese, critically ill patients. JPEN J Parenter Enteral Nutr. 2011;35(2):264-69.

Frankenfield DC, Ashcraft CM, Galvan DA. Prediction of resting metabolic rate in critically ill patients at the extremes of body mass index. JPEN J Parenter Enteral Nutr. 2013;37(3): 361-7.

Harris JA, Benedict FG. A biometric study of human basal metabolism. Proc Natl Acad Sci EUA. 1918;4(12):370-3.

Hasson RE, Howe CA, Jones BL, Freedson PS. Accuracy of four resting metabolic rate prediction equations: effects of sex, body mass index, age, and race/ethnicity. J Sci Med Sport. 2011;14(4):344-51.

Haugen HA, Chan LN, Li F. Indirect calorimetry: a practical guide for clinicians. Nutr Clin Pract. 2007;22(4):377-88.

Hills AP, Mokhtar N, Byrne NM. Assessment of physical activity and energy expenditure: an overview of objective measures. Front Nutr. 2014. [acesso em 20 fev. 2019]. Disponível em: https://www.ncbi.nlm.nih.gov/pmc/articles/PMC4428382/pdf/fnut-01-0005.pdf.

INCA. Consenso nacional de nutrição oncológica. 2. ed. Rio de Janeiro: Instituto Nacional do Câncer; 2015.

IOM. Dietary Reference Intakes for energy, carbohydrate, fiber, fat, fatty acids, cholesterol, protein, and amino acids. Washington: The National Academies Press; 2005.

Ireton-Jones C, Jones JD. Improved equations for predicting energy expenditure in patients: the Ireton-Jones equations. Nutr Clin Pract. 2002;17(1):29-31.

Justino SR, Kurata AY, Caruso L. Avaliação do gasto energético: calorimetria indireta. In: Rossi L, Caruso L, Galante AP. Avaliação nutricional: novas perspectivas. 2. ed. Rio de Janeiro: Guanabara Koogan; 2015. p. 123-8.

Kopple JD. National Kidney Foundation K/DOQI Clinical practice guidelines for nutrition in chronic renal failure. Am J Kidney Dis. 2001;37(1):S66-70.

Kreymann KG, Berger M, Deutz NEP, Hiesmayr M, Jolliet P, Kazandjiev G, et al. ESPEN guidelines on enteral nutrition: intensive care. Clin Nutr. 2006;25(2):210-23.

Ladd AK, Skillman HE, Haemer MA, Mourani PM. Preventing underfeeding and overfeeding: a clinician's guide to the acquisition and implementation of indirect calorimetry. Nutr Clin Pract. 2018;32(2):198-205.

Lam YY, Ravussin E. Analysis of energy metabolism in humans: a review of methodologies. Mol Metab. 2016;5(11):1057-71.

Leonard WR. Laboratory and field methods for measuring human energy expenditure. Am J Hum Biol. 2012;24(3):372-84.

Long CL, Schaffel N, Geiger JW, Schiller WR, Blakemore WS. Calorimetry and nitrogen balance metabolic response to injury and illness: estimation of energy and protein needs from indirect. JPEN J Parenter Enteral Nutr.1979;3(6):452-6.

Madden AM, Mulrooney HM, Shah S. Estimation of energy expenditure using prediction equations in overweight and obese adults: a systematic review. J Hum Nutr Diet. 2016;29(4): 458-76.

Mazza RPJ, Santana MLP, Oliveira LPM. Doença hepática crônica. In: Cuppari L. Nutrição: nas doenças crônicas não-transmissíveis. Barueri: Manole; 2009. p. 331-433.

McClave SA, Taylor BE, Martindale RG, Warren MM, Johnson DR, Braunschweig C, et al. Guidelines for the provision and assessment of nutrition support therapy in the adult critically ill patient. JPEN J Parenter Enteral Nutr. 2016;40(2):159-211.

Mehta NM, Skillman HE, Irving SY, Coss-Bu JA, Vermilyea S, Farrington EA, et al. Guidelines for the provision and assessment of nutrition support therapy in the pediatric critically ill patient: Society of Critical Care Medicine and American Society for Parenteral and Enteral Nutrition. JPEN J Parenter Enteral Nutr. 2017;41(5):706-42.

Mifflin ST, Jeor ST, Hill LA, Scott BJ, Daugherty SA, Koh YO. A new predictive equation for-resting energy expenditure in healthy individuals. Am J Clin Nutr. 1990;51(2):241-7.

Mtaweh H, Tuira L, Floh AA, Parshuram CS. Indirect calorimetry: history, technology, and application. Front Pediatr. 2018;6(257). [acesso em 11 mar. 2019]. Disponível em: https://www.ncbi.nlm.nih.gov/pmc/articles/PMC6157446/pdf/fped-06-00257.pdf.

Mussoi TD, Blumke AC. Equações para estimativa do gasto energético. In: Mussoi TD. Avaliação nutricional na prática clínica. Rio de Janeiro: Guanabara Koogan; 2014. p. 335-62.

Oshima T, Berger MM, De Waele E, Guttormsen AB, Heidegger CP, Hiesmayr M, et al. Indirect calorimetry in nutritional therapy: a position paper by the ICALIC study group. Clin Nutr. 2017;36(3):651-62.

Parker EA, Feinberg TM, Wappel S, Verceles AC. Considerations when using predictive equations to estimate energy needs among older, hospitalized patients: a narrative review. Curr Nutr Rep. 2017;6(2):102-10.

Parolin MB, Zaina FE, Lopes RW. Nutritional therapy in liver transplantation. Arq Gastroenterol. 2002;39(2):114-22.

Preiser JC, Van Zanten A, Berger MM, Biolo G, Casaer MP, Doig GS, et al. Metabolic and nutritional support of critically ill patients: consensus and controversies. Crit Care. 2015;19(35):1-11.

Psota T, Chen KY. Measuring energy expenditure in clinical populations: rewards and challenges. Eur J Clin Nutr. 2013;67(5):436-42.

Reed GW, Hill JO. Measuring the thermic effect of food. Am J Clin Nutr. 1996;63(2):164-9.

Schlein KM, Coulter SP. Best practices for determining resting energy expenditure in critically ill adults. Nutr Clin Pract. 2013;29(1):44-55.

Schofield WN. Predicting basal metabolic rate, new standards and review of previous work. Hum Nutr Clin Nutr. 1985;39(Suppl 1):5S-41S.

Singer P, Berger MM, van den Berghe G, Biolo G, Calder P, Forbes A, et al. ESPEN guidelines on parenteral nutrition: intensive care. Clin Nutr. 2009;28(4):387-400.

Sion-Sarid R, Cohen J, Houri Z, Singer P. Indirect calorimetry: a guide for optimizing nutritional support in the critically ill child. Nutrition. 2013;29(9):1094-9.

Waitzberg DL, Nogueira MA, Rocha MH, Segatto S. Indicação, formulação e monitoração em nutrição parenteral central e periférica. In: Waitzberg DL. Nutrição oral, enteral e parenteral na prática clínica. 5. ed. Rio de Janeiro: Atheneu; 2017. p. 1069-81.

Walker RN, Heuberger RA. Predictive equations for energy needs for the critically ill. Respir Care. 2009;54(4):509-21.

Weijs PJM, Vansant GAAM. Validity of predictive equations for resting energy expenditure in Belgian normal weight to morbid obese women. Clin Nutr. 2010;299(3):347-51.

Westerterp KR. Control of energy expenditure in humans. Eur J Clin Nutr. 2017;71(3):340-4.

Wichansawakun S, Meddings L, Alberda C, Robbins S, Gramlich L. Energy requirements and the use of predictive equations versus indirect calorimetry in critically ill patients. Appl Physiol Nutr Metab. 2015;40(2):207-10.

Yao E, Buchholz AC, Edwards AM, Simpson JA. Predicted and measured resting metabolic rate in young, non-obese women. Can J Dietetic Pract Res. 2013;74(3):124-30.

CAPÍTULO 9

QUALIDADE NUTRICIONAL DE PROTEÍNAS: FUNDAMENTOS E MÉTODOS PRÁTICOS DE AVALIAÇÃO

Maria Margareth Veloso Naves

INTRODUÇÃO/FUNDAMENTOS

A proteína constitui o maior componente estrutural de todas as células do corpo humano e é essencial à fisiologia dos diferentes tecidos do organismo na forma de enzimas, carreadores de membranas, anticorpos, receptores de membrana, fatores de transcrição nucleares e hormônios (IOM, 2005). A proteína da dieta deve suprir aminoácidos para a síntese de novas proteínas e outras funções metabólicas, tais como substrato para tradução do RNA mensageiro (RNAm), iniciadores de sinal de transdução e neurotransmissor, biossíntese de compostos nitrogenados e não nitrogenados, e participação no ciclo de Krebs (Layman et al., 2015). Para desempenhar todas essas funções, a proteína representa aproximadamente 15% do peso do corpo humano (IOM, 2005). Por exemplo, um indivíduo de 70 kg contém cerca de 10 kg de proteína em seu organismo, estando a maior parte no músculo esquelético (Tabela 9.1).

Tabela 9.1. Distribuição das proteínas nos diferentes tecidos do organismo.

Tecido	Conteúdo proteico do organismo humano	
	(%)	(kg)[a]
Músculo esquelético	43	4,73
Colágeno	25	2,75
Pele e sangue	15	1,65
Vísceras	10	1,10
Outros	7	0,77
Total	100	11,00

[a]Para indivíduo de 70 kg.
Fonte: adaptada de IOM (2005).

Como o organismo humano é incapaz de manter reservas de proteínas, fontes alimentares devem fornecer constantemente os aminoácidos (Tabela 9.2) necessários à síntese proteica endógena e à produção de substâncias não proteicas (Tabela 9.3). Os aminoácidos presentes nas proteínas alimentares têm sido classificados, tradicionalmente, em: essenciais (devem ser fornecidos pela dieta) e não essenciais (produzidos pelo organismo) (OMS, 1985). Entretanto, o Comitê de Nutrição e Alimentos do Instituto de Medicina da Academia Nacional de Ciências dos EUA (*Food and Nutrition Board of the Institute of Medicine of the NationalAcademy of Science* – FNB/IOM/NAS) adotou uma nova classificação: aminoácidos indispensáveis, dispensáveis e condicionalmente indispensáveis (Tabela 9.2). Essa terminologia foi usada no estudo e definição dos valores de referência para ingestão de proteínas pelo IOM (2005) e, mais recentemente, o termo "aminoácido indispensável" foi adotado pelo comitê de especialistas em qualidade proteica da FAO (2013). Assim, neste capítulo será usado "aminoácido indispensável" em vez de "aminoácido essencial".

As fontes proteicas que melhor atendem às necessidades de aminoácidos indispensáveis ao organismo são, em geral, as de origem animal. Todavia, os alimentos que contribuem com a maior oferta de proteína da alimentação humana são os cereais e, em menor proporção, as leguminosas. Os cereais são deficientes, sobretudo no aminoácido lisina, e as leguminosas, em aminoácidos sulfurados (metionina e cisteína). Existem vários mitos em relação ao valor nutricional de proteínas, entre eles se destacam o seguinte: "proteínas de origem vegetal não são tão boas quanto às de origem animal" (Young, Pellett, 1994). Essa concepção constitui um mito, uma vez que existe proteína de origem animal de baixo valor nutritivo, como a gelatina (Bordin, Naves, 2015; Naves et al., 2006). Por outro lado, existem fontes proteicas vegetais que podem atender às necessidades do organismo, tais como a soja e as misturas vegetais, por exemplo, arroz com feijão (Naves et al., 2004; Silva et al., 2006). No caso da ingestão de misturas de proteínas vegetais, o importante é que haja complementação entre os aminoácidos das fontes proteicas consumidas, resultando em um perfil equilibrado em relação às necessidades do organismo. Além disso, deve ser considerada a proporção em que os aminoácidos serão absorvidos, isto é, a digestibilidade

Tabela 9.2. Aminoácidos indispensáveis, dispensáveis e condicionalmente indispensáveis presentes na dieta humana e suas abreviaturas.

Indispensáveis[a]	Dispensáveis	Condicionalmente indispensáveis[b]
Histidina – His	Alanina – Ala	Arginina – Arg (glutamina, glutamato, aspartato)
Isoleucina – Ile	Ácido aspártico – Asp	Cisteína – Cys (metionina, serina)
Leucina – Leu	Asparagina – Asn	Glutamina – Gln (ácido glutâmico, amônia)
Lisina – Lys	Ácido glutâmico – Glu	Glicina – Gly (serina, colina)
Metionina – Met	Serina – Ser	Prolina – Pro (glutamato)
Fenilalanina – Phe		Tirosina – Tyr (Fenilalanina)
Treonina – Thr		
Triptofano – Trp		
Valina – Val		

[a]Não podem ser sintetizados a partir de outras biomoléculas, na quantidade e velocidade necessárias à síntese proteica endógena, e, portanto, devem ser fornecidos pela dieta.

[b]Aminoácido e respectivo(os) precursor(res) entre parênteses. Devem ser fornecidos pela dieta quando, em certas condições fisiológicas (recém-nascidos, prematuros) e patológicas, a síntese endógena for insuficiente para atender às necessidades metabólicas.

Fonte: IOM (2005).

Tabela 9.3. Aminoácidos precursores de substâncias não proteicas.

Aminoácido precursor	Produto gerado
Arginina	Óxido nítrico
Cisteína	Taurina
Glutamato, aspartato, glicina	Bases nitrogenadas dos ácidos nucleicos
Glutamato, cisteína, glicina	Glutationa
Glicina	Heme
Glicina, taurina	Ácidos biliares
Glicina, arginina, metionina	Creatina
Lisina	Carnitina
Metionina, glicina, serina	Metabolismo do grupo metila
Tirosina	Catecolaminas, hormônios da tireoide, melanina
Triptofano	Serotonina, ácido nicotínico

Fonte: IOM (2005).

desses aminoácidos (Young, Pellett, 1994). Assim, qualidade proteica dos alimentos é um importante critério de adequação nutricional, e sua correta avaliação é fundamental para a estimativa do valor proteico dos alimentos, a avaliação da adequação do consumo de proteínas e o planejamento de dietas.

QUALIDADE DE PROTEÍNAS ALIMENTARES

CONCEITO

Qualidade proteica é definida pela habilidade de uma proteína alimentar em atender à demanda metabólica de aminoácidos e nitrogênio do organismo e depende, primariamente, da composição em aminoácidos indispensáveis das proteínas alimentares e do quanto esses aminoácidos estão disponíveis para absorção (digestibilidade) (Boye et al., 2012). Assim, o perfil de aminoácidos indispensáveis fornece boa indicação da qualidade de proteínas alimentares quando comparado a um padrão de necessidades de aminoácidos (Young, Pellett, 1994), mas não é suficiente para predizer a qualidade total ou biodisponibilidade de uma proteína. Além das características da fonte proteica, fatores relacionados ao indivíduo influenciam a biodisponibilidade da proteína, tais como idade, estado de saúde, estado fisiológico e balanço energético (Boye et al., 2012).

PARÂMETROS DE AVALIAÇÃO

Padrões de necessidades de aminoácidos indispensáveis

Na Tabela 9.4 estão descritas as necessidades de aminoácidos indispensáveis para as diversas faixas etárias propostas, em 1985 e em 2007, por especialistas da Organização das

Tabela 9.4. Necessidades estimadas de aminoácidos indispensáveis por faixas etárias – padrões FAO/OMS/UNU de 1985 e 2007.

Aminoácido (mg/g proteína)	Lactentes		Pré-escolares		Escolares		Adultos	
	1985	2007 (0,5 ano)	1985 (2-5 anos)	2007 (1-2 anos)	1985 (10-12 anos)	2007 (3-10 anos)	1985	2007
His	26	20	**(19)**[a]	18	(19)[a]	**16**[a]	16	15
Ile	46	32	**28**	31	28	**31**	13	30
Leu	93	66	**66**	63	44	**61**	19	59
Lys	66	57	**58**	52	44	**48**	16	45
Met + Cys	42	28	**25**	26	22	**24**	17	22
Phe + Tyr	72	52	**63**	46	22	**41**	19	38
Thr	43	31	**34**	27	28	**25**	9	23
Trp	17	8,5	**11**	7,4	(9)	**6,6**	5	6
Val	55	43	**35**	42	25	**40**	13	39
Total	460	337,5	339	312,4	241	292,6	127	277

[a]Valores entre parênteses foram interpolados de curvas de necessidades por idade. Valores em negrito constituem referência (padrão) para avaliação da qualidade de proteínas alimentares quando não se tem uma faixa etária definida de consumidores (padrão 2007 – referência para avaliar qualidade de proteínas destinadas a escolares e adolescentes).
Fontes: OMS (1985) e WHO (2007). Observação: autorização de reprodução concedida pela OMS em 29/05/2019.

Nações Unidas para Alimentação e Agricultura (FAO), da Organização Mundial da Saúde (OMS) e da Universidade das Nações Unidas (UNU), e preconizadas como padrões para se avaliar o perfil de aminoácidos de proteínas alimentares. Os padrões estabelecidos em 1985 foram largamente usados na literatura, especialmente as necessidades de crianças em idade pré-escolar (2-5 anos), por serem recomendadas como referência para análises de alimentos. Podem ser destacadas as seguintes mudanças no padrão WHO (2007) em relação à OMS (1985): as faixas etárias foram alteradas; as necessidades de lactentes foram reduzidas (27%); as necessidades de crianças (após dois anos de idade) e de adolescentes foram consideradas similares; e foram aumentadas as necessidades de indivíduos adultos (118%). Nesse último caso, houve aumento considerável nas necessidades de todos os aminoácidos (exceto histidina), sobretudo de lisina (181%) e valina (200%). Isso implica mudança importante na avaliação de qualidade de proteínas para adultos, uma vez que a lisina se encontra em níveis baixos (aminoácido limitante) nas proteínas de cereais.

De modo semelhante à OMS (WHO, 2007), o Comitê de Nutrição e Alimentos do Instituto de Medicina dos EUA (FNB e IOM) revisou os padrões de necessidades de aminoácidos estabelecidos em 1989 e propôs novos padrões de aminoácidos (IOM, 2005). Destacam-se, na proposta do FNB e IOM (Tabela 9.5), valores menores de lisina e triptofano para o pré-escolar, e valores bem mais elevados de lisina e de aminoácidos sulfurados (metionina e cisteína) para os adultos, em comparação à proposta da FAO/OMS/UNU, de 1985, mas que são compatíveis com a proposta da OMS, de 2007 (Tabela 9.4). Em razão da similaridade entre as necessidades de aminoácidos observadas em crianças (após um ano de idade), adolescentes e adultos, o FNB e IOM preconizam o uso das necessidades dos pré-escolares (1-3 anos de idade) como referência para avaliação de fontes proteicas da dieta, com exceção de alimentos destinados a lactentes (IOM, 2005).

Tabela 9.5. Padrões de aminoácidos propostos para lactentes, pré-escolares e adultos segundo as necessidades estimadas de proteína e aminoácidos (FNB e IOM)[a].

Aminoácido (mg/g proteína)	Lactentes	Pré-escolares (1-3 anos)	Adultos
His	23	**18**	17
Ile	57	**25**	23
Leu	101	**55**	52
Lys	69	**51**	47
Met + Cys	38	**25**	23
Phe + Tyr	87	**47**	41
Thr	47	**27**	24
Trp	18	**7**	6
Val	56	**32**	29
Total	496	287	262

[a]Valores em negrito correspondem ao padrão preconizado para todas as faixas etárias (exceto lactentes).
Fonte: IOM (2005).

Em conformidade com o avanço dos conhecimentos na área, a FAO (2013) estabeleceu novos padrões de aminoácidos indispensáveis para lactentes (composição de aminoácidos do leite humano), crianças de 6 meses a 3 anos de idade, e para as demais faixas etárias – crianças acima de 3 anos de idade, adolescentes e adultos (Tabela 9.6). No caso de regulamentação de alimentos, foi recomendada a composição de aminoácidos do leite humano para avaliação da qualidade proteica de fórmulas infantis, e para todos os outros alimentos e grupos populacionais, o padrão para crianças de 6 meses a 3 anos de idade.

Tabela 9.6. Padrões de escore de aminoácidos recomendados para lactentes, pré-escolares, escolares, adolescentes e adultos, segundo o Comitê de Especialistas da FAO para Avaliação da Qualidade Proteica na Nutrição Humana[a].

Aminoácido (mg/g proteína)	Lactentes (0-6 meses)	Pré-escolares (6 meses-3 anos)	Escolares, adolescentes, adultos
His	21	**20**	16
Ile	55	**32**	30
Leu	96	**66**	61
Lys	69	**57**	48
Met + Cys	33	**27**	23
Phe + Tyr	94	**52**	41
Thr	44	**31**	25
Trp	17	**8,5**	6,6
Val	55	**43**	40
Total	484	336,5	290,6

[a]Valores em negrito correspondem ao padrão preconizado para todas as faixas etárias (exceto lactentes).
Fonte: FAO (2013).

Aminoácidos indispensáveis em proteínas alimentares

Para subsidiar o estudo e a avaliação da qualidade proteica, na Tabela 9.7 estão apresentados os teores de aminoácidos de alimentos básicos da dieta, cujos dados foram compilados de fonte internacional de referência (FAO, 1970). Na Tabela 9.7 está mostrado também o conteúdo de aminoácidos de alimentos pesquisados pela equipe do Laboratório de Nutrição Experimental (LANUTE) da Faculdade de Nutrição da Universidade Federal de Goiás, como milho e mistura de arroz com feijão (Naves et al., 2004), soja (Silva et al., 2006), gelatina (Naves et al., 2006), amêndoa de baru e amendoim (Sousa et al., 2011).

Escore de aminoácidos (EA)

O escore de aminoácidos indispensáveis, também denominado cômputo de aminoácidos, constitui um método de avaliação do perfil de aminoácidos de proteínas e baseia-se na comparação do perfil da proteína-teste com o perfil de referência (FAO, 1991; OMS, 1985). Para isso, calcula-se a proporção de cada um dos nove aminoácidos indispensáveis da proteína-teste em relação aos mesmos aminoácidos dos padrões (Tabelas 9.4 a 9.6). O EA corresponde à menor proporção encontrada e é, em geral, expresso em porcentagem. A fórmula para a estimativa do EA está apresentada a seguir, acompanhada de dois exemplos de cálculo desse escore, sendo um de fonte proteica isolada (arroz) e outro de mistura proteica (arroz com feijão).

$$\text{EA (\%)} = \frac{\text{mg do aminoácido mais limitante/g de proteína-teste}}{\text{mg do mesmo aminoácido do padrão}} \times 100$$

Exemplo

EA da proteína do arroz – comparando todos os aminoácidos indispensáveis do arroz (Tabela 9.7) com os respectivos aminoácidos dos padrões (Tabelas 9.5 e 9.6), pode ser observado que o aminoácido em proporção menor é a lisina.

Assim,

$$\text{EA arroz} = \frac{\text{38 mg de Lys/g de proteína do arroz}}{\text{51 mg de Lys (IOM, 2005) ou 57 mg de Lys (FAO, 2013)}} \times 100$$

EA arroz = 75% (segundo IOM) ou 67% (segundo FAO)

EA da mistura arroz com feijão – 200 g de arroz cozido (5,2 g de proteína) e 100 g de feijão cozido (4,8 g de proteína), conforme NEPA (2006). Total de proteína da mistura = 10,0 g.

Para estimar o teor de cada aminoácido por g de proteína da mistura, os teores de aminoácidos (Tabela 9.7) devem ser ponderados, considerando a quantidade de proteína de cada alimento em relação à quantidade total de proteína da mistura.

Assim,

$$\text{mg de Lys/g de proteína da mistura} = \frac{\text{(38 mg} \times \text{5,2 g de proteína do arroz)} + \text{(72 mg} \times \text{4,8 g de proteína do feijão)}}{\text{10,0 g de proteína total da mistura}} = \text{54,3 mg}$$

$$\text{mg de Met + Cys/g de proteína da mistura} = \frac{\text{(38,5 mg} \times \text{5,2 g de proteína do arroz)} + \text{(19 mg} \times \text{4,8 g de proteína do feijão)}}{\text{10,0 g de proteína total da mistura}} = \text{29,1 mg}$$

Tabela 9.7. Teor de aminoácidos indispensáveis (mg/g proteína) em diferentes fontes proteicas e respectivos fatores de conversão (FC).

Amino-ácido (mg/g proteína)	Fonte de proteína														
	Vegetal									Animal					
	Arroz Polido[a]	Milho Comum[a]	Milho BR 136[b]	Trigo[a]	Feijão comum[a]	Mistura arroz/ feijão[c]	Soja[d]	Amêndoa de baru[e]	Amendoim[e]	Carne de vaca[a]	Caseína[a]	Gelatina[f]	Leite de vaca[a]	Leite humano[a]	Ovo inteiro[a]
(FC)	(5,95)	(6,25)	(6,25)	(5,83)	(6,25)	(5,95/6,25)	(5,71)	(6,25)	(6,25)	(6,25)	(6,38)	(5,55)	(6,38)	(6,38)	(6,25)
His	24,5	27,2	32,8	24,5	28,3	26,4	29,2	23,4	26,8	34,1	29,2	9,8	26,2	24,8	24,3
Ile	44,0	36,8	38,1	35,0	41,9	41,9	53,1	32,5	32,7	48,2	54,1	13,1	46,2	39,8	62,9
Leu	86,4	125,3	137,0	71,5	76,2	79,2	88,5	74,4	67,1	81,1	95,1	27,6	93,4	85,9	88,2
Lys	38,0	26,7	29,8	30,7	72,0	54,5	59,6	66,4	43,8	89,0	81,2	49,9	76,3	67,1	69,8
Met + Cys	38,5	34,7	28,5	43,4	19,0	27,8	28,7	29,8	27,2	39,8	31,5	11,6	32,6	29,0	57,9
Phe + Tyr	84,5	87,0	91,5	80,4	77,4	79,0	109,3	88,5	102,3	80,0	110,5	21,8	99,2	66,0	98,9
Thr	34,8	36,0	34,2	31,4	39,7	36,4	46,3	55,3	31,8	45,9	46,6	17,5	43,6	43,9	38,6
Trp	14,1	6,1	6,6	11,7	10,1	11,8	11,2	11,2	7,1	11,2	16,1	0,0	13,8	16,5	14,9
Val	60,7	48,5	52,7	47,3	45,9	51,8	57,2	55,6	35,5	50,1	67,4	17,3	56,7	44,5	68,5
Total	425,5	428,3	451,2	375,9	410,5	408,8	483,1	437,1	374,3	479,4	531,7	168,6	488,0	417,5	524,0

[a]Dados compilados da FAO (1970), cujos valores foram convertidos de "mg do aminoácido/g de nitrogênio" para "mg do aminoácido/g de proteína" usando o fator de conversão específico para cada alimento.

[b]Milho comum produzido pela Embrapa Milho e Sorgo (Naves et al., 2004).

[c]Valores calculados considerando a mistura arroz:feijão na proporção de 1:1 em base proteica, segundo Naves et al. (2004).

[d]Soja (grão integral) fornecida pela Companhia Mista dos Produtores Rurais do Sudoeste Goiano Ltda. – Comigo (Silva et al., 2006).

[e]Fonte: Sousa et al. (2011).

[f]Gelatina (colágeno hidrolisado) neutra, em pó, marca Vetec, Rio de Janeiro (Naves et al., 2006). Fator de conversão da gelatina obtido de Watt e Merrill (1963).

Portanto,

$$\text{EA mistura arroz/feijão} = \frac{54{,}3 \text{ mg de Lys/g de proteína da mistura}}{51 \text{ mg de Lys (FNB/IOM) ou } 57 \text{ mg de Lys (FAO)}} \times 100$$

EA mistura arroz/feijão = 106% (segundo padrão IOM) ou 95% (segundo padrão da FAO)

Observação: em relação aos aminoácidos sulfurados (Met + Cys), a mistura arroz/feijão contém 29,1 mg, valor superior aos valores dos padrões (25 mg [IOM] e 27 mg [FAO]).

Digestibilidade da proteína

A digestibilidade proteica pode ser estimada por método biológico, microbiológico, ou mesmo ser obtida na literatura. O procedimento usado tradicionalmente para determinar a digestibilidade tem sido o método *in vivo*, que avalia a porcentagem da proteína absorvida em relação à ingerida (FAO, 1991). A proteína absorvida corresponde à proteína ingerida menos a proteína excretada nas fezes, como a seguir:

$$D = \frac{PI - PF}{PI} \times 100$$

Sendo: D = digestibilidade; PI = proteína ingerida; PF = proteína fecal.

Esta equação refere-se à digestibilidade denominada "aparente", pois não considera a proteína proveniente do metabolismo do próprio animal e que é excretada nas fezes, juntamente com a proteína de origem alimentar não digerida. A FAO (1991) recomenda o uso da digestibilidade verdadeira (Dv), que leva em consideração a proteína de origem endógena excretada nas fezes, estimada pela proteína excretada nas fezes de um grupo de animais mantidos em dieta sem proteína:

$$Dv = \frac{PI - (PF - PF_0)}{PI} \times 100$$

Sendo: Dv = digestibilidade verdadeira; PI = proteína ingerida; PF = proteína fecal; PF_0 = proteína fecal endógena.

A digestibilidade das proteínas é afetada pelos seguintes fatores: estrutura molecular da proteína (ligações químicas entre os aminoácidos e configuração espacial), componentes não proteicos (fibra da dieta, taninos e fitatos), fatores antinutricionais presentes na matriz alimentar e condições de processamento dos alimentos (FAO, 1991). Em geral, as proteínas de fontes vegetais possuem digestibilidade inferior à de proteínas de origem animal (Tabela 9.8).

MÉTODOS PRÁTICOS DE AVALIAÇÃO DA QUALIDADE PROTEICA

Escore de aminoácidos corrigido pela digestibilidade da proteína (PDCAAS)

O método PDCAAS (*Protein Digestibility-Corrected Amino Acid Score)* foi recomendado pela FAO (1991) e pelo FNB/IOM (IOM, 2005) para avaliação da qualidade nutricional de

Tabela 9.8. Valores de digestibilidade verdadeira (Dv) de proteínas alimentares.

Fonte de proteína	Dv	Referência
Alimentos de origem animal		
Carne de galinha	95,3	FAO (1970)
Carne de vaca	98,0	FAO (1991)
Leite de vaca	95,0	FAO (1991)
Ovo – inteiro	97,0	FAO (1970, 1991)
– clara	100,0	FAO (1991)
Peixe	94,5	FAO (1970)
Queijo (cheddar)	98,8	FAO (1970)
Salsicha	94,0	FAO (1991)
Sardinha	95,4	FAO (1970)
Cereais		
Arroz polido	88,0	FAO (1991)
Aveia (farinha)	86,0	FAO (1991)
Milho – cru	85,0	FAO (1991)
– cozido	90,3	FAO (1970)
Sorgo	76,3	FAO (1970)
Trigo integral	86,0	FAO (1991)
Leguminosas		
Ervilhas	87,6	FAO (1970)
Feijão comum	78,0	FAO (1991)
Lentilhas	85,0	FAO (1970, 1991)
Soja	86,0	FAO (1991)
Oleaginosas		
Amêndoa de baru	86,0	Sousa et al. (2011)
Amendoim	93,0	Sousa et al. (2011)
Castanha-de-caju	88,0	Sousa et al. (2011)
Misturas de alimentos		
Dieta mista brasileira	80,0	Vannucchi et al. (1990)
Dieta mista norte-americana	96,0	FAO (1991)
Milho + feijão + leite	84,0	FAO (1991)

proteínas. O princípio desse método é que a eficiência de utilização endógena da proteína será delimitada pela digestibilidade, ou quantidade total dos aminoácidos absorvidos, associada ao valor biológico, que corresponde à capacidade dos aminoácidos absorvidos de suprir a demanda metabólica (FAO, 2013). Assim, o PDCAAS corresponde ao escore de aminoácidos (EA) corrigido em função da digestibilidade verdadeira (Dv) da proteína e pode ser calculado com equações estipuladas pela FAO e IOM.

$$\text{FAO (1991): PDCAAS} = \text{EA}/100 \times \text{Dv}/100$$

$$\text{IOM (2005): PDCAAS (\%)} = \frac{\text{mg do aminoácido limitante/g de proteína-teste}}{\text{mg do mesmo aminoácido do padrão}} \times \text{Dv (\%)}$$

O resultado, segundo a FAO (1991), será menor ou igual a 1,00, sendo expresso em porcentagem. Proteínas cujos valores forem superiores a 100% deverão ser consideradas similares à proteína-padrão (PDCAAS = 1,00). Na Tabela 9.9 estão apresentados valores de PDCAAS de diferentes fontes proteicas, calculados a partir dos respectivos valores de EA e Dv. O EA foi estimado por comparação dos teores de aminoácidos dos alimentos (Tabela 9.7) com os padrões do FNB/IOM (Tabela 9.5) e FAO (Tabela 9.6). A digestibilidade da proteína de misturas alimentares deve ser calculada pela média ponderada dos valores de digestibilidade dos alimentos da mistura, considerando a quantidade de proteína de cada alimento em relação à quantidade total de proteína da mistura (OMS, 1985).

Tabela 9.9. Índices de qualidade (EA, Dv e PDCAAS)[a] das proteínas de alguns alimentos.

Fonte de proteína	EA (%)		Dv[b]	PDCAAS (%)[c]	
	FNB/IOM	FAO-2013		FNB/IOM	FAO-2013
Cereais e leguminosas					
Arroz polido	75 (Lys)[d]	67 (Lys)	88	66	59
Milho	58 (Lys)	47 (Lys)	85	49	40
Trigo integral	60 (Lys)	54 (Lys)	86	52	46
Feijões	76 (Met + Cys)	70 (Met + Cys)	78	59	55
Soja (farinha)	115 (Met + Cys)	106 (Met + Cys)	86	99	91
Oleaginosas					
Amêndoa de baru	119 (Met + Cys)	102 (Ile)	86	100	88
Amendoim	86 (Lys)	77 (Lys)	93	80	72
Mistura de alimentos					
Arroz com feijão	107 (Lys)	96 (Lys)	83	89	80

[a]EA = escore de aminoácidos; Dv = digestibilidade verdadeira; PDCAAS = *Protein Digestibility-Corrected Amino Acid Score.*
[b]Conforme FAO (1991), exceto para: amêndoa de baru e amendoim (Sousa et al., 2011), e mistura arroz com feijão (foi usada a digestibilidade média do arroz e feijão).
[c]PDCAAS calculado de acordo com padrões FNB/IOM (IOM, 2005) e FAO (2013).
[d]Aminoácido indicado entre parênteses: aminoácido em menor proporção em relação ao padrão.

De acordo com os valores de PDCAAS-padrão FAO (Tabela 9.9), o arroz contém proteína de melhor qualidade que o milho e o trigo, e a mistura arroz com feijão pode ser considerada uma fonte proteica de boa qualidade, pois apresenta qualidade nutricional de 80% (Friedman, 1996). Além disso, a semente comestível nativa do Cerrado, conhecida por amêndoa de baru, tem qualidade proteica superior à do amendoim (Fernandes et al., 2010; Sousa et al., 2011) e comparável à da soja. As proteínas de referência (caseína, ovo, leite e carnes) apresentam PDCAAS de 100%, pois contêm todos os aminoácidos indispensáveis em concentrações acima dos padrões (Tabela 9.7) e Dv próximas de 100% (99%, 97%, 95% e 94%, respectivamente) (FAO, 1991).

Apesar de recomendado oficialmente, o método PDCAAS tem sido criticado por apresentar algumas desvantagens (Boye et al., 2012; FAO, 2013): não credita valor nutricional extra para proteínas de alta qualidade; superestima a qualidade proteica de alimentos que contêm fatores antinutricionais, de proteínas pouco digeríveis suplementadas com aminoácidos limitantes, e de proteínas com mais de um aminoácido limitante; e não considera a biodisponibilidade de aminoácidos.

Escore de digestibilidade de aminoácidos indispensáveis (DIAAS)

Considerando as limitações do método PDCAAS e os novos conhecimentos da área, um comitê de especialistas em qualidade proteica da FAO se reuniu em 2011 para revisar as recomendações, e o documento gerado foi publicado em 2013 (FAO, 2013). O Comitê preconiza que aminoácidos sejam tratados como nutrientes individuais e recomenda um novo método de avaliação da qualidade proteica, o Escore de Digestibilidade de Aminoácidos Indispensáveis (*Digestible Indispensable Amino Acid Score* – DIAAS) para substituir o PDCAAS, devendo ser calculado conforme apresentado a seguir.

$$\text{DIAAS (\%)} = \frac{100 \times \text{quantidade (mg) digerível do aminoácido indispensável/g de proteína-teste}}{\text{mg do mesmo aminoácido/g proteína-padrão}}$$

DIAAS (%) = 100 × menor valor (razão entre aminoácido digerível e padrão)
(calcular a razão de cada aminoácido indispensável em relação ao mesmo aminoácido do padrão, e o menor valor encontrado corresponderá ao DIAAS)
Interpretação do resultado de DIAAS: ≥ 100% – proteína excelente (alta qualidade)
75%-99% – proteína de boa qualidade

A diferença básica entre os dois métodos de avaliação da qualidade proteica propostos pela FAO é que o DIAAS utiliza a digestibilidade ileal verdadeira de cada aminoácido indispensável, e o PDCAAS considera um valor único de digestibilidade fecal de proteína bruta. O Comitê da FAO (2013) considera que a digestibilidade determinada ao final do intestino delgado (no íleo terminal – digestibilidade ileal) reflete melhor a proporção dos aminoácidos absorvidos. Para calcular a digestibilidade de cada aminoácido (proporção do aminoácido ingerido que é absorvido), a FAO (2013) recomenda determinar a digestibilidade ileal verdadeira, preferencialmente em humanos, mas, se isso não for possível, podem ser usados modelos animais (porcos ou ratos em crescimento). Na Tabela 9.10 estão exemplos de DIAAS calculados para diferentes alimentos.

Considerando que os dados de digestibilidade ileal de aminoácidos existentes na literatura são escassos, a aplicação prática do DIAAS fica comprometida. Assim, nos casos de alimentos para os quais ainda não existem dados de digestibilidade ileal de aminoácidos (em humanos, porcos ou em ratos), a FAO (2013) considera a possibilidadedo uso da

Tabela 9.10. Exemplo de cálculo do DIAAS[a] para ervilha, trigo e leite em pó, considerando os aminoácidos mais limitantes Lys e Met + Cys.

Alimento	Lys			Met + Cys			DIAAS (%)		
	Teor AA[b] (mg/g)	DIV[c]	Teor AA digerível (mg/g)	Teor AA (mg/g)	DIV	Teor AA digerível (mg/g)	Crianças 0-6m	Crianças 6m-3a	AA limitante
Ervilha	71	0,79	56,09	25	0,690	17,25	52	64	(Met + Cys)
Trigo	28	0,82	22,96	38	0,895	34,01	33	40	(Lys)
Leite em pó	78	0,95	74,10	35	0,940	32,90	100	122	(Met + Cys)

[a]DIAAS = *Digestible Indispensable Amino Acid Score*; [b]teor de aminoácido (AA) = mg/g de proteína; [c]DIV = digestibilidade ileal verdadeira.
Fonte: Adaptada de FAO (2013).

digestibilidade proteica (fecal). Entretanto, ressalta que um único valor de digestibilidade de proteína bruta para corrigir a digestibilidade de cada aminoácido indispensável não é a opção mais indicada para avaliação da qualidade proteica. Em casos de dúvida sobre a qualidade proteica de um alimento ou dieta, e para novas fontes proteicas, é recomendada a avaliação biológica por meio de métodos *in vivo*, como o clássico *Protein Efficiency Ratio* (PER) (Fernandes et al., 2010; Naves et al., 2006; Silva et al., 2006).

Contribuição energética da proteína utilizável (NDpCal%)

O método NDpCal% (*Net Dietary Protein Calories %*) consiste em uma ferramenta prática de avaliação da adequação da proteína consumida e mede a contribuição energética, em percentual, das proteínas totalmente utilizáveis em relação ao valor energético total da refeição/dieta (Miller, Payne, 1961). Assim, o método avalia a contribuição energética da proteína que é aproveitada pelo nosso organismo. Esse método foi adotado oficialmente como uma das exigências nutricionais do Programa de Alimentação do Trabalhador (PAT), para garantir a qualidade proteica da alimentação servida ao trabalhador. A Portaria Interministerial nº 66 (Brasil, 2006) estabelece os parâmetros nutricionais exigidos para que uma empresa se beneficie do PAT. De acordo com a Portaria, a alimentação do trabalhador deve conter: um valor energético total (VET) de 2.000 kcal (desjejum e lanche: 300-400 kcal, almoço e jantar: 600-800 kcal), sendo 55-75% de carboidratos, 10-15% de proteínas, 15-30% de lipídios (< 10% de lipídios saturados), > 25 g de fibra alimentar e ≤ que 2.400 mg de sódio. Além disso, a portaria exige que o NDpCal% da refeição/dieta servida deve estar entre 6% e 10%, sendo considerados 7% bom e 9 e10% valores ótimos de NDpCal%.

O NDpCal% é calculado a partir da quantidade de proteína da dieta corrigida em função de sua qualidade. A utilização proteica líquida (*Net ProteinUtilization* – NPU) é estimada pelos seguintes valores de conversão: 0,5 (50% de utilização) para proteína de cereais; 0,6 (60% de utilização) para proteína de leguminosas; e 0,7 (70% de utilização) para proteínas de origem animal.

O cálculo do NDpCal% é efetuado conforme equação a seguir:

$$\text{NDpCal\%} = \frac{[(\text{g de proteína ingerida} \times \text{NPU}) \times 4]}{\text{valor energético total da refeição/dieta}} \times 100$$

Exemplo: uma refeição com VET de 913 kcal contendo: bife (80 g; 15,52 g de proteína); arroz cozido (250 g; 5,75 g de proteína); feijão cozido (125 g; 5,50 g de proteína), salada de alface e tomate e refresco de abacaxi.

NDpCal% = [(15,52 × 0,7) + (5,75 × 0,5) + (5,50 × 0,6) × 4 ×100]/913 kcal

NDpCal% = [(17,03 g de proteína utilizável) × 4] × 100/91 kcal = 7,5%.

ADEQUAÇÃO DA INGESTÃO DE PROTEÍNA SEGUNDO SUA QUALIDADE NUTRICIONAL

Para avaliação da adequação da ingestão de proteínas, independente do tipo de metodologia, deve ser feita, previamente, a correção da qualidade proteica em função do escore de aminoácidos indispensáveis e da digestibilidade. A OMS (1985) preconiza a correção do valor de referência de ingestão proteica ou a correção da quantidade de proteína ingerida, como apresentado a seguir.

CORREÇÃO DO VALOR DE REFERÊNCIA DE PROTEÍNA (VR)

$$VRC = VR \times 100/Dv \times 100/EA$$

Sendo: VRC = valor de referência corrigido; VR = valor de referência; Dv = digestibilidade verdadeira; EA = escore de aminoácidos.

Exemplo: correção do VR para indivíduo adulto que ingere proteína da dieta mista brasileira. Para os cálculos podem ser usados os valores de EA de 90% e Dv de 80%, preconizados para a dieta brasileira (Vannucchi et al., 1990). O VR recomendado pela FAO (2013) para indivíduos adultos e idosos, de ambos os sexos, corresponde a 0,66 g/kg de peso corporal/dia, dose considerada para proteínas de boa qualidade.

Assim, o valor de referência corrigido será:

VRC = 0,66 × 100/80 × 100/90

VRC = 0,66 × 1,25 × 1,11

VRC = 0,92 g/kg de peso corporal/dia

Observação: no caso de planejamento de dietas, preconiza-se o uso do VR de 0,8 g/kg de peso corporal/dia para indivíduos adultos e idosos, de ambos os sexos, conforme a ingestão dietética recomendada (*Recommended Dietary Intake* – RDA) (IOM, 2005). Nesse caso, a VRC seria de 1,1 g/kg de peso corporal/dia.

O valor de referência pode variar bastante conforme as diferenças nas dietas em termos de qualidade proteica. Em estudo realizado por Marchini et al. (1994), o valor de referência para indivíduos adultos variou de 0,8 a 1,2 g/kg de peso corporal/dia quando foi corrigido pela qualidade proteica (EA e Dv) de 10 combinações diferentes de alimentos.

CORREÇÃO DA QUANTIDADE DE PROTEÍNA INGERIDA (PI)

$$PIC = PI \times Dv/100 \times EA/100$$

Sendo: PIC = proteína ingerida corrigida; PI = proteína ingerida; Dv = digestibilidade verdadeira; EA = escore de aminoácidos indispensáveis.

Exemplo: correção da proteína ingerida por indivíduo adulto com consumo médio de 68 g de proteína da dieta mista brasileira (EA = 90% e Dv = 80%).

Assim,

PIC = 68 g × 80/100 × 90/100

PIC = 68 × 0,8 × 0,9

PIC = 49 g (proteína de boa qualidade).

REFERÊNCIAS

Bordin CCD, Naves MMV. Hydrolyzed collagen (gelatin) decreases food efficiency and the bioavailability of high-quality protein in rats. Rev Nutr. 2015;28(4):421-30.

Boye J, Wijesinha-Bettoni R, Burlingame B. Protein quality evaluation twenty years after the introduction of the protein digestibility corrected amino acid score method. Br J Nutr. 2012;108(Suppl):S183-211.

Brasil. Portaria Interministerial nº 66, de 25 de agosto de 2006. Altera os parâmetros nutricionais do Programa de Alimentação do Trabalhador – PAT. [portaria online]. 2006. [acesso em 16 maio 2018]. Disponível em:http://189.28.128.100/nutricao/docs/legislacao/portaria66_25_08_06.pdf.

FAO. Amino-acid content of food and biological data on proteins. Rome: Food and Agriculture Organization of the United Nations; 1970. (FAO nutritional studies, 24).

FAO. Protein quality evaluation. Rome: Food and Agriculture Organization of the United Nations; 1991. (FAO food and nutrition paper, 51).

FAO. Dietary protein quality evaluation in human nutrition. Rome: Food and Agriculture Organization of the United Nations; 2013. (FAO food and nutrition paper, 92).

Fernandes DC, Freitas JB, Czeder LP, Naves MMV. Nutritional composition and protein value of the baru (Dipteryx alata Vog.) almond from the Brazilian Savanna. J Sci Food Agric. 2010;90(10):1650-5.

Friedman M. Nutritional value of proteins from different food sources. A review. J Agric Food Chem.1996;44(1):6-29.

IOM. Protein and amino acids. In: Institute of Medicine. Dietary References Intakes for energy, carbohydrate, fiber, fat, fatty acids, cholesterol, protein, and amino acids (macronutrients). Washington: The National Academies Press; 2005. p. 589-768.

Layman DK, Anthony TG, Rasmussen BB, Adams SH, Lynch CJ, Brinkworth GD, Davis TA. Defining meal requirements for protein to optimize metabolic roles of amino acids. Am J Clin Nutr. 2015;101(Suppl):1330-8.

Marchini JS, Rodrigues MMP, Cunha SFC, Fausto MA, Vannucchi H, Dutra-de-Oliveira JE. Cálculo das recomendações de ingestão proteica: aplicação a pré-escolar, escolar e adulto utilizando alimentos brasileiros. Rev Saúde Pública. 1994;28(2):146-52.

Miller DS, Payne PR. Problems in the prediction of protein values of diets: the use of food composition tables. J Nutr. 1961;74:413-9.

Naves MMV, Silva MS, Cerqueira FM, Paes MCD. Avaliação química e biológica da proteína do grão em cultivares de milho de alta qualidade proteica. Pesqui Agropecu Trop. 2004;34(1):1-8.

Naves MMV, Ferreira CCC, Freitas CS, Silva MS. Avaliação da qualidade proteica de dois suplementos alimentares em ratos Wistar. Aliment Nutr. 2006;17(1):35-42.

NEPA. Tabela brasileira de composição de alimentos. 2. ed. Campinas: NEPA-UNICAMP;2006.

OMS. Necesidades de energia y de proteinas. Ginebra: Organizacion Mundial de La Salud;1985. (Serie de informes tecnicos de la OMS, 724).

Silva MS, Naves MMV, Oliveira RB, Leite OSM. Composição química e valor proteico do resíduo de soja em relação ao grão de soja. Ciênc Tecnol Aliment. 2006;26(3):571-6.

Sousa AGO, Fernandes DC, Alves AM, Freitas JB, Naves MMV. Nutritional quality and protein value of exotic almonds and nut from the Brazilian Savanna compared to peanut. Food Res Int. 2011;44(7):2319-25.

Vannucchi H, Menezes EW, Campana AO, Lajolo FM. Proteínas. In: Vannucchi H, Menezes EW, Campana AO, Lajolo FM. Aplicações das recomendações nutricionais adaptadas a população brasileira. Ribeirão Preto: Legis Suma; 1990. p. 51-61. (vol. 2).

Watt BK, Merrill AL. Composition of foods: raw, processed, prepared. Washington: U.S. Department of Agriculture; 1963. (Agriculture handbook, 8).

WHO. Protein and amino acid requirements in human nutrition. Geneva: World Health Organization; 2007. (WHO technical report series, 935).

Young VR, Pellett PL. Plant proteins in relation to human protein and amino acid nutrition. Am J Clin Nutr.1994;59(Suppl):1203S-12S.

CAPÍTULO 10

AVALIAÇÃO DIETÉTICA

Mara Reis Silva
Cristiane Cominetti

A avaliação dietética é um dos componentes da avaliação nutricional, embora os dados dietéticos apenas forneçam estimativas do risco de inadequação nutricional. Para uma avaliação nutricional completa, os resultados da análise do consumo de alimentos, de nutrientes e de padrões alimentares devem ser combinados com informações antropométricas, bioquímicas e clínicas (Gibson, 2005; IOM, 2000). No entanto, os padrões alimentares são extremamente complexos por causa da variabilidade da composição química dos alimentos, sendo alguns componentes bem definidos, e outros, muito pouco estudados e conhecidos. Isso indica que a relação entre fatores dietéticos e as doenças mais frequentes no mundo ainda não está bem estabelecida, porém a estimativa da ingestão de alimentos, de energia e de nutrientes conhecidos pode ser avaliada (Willett, Sampson, 2013).

A avaliação dietética pode ser realizada com a análise de alimentos e de nutrientes ingeridos e do padrão alimentar de um indivíduo ou de grupos de indivíduos ao longo do tempo. Assim, a seleção dos métodos de avaliação dietética depende do objetivo do estudo, os quais podem ser classificados em diretos e indiretos. Os métodos diretos envolvem os dados dietéticos obtidos com o indivíduo, e os indiretos são aqueles que têm informações coletadas de maneira secundária em âmbito nacional ou domiciliar, como gasto com aquisição de alimentos, suprimento de alimentos e estatísticas da agricultura local. Conforme o tempo de registro dos alimentos consumidos, os métodos diretos são categorizados em retrospectivos (história dietética, recordatório de 24 horas, questionário de frequência alimentar, indicadores da qualidade da dieta), prospectivos (registro alimentar, registro do peso do alimento e refeição em duplicada) e incluem também as novas tecnologias (métodos que usam meios digitais, imagens, sistema de telefonia móvel, sensores e *scan*). Os retrospectivos coletam informações sobre alimentos e bebidas, que já foram consumidos e, ao contrário, os prospectivos registram os alimentos e bebidas no momento do consumo (FAO, 2018).

A análise da adequação da alimentação de um indivíduo ou de grupos de indivíduos se fundamenta na comparação das porções de alimentos consumidas com aquelas recomendadas em guias alimentares ou confrontando a composição dos alimentos ingeridos com os valores de referências nutricionais (Stumbo, Murphy, 2004). O uso das atuais referências nutricionais, as *Dietary Reference Intakes* (DRIs), melhora a precisão da avaliação dietética, visto que os cálculos permitem determinar a probabilidade de inadequação no consumo de nutrientes para indivíduos ou a prevalência de inadequação ou efeitos prejudiciais à saúde causados por ingestão excessiva de nutrientes em grupos populacionais. Além disso, as evidências da relação entre alimentação e saúde também sugerem a utilização da avaliação dietética para a redução do risco de desenvolvimento de doenças crônicas (Dodd et al., 2006; IOM, 2006).

MÉTODOS PARA A ESTIMATIVA DA INGESTÃO DIETÉTICA

A primeira etapa da avaliação dietética é a coleta de dados de consumo de alimentos do indivíduo ou de grupos populacionais. A precisão e a fidedignidade desses dados requerem a escolha e a utilização criteriosa de métodos de inquérito e de análise, por causa da complexidade dos hábitos alimentares humanos. Dados do consumo de alimentos podem ser coletados em âmbitos nacional, doméstico e individual, ainda que as informações sobre a ingestão individual sejam consideradas as mais úteis para a avaliação dietética (FAO, WHO, 1998; IOM, 2006).

A estimativa bruta da disponibilidade nacional de alimentos é um dos indicadores indiretos do grau de nutrição de uma população. Essa disponibilidade pode ser obtida por folhas de balanço de alimentos, que permitem o cálculo da média *per capita* de energia e de macronutrientes. Embora esses dados reflitam apenas a disponibilidade de alimentos, são úteis para determinar tendências no suprimento e disponibilidade de alimentos-fonte de nutrientes ou grupos de alimentos recomendados em guias alimentares. Contudo, não são usados para identificar subgrupos da população com risco de inadequação do consumo de nutrientes (FAO, WHO, 1998).

A *Food and Agriculture Organization* (FAO) elabora anualmente folhas de balanço de alimentos, com dados fornecidos por cerca de 185 países, para avaliar a disponibilidade e o consumo nacional de alimentos e para monitorar os padrões e os hábitos alimentares globais (FAO, 2018).

As pesquisas de consumo domiciliar utilizam a quantidade total de alimentos disponíveis para o consumo em uma residência, o que envolve a coleta de dados de gasto com alimentos e do tipo de alimentos consumidos por determinado período. Existe ampla variedade de pesquisas de consumo de alimentos domiciliares, com métodos heterogêneos (Zezza et al., 2017). As instituições oficiais de estatística de cada país são usualmente as responsáveis pela coleta em domicílio e pela análise de dados (FAO, 2018). O Instituto Brasileiro de Geografia e Estatística (IBGE) tem conduzido em áreas metropolitanas pesquisas periódicas sobre a disponibilidade de alimentos em domicílio, denominadas de Pesquisa de Orçamentos Familiares (POF), para análises de tendências e comparações internacionais, o que possibilita estimativas de consumo, de padrões alimentares e de mudanças temporais na alimentação no Brasil (IBGE, 2011; Levy-Costa, 2005). Na POF realizada em 2008-2009 foi possível coletar dados sobre o consumo individual de alimentos de uma subamostra de domicílios pesquisados, para análise do perfil nutricional da população brasileira, considerando pessoas de 10 anos e mais de idade em uma família (IBGE, 2011).

As informações da disponibilidade doméstica de alimentos são úteis para a realização de estudos comparativos entre diferentes comunidades e pesquisas de mudanças de hábitos alimentares na população geral e em subgrupos populacionais (FAO, WHO, 1998; IBGE, 2011).

Para a avaliação da ingestão alimentar de indivíduos ou de grupos, diversos métodos quantitativos, semiquantitativos ou qualitativos têm sido desenvolvidos. Os métodos mais usados para avaliar a alimentação incluem recordatório, registro e história dietéticos, questionário de frequência alimentar (QFA), observação direta e coleta de refeições em duplicata (Gibson, 2005). Registro e recordatório são utilizados para determinar a quantidade de alimento consumida no período de um (1) dia. Ao contrário, o QFA e a história dietética são usados frequentemente para coleta retrospectiva de informações sobre o consumo alimentar, durante um período de tempo mais longo (Baranowski, 2013).

A validade dos métodos de avaliação dietética é baseada na comparação com um segundo método, pois não existe padrão-ouro absoluto para esse tipo de avaliação. A combinação de métodos diferentes, por exemplo, registro e recordatório de 24 horas, melhora a precisão e facilita a interpretação dos dados (Gibson, 2005; Serdula et al., 2001). Contudo, a validade da avaliação dietética é questionável por causa da incerteza gerada pela variabilidade de ingestão dos alimentos (intraindividual e interindividual), de forma que a verdadeira ingestão de alimentos e nutrientes nunca é conhecida. Considerando as limitações da avaliação dietética, os resultados da ingestão de nutrientes indicam somente estimativas do risco de inadequação do consumo de nutrientes de um indivíduo ou população. A segurança dessa estimativa de risco deve ser confirmada por meio de avaliações clínica e bioquímica (IOM, 2000).

Medidas fisiológicas, como a técnica da água duplamente marcada para analisar ingestão energética, ou biomarcadores de consumo alimentar, podem ser usadas para avaliação dietética ou para validação de técnicas (Hill, Davies, 2001; Thompson et al., 2010). Embora alguns marcadores bioquímicos forneçam medida indireta da ingestão de nutrientes, muitos desses biomarcadores nutricionais também são influenciados por outros fatores individuais, genéticos e ambientais. Dessa maneira, a coleta de sangue, de urina ou de outros tecidos pode ser onerosa e fornecer pouca informação dietética, por isso esses exames não são usados com frequência como marcadores de ingestão (Thompson et al., 2010).

RECORDATÓRIO DE 24 HORAS

O recordatório de 24 horas é considerado um método direto e retrospectivo, que tem sido utilizado para avaliar o consumo de alimentos de indivíduos e da população e para verificar o relacionamento entre dieta e saúde (FAO, 2018). Deve ser padronizado e testado antes do uso e pode ser aplicado em indivíduos a partir de 8 anos de idade (Gibson, 2005). O entrevistador capacitado solicita informações detalhadas sobre alimentos, bebidas e as quantidades consumidas nas últimas 24 horas (Baranowski, 2013). A estimativa do tamanho da porção pode ser facilitada pela utilização de álbum fotográfico, de medidas caseiras padronizadas e de modelos de alimentos. A entrevista, em geral, é conduzida face a face, mas pode ser também realizada por telefone, ou autoadministrada por uma versão assistida por computador conectado à internet (FAO, 2018; Thompson, Subar, 2017). É essencial que os entrevistadores sejam familiarizados com o método e bem capacitados para coletar dados precisos e detalhados e, dessa forma, possam contribuir para a redução de erros e bias (FAO, 2018).

Uma forma de padronizar o emprego do recordatório de 24 horas é com a aplicação do *Multiple-Pass Method* (MPM), o qual possibilita ao respondente diferentes oportunidades de lembrar detalhes sobre sua alimentação do dia anterior (Moshfegh et al., 2008; Raper et al., 2004). O MPM consiste em cinco etapas: 1. listagem rápida dos alimentos; 2. listagem de alimentos comumente esquecidos; 3. definição do horário e refeição; 4. ciclo de detalhamento e revisão; e 5. revisão final.

Apenas um recordatório de 24 horas não é suficiente para obter a ingestão habitual dos indivíduos, pois os dados apresentam baixa reprodutibilidade por causa da grande variação intraindividual da ingestão de alimentos (Gibson, 2005). Todavia, apesar da possibilidade de ampla variação diária do consumo de alimentos, a ingestão observada em um pequeno número de dias ainda é a melhor estimativa disponível da ingestão dietética. O número de recordatórios necessários depende da variabilidade intraindividual para o nutriente de interesse e do nível de precisão desejado (Baranowski, 2013; IOM, 2006). O recordatório de 24 horas é muito usado para validar o QFA; nesse caso, um ou dois recordatórios são coletados em uma subamostra representativa do grupo, de modo que os sete dias da semana devem ser igualmente representados na amostra final (Baranowski, 2013; IOM, 2000) e a variação intraindividual possa ser removida por meio de métodos estatísticos.

O recordatório de 24 horas tem vantagens sobre outros métodos, pois não é necessária a exigência de participantes alfabetizados e o entrevistador é quem registra os dados, o que diminui a responsabilidade do participante na exatidão dos dados coletados (Thompson, Subar, 2017). Contudo, a validade de recordatórios dietéticos pode ser questionável, em razão de falhas de memória, da super ou subestimação das porções ingeridas e da tendência de algumas pessoas em alterar a ingestão real de alimentos, sobretudo indivíduos obesos e pacientes com distúrbios alimentares (Baranowski, 2013).

REGISTRO ALIMENTAR

No registro alimentar, o próprio indivíduo ou um observador informa as quantidades dos alimentos e bebidas consumidos por meio de estimativa do volume (medida caseira) ou pesagem, em um tempo específico (FAO, WHO, 1998). Antes da coleta de dados, os participantes são capacitados, sendo que o registro da porção e do peso dos alimentos é guiado por medidas caseiras padronizadas, álbuns fotográficos ou modelos de alimentos. Detalhes específicos, como marca do alimento industrializado, tipo de cocção, quantidade de ingredientes e modo de preparo de alimentos mistos, devem também ser registrados (FAO, 2018).

As informações normalmente são mais confiáveis se os indivíduos registrarem os alimentos no momento em que são consumidos, para evitar lapsos de memória. A reprodutibilidade da ingestão pode ser melhorada pela obtenção de diversos registros de um mesmo indivíduo em dias não consecutivos. Foram desenvolvidas equações para calcular o número de dias de registro ou de recordatório de 24 horas que caracterize a média de ingestão observada com o nível de precisão desejável. O número de dias também depende da proposta do estudo, da variabilidade do nutriente, do grupo e da metodologia usada (Baranowski, 2013; Gibson, 2005). Para a avaliação do consumo de um grupo da população-alvo, um registro é suficiente, porém, para a avaliação dietética individual, mais de um dia é necessário e deve ser incluído também um dia de fim de semana. A validação do registro alimentar pode ser feita com a comparação de resultados do método de registro do peso dos alimentos e de biomarcadores (FAO, 2018).

REGISTRO DO PESO DOS ALIMENTOS

O registro do peso dos alimentos consumidos é o método mais preciso para estimar a ingestão de alimentos e de nutrientes, pois os indivíduos são instruídos a pesar todos os alimentos consumidos durante um período específico, além de descrever os métodos de preparação, ingredientes e marcas de alimentos processados (FAO, 2018; Gibson, 2005). A acurácia dos dados pode ser melhorada com a visita à casa do participante, no primeiro dia de registro e, no final da coleta, o entrevistador pode revisar os registros com o participante. Entretanto, as desvantagens do método são a obrigatoriedade de o participante ser alfabetizado e a maior responsabilidade dele no registro dos alimentos. Por causa disso, a motivação dos indivíduos é necessária para melhorar a acurácia do método e evitar a mudança no padrão de consumo, para simplificar o registro do alimento ou para impressionar o investigador (Thompson, Subar, 2017).

REFEIÇÃO OU PORÇÃO EM DUPLICATA

No método de refeição ou porção em duplicata, as porções dos alimentos e bebidas consumidos em determinado período são preparadas aos pares, uma porção é consumida e a outra é destinada à pesagem e à análise em laboratório, para determinar o conteúdo de nutrientes (Naska et al., 2017). Esse método tem sido usado em pesquisas metabólicas de balanço para avaliar elementos-traços e contaminantes ambientais de alimentos (FAO, 2018; Shim et al., 2014), mas, por causa da complexidade e do custo elevado, não é frequentemente usado em pesquisas epidemiológicas (Naska et al., 2017). A validação é realizada por comparação dos resultados de marcadores biológicos analisados em fezes e urina (FAO, 2018).

HISTÓRIA DIETÉTICA OU HISTÓRIA ALIMENTAR

O método da história dietética ou alimentar é aplicado para estimar a ingestão habitual de alimentos e o padrão de refeição de indivíduos em longo período, frequentemente um mês, mas pode ser realizado por seis meses a um ano (FAO, 2018; Gibson, 2005). As informações sobre alimentos habitualmente ingeridos, a frequência de consumo e o tamanho da porção devem ser detalhados em entrevista minuciosa. Para verificar as informações, podem ser aplicados questionário de frequência de consumo de alimentos específicos, recordatório de 24 horas ou registro alimentar (Gibson, 2005).

Esse método pode ser utilizado em estudos longitudinais, mas necessita de pessoas treinadas para sua aplicação, pois a entrevista demanda tempo mais longo em comparação a outros métodos e apresenta dificuldades para a padronização das informações coletadas (Fisberg et al., 2005). Pode ser usado para estimar a prevalência de inadequação alimentar e tem como uma das vantagens obter informações sobre alimentos que são consumidos em baixa frequência, no entanto depende da memória do entrevistado e pode gerar vieses (FAO, 2018).

QUESTIONÁRIO DE FREQUÊNCIA ALIMENTAR

O Questionário de Frequência Alimentar (QFA) é elaborado a partir de uma lista de alimentos consumidos habitualmente por um grupo populacional, para avaliar a frequência com que alimentos ou grupos de alimentos são ingeridos durante um período delimitado. Dependendo do objetivo da pesquisa, são solicitadas aos entrevistados respostas sobre consumo diário, semanal, mensal ou anual de alimentos e o questionário pode ser autoaplicado por via eletrônica (FAO, 2018).

A revisão retrospectiva da frequência de ingestão de alimentos em dias, semanas ou meses, feita com auxílio do QFA, apresenta os alimentos divididos em grupos de nutrientes (Willett, 2013). Originalmente, o QFA foi desenvolvido para fornecer descrição qualitativa sobre os padrões de consumo alimentar, entretanto, o método pode ser semiquantitativo ou quantitativo com a introdução do tamanho de porções. No QFA quantitativo, o tamanho da porção é relatado para todos os alimentos; no semiquantitativo essa informação é coletada apenas para alimentos que são consumidos em medidas caseiras típicas (copo de leite, fatia de pão), e no qualitativo, o tamanho da porção não é coletado e a ingestão de nutrientes é calculada com base em porções padronizadas (Gibson, 2005; Serdula et al., 2001).

A lista de alimentos do QFA pode ser elaborada com o auxílio de tabela de composição química para selecionar os alimentos-fonte de nutrientes importantes para a pesquisa, porém alguns alimentos-fonte podem não ser consumidos com frequência pela população-alvo. Outra possibilidade é elaborar uma lista extensa com alimentos-fonte de nutrientes e, depois, refinar essa lista com teste piloto e exclusão de alimentos ingeridos com baixa frequência. A alternativa mais sofisticada utiliza análise de regressão dos dados do estudo piloto para identificar os alimentos que descrevem melhor o consumo de nutrientes pela população-alvo (Willett, 2013).

O QFA é utilizado como instrumento primário de pesquisas epidemiológicas, para avaliar o consumo alimentar, associar hábitos alimentares e doenças, determinar correlações e riscos relativos e para avaliar padrões alimentares sazonais. Contudo, a validade desse método tem sido questionada para avaliação do consumo alimentar (FAO, 2018). Ainda que em pesquisas epidemiológicas o QFA tenha vantagens sobre o recordatório de 24 horas e o registro alimentar, por causa da simplicidade, do custo mais baixo, da menor sobrecarga dos participantes e por não necessitar de entrevistadores capacitados, as informações precisam ser validadas com métodos mais precisos de avaliação dietética (Steinemann et al., 2017).

O questionário precisa sempre ser adaptado e validado para a população que está sendo estudada. O QFA está sujeito a críticas por apresentar uma lista finita de alimentos e por não coletar detalhes sobre sua preparação. O resultado também pode ser prejudicado pela dificuldade dos indivíduos em relatar retrospectivamente, de forma precisa, a ingestão de alimentos em longo período (Brown, 2006; Dodd et al., 2006; FAO, 2018). No entanto, um QFA mais simplificado é muito utilizado em atendimento clínico para a obtenção do perfil de ingestão de alimentos.

OUTROS MÉTODOS COM O USO DE TECNOLOGIAS INOVATIVAS

Os métodos tradicionais para a coleta de dados de consumo de alimentos estão sujeitos a erros e vieses, em especial, por causa do autorrelato. A precisão do autorrelato depende da memória da pessoa para lembrar alimentos e tamanho das porções. A ingestão de alimentos relatada pelo próprio indivíduo, sem a possibilidade de verificação do consumo em tempo real e do tamanho da porção, está sujeita a sub-relato ou relato de porções maiores do que aquelas realmente consumidas (Boushey et al., 2017; Thompson et al., 2010). Uma possibilidade de validar os resultados de consumo de nutrientes é o uso de indicadores biológicos de ingestão em amostras de sangue, urina e outros tecidos. No entanto, a correlação desses indicadores com a ingestão pode ser baixa, embora não sejam sujeitos a erros de sub-relato. Além disso, as análises podem ser muito específicas, invasivas e de custo elevado (Thompson et al., 2010). As limitações do autorrelato estimularam o desenvolvimento e a validação de outros métodos de avaliação dietética assistidos por imagem.

Para melhorar a qualidade da coleta de dados, imagens de alimentos e de porções têm sido usadas desde a década de 1980, em formato estático, como bancos de fotografias. Com o avanço da tecnologia, imagens dinâmicas criadas pela própria pessoa avaliada, com o auxílio de dispositivos ou câmeras portáteis, podem ser consideradas mais fidedignas em relação ao consumo de alimentos. Métodos para avaliação dietética baseados em imagens, geradas em dispositivos móveis (*smarthphones*, *tablets*, dispositivos vestíveis, câmeras de vídeo), estão sendo implementados por equipes multidisciplinares para registrar todos os momentos de refeições seguindo os princípios do registro alimentar (Boushey et al., 2017; Gemming et al., 2015; Howes et al., 2017).

Um exemplo de sistema computadorizado para a coleta de dados dietéticos é o EPIC-Soft, o qual permite a condução da entrevista do recordatório de 24 horas dirigida por roteiro padronizado, com abordagem de desenvolvimento voltada para minimizar erros de coleta e assegurar a padronização na aplicação do método entre diferentes centros de pesquisa (Slimani et al., 1999). O EPIC-Soft foi desenvolvido para avaliação dietética do estudo EPIC (*European Prospective Investigation into Cancer and Nutrition)* e tem sido amplamente utilizado em toda a Europa. Recentemente, a *International Agency for Rese-*

rach on Cancer (IARC) propôs o *Latin America Dietary Assessment Project* (LADIETA) para desenvolver um método de obtenção de dados sobre alimentação de forma altamente padronizada em países latino-americanos a partir do EPIC-Soft e das infraestruturas associadas, considerando a situação específica em cada local e os condicionantes próprios de cada país no enfrentamento dos grandes desafios atuais da nutrição e da saúde pública. Os países que fazem parte dessa proposta são o México e o Brasil.

AVALIAÇÃO DA DIVERSIDADE DA DIETA

O escore de diversidade da dieta (EDD) é fundamentado no princípio de que uma alimentação variada auxilia a ingestão adequada de nutrientes e promove a saúde. O EDD é construído com alimentos e/ou grupos de alimentos variados, consumidos em determinado período. É considerado um método retrospectivo qualitativo da diversidade da dieta, com vantagens de ser rápido, fácil de aplicar, de baixo custo e prático (FAO, 2018). O EDD difere em termos do número e da definição de alimentos e de grupos de alimentos, do período de tempo de referência, da população-alvo e do ponto de corte. Diversos EDD podem ser usados para avaliar a segurança alimentar em âmbitos individual e doméstico, com diferentes propostas (Pangaribowo et al., 2013).

Embora possa ser considerado um indicador conveniente e rápido da diversidade da dieta e útil para classificar indivíduos em risco de deficiências nutricionais, o EDD avalia apenas dados dietéticos qualitativos. Além disso, não representa a ingestão habitual de um indivíduo e deve ser analisado com cautela, por causa da variação sazonal dos alimentos (FAO, 2018).

ÍNDICES DIETÉTICOS PARA AVALIAÇÃO DA QUALIDADE GLOBAL DA DIETA

Índices dietéticos têm sido desenvolvidos para avaliar a adequação nutricional da alimentação com base nas características de hábitos da população estudada, em recomendações de guias alimentares e/ou no peso corporal. Esses índices utilizam dados de consumo de alimentos, de grupos de alimentos, de nutrientes ou a associação de alimentos e nutrientes e dados antropométricos (Vyncke et al., 2013).

Apesar da facilidade de aplicação e de interpretação desses índices, o uso de pontos de corte para avaliação dos resultados é questionável, por causa da ausência de dados sobre a real distribuição das necessidades do nutriente, o que resulta em erros de estimativa de inadequação (Kant, 1996). No caso específico de grupos, a média da ingestão do nutriente expressa como percentual da recomendação não considera a distribuição da ingestão entre indivíduos. Quando a ingestão de nutrientes do indivíduo é avaliada por comparação direta com a recomendação, valores abaixo da recomendação não significam obrigatoriamente que a ingestão é inadequada (Gibson, 1990).

Índices de qualidade global da dieta baseados na associação entre grupos de alimentos e nutrientes ou certos componentes do alimento (por exemplo: gordura saturada e colesterol) foram desenvolvidos para atender à necessidade de métodos práticos para estudos epidemiológicos que avaliam as relações entre alimentação e doenças (Kant, 1996). Em geral, são utilizados dados da frequência de ingestão de grupos específicos de alimentos, recordatórios ou registros alimentares para cálculo de escores de classificação das dietas (Gibson, 2005).

Patterson et al. (1994) desenvolveram um instrumento de medida da qualidade da dieta que associa fatores relacionados à dieta e a doenças crônicas. O cálculo do índice de qualidade da dieta foi baseado em três níveis de ingestão, determinados de acordo com as recomendações dietéticas de gordura total, gordura saturada, colesterol, hortaliças e frutas, amido e outros carboidratos complexos, proteínas, sódio e cálcio.

O índice de alimentação saudável (*Healthy Eating Index* - HEI) (Kennedy et al., 1995) foi criado a partir de recomendações de guias alimentares e de dados de consumo de alimentos da população dos Estados Unidos da América. O índice contém 10 componentes, sendo que de 1 a 5 são alimentos de grupos diferenciados (grãos, hortaliças, frutas, leite e carne) com respectivas porções recomendadas pelo guia alimentar do Departamento de Agricultura dos Estados Unidos. Os componentes 6, 7, 8 e 9 avaliam a ingestão de gordura total, gordura saturada, colesterol e sódio, respectivamente, e o componente 10 se refere à variedade da alimentação. Cada componente pode ser avaliado com pontos de 0 até o máximo de 10 (refere-se à ingestão de acordo com as recomendações).

Revisão do índice de alimentação saudável foi realizada por Guenther et al. (2008) para atender às recomendações do guia alimentar para a população dos Estados Unidos da América publicadas em 2005 (U.S. Department of Health and Human Services, 2005). Os componentes (fruta com e sem incluir suco, hortaliças, hortaliças verde-escuras e alaranjadas, leguminosas, grãos, grãos integrais, leite, carne e feijões, óleos, gordura saturada, sódio, calorias provenientes de gordura sólida, álcool e açúcar de adição) foram expressos como percentual de energia ou por 1.000 kcal para o escore máximo. O Departamento de Agricultura dos EUA recomendou o uso desse índice de alimentação saudável para pesquisa, monitoramento, intervenção e educação nutricional.

Em 2013, foi publicada nova atualização do índice (Healthy Eating Index: HEI - 2010), como forma de adaptação a atualização do guia alimentar americano. As modificações em relação ao anterior incluíram a substituição dos grupos "hortaliças verde-escuras e alaranjadas" e "leguminosas" por "hortaliças verdes e feijões"; a adição do grupo "frutos do mar e proteínas vegetais" para refletir escolhas específicas relacionadas a proteínas; a substituição do grupo "óleo e gorduras saturadas" por "ácidos graxos e um índice de gordura poli-insaturada e monoinsaturada para saturada"; e a troca do grupo "grãos totais" (componente de adequação) por "grãos refinados" (componente de moderação) (Guenther et al., 2013).

A redução do risco de ocorrência do primeiro infarto agudo do miocárdio com a ingestão de dieta mediterrânea foi avaliada em adultos por Martinez-González et al. (2002), por meio de um escore de dieta saudável. Os autores analisaram a associação de infarto agudo do miocárdio com oito grupos de alimentos: azeite de oliva, fibra, frutas, hortaliças, peixe, álcool, carne e a combinação de pão branco, arroz e massas. Escores de 1 a 5 foram determinados para cada participante de acordo com o quintil de ingestão. Os autores concluíram que o baixo consumo de carne e o consumo elevado de azeite de oliva, fibras, frutas, hortaliças, peixe e álcool podem explicar a menor mortalidade por doença coronariana, mas sugeriram não incluir cereais refinados como elemento saudável da dieta mediterrânea, por causa da sua alta carga glicêmica.

Alguns índices dietéticos têm sido aplicados com adaptações em estudos nacionais, com o propósito de comparar e avaliar a alimentação de grupos populacionais específicos. Fisberg et al. (2004) usaram o índice de alimentação saudável desenvolvido por Kennedy et al. (1995), com adaptações, para avaliar a qualidade da dieta de 50 indivíduos acima de 1 ano de idade da cidade de Botucatu/SP, distribuídos em todas as faixas etárias. O guia alimentar proposto por Philippi et al. (1999) foi usado como referência para os componentes 1 a 5 e, para a avaliação do componente 10 (variedade da dieta), considerou-se o consumo mínimo de 5 e máximo de 15 alimentos diferentes por dia, conforme os dados de consumo obtidos na própria pesquisa. Os autores concluíram que o índice de alimentação saudável pode ser um instrumento útil para avaliação e monitoramento do padrão alimentar da população.

Previdelli et al. (2011) desenvolveram uma versão atualizada do Índice de Qualidade da Dieta (IQD), a qual denominaram de Índice de Qualidade da Dieta Revisado (IQD-R). O IQD-R contém 12 componentes, dos quais nove foram baseados nos grupos de alimentos do Guia Alimentar para a População Brasileira (Brasil, 2006), com porções diárias expressas em densidade energética (para cada 1.000 kcal); dois nutrientes (sódio e gordura saturada); e calorias provenientes de gordura sólida, álcool e açúcar de adição. Por meio do IQD-R é possível mensurar fatores de risco para doenças crônicas relacionadas à alimentação e monitorar a qualidade da alimentação em âmbitos individual ou populacional.

Caivano et al. (2019) desenvolveram um Índice de Qualidade da Dieta associado a um Guia Alimentar Digital. O instrumento foi elaborado com 11 componentes de moderação e adequação constituídos de alimentos consumidos regularmente no Brasil. A pontuação máxima de 100 foi subdividida em: < 40 pontos, dieta de baixa qualidade; 40 a 70 pontos, dieta de qualidade moderada; > 70 pontos, dieta de boa qualidade.

Apesar da ampla utilização, poucos índices têm sido validados com dados laboratoriais, antropométricos e clínicos. Em geral, os índices baseados na combinação de grupos de alimentos e nutrientes têm sido relacionados mais fortemente a risco de doença do que aqueles determinados apenas em função de nutrientes específicos dos alimentos (Gibson, 2005).

APLICAÇÃO DE VALORES DE REFERÊNCIA DE NUTRIENTES *DIETARY REFERENCE INTAKES* – DRIs NA AVALIAÇÃO DIETÉTICA DE INDIVÍDUOS

O termo DRIs (*Dietary Reference Intakes*) abrange um grupo de quatro valores de referência de ingestão de nutrientes desenvolvidos para a população dos Estados Unidos da América e Canadá, que podem ser usados na avaliação e planejamento de dietas para indivíduos saudáveis (Tabela 10.1). Além disso, foram estimados Limites de Distribuição Aceitável dos Macronutrientes (*Acceptable Macronutrient Distribution Ranges* – AMDR) com base em evidências de que o desequilíbrio na ingestão de macronutrientes pode aumentar o risco de diversas doenças crônicas. Limites inferiores e superiores de AMDR são expressos como percentual da ingestão energética total (IOM, 2006).

Tabela 10.1. Definição e aplicações de valores de referência DRIs (*Dietary Reference Intakes*) para indivíduos e grupos populacionais.

Categorias de DRIs	Definição	Aplicação	
		Indivíduo	Grupo
EAR (*Estimated Average Intake*) – Necessidade Média Estimada	Valor de ingestão diária estimado para suprir a necessidade do nutriente de 50% dos indivíduos saudáveis de um grupo específico, conforme sexo e estágio de vida	Avaliar a probabilidade de que a ingestão observada do indivíduo esteja inadequada	Estimar a prevalência de ingestão inadequada no grupo
RDA (*Recommended Dietary Intake*) – Ingestão Dietética Recomendada	Nível médio de ingestão diária suficiente para atender a necessidade do nutriente de aproximadamente 97 a 98% dos indivíduos saudáveis de um grupo, de acordo com sexo e estágio de vida. Valor correspondente a dois desvios-padrão acima da necessidade média (EAR)	Ingestão observada de um indivíduo igual ou acima do valor de RDA tem baixa probabilidade de inadequação	Não é usado para avaliar a ingestão de grupos
AI (*Adequate Intake*) – Ingestão Adequada	Quando não existem dados suficientes para estabelecer a EAR e, portanto, a RDA, é proposta uma AI. A ingestão média é baseada em níveis derivados experimentalmente ou por aproximações da média de ingestão de um grupo de indivíduos saudáveis	Ingestão observada de um indivíduo igual ou acima desse nível tem baixa probabilidade de inadequação	Média da ingestão observada igual ou acima do valor de AI tem baixa prevalência de ingestão inadequada
UL (*Tolerable Intake Level*) – Nível Superior Tolerável de Ingestão	Nível mais alto de ingestão diária de dado nutriente que, provavelmente, não apresenta risco de efeitos adversos à saúde, para quase todos os indivíduos (97-98%) de um grupo de sexo e estágio de vida específicos	Ingestão observada acima do UL aumenta o risco de efeitos prejudiciais ao organismo	Estimar o percentual de indivíduos do grupo em risco potencial de efeitos prejudiciais por ingestão excessiva

Fonte: IOM (2000).

O consumo de alimentos e de nutrientes pode ser avaliado quantitativamente a partir da comparação da ingestão do nutriente com as referências nutricionais. Entretanto, não é simples comparar a ingestão individual com a necessidade do nutriente, visto que a necessidade atual de nutrientes de um indivíduo não é conhecida e a determinação da ingestão habitual é limitada, por causa da variação diária da ingestão e de possíveis erros na coleta e na avaliação dos dados (Barr et al., 2002; IOM, 2000).

Na avaliação do consumo de alimentos de um grupo, a ingestão habitual é diferente entre indivíduos, a menos que seja realizada com residentes em asilos, orfanatos, presídios ou outras instituições responsáveis por ofertar a alimentação diária. A extensão dessa variação interindividual depende do nutriente e das características do grupo. Entretanto, para a maioria dos nutrientes a variabilidade intraindividual é maior do que a variação entre os indivíduos. Essa variabilidade pode ser expressa como desvio-padrão ou coeficiente de variação (CV) (IOM, 2000).

A ingestão habitual é definida como a média de ingestão individual obtida por longo período (IOM, 2000). A única alternativa para reduzir o efeito da variância intraindividual sobre a média de ingestão diária de determinado nutriente é aumentar o número de medidas de cada indivíduo (Gibson, 2005). No entanto, na prática, é muito dispendioso e difícil coletar dados precisos de ingestão (alimentos e suplementos) por longo tempo. O número necessário de dias de coleta de dados de consumo de alimentos depende da precisão desejada, considerando que alguns nutrientes são ingeridos de forma concentrada em poucos alimentos e são consumidos esporadicamente. O recordatório de 24 horas ou o registro alimentar são os métodos mais adequados, pois permitem a identificação de todos os alimentos ingeridos. Na prática, é realizada a coleta de informações de dois a três dias de ingestão observada (IOM, 2000), ou seja, pelo menos dois recordatórios de 24 horas ou registros obtidos em dias não consecutivos e, alternativamente, três dias de dados de ingestão em dias consecutivos (IOM, 2006).

Um método estatístico baseado nas DRIs foi desenvolvido para estimar o nível de confiança de que a ingestão observada do indivíduo atinja a necessidade do nutriente analisado (Murphy et al., 2002). Esse método de avaliação dietética é considerado mais preciso, visto que as equações usadas incorporam a distribuição da necessidade do nutriente e a variabilidade intraindividual do consumo de nutrientes.

O método estatístico é fundamentado nas seguintes premissas (IOM, 2000):

- EAR é a melhor estimativa da necessidade individual.
- Existe variação intraindividual da necessidade e, nesse caso, o desvio-padrão da necessidade é um indicador de quanto a necessidade individual pode desviar da EAR na população; assume-se um CV de 10% para a maioria dos nutrientes.
- A média da ingestão observada de um indivíduo é a melhor estimativa da ingestão habitual.
- Existe variação diária na ingestão individual e o desvio-padrão intraindividual é um indicador de quanto o consumo observado pode desviar do habitual.

Esse método estatístico apenas poderá ser utilizado se a distribuição da necessidade for normal ou simétrica. A distribuição é considerada normal quando os valores estão próximos à média ou são simétricos. A distribuição da necessidade de nutrientes com EAR estabelecida é considerada normal, exceto no caso de valores de recomendação de ferro para mulheres em idade fértil, que variam em relação ao estágio de vida, desviando e se afastando da média dos valores. Quando o CV da ingestão for muito alto (acima de 60%), também não é possível determinar seu nível de adequação por meio desse método (IOM, 2000).

AVALIAÇÃO COM O USO DE EAR

Segundo o IOM (2000), a avaliação da adequação da ingestão deve ser feita respondendo à seguinte questão: a ingestão habitual de determinado nutriente por um indivíduo é adequada e tem baixo risco de efeitos adversos, com base na ingestão observada de um pequeno número de dias?

O cálculo da avaliação dietética individual pode ser feito por meio da diferença entre a ingestão observada e a necessidade média do nutriente, dividida pela variabilidade da necessidade e da ingestão intraindividual. Portanto, a equação corresponde a um escore z que permite determinar o nível de confiança, segundo o qual a ingestão do indivíduo contempla a necessidade do nutriente. O escore z representa a diferença do valor médio dividido pelo seu desvio-padrão e corresponde ao valor de probabilidade associado com a distribuição normal (Barr et al., 2002).

$$\text{Escore } z = \frac{Mi - EAR}{\sqrt{(DP_n)^2 + (DP_i)^2 \div n)}}$$

Sendo:

Mi = média da ingestão observada

EAR = Necessidade Média Estimada (consultar Capítulo 7)

DP_n = desvio-padrão da necessidade, calculado a partir do CV (Tabela 10.2) e EAR (EAR × CV em %)

DP_i = desvio-padrão da ingestão intraindividual (Tabelas 10.3 a 10.6)

n = número de dias de ingestão observada

O denominador da equação depende de:

- Número de dias de registro da ingestão do indivíduo, inversamente relacionado à variabilidade (maior número de dias pode resultar em redução da variabilidade).

Tabela 10.2. Coeficiente de variação de nutrientes com EAR estabelecida.

Nutrientes	Coeficiente de variação (%)
Carboidrato	15
Proteína	12
Vitamina A	20
Vitamina E	10
Tiamina	10
Riboflavina	10
Niacina	15
Vitamina B_6	10
Folato	10
Vitamina B_{12}	10
Vitamina C	10
Fósforo	10
Magnésio	10
Cobre	15
Zinco	10
Iodo	20
Ferro[a]	–
Selênio	10
Molibdênio	15
Cálcio	10

[a]A necessidade de ferro não apresenta distribuição normal para mulheres em idade fértil. Para homens, crianças, adolescentes e mulheres que não se encontram em idade fértil, utiliza-se 10%.

Fonte: IOM (2006).

Tabela 10.3. Estimativa da variação da ingestão individual de vitaminas e minerais para crianças e adolescentes expressa como desvio-padrão (DP)[a] e coeficiente de variação (CV).

Nutrientes[b]	Crianças (4 a 8 anos)				Adolescentes (9 a 18 anos)			
	Meninas (n = 817)		Meninos (n = 883)		Meninas (n = 1.002)		Meninos (n = 998)	
	DP	CV (%)	DP	CV (%)	DP	CV (%)	DP	CV (%)
Vitamina A (mg)	808	103	723	86	852	109	898	91
Caroteno (RE)	452	167	454	166	549	180	681	197
Vitamina E (mg)	3	54	3	57	4	67	5	62
Vitamina C (mg)	61	69	74	76	81	90	93	89
Tiamina (mg)	0,5	35	0,5	37	0,6	43	0,8	42
Riboflavina (mg)	0,6	35	0,7	35	0,7	42	1,0	41
Niacina (mg)	6	36	7	38	8	46	11	43
Vitamina B_6 (mg)	0,6	42	0,7	43	0,7	49	1,0	49
Folato (mg)[c]	99	48	117	50	128	58	176	60
Vitamina B_{12} (mg)	9,6	254	4,7	118	5,5	142	5,0	93
Cálcio (mg)	313	40	353	41	374	48	505	48
Fósforo (mg)	321	32	352	32	410	38	542	37
Magnésio (mg)	61	31	71	33	86	41	109	39
Ferro (mg)	5	45	6	43	6	47	9	50
Zinco (mg)	3	41	4	42	5	50	8	58
Cobre (mg)	0,4	47	0,4	41	0,5	52	0,6	48
Sódio (mg)	930	38	957	35	1.313	45	1.630	42
Potássio (mg)	631	32	750	35	866	41	1.130	41

[a]Raiz quadrada da variância residual.
[b]Para a ingestão de nutrientes foram considerados somente alimentos, não incluindo ingestão de suplementos.
[c]Para expressar folato utilizou-se mg, em vez de folato equivalente da dieta (DFE, *Dietary Folate Equivalents*).
Observação: quando o CV for maior do que 60 a 70% a distribuição da ingestão diária não é normal.
Fonte: IOM (2000).

Tabela 10.4. Estimativa da variação da ingestão individual de energia e macronutrientes para crianças e adolescentes expressa como desvio-padrão (DP)[a] e coeficiente de variação (CV).

Energia e nutrientes[b]	Crianças (4 a 8 anos)				Adolescentes (9 a 18 anos)			
	Meninas (n = 817)		Meninos (n = 883)		Meninas (n = 1.002)		Meninos (n = 998)	
	DP	CV (%)	DP	CV (%)	DP	CV (%)	DP	CV (%)
Energia (kcal)	427	27	478	27	628	34	800	33
Lipídios totais (g)	21,3	37	23,9	37	29,8	45	3802	42
Ácidos graxos saturados (g)	8,5	40	9,6	40	11,3	48	15,3	48
Ácidos graxos monoinsaturados (g)	8,6	39	9,9	41	12,4	48	15,5	44
Ácidos graxos poli-insaturados (g)	5,1	52	5,5	52	7,3	60	8,7	55
Carboidratos (g)	61,7	29	70,8	30	88,1	35	113	35
Proteínas (g)	19,2	34	20,4	33	26,2	42	33,9	39
Fibras (g)	4,6	43	5,3	45	6,2	51	8,7	56
Colesterol (mg)	129	70	137	66	145	72	199	71

[a]Raiz quadrada da variância residual.
[b]Para a ingestão de nutrientes foram considerados somente alimentos, não incluindo ingestão de suplementos.
Observação: quando o CV for maior do que 60 a 70% a distribuição da ingestão diária não é normal.
Fonte: IOM (2000).

Tabela 10.5. Estimativa da variação da ingestão individual de vitaminas e minerais para adultos expressa como desvio-padrão (DP)[a] e coeficiente de variação (CV).

Nutrientes[b]	Adultos (19 a 50 anos)				Adultos (a partir de 51 anos)			
	Mulheres (n = 2.480)[c]		Homens (n = 2.538)		Mulheres (n = 2.162)		Homens (n = 2.280)	
	DP	CV (%)	DP	CV (%)	DP	CV (%)	DP	CV (%)
Vitamina A (mg)	1.300	152	1.160	115	1.255	129	1.619	133
Caroteno (RE)	799	175	875	177	796	147	919	153
Vitamina E (mg)	5	76	7	176	6	65	9	60
Vitamina C (mg)	73	87	93	92	61	69	72	71
Tiamina (mg)	0,6	47	0,9	46	0,5	41	0,7	40
Riboflavina (mg)	0,6	50	1,0	44	0,6	42	0,8	40
Niacina (mg)	9	47	12	44	7	42	9	39
Vitamina B_6 (mg)	0,8	53	1,0	48	0,6	44	0,8	42
Folato (mg)[d]	131	62	180	61	12	52	150	53
Vitamina B_{12} (mg)	12	294	13	212	10	237	14	226
Cálcio (mg)	325	51	492	54	256	44	339	44
Fósforo (mg)	395	39	573	38	313	33	408	32
Magnésio (mg)	86	38	122	38	74	33	94	32
Ferro (mg)	7	53	9	51	5	44	7	44
Zinco (mg)	6	61	9	63	5	58	8	66
Cobre (mg)	0,6	53	0,7	48	0,5	53	0,7	56
Sódio (mg)	1.839	44	1.819	43	1.016	41	1.323	38
Potássio (mg)	851	38	1.147	36	723	31	922	31

[a]Raiz quadrada da variância residual.
[b]Para a ingestão de nutrientes foram considerados somente alimentos, não incluindo ingestão de suplementos.
[c]Tamanho da amostra foi inadequado para estimativa na gestação ou lactação.
[d]Para expressar folato utilizou-se mg, em vez de folato equivalente da dieta (DFE, *Dietary Folate Equivalents*).
Observação: quando o CV for maior do que 60 a 70% a distribuição da ingestão diária não é normal.
Fonte: IOM (2000).

Tabela 10.6. Estimativa da variação da ingestão individual de energia e macronutrientes para adultos expressa como desvio-padrão (DP)[a] e coeficiente de variação (CV).

Energia e nutrientes[b]	Adultos (19 a 50 anos)				Adultos (a partir de 51 anos)			
	Mulheres (n = 2.480)[c]		Homens (n = 2.538)		Mulheres (n = 2.162)		Homens (n = 2.280)	
	DP	CV (%)	DP	CV (%)	DP	CV (%)	DP	CV (%)
Energia (kcal)	576	34	854	34	448	31	590	29
Lipídios totais (g)	29,9	48	42,7	44	24,0	45	31,8	42
Ácidos graxos saturados (g)	10,9	52	15,9	49	8,6	50	11,4	45
Ácidos graxos monoinsaturados (g)	12,0	50	17,4	46	9,7	48	13,0	44
Ácidos graxos poli-insaturados (g)	8,4	64	11,3	59	7,0	61	8,8	57
Carboidratos (g)	75,2	35	109	35	59,9	32	79,5	32
Proteínas (g)	26,6	42	40,4	41	22,1	37	28,6	35
Fibras (g)	6,5	49	9,2	51	5,9	43	7,7	43
Colesterol (mg)	168	77	227	66	144	70	201	66

[a]Raiz quadrada da variância residual.
[b]Para a ingestão de nutrientes foram considerados somente alimentos, não incluindo ingestão de suplementos.
Observação: quando o CV for maior do que 60 a 70% a distribuição da ingestão diária não é normal.
Fonte: IOM (2000).

- Assume-se que o desvio-padrão da necessidade seja determinado pelo CV da EAR, cujo valor para a maioria dos nutrientes é de 10%, conforme dados apresentados na Tabela 10.2.
- Desvio-padrão da ingestão intraindividual, obtido a partir de inquéritos populacionais nos Estados Unidos da América (Tabelas 10.3 a 10.6), uma vez que ainda não estão disponíveis dados atualizados de inquéritos dietéticos da população brasileira. Entretanto, se muitos dias não consecutivos de ingestão (mais que 10 a 12 dias) são disponíveis, a variância intraindividual pode ser calculada com a seguinte equação:

$$V_{intrapessoal} = \Sigma_i (Y_i - \bar{y})^2/(n - 1)$$

Sendo:

Y_i = ingestão individual observada

$\bar{y}$ = média da ingestão observada

n = número de dias de ingestão observada

Para alguns nutrientes, o CV da distribuição da ingestão (Tabelas 10.3 a 10.6) pode ser muito alto (maior do que 60 a 70%), o que inviabiliza uma distribuição simétrica ou normal (exemplos: vitaminas A e C). Nesses casos, não é adequado usar esse método estatístico para avaliar a adequação da ingestão do nutriente (IOM, 2006). No Brasil, ainda não estão disponíveis dados de variância de ingestão de nutrientes, o que limita a utilização desse método.

A probabilidade de a ingestão estar acima ou abaixo da necessidade pode ser determinada conforme valores de escore z (Tabela 10.7), ou utilizando-se os valores z selecionados com o correspondente nível de confiança (Tabela 10.8) elaborados pelo IOM (2000).

Quando não é possível usar as equações para estimar a confiança ou probabilidade da adequação, Murphy e Barr (2011) sugerem uma avaliação prática, conduzida com dados de três ou mais dias de consumo do nutriente:

- Indivíduos com ingestão observada acima da RDA ou da AI provavelmente têm ingestão adequada, visto que a ingestão ≥ RDA excede à necessidade de 97 a 98% dos indivíduos e ≥ AI contempla ou excede a necessidade do nutriente.
- Se a ingestão do nutriente está abaixo da AI, a avaliação da ingestão não pode ser realizada, porém o indivíduo pode ser aconselhado a aumentar o consumo para atingir a AI.
- Quando o valor de ingestão se encontra entre RDA e EAR existe incerteza considerável quanto à sua adequação. A ingestão nesse nível é inadequada para 3 a 50% dos indivíduos, portanto deve ser aumentada para atingir RDA.
- Quando a ingestão observada se encontra abaixo da EAR, existe alta probabilidade de inadequação, pois nesse nível 50% dos indivíduos têm ingestão inadequada.

Poucos dias de avaliação da ingestão (≤ 2 dias) resultam em menor confiança. Ao contrário, maior número de dias de consumo aumenta a confiança dessa avaliação.

A seguir está apresentado um exemplo de avaliação com a determinação da probabilidade ou confiança de que a ingestão atinge a necessidade do nutriente.

Tabela 10.7. Frequências relativas acumuladas da curva normal padrão.

z	P	z	P	z	P	z	P	z	P	z	P
–4,00	0,00003	–2,05	0,0202	–1,00	0,1587	0,00	0,5000	1,05	0,8531	2,10	0,9821
–3,50	0,00023	–2,00	0,0228	–0,95	0,1711	0,05	0,5199	1,10	0,8643	2,15	0,9842
–3,00	0,0013	–1,95	0,0256	–0,90	0,1841	0,10	0,5398	1,15	0,8749	2,20	0,9861
–2,95	0,0016	–1,90	0,0287	–0,85	0,1977	0,15	0,5596	1,20	0,8849	2,25	0,9878
–2,90	0,019	–1,85	0,0322	–0,80	0,2119	0,20	0,5793	1,25	0,8944	2,30	0,9893
–2,85	0,0022	–1,80	0,0359	–0,75	0,2266	0,25	0,5987	1,30	0,9032	2,35	0,9906
–2,80	0,0026	–1,75	0,0401	–0,70	0,2420	0,30	0,6179	1,35	0,9115	2,40	0,9918
–2,85	0,0030	–1,70	0,0446	–0,65	0,2578	0,35	0,6368	1,40	0,9192	2,45	0,9929
–2,70	0,0035	–1,65	0,0495	–0,60	0,2743	0,40	0,6554	1,45	0,9265	2,50	0,9938
–2,65	0,0040	–1,60	0,0548	–0,55	0,2912	0,45	0,6736	1,50	0,9332	2,55	0,9946
–2,60	0,0047	–1,55	0,0606	–0,50	0,3085	0,50	0,6915	1,55	0,9394	2,60	0,9953
–2,55	0,0054	–1,50	0,0668	–0,45	0,3264	0,55	0,7088	1,60	0,9452	2,65	0,9960
–2,50	0,0062	–1,45	0,0735	–0,40	0,3446	0,60	0,7257	1,65	0,9505	2,70	0,9965
–2,45	0,0071	–1,40	0,0808	–0,35	0,3632	0,65	0,7422	1,70	0,9554	2,75	0,9970
–2,40	0,0082	–1,35	0,0885	–0,30	0,3821	0,70	0,7580	1,75	0,9599	2,80	0,9974
–2,35	0,0094	–1,30	0,0968	–0,25	0,4013	0,75	0,7734	1,80	0,9641	2,85	0,9978
–2,30	0,0107	–1,25	0,1056	–0,20	0,4207	0,80	0,7881	1,85	0,9678	2,90	0,9981
–2,25	0,01222	–1,20	0,1151	–0,15	0,4404	0,85	0,8023	1,90	0,9713	2,95	0,9984
–2,20	0,0139	–1,15	0,1251	–0,10	0,4602	0,90	0,8159	1,95	0,9744	3,00	0,9987
–2,15	0,0158	–1,10	0,1357	–0,05	0,4801	0,95	0,8289	2,00	0,9772	3,50	0,99977
–2,10	0,0179	–1,05	0,1469	0,00	0,5000	1,00	0,8413	2,05	0,9798	4,00	0,99997

P = probabilidade; z = valor do escore z.
Fonte: Centeno (2002), Fischer e Yates (1971).

Tabela 10.8. Valores de escore z e a probabilidade correspondente da adequação da ingestão.

Escore z	Conclusão	Probabilidade da adequação
> 2,00	Ingestão habitual adequada	0,98
> 1,65	Ingestão habitual adequada	0,95
> 1,50	Ingestão habitual adequada	0,93
> 1,00	Ingestão habitual adequada	0,85
> 0,50	Ingestão habitual adequada	0,70
> 0,00	Ingestão habitual adequada/inadequada	0,50
< –0,50	Ingestão habitual inadequada	0,70
< –1,00	Ingestão habitual inadequada	0,85
< –1,50	Ingestão habitual inadequada	0,93
< –1,65	Ingestão habitual inadequada	0,95
< –2,00	Ingestão habitual inadequada	0,98

Fonte: Snedecor e Cochran (1980), *apud* IOM (2000).

Homem de 35 anos de idade, com ingestão média de tiamina de 0,85 mg/dia, estimada a partir de três dias de registro alimentar.
EAR para tiamina (homens de 31 a 50 anos): 1 mg/dia
CV da necessidade de tiamina 10% (Tabela 10.2) da EAR (1,0 mg/dia) = 0,1 mg
Desvio-padrão da ingestão: 0,9 mg (Tabela 10.5).

$$\text{Escore z} = \frac{\text{Média da ingestão observada} - \text{EAR}}{\sqrt{(DP_n)^2 + (DP_i)^2 \div n)}}$$

$$\text{Escore z} = \frac{0{,}85 - 1{,}0}{\sqrt{(0{,}1)^2 + (0{,}9^2 \div 3)}}$$

$$\text{Escore z} = -0{,}54$$

Interpretar o resultado conforme Tabelas 10.7 ou 10.8. Para uso da Tabela 10.7 consideram-se os valores referentes à probabilidade (área acumulada) para os diversos valores de z. Nesse caso, a área total corresponde a 1,0, então, a probabilidade encontrada conforme o resultado do escore z deve ser subtraído de 1,0. Como no exemplo, a probabilidade aproximada de –0,54 (escore z) é 0,2912 que subtraído de 1,0 fornece a probabilidade (1,0 – 0,2912 = 0,7088).

Conclusão: a ingestão de tiamina desse indivíduo é inadequada com um nível de confiança de 70% de que essa avaliação esteja correta.

AVALIAÇÃO COM O USO DE AI

Quando a EAR para o nutriente não está disponível, a abordagem descrita anteriormente não pode ser utilizada. Se a AI for o único valor estabelecido, a avaliação é feita com limitações: ingestão observada ≥ AI, considera-se adequada; ingestão < AI, a adequação da ingestão não pode ser determinada. A diferença entre essas duas DRIs é que a EAR representa a mediana da necessidade do nutriente, enquanto a AI representa a ingestão que, provavelmente, excede a necessidade da maioria dos indivíduos saudáveis. Entretanto, por causa da natureza dos dados usados para estabelecer as AI, seus valores possivelmente excederiam as RDAs caso essas pudessem ser estabelecidas. Dessa forma, a comparação da ingestão observada com a AI permite concluir apenas se a ingestão excede ou não a AI (IOM, 2000). A equação utilizada está apresentada a seguir.

$$\text{Escore z} = \frac{Mi - AI}{DPi \div \sqrt{n}}$$

Sendo:
Mi = média da ingestão observada
AI = ingestão adequada
DPi = desvio-padrão da ingestão (Tabelas 10.3 a 10.6)
n = número de dias da ingestão observada.

Para determinar o nível de confiabilidade para o qual se aceita que a ingestão observada é realmente superior a AI, devem ser consultadas as Tabela 10.7 ou 10.9. O resultado

Tabela 10.9. Valores selecionados de z e o nível de confiança da ingestão habitual ser maior que a AI ou menor que o UL.

Critério Z	Conclusão	Probabilidade
> 2,00	Ingestão habitual adequada (excessiva)	0,98
> 1,65	Ingestão habitual adequada (excessiva)	0,95
> 1,50	Ingestão habitual adequada (excessiva)	0,93
> 1,25	Ingestão habitual adequada (excessiva)	0,90
> 1,00	Ingestão habitual adequada (excessiva)	0,85
> 0,85	Ingestão habitual adequada (excessiva)	0,80
> 0,68	Ingestão habitual adequada (excessiva)	0,75
> 0,50	Ingestão habitual adequada (excessiva)	0,70
> 0,00	Ingestão habitual adequada (excessiva)/segura	0,50
> –0,50	Ingestão habitual adequada (excessiva)	0,30 (0,70 probabilidade de a ingestão habitual ser segura)
> –0,85	Ingestão habitual adequada (excessiva)	0,20 (0,80 probabilidade de a ingestão habitual ser segura)
> –1,00	Ingestão habitual adequada (excessiva)	0,15 (0,85 probabilidade de a ingestão habitual ser segura)

Fonte: Snedecor e Cochran (1980), *apud* IOM (2000).

será influenciado pelo número de dias de avaliação da ingestão e pelo desvio-padrão da variabilidade intraindividual. Essa abordagem também não pode ser utilizada quando a distribuição da ingestão do nutriente, obtida dos estudos populacionais, não é normal ou simétrica, ou seja, quando o CV é maior que 60 ou 70% (IOM, 2000).

AVALIAÇÃO DO RISCO DE EFEITOS ADVERSOS CAUSADOS POR INGESTÃO EXCESSIVA DE NUTRIENTES

Quando a ingestão do nutriente for muito elevada, é possível avaliar a probabilidade de risco de efeitos adversos à saúde com o Nível Superior Tolerável de Ingestão (*Tolerable Intake Level* – UL). Contudo, o UL não é um nível recomendado de ingestão, mas refere-se ao nível máximo de ingestão crônica de um nutriente que não apresenta risco de efeitos adversos à saúde para quase todos os indivíduos de uma população (IOM, 2006).

A abordagem estatística para avaliar se a ingestão observada de determinado nutriente está abaixo do UL é similar àquela descrita para AI, e as limitações para seu uso são as mesmas. O mesmo teste z usado para avaliar nutrientes que apresentam apenas AI disponível pode ser utilizado para determinar a probabilidade de a ingestão estar superior ao valor do UL, ou seja, excessiva. A interpretação do resultado pode ser feita com o auxílio das Tabelas 10.7 ou 10.9 (IOM, 2000).

$$\text{Escore z} = \frac{\text{Mi} - \text{UL}}{\text{DPi} \div \sqrt{n}}$$

Sendo:
Mi = média da ingestão observada
UL = Nível Superior Tolerável de Ingestão
DPi = desvio-padrão da ingestão (Tabelas 10.3 a 10.6)
n = número de dias da ingestão observada

Quando a ingestão for maior ou igual ao valor do UL, existe risco potencial de efeitos adversos e, se a ingestão for menor que o valor do UL, provavelmente a ingestão é segura se for avaliada durante grande número de dias.

AVALIAÇÃO DE LIMITES DE DISTRIBUIÇÃO ACEITÁVEL DOS MACRONUTRIENTES

Os Limites de Distribuição Aceitável dos Macronutrientes (*Acceptable Macronutrient Distribution Ranges* - AMDRs) representam os percentuais de ingestão de macronutrientes, em relação ao valor calórico da alimentação, que reduzem o risco de surgimento de doenças crônicas e estão associados com ingestão adequada de energia e com nível de atividade física para manter o balanço energético. A equação de AI pode ser usada para determinar o nível de confiança de a ingestão estar acima do limite inferior das AMDRs; e a equação para UL serve para calcular o nível de confiança de a ingestão se situar abaixo do limite superior das AMDRs (IOM, 2006). Os valores de AMDRs estão apresentados no capítulo 7.

AVALIAÇÃO DA INGESTÃO DE ENERGIA

O índice de massa corporal (IMC) é o indicador selecionado para avaliar a adequação do consumo habitual de energia em relação ao gasto energético, sendo considerada normal para adultos a faixa de 18,5 a 25 kg/m^2 (IOM, 2006).

APLICAÇÃO DAS DRIs NA AVALIAÇÃO DIETÉTICA DE GRUPOS

Para a determinação da proporção de indivíduos de determinado grupo, cuja ingestão observada é menor do que o valor de referência, ou o consumo elevado situa-se na faixa de risco de efeitos adversos, as informações sobre a distribuição da ingestão e da necessidade do nutriente são essenciais (IOM, 2006). Portanto, é necessário obter dados de ingestão de maneira mais precisa possível, além de ajustar a distribuição da ingestão conforme a variabilidade intraindividual (variação dia a dia na ingestão individual), selecionar os valores de referência apropriados e interpretar os resultados corretamente (IOM, 2000).

Indivíduos de um grupo apresentam diferenças tanto na média de nutrientes que consomem quanto na necessidade desses. Para determinar a proporção do grupo que tem ingestão de determinado nutriente abaixo da sua necessidade são essenciais as informações sobre a ingestão e a necessidade do nutriente, de cada um dos indivíduos que compõem o grupo.

A determinação da distribuição da ingestão habitual de grupos populacionais é fundamental para a análise dos padrões de consumo em pesquisas e em programas de vigilância nutricional. A estimativa da distribuição da ingestão inclui percentis e permite o cálculo de média aritmética, de desvio-padrão e de CV, além de teste de hipótese (Hoffmann et al., 2002).

O QFA e o recordatório de 24 horas ou o registro alimentar são os instrumentos mais utilizados na coleta de dados de ingestão alimentar, sendo empregados primariamente em pesquisa epidemiológica e em vigilância nutricional, respectivamente. O QFA pode elevar o erro de medida da ingestão em decorrência de limitações do método, como alimentos ingeridos em listas previamente estabelecidas e dificuldade dos indivíduos em relatar retrospectivamente o consumo de alimentos, por longo período. Ao contrário, o recordatório de 24 horas e o registro alimentar podem fornecer dados mais detalhados a respeito do tipo e da quantidade de alimentos consumidos e reduzir a magnitude do erro por solicitar informações de um único dia (Dodd et al., 2006; Hoffmann et al., 2002).

A precisão da estimativa da dieta habitual pode ser prejudicada quando a medida da ingestão for realizada em um único dia. Todavia, ainda que as médias de consumo de nutrientes sejam obtidas a partir de dados de vários dias de recordatório de 24 horas, a distribuição dessas médias tem ampla variação quando comparada à ingestão habitual verdadeira, causando assim erro de estimativa de parte da população que tem ingestão abaixo ou acima de algum padrão. O erro diminui em situações nas quais os padrões são mais próximos da média de ingestão da população (Dodd et al., 2006).

O efeito da variação dia a dia deve ser eliminado com o auxílio de métodos estatísticos de ajuste da distribuição da ingestão de grupos (IOM, 2000; Murphy, 2003). Para aplicar os métodos de ajuste é necessária a obtenção de pelo menos dois recordatórios de 24 horas ou registros alimentares em dias não consecutivos ou três dias consecutivos, em uma subamostra representativa de indivíduos do grupo (IOM, 2000).

A medida da ingestão em uma subamostra deve ser realizada quando o grupo for constituído por mais de 100 pessoas (IOM, 2003). Para Dodd et al. (2006), a transformação que permite obter dados de recordatório de 24 horas com distribuição normalizada requer uma amostra com centenas de indivíduos, dos quais pelo menos 50 devem ter dois recordatórios. Portanto, para grupos pequenos, com menos de 100 indivíduos, não é possível usar os métodos estatísticos recomendados para ajustar a distribuição da ingestão, principalmente se o número de dias de ingestão por indivíduo for baixo (Murphy et al., 2006). Entretanto, o método proposto pelo *National Research Council* (NRC, 1986) talvez ofereça vantagens no ajuste da distribuição da ingestão de grupos de 40 a 50 indivíduos (IOM, 2003). Grupos com ≤ 30 indivíduos, ainda que todos tenham um segundo dia de ingestão, são muito pequenos para uso dessa metodologia (Murphy, Barr, 2011).

Após a obtenção das repetições na subamostra, o ajuste da distribuição da igestão pode ser feito com o auxílio de alguns métodos. O método geral foi proposto pelo *National Research Council* (NRC, 1986) e refinado por Nusser et al. (1996). Além disso, o NRC e a *Iowa State University* desenvolveram *softwares* para ajustar a variabilidade da ingestão diária, sendo que um deles (PC-SIDE) está disponível em http://www.side.stat.iastate.edu/pc-side.php (IOM, 2006). Não é necessário fazer esse ajuste quando a ingestão do nutriente for avaliada com AI, pois apenas a ingestão média do grupo é considerada (Murphy et al., 2006).

A partir do ajuste da distribuição da ingestão do grupo e da seleção do valor de referência adequado, a proporção de indivíduos no grupo que está em risco de inadequação nutricional pode ser estimada com o uso dos métodos de abordagem probabilística ou EAR como ponto de corte (Gibson, 2005). Nos dois casos, as distribuições da ingestão e da necessidade devem ser normais e independentes, ou seja, indivíduos com necessidade elevada não têm tendência em consumir mais. Isto não é verdadeiro para energia, uma vez que indivíduos com maior necessidade de energia, em geral, ingerem mais alimentos, configurando forte correlação entre necessidade de energia e ingestão. Para avaliar a adequação de energia, outras informações podem ser usadas, como o IMC ou outras medidas antropométricas (IOM, 2000).

A EAR de cada nutriente específico, conforme sexo e estágio de vida, deve ser usada em ambos os métodos como valor de referência da ingestão, e a distribuição da necessidade do nutriente deve ser conhecida (IOM, 2000). No entanto, a distribuição da necessidade de cada nutriente entre indivíduos do mesmo sexo e estágio de vida não é conhecida e, nesse caso, assume-se que a distribuição é simétrica para a maioria dos nutrientes com CV de 10%, exceto para niacina e vitamina A (15% e 20%, respectivamente) (IOM, 2000; Murphy et al., 2006). A suposição de normalidade na distribuição da necessidade de ferro para mulheres em idade fértil não é comprovada, visto que a perda de ferro durante a menstruação é muito variável, o que inviabiliza a distribuição normal (IOM, 2000).

Quando os nutrientes analisados não têm EAR estabelecida, uma avaliação similar poderá ser feita com os valores de AI, mas com algumas limitações. Os valores de AI foram determinados por meio de critérios diferenciados, assim o nível de confiança da avaliação é bastante variável. Além disso, a avaliação da adequação da ingestão do nutriente não deverá ser realizada caso a média de ingestão do grupo seja inferior ao valor de AI (Gibson, 2005; IOM, 2000). Se a média ou a mediana de ingestão do grupo for igual ou superior ao valor de AI, provavelmente existe baixa prevalência de inadequação (Barr et al., 2002; IOM, 2000; Murphy, Barr, 2011).

Para a avaliação da ingestão com o uso de UL são necessárias informações sobre a ingestão diária de todas as fontes possíveis ou apenas de suplementos, alimentos fortificados e medicamentos, dependendo do nutriente. A distribuição da ingestão permite determinar a proporção da população que ingere determinado nutriente em quantidades superiores ao UL e pode estar em risco de efeitos prejudiciais à saúde. Entretanto, por causa das dificuldades na determinação dos valores de UL (extrapolação de dados de pesquisa com animais, gravidade de efeitos prejudiciais à saúde, variação na suscetibilidade individual), predizer a magnitude de risco associado com ingestão excessiva é difícil e, nesse caso, é recomendado usar UL como ponto de corte para ingestão segura (IOM, 2000).

AVALIAÇÃO DA INGESTÃO DE NUTRIENTES CONFORME AMDRs

A proporção de indivíduos do grupo que está abaixo, dentro e acima dos AMDRs, pode ser determinada para avaliar a adequação da ingestão em relação aos valores recomendados (IOM, 2006).

AVALIAÇÃO DA ADEQUAÇÃO ENERGÉTICA

A proporção de indivíduos do grupo com ingestão energética inadequada, adequada ou excessiva pode ser determinada com o uso dos pontos de corte do IMC (baixo peso, eutrófico, sobrepeso e obesidade). Os métodos de abordagem probabilística e de EAR como ponto de corte não devem ser usados para avaliar a adequação da ingestão energética, em razão da correlação entre ingestão e necessidade de energia (IOM, 2006). Para avaliar a ingestão energética de grupos, Murphy e Barr (2011) sugerem a comparação da necessidade energética com a média de ingestão do grupo.

MÉTODOS PARA AVALIAÇÃO DIETÉTICA EM GRUPOS

Abordagem ou aproximação probabilística

A abordagem probabilística relaciona a distribuição da necessidade e da ingestão do grupo. Para isso é necessário que a distribuição da necessidade seja conhecida e que haja pouca ou nenhuma correlação entre ingestão e necessidade do grupo (IOM, 2000). O método de abordagem probabilística requer o cálculo da probabilidade de inadequação de cada indivíduo do grupo para, posteriormente, estimar a prevalência de inadequação por meio de média das probabilidades individuais (Murphy et al., 2006).

Uma curva de risco ou de probabilidade deve ser construída com os dados da distribuição da necessidade do grupo (média ou mediana) e da ingestão observada. Essa curva indica a probabilidade de qualquer ingestão ser inadequada para o indivíduo. Para todos os nutrientes cujas necessidades têm distribuição normal, a ingestão igual à necessidade média tem probabilidade de inadequação de aproximadamente 50%; abaixo de –2 desvios-padrão é associada com 100% de probabilidade de inadequação; e igual ou acima de +2 desvios-padrão aproxima-se de zero (IOM, 2006). A curva de probabilidade da ingestão deve ser feita com a distribuição cumulativa da necessidade. A probabilidade de inadequação pode ser determinada para qualquer valor observado de ingestão, desde que a curva de risco seja específica para determinada classe da população estudada. O método não identifica indivíduos em particular que apresentam inadequação da ingestão, apenas a proporção da população com risco de deficiência (NRC, 1986).

Para avaliar a ingestão de ferro em mulheres em idade fértil, cuja distribuição da necessidade é assimétrica, primeiro os dados da necessidade e da ingestão de ferro devem ser normalizados antes de aplicar o método de abordagem probabilística (Gibson, 2005).

O cálculo da abordagem probabilística pode ser feito manualmente ou com o auxílio de computador. No cálculo manual, os valores de ingestão do nutriente podem ser classificados de acordo com a curva de risco construída ou, conforme Beaton (1985), em seis classes, com base na EAR (Tabela 10.10). O número de indivíduos com ingestão do nutriente na classe correspondente é multiplicado pela probabilidade de cada classe. Esse valor fornece o número de indivíduos por classe que provavelmente tem ingestão abaixo de sua necessidade (IOM, 2006).

Tabela 10.10. Avaliação do risco ou probabilidade em seis níveis de ingestão segundo os desvios-padrão (DP) da necessidade expressas como proporção da Necessidade Média Estimada (EAR).

Classes	Ingestão individual conforme a distribuição da necessidade	Probabilidade de a ingestão individual não alcançar a necessidade
1	< –2DP	1,00
2	–2DP a –1DP	0,93
3	–1DP a média	0,69
4	Média a +1DP	0,31
5	+1DP a +2DP	0,07
6	+2DP	0,00

Fonte: Beaton (1985).

A probabilidade numérica é derivada da área abaixo da curva normal entre os limites do desvio-padrão estabelecido. A soma desses números fornece o número total de indivíduos no grupo que está em risco de ingestão inadequada para o nutriente pesquisado. A soma pode ser expressa como porcentagem do total de indivíduos do grupo (Gibson, 2005).

Um exemplo da estimativa de inadequação da ingestão de um nutriente por um grupo de 650 homens (19 a 30 anos), descrito por IOM (2006), ilustra o método da abordagem probabilística. Nesse exemplo, a distribuição da necessidade do nutriente é normal e o desvio-padrão é de aproximadamente 1,5 mg/dia. A informação a respeito da distribuição da necessidade permite construir uma curva de risco que define a probabilidade de uma ingestão qualquer ser inadequada. A Figura 10.1 mostra a curva de risco para esse nutriente com EAR de 7 mg/dia. A probabilidade de inadequação conforme a ingestão pode ser determinada localizando-se o ponto de intersecção do nível de ingestão na curva de risco. Para nutrientes com distribuição normal, a necessidade de 95% dos indivíduos está na faixa de ± 2 desvios-padrão da EAR. Nesse exemplo, 95% dos homens têm as necessidades entre 4 mg/dia (7 mg/dia menos 2 desvios-padrão de 1,5 mg/dia) e 10 mg/dia (7 mg/dia mais 2 desvios-padrão). A estimativa da prevalência de inadequação da ingestão nesse exemplo é determinada pela probabilidade de inadequação de cada nível de ingestão no grupo, para posteriormente estimar a média, como apresentado na Tabela 10.11.

Alternativamente, esses cálculos podem ser realizados com o uso da função PROBNORM no *software* estatístico SAS. A equação para o cálculo da probabilidade individual está apresentada a seguir (Gibson, 2005).

$$1 - \text{PROBNORM } (I_o - \text{EAR})/DP_n$$

Sendo:

I_o = ingestão observada do indivíduo

EAR = Ingestão Média Estimada (consultar Capítulo 7)

DP_n = desvio-padrão da necessidade

EAR como ponto de corte

O método da EAR como ponto de corte foi proposto por Beaton (1994) e consiste em uma versão simplificada da abordagem probabilística. Esse método permite estimar a quanti-

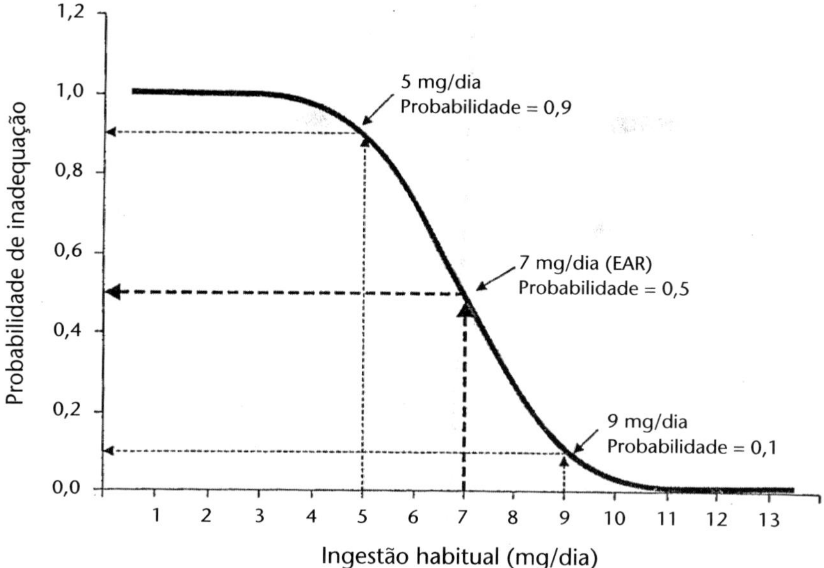

Figura 10.1. Curva de risco a partir da distribuição normal da necessidade com média de 7 mg/dia e desvio-padrão de 1,5 mg/dia.
Fonte: IOM (2006).

Tabela 10.11. Estimativa da prevalência de inadequação em um grupo de 650 indivíduos adultos do sexo masculino (19 a 30 anos) para um nutriente com EAR de 7 mg/dia.

Ingestão observada	Probabilidade de inadequação	Número de indivíduos	Probabilidade × nº de indivíduos
2	1,00	10	10,0
3	1,00	10	10,0
4	0,97	20	19,4
5	0,90	20	18,0
6	0,73	30	21,9
7	0,50	50	25,0
8	0,27	60	16,2
9	0,10	80	8,0
10	0,03	100	3,0
11	0,00	100	0,0
12	0,00	80	0,0
13	0,00	60	0,0
14	0,00	30	0,0
Total	0,00	650	131,5

Probabilidade média = probabilidade total × nº de indivíduos/total de indivíduos
= 131,5/650 = 0,20 → 20% (o resultado é expresso em percentual)

Fonte: IOM, 2006.

dade de indivíduos do grupo com ingestão do nutriente abaixo da EAR e, assim, calcular a proporção de pessoas com ingestão inadequada (IOM, 2000). O método da EAR como ponto de corte apenas pode ser utilizado quando não existe correlação entre ingestão e necessidade, a distribuição da necessidade é simétrica ao redor da EAR, e a variância da ingestão é maior do que a variância da necessidade (IOM, 2000). Portanto, o método não pode ser aplicado para avaliar ingestão de energia em decorrência da elevada correlação entre ingestão e necessidade, ou no caso de ferro para mulheres em idade fértil, por causa da distribuição assimétrica das necessidades (Gibson, 2005; Murphy, Barr, 2011).

Melhor estimativa da prevalência de inadequação do nutriente pode ser obtida quando os critérios, descritos anteriormente, para uso do método da EAR como ponto de corte são contemplados e a verdadeira prevalência de inadequação na população não é menor que 8 a 10% ou maior que 90 a 92% (IOM, 2000).

A variação de necessidades individuais pode ser maior do que a variação de ingestão em grupos de pessoas que vivem em instituições como presídios e asilos, recebendo alimentação semelhante. Nesse caso, o método da EAR como ponto de corte pode superestimar ou subestimar a proporção da população com ingestão inadequada. Erros na estimativa da proporção de indivíduos com inadequação podem ser mais pronunciados quando a prevalência verdadeira no grupo é muito baixa ou muito alta (IOM, 2000).

O IOM (2006) apresenta um exemplo de aplicação do método da EAR como ponto de corte, considerando o grupo de 650 homens adultos citado anteriormente na aplicação do método da abordagem probabilística (Tabela 10.11). A utilização do método da EAR como ponto de corte é possível, nesse exemplo, em razão da distribuição normal da necessidade, da independência dos valores de ingestão e necessidade e da maior variação da distribuição da ingestão em comparação com a distribuição da necessidade. Nesse caso, foi determinado apenas o número de indivíduos com ingestão igual ou abaixo do EAR do nutriente (7 mg/dia), ou seja, 140 indivíduos (Tabela 10.11), que dividido pelo total de indivíduos do grupo (650) e multiplicado por 100 fornece a estimativa de prevalência de inadequação de 21,5%. O resultado é muito similar à estimativa de 20% obtida no método da abordagem probabilística. Caso a distribuição da necessidade não seja normal e a variação da distribuição da ingestão for menor do que a distribuição da necessidade, apenas o método da abordagem probabilística deve ser utilizado (IOM, 2006).

Sabe-se que a alimentação exerce efeitos crônicos sobre as condições de saúde de um indivíduo e, por isso, é necessário estimar a distribuição das ingestões em longo prazo. Essa distribuição deve ter variância que reflita a variação das ingestões de indivíduo para indivíduo de determinado nutriente dentro do grupo. Na análise de dados de ingestão alimentar, a variância da distribuição é quase sempre muito elevada, pois considera as variações intraindividual e interindividual, o que fornece resultados de prevalência de inadequação provavelmente mais altos do que a verdadeira. Nesses casos, é necessário ajustar a distribuição dos valores de ingestão, para que essa reflita somente a variabilidade entre os indivíduos do grupo. Considerando a dificuldade em se coletar diversos inquéritos alimentares, esses ajustes podem ser aplicados à média de poucos dias de ingestão de cada indivíduo do grupo. Para isso, é necessário obter ao menos dois recordatórios independentes de 24 horas ou registros alimentares (de no mínimo três dias se os dados forem coletados em dias consecutivos) de ao menos alguns indivíduos no grupo.

Para excluir o efeito causado pela variabilidade intraindividual é necessário calcular o valor de ambas as variabilidades inerentes a dados de ingestão alimentar: a intraindividual (S_w^2) e a interindividual (S_b^2). A extensão dessas variações pode ser avaliada por meio de análise de variância (ANOVA) (Tabela 10.12), de acordo com as seguintes relações:

Variância intraindividual = $MQ_w = S_w^2 \rightarrow S_w^2 = MQ_w$

Variância interindividual = $MQ_b = S_w^2 + k\,S_b^2 \rightarrow S_b^2 = (MQ_b - S_w^2)/k$

Tabela 10.12. Análise de Variância (ANOVA).

Fonte	Grau de liberdade	MQ	MQE
Interindividual	n – 1	MQ_b	$S_w^2 + k\,S_b^2$
Intraindividual	n (k – 1)	MQ_w	S_w^2

MQ = média quadrática; MQE = média quadrática esperada; n = número de indivíduos; k = número de repetições

A variância total (S_{obs}^2) de uma distribuição observada é dada pela soma das variâncias intra e interindividuais, dividida pelo número de repetições:

$$S_{obs}^2 = S_w^2 + (S_b^2/k)$$

Para se obter a relação entre a razão do desvio-padrão observado e o desvio-padrão da variação interindividual (S_{obs}/S_b), rearranja-se a equação acima para:

$$S_{obs}^2/S_b^2 = [S_b^2 + (S_w^2/k)]/S_b^2 \rightarrow 1 + S_w^2/k(S_b^2)$$

Para simplificar, retira-se a raiz quadrada e obtém-se:

$$S_{obs}/S_b = 1 + [S_w{}^2/k(S_b{}^2)]^{1/2}$$

Para remover a variação intraindividual é possível utilizar a seguinte equação:

$$\text{Valor ajustado do nutriente} = \text{média} + (x_i - \text{média}) \times S_b/S_{obs}$$

Sendo:
média = ingestão média do grupo
x_i = ingestão observada de cada indivíduo
razão S_b/S_{obs} = inverso da equação S_{obs}/S_b, ou seja, $= 1/[1 + S_w{}^2/k(S_b{}^2)]^{1/2}$

A seguir, calcula-se a distribuição do nutriente ajustado a partir dos valores da última equação. Ao final, a prevalência de ingestões inadequadas pode ser determinada a partir da seguinte equação:

$$z = (\text{EAR} - \text{média})/\text{DP}$$

Sendo:
média = média ajustada do grupo
DP = desvio-padrão da distribuição ajustada

Para a realização desses cálculos é necessário que a distribuição da ingestão do nutriente seja normal. Nos casos em que essa distribuição não é normal, deve-se aplicar uma transformação, geralmente a logarítmica, para remover a assimetria. Ao final dos cálculos, compara-se o valor de "z" encontrado em uma tabela de distribuição normal padrão em que para cada valor de "z" há um valor de "p" correspondente, o qual determina a porcentagem de inadequação (ver Tabela 10.7).

EXEMPLO DE CÁLCULO DE PREVALÊNCIA DE INGESTÕES INADEQUADAS

Dados de ingestão de zinco foram obtidos de recordatórios de 24 horas aplicados em três dias não consecutivos. O grupo foi constituído de 116 homens em idade adulta jovem. Esses cálculos foram realizados com o auxílio do *software* SPSS versão 21.0. Inicialmente, verificou-se a distribuição dos dados por meio do teste *One-Sample Kolmogorov-Smirnov Test*. Como o valor de "Asymp. Sig" foi menor do que 0,05, determinando que a distribuição dos dados não era normal, realizou-se a transformação de todas as variáveis em seus logaritmos naturais e, novamente após a aplicação do mesmo teste, os dados passaram a apresentar distribuição normal. Na etapa seguinte, realizou-se a análise de variância (One-Way ANOVA) para obter as variações intra e interindividuais. O resultado desse teste foi o seguinte:

	Soma dos quadrados	**df**	**Quadrado médio**	**F**	**Significância**
Entre grupos	81,100	115	0,705	1,405	0,015
Nos grupos	116,469	232	0,502		
Total	197,568	347			

A próxima fase dos cálculos foi estimar as variâncias intra e interindividuais, a partir das equações descritas:

$S^2_w = MQ_w$

$\mathbf{S^2_w = 0,502}$

$S^2_b = (MQ_b - S^2_w)/k$

$S^2_b = (0,705 - 0,502)/3$

$\mathbf{S^2_b = 0,068}$

$S_{obs}/S_b = 1/\{1 + [S^2_w/(k \times S^2_b)]\}^{½}$

$S_{obs}/S_b = 1/\{1 + [0,502/(3 \times 0,68)]\}^{½}$

$S_{obs}/S_b = 1/\{1 + 2,4608\}^{½}$

$S_{obs}/S_b = 1/1,8603$

$\mathbf{S_{obs}/S_b = 0,5375}$

$S_b/S_{obs} = S_{obs}/S_b$

$S_b/S_{obs} = 1/0,5375$

$\mathbf{S_b/S_{obs} = 1,8604}$

Depois de obtidos esses dados, agruparam-se as médias de cada indivíduo para criar um novo banco de dados com os valores médios dos três dias de registro alimentar. Foi delineada uma nova estatística descritiva:

	N	**Mínimo**	**Máximo**	**Média**	**Desvio- padrão**
Log_Zn_mean	348	0,63	2,92	1,9300	0,48344
N válido (de lista)	348				

Com esses valores, as variáveis de cada indivíduo puderam ser ajustadas por meio da equação:

Valor ajustado do nutriente = média + (x_i – média) × S_b/S_{obs}
Valor ajustado do nutriente = 1,93 + (Log_Zn_mean – 1,93) × 1,8604

Sendo:
Log_Zn_mean refere-se à média da ingestão de zinco de cada indivíduo, transformada em seu logaritmo natural (nesse caso). Realizou-se esse cálculo para todos os indivíduos do grupo.

Em seguida, foi realizada a reconversão das variáveis transformadas logaritmicamente para a unidade original e, a partir de uma nova estatística descritiva desses dados reconvertidos, calculou-se a prevalência de ingestões inadequadas no grupo de estudo:

	N	Mínimo	Máximo	Média	Desvio-padrão
Zn_final	348	1,08	77,37	10,7416	12,97603
N válido (de lista)	348				

A prevalência de ingestões inadequadas é dada por:

z = (EAR – média)/DP
z = (9,4 – 10,7416)/12,97603
z = – 0,103

Consultando a Tabela 10.3 verifica-se que o valor de "P" correspondente a z = –0,103 é igual a 0,4602, ou seja, aproximadamente 46% de prevalência de ingestões inadequadas nesse grupo. Se apenas os valores médios (sem ajustes) obtidos a partir dos recordatórios de 24 horas de cada indivíduo tivessem sido utilizados para a determinação da prevalência de inadequação, essa seria de aproximadamente 52%, isto é, superestimada.

CONCLUSÕES

Os valores das DRIs associados a métodos específicos permitem a avaliação da adequação ou do excesso de ingestão de nutrientes para indivíduos, bem como a determinação da estimativa da prevalência de inadequação do consumo de nutrientes para grupos.

Na avaliação de grupos, o fundamento dos métodos é examinar a distribuição da ingestão, portanto a comparação simples da média de ingestão do nutriente com EAR ou RDA não é correta. Embora a metodologia seja complexa, os cálculos podem ser feitos com auxílio de *softwares*.

A inclusão de dados da variabilidade da necessidade e da ingestão do nutriente na metodologia de avaliação dietética melhora a qualidade dessa avaliação, pois permite maior confiança nos resultados.

A avaliação dietética auxilia o planejamento de dietas e a orientação nutricional e para grupos indica como deve ser alterada a ingestão do nutriente para reduzir a prevalência de inadequação. Assim, o nutricionista pode melhorar o cuidado nutricional e, em consequência, a qualidade do trabalho de promoção da saúde.

REFERÊNCIAS

Baranowski T. 24-Hour dietary recal and diet record methods. In: Willett W. Nutritional epidemiology. 3rd ed. New York: Oxford University Press; 2013. p. 49-69.

Barr SI, Murphy SP, Poos MI. Interpreting and using the Dietary References Intakes in dietary assessment of individuals and groups. J Am Diet Assoc. 2002;102(6):780-8.

Beaton GH. Uses and limits of the use of the Recommended Dietary Allowances for evaluating dietary intake data. Am J Clin Nutr. 1985;41(1):155-64.

Beaton GH. Criteria of an adequate diet. In: Shils ME, Olson JA, Shike M. Modern nutrition in health and disease. 8th ed. Baltimore: Williams & Wilkins; 1994. p. 1491-505.

Boushey CJ, Spoden M, Zhu FM, Delp EJ, Kerr DA. New mobile methods for dietary assessment: review of image-assisted and image-based dietary assessment methods. Proc Nutr Soc. 2017;76(3):283-94.

Brasil. Ministério da Saúde. Guia alimentar para a população brasileira: promovendo a alimentação saudável. Brasília (DF): Ministério da Saúde; 2006.

Brown D. Do food frequency questionnaires have too many limitations? J Am Diet Assoc. 2006;106(10):1541-2.

Caivano S, Colugnati FAB, Domene SMA. Diet quality index associated with Digital Food Guide: update and validation. Cad Saúde Pública. 2019;35(9). [acesso em 5 abr. 2020]. Disponível em: https://www.scielo.br/pdf/csp/v35n9/1678-4464-csp-35-09-e00043419.pdf

Centeno AJ. Curso de estatística aplicada a biologia. Goiânia: Editora da UFG; 2002.

Dodd KW, Guenther PM, Freedman LS, Subar AF, Kipnis V, Midthune D, et al. Statistical methods for estimating usual intake of nutrients and foods: a review of the theory. J Am Diet Assoc. 2006;106(10):1640-50.

FAO, WHO. Preparation and use of food based dietary guidelines. Geneva: WHO; 1998. (WHO technical report series, 880).

FAO. Dietary assessment: a resource guide to method selection and application in low resource settings. Rome: FAO; 2018.

Fisberg RM, Slater B, Barros RR, LIMA, FD, Cesar CLG, Carandina L, et al. Índice de qualidade da dieta: avaliação da adaptação e aplicabilidade. Rev Nutr. 2004;17(3):301-8.

Fisberg RM, Martini LA, Slater B. Métodos de inquéritos alimentares. In: Fisberg RM, Slater B, Marchioni DML, Martini LA. Inquéritos alimentares: métodos e bases científicos. Barueri: Manole; 2005. p. 1-31.

Fischer RA, Yates F. Tabelas estatísticas: para pesquisa em biologia, medicina e agricultura. São Paulo: Editora da Universidade de São Paulo; 1971.

Gemming L, Utter J, Mhurchu CN. Image-assisted dietary assessment: a systematic review of the evidence. J Acad Nutr Diet. 2015;115(1):64-77.

Gibson RS. Evaluation of nutrient intake data. In: Gibson RS. Principles of nutritional assessment. New York: Oxford University Press; 1990. p. 137-54.

Gibson RS. Principles of nutritional assessment. 2nd ed. New York: Oxford University Press; 2005.

Guenther PM, Reedy J, Krebs-Smith SMK. Development of the Healthy Eating Index-2005. J Am Diet Assoc. 2008;108(1):1896-901.

Guenther PM, Casavale KO, Reedy J, Kirkpatrick SI, Hiza HA, Kuczynski KJ, et al. Update of the Healthy Eating Index: HEI-2010 J Acad Nutr Diet. 2013;113(4):569-80.

Hill RJ, Davies PSW. The validity of self-reported energy intake as determined using the doubly labelled water technique. Br J Nutr. 2001;85(4):415-30.

Hoffmann K, Boeing H, Dufour A, Volatier JL, Telman J, Virtanen M, et al. Estimating the distribution of usual dietary intake by short-term measurements. Eur J Clin Nutr. 2002;56(Suppl. 2):S43-62.

Howes E, Boushey CJ, Kerr DA, Tomayko EJ, Cluskey M. Image-based dietary assessment ability of dietetics students and interns. Nutrients. 2017;9(2):114.

IBGE. Pesquisa de orçamentos familiares 2008-2009: análise do consumo alimentar pessoal no Brasil. Rio de Janeiro: IBGE; 2011.

IOM. Dietary Reference Intakes: applications in dietary assessment. Washington: The National Academies Press; 2000.

IOM. Dietary Reference Intakes: applications in dietary planning. Washington: The National Academies Press; 2003.

IOM. Dietary Reference Intakes: the essential guide to nutrient requirements. Washington: The National Academies Press; 2006.

Kant AK. Indexes of overall diet quality: a review. J Am Diet Assoc. 1996;96(8):785-91.

Kennedy ET, Ohls J, Carlson S, Fleming K. The healthy eating index: design and applications. J Am Diet Assoc. 1995;95(10):1103-8.

Levy-Costa RB, Sichieri R, Pontes NS, Monteiro CA. Household food availability in Brazil: distribution and trends (1974-2003). Rev Saúde Pública. 2005;39(4):1-10.

Martínez-González MA, Fernandez-Jarne E, Serrano-Martinez M, Marti A, Martinez JA, Martin-Moreno JM. Mediterranean diet and reduction in the risk of a first acute myocardial infarction: an operational healthy dietary score. Eur J Nutr. 2002;41(4):153-60.

Moshfegh AJ, Rhodes DG, Baer DJ, Murayi T, Clemens JC, Rumpler WV, et al. The US Department of Agriculture Automated Multiple-Pass Method reduces bias in the collection of energy intakes. Am J Clin Nutr. 2008;88(2):324-32.

Murphy SP. Impact of the new Dietary Reference Intakes on nutrient calculation programs. J. Food Compost Anal. 2003;16(3):365-72.

Murphy SP, Barr SI. Practice paper of the American Dietetic Association: using the Dietary Reference Intakes. J Am Diet Assoc. 2011;111(5):762-70.

Murphy SP, Barr SI, Poos MI. Using the new Dietary Reference Intakes to assess diets: a map to the maze. Nutr Rev. 2002;60(9):267-75.

Murphy SP, Guenther PM, Kretsch MJ. Using the Dietary Reference Intakes to assess intakes of groups: pitfalls to avoid. J Am Diet Assoc. 2006;106(10):1550-3.

Naska A, Lagiou A, Lagiou P. Dietary assessment methods in epidemiological research: current state of the art and future prospects. F1000Res. 2017;6(926):1-8.

NRC. Nutrient adequacy: assessment using food consumption surveys. Washington: National Academies Press; 1986.

Nusser SM, Carriquiry AL, Dodd KW, Fuller WA. A semiparametric transformation approach to estimating usual daily intake distributions. J Am Stat Assoc. 1996;91(436):1440-9.

Pangaribowo EH, Gerber N, Torero M. Food and nutrition security indicators: a review. Bonn: University of Bonn, Center for Development Research (ZEF), 2013. (ZEF working paper series, 108).

Patterson RE, Haines PS, Popkin BM. Diet Quality Index: capturing a multidimensional behavior. J Am Diet Assoc. 1994;94(1):57-64.

Philippi ST, Latterza AR, Cruz ATR, Ribeiro LC. Piramide alimentar adaptada: guia para escolha dos alimentos. Rev Nutr. 1999;12(1):65-80.

Previdelli AN, Andrade SC, Pires MM, Ferreira SR, Fisberg RM, Marchioni DM. A revised version of the Healthy Eating Index for the Brazilian population. Rev Saúde Pública. 2011;45(4):794-8.

Raper N, Perloff B, Steinfeldt L, Anand J. An overview of USDA's Dietary Intake Data System. J Food Compost Anal. 2004;17(3):545-55.

Serdula MK, Alexander MP, Scanlon KS, Bowman BA. What are preschool children eating? A review of dietary assessment. Annu Rev Nutr. 2001;21(1):475-98.

Shim JS, Oh K, Kim HC. Dietary assessment methods in epidemiologic studies. Epidemiol Health [publicação online]. 2014. [acesso em 18 nov. 2018]. Disponível em: https://www.ncbi.nlm.nih.gov/pmc/articles/PMC4154347/pdf/epih-36-e2014009.pdf.

Slimani N, Deharveng G, Charrondiere RU, Van Kappel AL, Ocké MC, Welch A, et al. Structure of the standardized computerized 24-h diet recall interview used as reference method in the 22 centers participating in the EPIC project: European prospective investigation in to cancer and nutrition. Comput Methods Programs Biomed. 1999;58(3):251-66.

Steinemann N, Grize L, Ziesemer K, Kauf P, Probst-Hensch N, Brombach C. Relative validation of a food frequency questionnaire to estimate food intake in an adult population. Food Nutr Res. 2017;61(1). [acesso em 28 set. 2018]. Disponível em: https://www.ncbi.nlm.nih.gov/pmc/articles/PMC5404419/pdf/zfnr-61-1305193.pdf.

Stumbo PJ, Murphy SP. Simple plots tell a complex story: using the EAR, RDA, AI and UL to evaluate nutrient intakes. J Food Compost Anal. 2004;17(3-4):485-92.

Thompson FE, Subar AF, Loria CM, Reedy JL, Baranowski T. Need for technological innovationin dietary assessment. J Am Diet Assoc. 2010;110(1):48-51.

Thompson EF, Subar AF. Dietary assessment methodology. In: Coulston AM, Boushey CJ, Ferruzzi MG, Delahanty L. Nutrition in the prevention and treatment of disease. 4th ed. London: Academic Press; 2017. p. 5-48.

U.S. Department of Health and Human Services. Dietary guidelines for Americans, 2005. 6th ed. [publicação online]. Washington, U.S. Government Printing Office; 2005. [acesso em 06 fev. 2018]. Disponível em: https://health.gov/dietaryguidelines/dga2005/document/pdf/DGA2005.pdf?_ga=2.220823512.1137244940.1526477265-1989031327.1525434442.

Vyncke K, Cruz Fernandez E, Fajo-Pascual M, Cuenca-Garcia M, Keyzer W, Gonzalez-Gross M, et al. Validation of the Diet Quality Index for adolescents by comparison with biomarkers, nutrient and food intakes: the HELENA study. Br J Nutr. 2013;109(11):2067-78.

Willett WC. Food frequency methods. In: Willett W. C. Nutritional epidemiology. 3rd ed. New York: Oxford University Press; 2013. p. 70-95.

Willett WC, Sampson L. Foods and nutrients. In: Willett WC. Nutritional epidemiology. 3rd ed. New York: Oxford University Press; 2013. p. 17-33.

Zezza A, Carletto C, Fiedler JL, Gennari P, Jolliffe D. Food counts: measuring food consumption and expenditures in household consumption and expenditure surveys (HCES) – Introduction to the special issue. Food Policy. 2017;71:1-6.

CAPÍTULO 11

PLANEJAMENTO E ANÁLISE DE DIETAS PARA INDIVÍDUOS SAUDÁVEIS

Mara Reis Silva
Carla Cristina de Morais
Cristiane Cominetti

INTRODUÇÃO

A alimentação saudável e equilibrada é essencial para o crescimento, o desenvolvimento e a manutenção adequados do ser humano. No entanto, o padrão alimentar, compreendido como o conjunto de alimentos consumidos com frequência pelos indivíduos, nem sempre pode ser considerado saudável (Carvalho et al., 2016). Uma complexa interação entre condições sociais, econômicas, culturais, de saúde, genéticas, de estilo de vida e ambientais dá origem aos hábitos alimentares, que são consolidados desde a infância e resultam no que se costuma denominar por padrão alimentar, padrão dietético ou dieta (Carvalho et al., 2016; Kant, 2004; Olinto et al., 2011).

O sentido originário do termo "dieta", do grego *díaita*, representa "modo de vida" e, no contexto histórico, assumiu um significado de restrição alimentar. Mesmo quando associado a doenças, representa alterações na consistência e inclusão ou exclusão de determinados alimentos (Falcato, Graça, 2015; Philippi et al., 2015). Philippi (1999) propôs um novo conceito para o termo "dieta", que contempla uma alimentação adequada e atende às necessidades nutricionais do indivíduo. Desse modo, a palavra "dieta" passou a ser aplicada tanto na Nutrição Clínica quanto para caracterizar alimentação saudável (Philippi et al., 2015).

Neste capítulo, o termo "dieta" tem por significado o conjunto de todos os alimentos consumidos regularmente em um dia por um indivíduo e "dieta planejada" é aquela que assegura as necessidades nutricionais de acordo com as características pessoais (idade, sexo e estágio de vida) e é adequada a condições social, econômica, cultural e de saúde, bem como ao estilo de vida do indivíduo. No entanto, alguns nutricionistas têm substituído o termo dieta por plano alimentar, por causa da associação da palavra dieta com alimentação restritiva, de conotação negativa. Neste capítulo, o termo dieta foi utilizado por mera questão fonética, pois planejar plano alimentar parece cacofônico e redundante.

O nutricionista é habilitado para planejar dieta para indivíduos e coletividades, porém a individualização dessa requer, incialmente, que o indivíduo esteja disposto e motivado a aderir as orientações. Assim, de maneira prioritária, em uma entrevista com o nutricionista, o cliente deve ser questionado sobre suas pretensões em relação à dieta. Ainda que o indivíduo seja saudável, o planejamento envolve educação alimentar e metas, com cronograma e prazos estipulados. As metas a serem atingidas devem ser realistas e referendadas pelo conhecimento científico. Contudo, antes de qualquer planejamento, a avaliação nutricional e o conhecimento das necessidades nutricionais dos indivíduos são essenciais.

Originalmente, o modelo para planejamento de dietas para indivíduos ou grupos de indivíduos saudáveis foi delineado com base em evidências científicas sobre deficiência de nutrientes. Embora a ingestão de alimentos seja necessária para prevenir deficiências nutricionais, é amplamente reconhecido que a falta ou o excesso de determinados alimentos também aumentam o risco do desenvolvimento de doenças crônicas não transmissíveis (DCNT) (WHO, 2013). Nesse contexto, o planejamento de dietas equilibradas e harmônicas é essencial para a promoção de hábitos alimentares saudáveis e, consequentemente, para a redução do risco de DCNT, como obesidade, alguns tipos de câncer, *diabetes mellitus* tipo 2 e doenças cardiovasculares (Skerrett, Willett, 2010; Yetley et al., 2017).

O planejamento de dietas pode ser feito em diferentes níveis, que incluem planejamento individual e para coletividades, tanto em unidades de alimentação e nutrição quanto em programas assistenciais coordenados por agências governamentais. Nesse sentido, a elaboração de dietas nutricionalmente adequadas reduz a probabilidade de deficiência ou de excesso de nutrientes. O grande desafio, no entanto, é estabelecer as necessidades reais de nutrientes de cada indivíduo ou coletividade (IOM, 2003).

Na tentativa do estabelecimento de referências nutricionais que atendessem a população dos Estados Unidos e do Canadá, surgiram as *Dietary Reference Intakes* (DRI), elaboradas pelo *Food and Nutrition Board* do *Institute of Medicine of the National Academies* (IOM). Apesar de terem sido desenvolvidas para as populações dos Estados Unidos e Canadá, essas referências são utilizadas em diversos países, incluindo o Brasil.

O termo DRI reúne valores de referência quantitativos para a ingestão recomendada e valores superiores toleráveis de ingestão de diversos nutrientes. Esses valores são amplamente utilizados por nutricionistas no aconselhamento individual; por órgãos governamentais responsáveis por programas assistenciais e políticas públicas relacionadas à promoção da saúde; por pesquisadores e educadores na área de nutrição; bem como pela indústria de alimentos, especialmente para a elaboração de rótulos de alimentos (Murphy, Barr, 2011).

Em paralelo às recomendações nutricionais, outras iniciativas têm sido geradas para auxiliar o planejamento de dietas e, dessa forma, reduzir o risco de doenças carenciais e daquelas decorrentes de excessos ou desequilíbrios alimentares. Nesse sentido, um exemplo é o atual Guia Alimentar para a População Brasileira, elaborado pelo Ministério da Saúde em 2014, o qual tem como regra principal a recomendação de que os indivíduos, a partir de 2 anos de idade, devem sempre dar preferência ao consumo de alimentos *in natura* ou minimamente processados e de preparações culinárias em detrimento de alimentos ultraprocessados, associado ao prazer de se alimentar (Brasil, 2014).

Os direitos à saúde e à alimentação adequada e saudável devem-se estender a todos os indivíduos. Dessa forma, o Ministério da Saúde sugere o guia como um documento oficial que aborda os princípios e as recomendações de uma alimentação adequada e saudável para a população brasileira, configurando-se como instrumento de apoio às ações de educação alimentar e nutricional no Sistema Único de Saúde e também em outros setores (Brasil, 2014).

Alguns nutricionistas têm defendido a ideia de conduzir a orientação nutricional individualizada, sem a necessidade de cálculo de dieta, com a alegação de que as pessoas fazem suas escolhas por alimentos e não por nutrientes, além das diversas limitações inerentes ao cálculo da composição química de alimentos. Essa prática de excluir o cálculo e a análise da dieta na orientação individualizada pode ser implementada, em alguns casos, com bons resultados por profissionais com grande experiência em composição de alimentos, em necessidades nutricionais e em educação alimentar. Contudo, a orientação nutricional deve ser alicerçada pelo conhecimento científico, que também exige prática de análise de dieta associada à composição de alimentos e noções de porcionamento. Para o acadêmico de Nutrição, a prática de cálculo e de análise de dieta é fundamental para sedimentar conhecimentos, que podem assegurar uma orientação nutricional individualizada confiável e competente.

Neste capítulo são abordados os aspectos mais relevantes acerca do planejamento de dietas individualizadas para pessoas saudáveis, visando à promoção e à manutenção da saúde.

PLANEJAMENTO DE DIETAS POR MEIO DA UTILIZAÇÃO DAS INGESTÕES DIETÉTICAS DE REFERÊNCIA (*DIETARY REFERENCE INTAKES* – DRIs)

CONCEITOS E LIMITAÇÕES

Uma dieta balanceada deve contemplar alimentos pertencentes a todos os grupos, para atender as necessidades nutricionais, respeitando as preferências individuais e hábitos alimentares, bem como as condições sociais, econômicas e culturais e a disponibilidade de alimentos (Philippi et al., 2015).

A utilização de valores de referências nutricionais é considerada parte de todo o processo do planejamento de dietas (IOM, 2003). O Comitê responsável pela elaboração das DRIs estabeleceu categorias de valores de referência que podem ser usadas para avaliação e planejamento de dietas para indivíduos e grupos. Esses valores servem como guia para uma boa nutrição e fornecem a base científica para o desenvolvimento de diretrizes alimentares. Todos os valores de referência foram estabelecidos com base na idade, no sexo e no estágio de vida para mais de 40 nutrientes (Yon, Johnson, 2005).

O termo DRI diz respeito a quatro categorias de valores: Necessidade Média Estimada (*Estimated Average Requirement* – EAR); Ingestão Dietética Recomendada (*Recommended*

Dietary Allowance - RDA); Ingestão Adequada (*Adequate Intake* - AI); e Nível Superior Tolerável de Ingestão (*Tolerable Upper Intake Level* - UL). O capítulo 7 apresentou mais detalhes sobre cada categoria de valores. Evidências indicam que um desequilíbrio no consumo de macronutrientes (por exemplo, baixo ou alto percentual de energia proveniente de um macronutriente), particularmente com relação a diferentes tipos de ácidos graxos e quantidades relativas de lipídios e carboidratos, pode aumentar o risco do desenvolvimento de DCNT. Com base nessas evidências, os Limites de Distribuição Aceitável dos Macronutrientes (*Acceptable Macronutrient Distribution Ranges* - AMDR) também foram estabelecidos para garantir quantidades adequadas de nutrientes essenciais (IOM, 2006). Cada um desses valores tem uso específico, dependendo da proposta inicial, e é aplicável apenas para indivíduos saudáveis (Barr, 2006).

Outro aspecto importante que deve preceder a elaboração de dietas é a avaliação adequada da alimentação habitual do indivíduo. A avaliação deve ser utilizada como base para o planejamento, para corrigir deficiências ou excessos. Entretanto, na interpretação das DRIs para o planejamento de dietas, é necessário considerar que esses valores são estabelecidos a partir de um número limitado de indivíduos e sem considerar as individualidades genéticas e bioquímicas. Dessa forma, para a maioria dos nutrientes, a variação exata das necessidades individuais é desconhecida. Além disso, fontes de erros que contribuem para discrepâncias entre a estimativa da prevalência de ingestão e o estado nutricional inadequado incluem informações falhas sobre composição dos alimentos e biodisponibilidade de nutrientes, inexatidão de dados de ingestão obtidos em curto período e sub-relato da ingestão de alimentos. Portanto, na interpretação dos resultados da avaliação dietética, dados antropométricos, clínicos e laboratoriais devem ser utilizados para confirmar evidências e concluir o diagnóstico nutricional antes de determinar os objetivos da dieta a ser planejada (IOM, 2003). Aspectos detalhados da avaliação da dieta de indivíduos e grupos estão descritos no capítulo 10.

APLICAÇÃO DAS DRIs NO PLANEJAMENTO DE DIETA PARA INDIVÍDUOS

Para o planejamento de dieta para indivíduos devem ser assegurados a aceitabilidade e o risco baixo de inadequação, tanto com relação à deficiência quanto ao excesso de nutrientes. Tais objetivos podem ser atingidos com dietas que alcancem os valores de RDA, ou de AI se for o caso, mas que não atinjam os valores de UL dos nutrientes. A recomendação é a de que valores de EAR não sejam utilizados no planejamento de dieta para indivíduos, pois, por definição, uma dieta calculada com base nesses valores tem 50% de probabilidade de não atingir as necessidades individuais. Ao contrário, com o uso de RDA, essa probabilidade cai para 2 a 3% (IOM, 2006).

Para atingir os valores de RDA ou de AI e permanecer abaixo dos valores de UL, a dieta para indivíduos deve ser planejada de acordo com a Necessidade Estimada de Energia - NET (*Estimated Energy Requirement* - EER) e com as AMDRs para carboidratos, proteínas e lipídios (Barr et al., 2003). A melhor forma de planejar a ingestão energética é considerar o peso corporal ou o índice de massa corporal (IMC). Quando o peso é estável em indivíduos com IMC eutrófico (18,5 a 25 kg/m^2), a necessidade de energia será aquela que fornece o balanço energético neutro, ou seja, que é igual ao gasto energético total. As equações usadas para calcular a NET (consultar Capítulo 7) podem ser utilizadas como ponto inicial, visto que representam o ponto médio das necessidades energéticas. A quantidade de energia deve ser ajustada para manter o peso corporal, uma vez que existe 50% de probabilidade de a equação subestimar ou superestimar o gasto energético real do indivíduo e causar perda ou ganho de massa corporal (IOM, 2006).

Após a determinação dos objetivos de ingestão de energia e de nutrientes, a dieta deve ser elaborada de acordo com as características do indivíduo, o que é frequentemente realizado com o auxílio de guias alimentares (IOM, 2003, 2006).

A avaliação deve ser feita também após o planejamento da dieta, pois é um processo contínuo no qual os objetivos da ingestão habitual são determinados. A recomendação é de que após a implementação da dieta o indivíduo seja avaliado continuamente em intervalos regulares, conforme as metas da consulta nutricional. Dessa forma, a dieta pode ser modificada conforme os resultados obtidos e para atingir novos objetivos (IOM, 2006).

É importante atentar para as situações específicas dos indivíduos, nas quais é necessário um plano de ingestão de alguns nutrientes com base em necessidades aumentadas ou diminuídas (Tabela 11.1). Contudo, não existe nenhum benefício ou efeito adverso documentado quando os valores de RDA são excedidos, desde que permaneçam abaixo dos valores de UL (IOM, 2006).

Tabela 11.1. Ajuste dos valores de DRIs no planejamento de dietas.

Características	Nutriente	Adaptação
Consumo de fontes sintéticas	Ácido fólico	Mulheres que pretendem engravidar devem ingerir 400 μg/dia de ácido fólico a partir de alimentos fortificados, suplementos ou ambos, além do consumo de folato contido em uma alimentação saudável
	Vitamina B_{12}	Crianças de mães veganas a partir do nascimento devem ser suplementadas com vitamina B_{12}, conforme valores de AI Indivíduos vegetarianos ou acima de 50 anos de idade devem alcançar os valores de RDA, principalmente por meio do consumo de alimentos fortificados ou suplementos de vitamina B_{12}
Fumantes	Vitamina C	Adicional de 35 mg/dia para fumantes
Biodisponibilidade em dietas vegetarianas	Ferro	Necessidade de ferro 1,8 vez maior do que a de não vegetarianos
	Zinco	A necessidade de zinco pode ser 50% maior, especialmente para vegetarianos estritos
Idade da menstruação (assume-se que meninas a partir de 14 anos menstruam)	Ferro	Se a menarca ocorrer antes de 14 anos, quantidade adicional de 2,5 mg/dia pode ser necessária para cobrir as perdas. Ao contrário, para meninas acima de 14 anos que ainda não menstruaram, devem-se subtrair 2,5 mg/dia da RDA dessa faixa etária
Atletas do sexo feminino que desempenham exercícios físicos intensos	Ferro	A média da necessidade pode variar de 30 a 70% acima da necessidade de indivíduos moderadamente ativos
Recomendação de acordo com o peso corporal de referência	Proteína	Recomendação é expressa em g/kg de peso corporal/dia. RDA para adultos é 0,8 g/kg/dia
Recomendação por 1.000 kcal	Fibra	Recomendação é de 14 g/1.000 kcal/dia

Fonte: adaptada de IOM (2006) e Rizzo et al. (2016).

Para atender as características específicas dos indivíduos pode ser sugerido um esquema apresentado na Figura 11.1, complementar a avaliação de ingestão de nutrientes.

Alguns conceitos e definições devem estar claros na avaliação e no planejamento da dieta para que seja bem-sucedida, e são abordados a seguir.

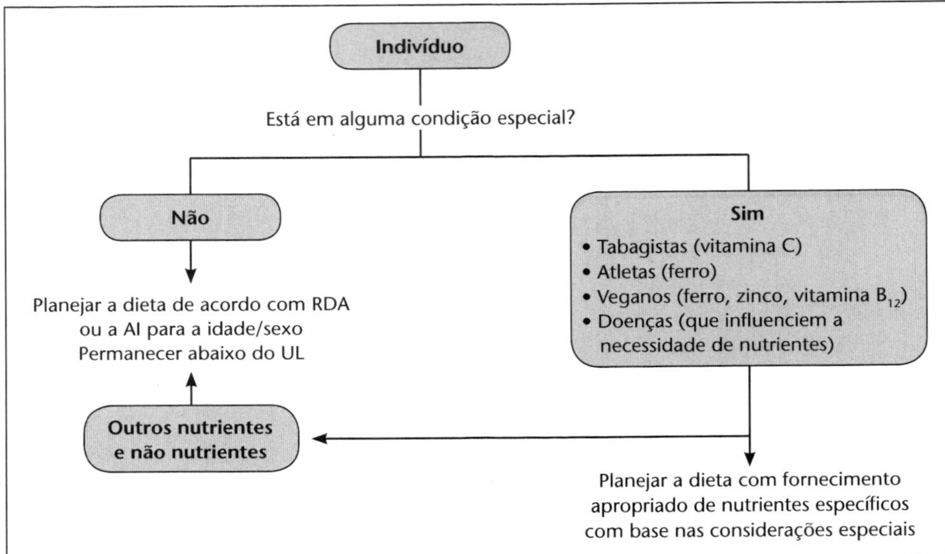

Figura 11.1. Esquema inicial de avaliação de considerações especiais na elaboração de dietas para indivíduos.
Fonte: adaptada de IOM (2006).

Avaliação da ingestão de nutrientes

- O objetivo de avaliar a ingestão de nutrientes de um indivíduo é determinar se as necessidades nutricionais estão sendo atingidas.
- A avaliação requer o uso da ingestão média observada ou relatada do indivíduo, como estimativa da ingestão habitual. Para tanto, devem ser utilizados três recordatórios ou registros alimentares, sendo dois realizados em dias da semana alternados e um em dia de final de semana. Para a avaliação da ingestão de nutrientes, a EAR é o valor de referência mais adequado, considerando o estágio de vida e o sexo do indivíduo.
- Para nutrientes com EAR estabelecida, uma equação estatística pode ser aplicada para avaliar a probabilidade de adequação/inadequação. Essa equação resulta em um escore z que permite determinar um valor de probabilidade. Esse, por sua vez, reflete o grau de confiança com que o consumo habitual do indivíduo atende às suas necessidades.
- Para nutrientes que apresentam apenas valores de AI, uma equação estatística para determinar se a ingestão habitual está acima ou abaixo da AI pode ser aplicada. Quando a ingestão estiver abaixo da AI, a adequação não pode ser avaliada.

- Para os nutrientes com UL, uma equação estatística pode ser aplicada para determinar se a ingestão habitual do nutriente é excessiva. Nesse caso, o valor de probabilidade de obtido reflete o grau de confiança de que o consumo habitual do indivíduo esteja excessivo, colocando-o, portanto, em risco de efeitos adversos relacionados com essa ingestão excessiva.
- A RDA não deve ser usada para avaliar a ingestão alimentar de indivíduos.
- Em todos os casos, as avaliações individuais devem ser cautelosamente interpretadas, preferencialmente em combinação com outras informações sobre os fatores que podem afetar o estado nutricional, como dados antropométricos, exames laboratoriais, padrões alimentares, hábitos de vida e presença de doenças.
- Para mais detalhes sobre avaliação dietética de indivíduos, consulte o capítulo 10.

Planejamento da ingestão de nutrientes

- O objetivo de planejar a ingestão de nutrientes para indivíduos é garantir baixa probabilidade de inadequação de ingestão para cada nutriente sem, no entanto, exceder os valores de UL.
- O planejamento de dietas para indivíduos envolve duas etapas: 1. devem ser estabelecidos objetivos nutricionais adequados e plausíveis, tendo em mente que vários fatores podem influenciar as necessidades nutricionais de uma pessoa; 2. a dieta desenvolvida deve ser factível de ser seguida, considerando fatores culturais, religiosos, socioeconômicos e preferências individuais.
- Para nutrientes com EAR e RDA, a probabilidade de inadequação é de 50% para os valores de EAR e de 2-3% para RDA. Assim, os valores de RDA devem ser utilizados como guia para o planejamento da dieta. Se a RDA não estiver ainda estabelecida, podem ser utilizados os valores de AI.
- Para nutrientes com UL, esse valor não deve ser excedido.
- A ingestão de macronutrientes deve ser planejada para que carboidratos, lipídios e proteínas estejam dentro de seus respectivos AMDRs.
- A melhor maneira de planejar a ingestão de energia de indivíduos é considerar a adequação do peso corporal ou IMC.

DESENVOLVIMENTO DA DIETA

A dieta deve atender as necessidades de nutrientes dos indivíduos, conforme sexo, idade e estado fisiológico. Esse processo deve ser interativo e auxiliado por *softwares* de cálculo de dieta, que permitam alterações no cardápio e recálculo da quantidade de nutrientes (IOM, 2003). Para converter nutrientes em alimentos, o nutricionista pode utilizar guias alimentares e, assim, compor cardápios que assegurem o nível de adequação pretendido. Os guias alimentares fornecem interpretação prática das informações sobre recomendações de nutrientes e ingestão de alimentos (Murphy, Barr, 2007).

GUIAS ALIMENTARES E INSTRUMENTOS GRÁFICOS

Os guias alimentares são instrumentos educativos que associam os conhecimentos científicos sobre referências nutricionais, composição de alimentos e práticas dietéticas relacionadas à saúde de forma prática, clara e de simples aprendizagem, para promover saúde e reduzir o risco do desenvolvimento de doenças crônicas (Haack, Byker, 2014).

Documentos denominados genericamente de guias alimentares têm sido elaborados em muitos países. A finalidade desses guias, além da adequação de nutrientes, é incentivar uma dieta que promova saúde e longevidade por meio da recomendação de ingestão de alimentos que reduzam o risco de desenvolvimento de DCNT e da limitação do consumo de alimentos que aumentam esse risco (Kaufer-Horwitz et al., 2005). Alguns desses documentos são específicos para a redução do risco de certas doenças crônicas, como as doenças cardiovasculares (Kavey et al., 2003) e o câncer (Kushi et al., 2012). Um Comitê da Organização Mundial da Saúde (*World Health Organization* – WHO) e da Organização das Nações Unidas para a Alimentação e a Agricultura (*Food and Agriculture Organization of the Unietd Nations* – FAO) estabeleceu recomendações nutricionais gerais e específicas para a redução do risco de desenvolvimento de algumas doenças, como obesidade, diabetes, doença cardiovascular, câncer, doenças dentárias e osteoporose, direcionadas a políticas e estratégias de saúde pública (WHO, 2003).

A prevenção do ganho de peso corporal deve ser um dos critérios da alimentação saudável (Sichieri et al., 2000), visto que a obesidade e a inatividade física aumentam o risco de doenças cardiovasculares, diabetes e acidente vascular cerebral (WHO, 2003). Por isso, além das recomendações da ingestão de alimentos, esses guias também fazem algumas recomendações sobre atividade física e outros fatores de risco para o desenvolvimento de DCNT, como cessação do tabagismo e redução da ingestão de bebida alcoólica.

A principal mensagem dos guias, na maioria das vezes, é que uma dieta saudável deve atender a variedade, proporcionalidade e moderação (Kaufer-Horwitz et al., 2005). Os documentos com as recomendações servem de base para a elaboração de gráficos que comunicam as informações ao público de maneira mais atrativa e simples (Willett, Stampfer, 2006). Nesse contexto, a pirâmide alimentar do Departamento de Agricultura dos Estados Unidos da América é um dos ícones mais antigos e reconhecidos, porém outros instrumentos gráficos já foram produzidos e podem ser encontrados nas formas de prato, círculo, arco-íris, cálice, caldeirão, entre outros (Kaufer-Horwitz et al., 2005; Peña, Palma, 1998). Todavia, ainda não existe consenso acerca da forma ideal ou do método de comunicação mais efetivo, uma vez que condensar as informações da literatura especializada a respeito de dieta e saúde em uma simples figura é um grande desafio (Willett, Stampfer, 2006).

O intuito dos guias alimentares é o de transformar o conhecimento científico de nutrição em conceitos básicos para que grande parcela da população seja orientada quanto à forma de se alimentar adequadamente. A alimentação saudável deve ser orientada e incentivada desde a infância até a idade adulta; planejada com alimentos de todos os grupos de nutrientes, de procedência segura, além de respeitar a renda familiar e a disponibilidade de alimentos regionais. Os alimentos devem ser consumidos de preferência em sua forma natural; adequados qualitativa e quantitativamente; pertencentes ao hábito alimentar; preparados de forma a preservar o valor nutritivo e os aspectos sensoriais, e seguros do ponto de vista higiênico-sanitário (Philippi, 2014).

Guia alimentar para a população dos Estados Unidos

O Departamento de Agricultura dos Estados Unidos da América publica periodicamente o guia alimentar, desde 1984. A pirâmide foi a representação gráfica do guia americano de 1992 até 2010. A versão da pirâmide americana lançada em 2005 apresentou uma configuração um pouco diferente da tradicional utilizada anteriormente. Foi dividida em cinco grupos de alimentos (cereais, hortaliças, frutas, leite, carnes e feijões) e as gorduras, além de apresentar recomendação de atividade física (Johnston, 2005). O símbolo da pirâmide representava os conceitos de atividade física, moderação, proporcionalidade, variedade, personalização e melhora gradual. A atividade física foi representada pelos degraus e pelo indivíduo subindo uma escada. Recomendava-se a realização de atividade física por pelo menos 30 minutos na maioria dos dias da semana para indivíduos adultos, e para crianças e adolescentes, por 60 minutos diários ou na maioria dos dias da semana (U.S. Department of Health and Human Services, 2005).

Em 2010, as diretrizes para uma alimentação saudável foram atualizadas, embasadas no quadro epidemiológico vivenciado nos EUA, com crescentes números de indivíduos com DCNT e, sobretudo, com excesso de peso corporal. A má alimentação e o sedentarismo foram apontados como principais responsáveis pela epidemia de obesidade no país. Dessa forma, a sétima edição do *Dietary Guidelines for Americans* foi publicada para a fornecer orientações para a promoção da saúde, a redução do risco de DCNT, para grupos especiais como crianças e idosos (U.S. Department of Health and Human Services, 2010).

Uma iniciativa inovadora do Departamento de Agricultura dos Estados Unidos, também lançada em 2010, o *My Plate* ou *Choose My Plate*, foi marcada pela participação da população na realização de escolhas conscientes. A partir de instrumentos disponíveis *online*, o indivíduo encontra informações dinâmicas para compor as refeições a partir de grupos alimentares indispensáveis. A proposta é que a população esteja atenta a tudo que for escolher para comer e beber durante todo o dia alimentar. Além disso, conta com exemplos reais de indivíduos e grupos (famílias) que têm adotado as recomendações propostas pelo *My Plate*. Tal iniciativa ainda apresenta diversos materiais educativos, inclusive recursos audiovisuais, para profissionais da saúde e da educação multiplicarem as informações nos grupos populacionais (U.S. Department of Health and Human Services, 2015).

A demanda por atualizações é sempre presente no âmbito das recomendações em saúde, uma vez que os cenários socioeconômico, epidemiológico e do estado nutricional da população sofrem mudanças dinâmicas. Nesse sentido, a cada cinco anos há a publicação de uma nova edição do documento *Dietary Guidelines for Americans*. Em 2015, foi lançada a oitava edição, com o enfoque nos padrões alimentares e não apenas em alimentos e grupos de alimentos. Com isso, visa-se atingir maior parcela da população que pode aderir às mudanças propostas. Esse guia apresenta cinco diretrizes com vistas à escolha de padrões alimentares saudáveis e de modo global de viver com saúde: 1. siga um padrão de alimentação saudável ao longo da sua vida; 2. atente-se para a variedade, a densidade de nutrientes e a quantidade; 3. limite a ingestão de calorias de açúcares adicionados e de gorduras saturadas e reduza a ingestão de sódio; 4. realize escolhas de alimentos e bebidas mais saudáveis; 5. apoie padrões de alimentação saudável para todos (U.S. Department of Health and Human Services, 2015).

Guia alimentar para a população brasileira

As recomendações brasileiras para ingestão de alimentos foram divulgadas pela primeira vez em 1988 na campanha desenvolvida pelo Prof. Dr. José Eduardo Dutra de Oliveira, por meio da Fundação Simpósio Brasileiro de Alimentação e Nutrição (Fundação SIBAN) e da Secretaria de Agricultura do Estado de São Paulo. Posteriormente, em 2002, foi também apresentada uma proposta de Normas e Guias Alimentares para a população brasileira (Dutra de Oliveira et al., 2002).

Philippi et al. (1999) adaptaram a pirâmide alimentar dos Estados Unidos da América (versão de 1992) para o padrão alimentar brasileiro. A pirâmide foi elaborada com quatro níveis e alterações no número de grupos e porções de alimentos. As modificações da pirâmide original foram realizadas com o propósito de adequação aos hábitos alimentares dos brasileiros. O número de porções do grupo dos cereais, pães e tubérculos foi reduzido e o do grupo de frutas e hortaliças foi aumentado; houve a inclusão do grupo de leguminosas e oleaginosas e separação do grupo de óleos, gorduras e açúcar. Foram determinadas dietas-padrão com três valores energéticos (1.600, 2.200 e 2.800 kcal) e os alimentos distribuídos em seis refeições (café da manhã, lanche da manhã, almoço, lanche da tarde, jantar e lanche da noite), conforme as porções determinadas previamente. Em 2013 uma nova adaptação da pirâmide alimentar brasileira foi realizada, com redução do valor energético médio para 2.000 kcal, conforme preconizado pelo Ministério da Saúde; fracionamento da dieta em seis refeições diárias; prática de exercício físico e consumo regular de água (Philippi, 2014).

O Ministério da Saúde, em 2002, iniciou a apresentação de documentos com recomendações relativas à ingestão de alimentos para brasileiros. O guia alimentar para crianças menores de dois anos de idade (Brasil, 2002) foi elaborado com a participação de profissionais da saúde de todos os Estados da Federação e o apoio técnico e financeiro da Organização Pan-Americana de Saúde. O documento pode ser consultado no *website* www.saude.gov.br e inclui os dez passos para a alimentação saudável para crianças menores de 2 anos de idade.

Uma pirâmide alimentar para crianças também foi apresentada como parte integrante do guia alimentar para crianças menores de 2 anos de idade. O símbolo foi elaborado com oito grupos de alimentos e suas porções respectivas: pães e cereais (3 a 5 porções), verduras e legumes (3 porções), frutas (3 a 4 porções), leite, queijos e iogurtes (3 porções), feijões (1 porção), carnes e ovos (2 porções), óleos e gorduras (2 porções), açúcares e doces (1 porção).

As primeiras diretrizes alimentares oficiais para a população brasileira, acima de 2 anos de idade, foram publicadas pelo Ministério da Saúde em 2006. O guia alimentar (Brasil, 2006) foi concebido para contribuir, por meio do incentivo à alimentação saudável, com a prevenção de deficiências nutricionais, o reforço à resistência orgânica a doenças infecciosas e a redução da incidência de DCNT. Esse documento constituiu um dos componentes da estratégia de implementação da Política Nacional de Alimentação e Nutrição (PNAN) e atendeu às recomendações da Organização Mundial da Saúde no âmbito da Estratégia Global de Promoção da Alimentação, Atividade Física e Saúde (WHO, 2004). Um dos enfoques prioritários foi o resgate de hábitos e práticas alimentares regionais variados, relacionados ao consumo de alimentos locais, de elevado valor nutritivo, desde os primeiros anos de vida até a velhice. A abordagem do guia foi baseada na família, embora apresentasse algumas características diferenciadas de outros documentos similares por conter também orientações para indivíduos acima de 2 anos de idade; profissionais da saúde; governo e setor produtivo de alimentos, além de não ser acompanhado de uma representação gráfica.

O guia alimentar preconizado pelo Ministério da Saúde (Brasil, 2006) foi organizado em diretrizes que apresentam recomendações para ingestão de alimentos (1. os alimentos saudáveis e as refeições; 2. cereais, tubérculos e raízes; 3. frutas, legumes e verduras; 4. feijões e outros alimentos vegetais ricos em proteínas; 5. leite e derivados, carnes e ovos; 6. gorduras, açúcares e sal; 7. água), orientações para a realização de atividade física (diretriz especial 1) e para manter a qualidade sanitária dos alimentos (diretriz especial 2). As diretrizes que descrevem orientações alimentares foram expressas como porcentagens ou proporções do consumo total de energia. Para determinar as porções, foi adotado como parâmetro um brasileiro saudável com ingestão média diária de 2.000 kcal. O documento fornece listas de porções de alimentos em gramas e medidas caseiras de acordo com o grupo de alimentos. O documento na íntegra pode ser consultado no *website* www.saude.gov.br.

Essa primeira versão do guia alimentar foi revisada e reestruturada e, em 2014, a segunda edição foi publicada, com conceitos inovadores na área da nutrição. Um dos destaques foi a forma de elaboração do documento, que incluiu a realização de uma consulta pública, em que a população pôde contribuir no delineamento dessa publicação. O caráter transitório dos guias alimentares é refletido pelas mudanças que ocorrem no decorrer dos anos na população específica ao qual o instrumento é destinado. O Brasil sofre aumento progressivo de indivíduos com sobrepeso e obesidade, além do aumento da prevalência de outras DCNT, como as doenças cardiovasculares e o diabetes. Diante disso, a publicação de um novo guia já era prevista pelo Ministério da Saúde (Brasil, 2014).

O documento está organizado em cinco capítulos e é finalizado com a inclusão dos 10 passos para uma alimentação adequada e saudável. O capítulo 1 trata dos princípios que nortearam a elaboração do guia alimentar ("princípios"); o capítulo 2 aborda "a escolha dos alimentos"; o capítulo 3 inclui o processo de transformar as informações acerca dos alimentos em direcionamentos para a montagem de refeições adequadas ("dos alimentos à refeição"); o capítulo 4 trata dos hábitos associados ao ato de se alimentar, incluindo os aspectos social e cultural ("o ato de comer e a comensalidade"); o capítulo 5 assume que o novo ritmo de vida da sociedade brasileira inclui a necessidade da "compreensão e a superação de obstáculos" para a realização de escolhas saudáveis e conscientes (Brasil, 2014).

O atual guia alimentar para a população brasileira baseia-se na regra de ouro: "Prefira sempre alimentos *in natura* ou minimante processados e preparações culinárias a alimentos ultraprocessados". O documento foi totalmente construído a partir do ideal de uma refeição baseada em alimentos *in natura* ou minimamente processados, com consumo ocasional dos outros grupos de alimentos. Visa-se, assim, reduzir o risco para o desenvolvimento de DCNT; diminuir o consumo de gorduras, açúcares e sódio; e retomar o hábito alimentar do brasileiro com uma alimentação simples e balanceada, o típico "arroz com feijão" (Brasil, 2014).

A classificação dos alimentos elaborada por Monteiro et al. (2010), de acordo com o processamento, norteia o fundamento básico da regra de ouro no guia alimentar. Os alimentos foram classificados em não processados, minimamente processados, processados e ultraprocessados.

Os alimentos minimamente processados são aqueles que foram submetidos a processos para preservação, que os tornaram mais seguros e palatáveis, sem a adição de substâncias ao alimento original. Esses processos incluem limpeza, remoção de partes não comestíveis, secagem, congelamento, pasteurização, fermentação, redução de gordura, embalagem simples, à vácuo e a gás. O grupo de alimentos processados inclui substâncias extraídas e purificadas dos alimentos não processados ou minimamente processados para preparações culinárias e alimentos submetidos a moagem, refinação, hidrogenação, hidrólise, agregação de enzimas e aditivos. Os alimentos desse grupo contêm alto teor energético e baixa densidade de nutrientes, quando comparados aos alimentos que os deram origem, por exemplo, o açúcar extraído da cana-de-açúcar e o xarope de milho com alto teor de frutose. Os alimentos ultraprocessados são os prontos para o consumo ou com necessidade de pouca preparação para o consumo. Esses alimentos podem ter sido preparados com adição de açúcar, salmoura, conservantes, saborizantes, aromatizantes, vitaminas e minerais sintéticos, e com o uso de forno, defumação, fritura e embalagens sofisticadas. Podem ser citados como exemplos desse grupo biscoitos, chocolates, barras de cereal, sorvetes, compotas e geleias de frutas, refrigerantes, queijos, salsichas, sopas enlatadas ou desidratadas, fórmulas infantis etc. (Monteiro et al., 2010).

Os 10 passos atualizados para uma alimentação saudável do guia alimentar para a população brasileira (Brasil, 2014) estão apresentados a seguir.

1. Fazer de alimentos *in natura* ou minimamente processados a base da alimentação.
2. Utilizar óleos, gorduras, sal e açúcar em pequenas quantidades ao temperar e cozinhar alimentos e criar preparações culinárias.
3. Limitar o consumo de alimentos processados.
4. Evitar o consumo de alimentos ultraprocessados.
5. Comer com regularidade e atenção, em ambientes apropriados e, sempre que possível, em companhia.
6. Fazer compras em locais que ofertem variedades de alimentos *in natura* ou minimamente processados.
7. Desenvolver, exercitar e partilhar habilidades culinárias.
8. Planejar o uso do tempo para dar à alimentação o espaço que ela merece.
9. Dar preferência, quando fora de casa, a locais que servem refeições feitas na hora.
10. Ser crítico quanto a informações, orientações e mensagens sobre alimentação veiculadas em propagandas comerciais.

Vale ressaltar, também, que o Ministério da Saúde tem se empenhado em incentivar a alimentação regional, em que os alimentos produzidos localmente sejam valorizados, de modo a otimizar a agricultura familiar e a reduzir os custos, além de estimular o aproveitamento de produtos específicos de cada região. Com isso, o documento "Alimentos regionais brasileiros" foi publicado para incentivar o consumo de alimentos com alto teor nutricional e que contribuam para o desenvolvimento socioambiental da região, como é o caso da sustentabilidade do ecossistema Cerrado, com o extrativismo consciente dos frutos desse Bioma (Brasil, 2015).

O Ministério da Saúde revisou o Guia Alimentar para Crianças Menores de 2 anos (Brasil, 2019), considerando as transformações sociais e mudanças de hábitos alimentares dos últimos anos, que resultam em diferentes formas de má nutrição, entre essas sobrepeso, obesidade, desnutrição, deficiência de ferro e de vitamina A. Esta publicação pode ser consultada em http://189.28.128.100/dab/docs/portaldab/publicacoes/guia_da_crianca_2019.pdf. As diretrizes da alimentação saudável desse novo guia estão em consonância com as recomendações do Guia Alimentar para a População Brasileira, pois incentiva a ingestão de alimentos *in natura* e minimamente processados e enfatiza que os alimentos ultraprocessados não devem ser oferecidos à criança. As recomendações para uma alimentação de crianças menores de 2 anos devem ser adaptadas às diferentes situações regionais do Brasil, que envolvem aspectos culturais, sociais e econômicos. Além disso, os sistemas alimentares sustentáveis são abordados com o fim de se garantir que sejam selecionados alimentos de baixo impacto ambiental, da produção até o consumo dos alimentos.

Roda dos alimentos

A roda dos alimentos é outro símbolo utilizado para auxiliar na promoção da educação alimentar e nutricional. Um dos países que adota esse instrumento é Portugal, desde 1977. Em 2006, foi lançada uma versão desse símbolo que teve como finalidade a atualização de informações e a inclusão de recomendações de porções de alimentos. O formato original de círculo foi mantido por causa da facilidade de identificação com o guia anterior e da associação com um prato, importante símbolo da cultura portuguesa. Ao contrário das pirâmides alimentares, o círculo não hierarquiza os alimentos, pois esses visualmente se complementam (Rodrigues et al., 2006).

O símbolo representado como círculo tem divisões em formato de fatias de diferentes tamanhos, as quais representam sete grupos de alimentos (gorduras e óleos; leite e produtos lácteos; carnes, peixes, frutos do mar e ovos; leguminosas; batata, cereais e derivados; hortaliças; frutas), estabelecidos conforme a similaridade entre valor nutricional e hábitos alimentares dos portugueses. A importância da água é realçada como componente central do símbolo.

Em Portugal, a Direção-Geral da Saúde e a Faculdade de Ciências da Nutrição e Alimentação da Universidade do Porto instituíram a nova Roda de Alimentação Mediterrânica em 2016. Esse instrumento é uma ampliação da roda anterior e foi adaptada aos hábitos alimentares dos portugueses. O objetivo foi promover e valorizar esse padrão alimentar entre a população de Portugal e de países parceiros da iniciativa. Valoriza não somente o constituinte alimentar, mas também ressalta os aspectos associados ao estilo de vida mediterrânico. Inclusive, o formato de roda reflete o prato e o convívio em volta da mesa, além de destacar os principais grupos alimentares desse padrão: óleos e gorduras (azeite/azeitonas); hortaliças (cebola, alho, couve, tomate, pimentas e outros); frutas (melão, figo, ameixa, cítricos, nêspera, romã e outras); cereais e tubérculos (batata-doce, castanha, massa e arroz integrais, flocos de aveia, pão de centeio e outros); carne, pescado e ovos (peixe, em especial sardinha, carapau, cavala, atum e outros); laticínios (queijo e iogurte) e leguminosas (todas) (Pinho et al., 2016).

Destaca-se, ainda, que o consumo diário de vinho não é estimulado e deve ser moderado e acompanhar refeições equilibradas. Outros fatores valorizados nessa iniciativa são o respeito pela sazonalidade e a preferência por alimentos produzidos na região; o incentivo à incorporação de ervas aromáticas, como veículo de maior sabor, em detrimento do uso abusivo do sal de adição; a promoção da utilização e da transmissão entre gerações de técnicas culinárias saudáveis tradicionais, como sopas, ensopados e caldeiradas; o incentivo ao tempo dedicado à confecção dos alimentos e sua inserção no cotidiano por meio da partilha com família e amigos; e o combate ao sedentarismo pelo incremento ao tempo dedicado a atividades de lazer (Pinho et al., 2016).

No Brasil, alguns nutricionistas preferem utilizar a roda dos alimentos como instrumento de educação alimentar e nutricional, por facilitar a compreensão do tema, especialmente por parte de pessoas com pouca instrução formal. Entretanto, toda representação gráfica como instrumento de educação alimentar e nutricional deve ser adaptada aos hábitos alimentares e características sociais, econômicas e culturais do grupo ou indivíduo-alvo.

Estratégia global para alimentação, atividade física e saúde

Em maio de 2004, a 57ª Assembleia Mundial da Saúde endossou as diretrizes básicas da Estratégia Global para Alimentação, Atividade Física e Saúde da Organização Mundial da Saúde - EG/OMS (WHO, 2004). O objetivo geral da EG/OMS foi promover e proteger a saúde por meio do desenvolvimento de um ambiente adequado para sustentar ações em níveis individual, comunitário, nacional e global, que, em conjunto, levam à redução de doenças e morte relacionadas à alimentação não saudável e à inatividade física.

A recomendação de metas para a ingestão de alimentos e para a prática de atividade física, com a finalidade de reduzir o risco de desenvolvimento de DCNT, foi baseada em relatórios de especialistas e na revisão de evidências científicas atuais. As recomendações da EG/OMS (WHO, 2004), descritas a seguir, devem ser consideradas na elaboração de políticas nacionais e de guias alimentares, de acordo com a situação local.

As recomendações para população e para indivíduos devem incluir os seguintes itens com relação à alimentação:

1. Alcançar o balanço energético e o peso saudável.
2. Limitar a ingestão de energia a partir de gorduras totais (alterações no consumo de gordura saturada e insaturada) e eliminar ácidos graxos *trans*.
3. Aumentar o consumo de frutas, hortaliças, leguminosas, cereais integrais e nozes.
4. Limitar a ingestão de açúcares simples.
5. Limitar o consumo de sal (sódio) e assegurar iodação do sal.

Os valores de ingestão recomendados para proteínas, lipídios, carboidratos, sódio, fibras, frutas e hortaliças já tinham sido divulgados no documento Dieta, Nutrição e Prevenção de Doenças Crônicas (WHO, 2003), que precedeu a Assembleia Mundial da Saúde em 2004. Esses valores podem ser consultados no capítulo 7.

Entre as metas para uma alimentação saudável e para a redução do risco do desenvolvimento de doenças, o aumento da ingestão de frutas e hortaliças tem sido frequente nas recomendações de organizações internacionais, no que se refere a doenças cardiovasculares, câncer, obesidade e diabetes (Aune et al., 2017; Kremer-Sadlik et al., 2015). Essa recomendação, em geral, é fundamentada em estudos epidemiológicos, porém a quantidade sugerida para consumo varia de 400 a 800 g/dia entre as organizações. Ainda não está determinada, de maneira consensual, a quantidade ótima de consumo de frutas e hortaliças para a redução de doenças crônicas (Aune et al., 2017). A Organização Mundial da Saúde (WHO, 2003) recomenda a ingestão de ≥ 400 g/dia, excluindo os tubérculos. A dificuldade reside em traduzir a quantidade recomendada em porções, pois existe enorme diversidade de tipos de frutas e hortaliças e suas respectivas porções consumidas em maior frequência. De qualquer maneira, o consumo de quantidade menor do que cinco porções por dia de frutas e hortaliças tem sido associado à maior taxa de mortalidade (Bellavia et al., 2013).

Segundo a Organização Mundial da Saúde (WHO, 2004), a atividade física é um dos principais determinantes do gasto de energia e, portanto, é fundamental para o balanço energético e o controle de peso corporal. Além disso, reduz o risco de desenvolvimento de doenças crônicas e desencadeia mecanismos benéficos à saúde, como redução da pressão sanguínea, melhora da concentração de colesterol contido em lipoproteínas de alta densidade (HDL-C) e promove o controle da glicemia em pessoas com sobrepeso, mesmo que não haja redução significativa de peso.

As recomendações globais de atividade física para prevenção de DCNT nas diversas faixas etárias (WHO, 2010) foram instituídas considerando frequência, duração, intensidade, tipo e quantidade. Adultos e idosos devem realizar pelo menos 150 minutos/semana de atividade moderada aeróbica ou 75 minutos/semana de atividade aeróbica intensa, além de exercícios de força muscular no mínimo em dois dias/semana. A atividade física deve ser adaptada à condição física dos idosos.

Guia: princípios norteadores de dietas saudáveis sustentáveis

A Organização das Nações Unidas para a Alimentação e a Agricultura (FAO) e a Organização Mundial da Saúde (WHO) realizaram em julho de 2019 uma consulta internacional sobre dietas saudáveis sustentáveis. Esse evento surgiu da necessidade de estabelecimento de definições e princípios sobre o assunto, considerando que as dietas inadequadas aumentam a prevalência de todas as formas de má nutrição (desnutrição, caquexia, deficiência de nutrientes, sobrepeso, obesidade) e o atual sistema de produção de alimentos causa degradação ambiental e depleção das fontes naturais. Diversos representantes de países com renda *per capita*, baixa, média e alta participaram desse evento e contribuíram para a elaboração de um guia com princípios essenciais e para a obtenção de uma dieta saudável sustentável.

Esse guia tem como objetivos garantir crescimento e desenvolvimento adequados de todos os indivíduos; dar suporte funcional e ao bem-estar físico, mental e social em todas as etapas de vida, nas gerações presentes e futuras; contribuir para prevenir todas as formas de má nutrição; reduzir o risco de DCNT relacionados à dieta; e apoiar a preservação da biodiversidade e da saúde do planeta. As informações desse guia são objetivas e de fácil compreensão, assim podem ser usadas tanto pelos governos no desenvolvimento de políticas públicas, como para a elaboração de materiais de orientação à população. Os alimentos e as recomendações nutricionais serviram de base para o desenvolvimento do documento final, que também incorpora os aspectos ambientais, sociais, culturais e a sustentabilidade econômica. Nesse contexto, a dieta saudável não pode ser descrita apenas como a adequação de nutrientes, ingestão de alimentos de grupos específicos ou adesão a um padrão alimentar, que contempla os nutrientes essenciais à saúde. Em princípio, é um modo de vida que interage reciprocamente pela maneira como os alimentos são produzidos, selecionados, comercializados, preparados e consumidos. Portanto, para melhorar a qualidade da dieta e extinguir a má nutrição devem ser avaliados os aspectos sociais, culturais e impactos econômicos dos sistemas alimentares (FAO, WHO, 2019).

De acordo com FAO e WHO (2019), dietas saudáveis sustentáveis são definidas como padrões alimentares que promovem a saúde e bem-estar dos indivíduos, produzem impacto e pressão ambientais baixos e também são de baixo custo, seguros, equitativos e culturalmente aceitáveis. Essa abordagem holística da dieta permite associar saúde e sustentabilidade, que envolvem os maiores desafios do mundo na atualidade, a má nutrição e sua relação com DCNT e a degradação ambiental e das fontes naturais. Os princípios da dieta saudável sustentável, com a interação entre os aspectos de saúde, socioculturais e o impacto ambiental podem ser visualizados na Figura 11.2.

O guia apresenta também ações, em âmbito governamental e institucional, que asseguram as modificações no sistema alimentar, para a implementação das dietas saudáveis sustentáveis, de baixo custo, seguras e desejáveis:

- Gerar ambiente favorável por meio de mecanismos governamentais, tais como incentivos e instrumentos regulatórios para promover a produção, processamento, distribuição, rotulagem, *marketing* e consumo de uma variedade de alimentos, que contribuem para Dietas Saudáveis Sustentáveis.
- Alinhar as políticas em todos os setores (agricultura, saúde, educação, meio ambiente, água etc.) do nível local ao nacional e internacional, com a discussão de todos os atores da sociedade.
- Caracterizar as dietas habituais por meio de avaliação alimentar individual conforme idade, sexo, renda, raça e geografia. Esses dados devem ser usados para identificar as alterações da dieta, que podem ter o maior impacto positivo potencial na saúde e no meio ambiente.
- Identificar, em qualquer contexto, quais alimentos estão disponíveis e se são de baixo custo, em termos de quantidade e qualidade, e onde e por que existem incompatibilidades na oferta e demanda de alimentos.
- Analisar os sistemas alimentares existentes para identificar possíveis alterações, que incentivem produção, processamento, embalagem, armazenamento, distribuição, *marketing*, varejo e consumo de uma diversidade de alimentos necessários para dietas saudáveis e sustentáveis.
- Quantificar e equilibrar as possíveis situações com conflitos de escolhas, ou seja, situações desejáveis, mas contrapostas, para tornar as dietas saudáveis sustentáveis disponíveis, de baixo custo, seguras e atraentes para todos.

DIETAS SAUDÁVEIS SUSTENTÁVEIS

Com Relação ao Aspecto Saúde
1. Aleitamento materno exclusivo até 6 meses de idade e complementado com alimentação adequada até 2 anos de idade.
2. Baseadas em grande variedade de alimentos não processados ou minimamente processados, balanceadas em grupos de alimentos, e restritas em alimentos e bebidas altamente processados[1].
3. Incluem grãos integrais, feijões, nozes/castanhas e grande variedade de frutas e hortaliças[2].
4. Podem incluir quantidades moderadas de ovos, produtos lácteos, frango e peixes, e pequena quantidade de carne vermelha.
5. Incluem água potável segura e limpa, como fluido de preferência.
6. Adequadas em energia e nutrientes para crescimento e desenvolvimento e para atender às necessidades de uma vida ativa e saudável, durante todo o ciclo de vida.
7. Consistentes com as diretrizes da Organização Mundial da Saúde, para reduzir o risco de doenças crônicas não transmissíveis e garantir saúde e bem-estar para a população geral[3].
8. Contêm níveis mínimos, ou nenhum, de patógenos, toxinas e outros agentes que podem causar doenças transmitidas por alimentos.
Com Relação aos Impactos Ambientais
9. Mantêm as emissões de gases de efeito estufa, o uso da água e da terra, a aplicação de nitrogênio e fósforo e a poluição química dentro dos objetivos estabelecidos.
10. Preservam a biodiversidade, incluindo a de culturas, gado, alimentos derivados de florestas e recursos genéticos aquáticos, além de evitar a pesca e a caça excessivas.
11. Minimizam o uso de antibióticos e hormônios na produção de alimentos.
12. Minimizam o uso de plásticos e derivados em embalagens de alimentos.
13. Reduzem a perda de alimentos e o desperdício.
Com relação aos Aspectos Socioculturais
14. São elaboradas conforme os hábitos alimentares e respeitam a cultura local, práticas culinárias, conhecimento, padrões de consumo e valores sobre a forma como os alimentos são produzidos e consumidos.
15. São de baixo custo e desejáveis.
16. Evitam impactos adversos relacionados ao gênero, especialmente com relação ao tempo de alocação (por exemplo, para comprar e preparar alimentos, água e aquisição de combustível).

Figura 11.2. Integração do aspecto saúde, impactos ambientais e aspectos socioculturais na obtenção da dieta saudável sustentável.

[1]O processamento de alimentos pode ser benéfico para a promoção de dietas de alta qualidade e tornar os alimentos mais disponíveis e mais seguros. No entanto, algumas formas de processamento podem aumentar muito as densidades de sal, açúcar adicionado e gorduras saturadas. Esses alimentos, quando consumidos em grandes quantidades, podem prejudicar a qualidade da dieta.

[2]Batatas, batata-doce, mandioca e outras raízes amiláceas não são classificadas como frutas ou hortaliças.

[3]Incluem até 30-35% do consumo total de energia a partir de gorduras, com substituição de ácidos graxos saturados (menos que 10% do total de energia) por ácidos graxos insaturados e eliminação de gorduras *trans* industriais. Ingestão de 10% do total de energia (se possível menos de 5%) a partir de açúcares livres e não mais de 5 g por dia de sal (iodado).

Fonte: adaptada de FAO e WHO (2019).

- Garantir que alimentos de baixo custo e desejáveis para uma dieta saudável sustentável estejam disponíveis para os mais vulneráveis. Para isso é necessário analisar as desigualdades e considerar a perspectiva das pessoas que experimentam pobreza e privação.

- Desenvolver diretrizes alimentares nacionais baseadas em alimentos que definam dietas saudáveis sustentáveis, levando em consideração as circunstâncias sociais, culturais, econômicas, ecológicas e ambientais.
- Promover estratégias para mudança de comportamento, incluindo empoderamento do consumidor e educação alimentar e nutricional eficazes.

Pirâmide sustentável

Essa é uma temática que, atualmente, está recebendo muita atenção, pois alimentação saudável está relacionada com a saúde e sustentabilidade ambiental, por causa da influência da produção, distribuição e do consumo dos alimentos na degradação ambiental e por sua vez nas alterações climáticas. A mudança para um padrão alimentar mais sustentável, que prestigia a agricultura familiar e os alimentos regionais, reduz o consumo de alimentos de origem animal, não desperdiça alimentos, prefere alimentos orgânicos e naturais aos ultraprocessados, beneficia a saúde e o ambiente (Aleksandrowicz et al., 2016; Willett et al., 2019).

A pirâmide alimentar sustentável, elaborada pelo *Barilla Center for Food & Nutrition*, recomenda o consumo de alimentos não apenas por suas características nutricionais, mas também conforme o impacto no ambiente. A representação gráfica, denominada pirâmide dupla, tem duas pirâmides posicionadas lado a lado, uma delas hierarquiza o consumo dos alimentos pela importância na nutrição e saúde e a outra, apresentada invertida, classifica o impacto ambiental dos alimentos de acordo com o cultivo, a produção, a distribuição e o consumo. Os alimentos de origem vegetal devem ser os mais consumidos, pois possuem menor impacto ambiental, comparados aos alimentos de origem animal. A pirâmide dupla representa a dieta mediterrânea tradicional saudável. Nesse contexto, a adoção de uma dieta mediterrânea sustentável – que prevê consumo maior de hortaliças, frutas, nozes, azeite e grãos; ingestão moderada de peixe, alimentos lácteos e vinho; e baixo consumo de carne vermelha – é considerada um fator protetor contra a maioria das DCNT (Ciati, Ruini, 2010).

PRÁTICA DO PLANEJAMENTO E CÁLCULO DE DIETA INDIVIDUALIZADOS

Na prática do nutricionista, o planejamento e a análise da dieta individualizada incluem procedimentos básicos que permitem a obtenção de resultados confiáveis. Diversas variáveis podem comprometer seriamente a qualidade do trabalho, considerando que é necessária a coleta apropriada de dados do indivíduo, bem como o uso correto de recomendações, de porções e de bases de dados de composição química de alimentos. A descrição das etapas do planejamento e de análise de dieta, nos itens subsequentes, tem por foco o indivíduo adulto saudável.

Anamnese nutricional

Constitui a coleta de dados para a definição do perfil nutricional do indivíduo, utilizando as características antropométricas, sociais, culturais e econômicas; as condições de saúde;

os indicadores laboratoriais; o consumo alimentar; além dos dados pessoais (idade, data de nascimento, sexo etc.). Os dados coletados são essenciais para a avaliação nutricional do indivíduo e para o planejamento de dieta equilibrada.

A anamnese nutricional deve ser realizada com o uso de técnica de entrevista adequada, conforme capítulo 2, que tem como propósito obter informações fidedignas para avaliação nutricional e planejamento da dieta. Exemplos de formulários de anamnese alimentar, para ser utilizado na prática do nutricionista, podem ser encontrados nos Anexos A e B.

Avaliação do peso e da composição corporal

O IMC ou índice de Quetelet é um indicador simples e prático, muito usado como parte da avaliação do estado nutricional; entretanto, esse método não distingue massa muscular de gordura corporal. Para algumas categorias de indivíduos, como os atletas, é necessário utilizar outros métodos de avaliação da composição corporal. Para mais detalhes sobre a avaliação do peso e da composição corporal consultar capítulo 3.

Estimativa da necessidade energética

O gasto ou necessidade energética total (GET ou NET), em 24 horas, deve ser determinado de acordo com os dados individuais (sexo, idade, peso, estatura, atividade física) e a seleção de equações específicas. Alguns exemplos de equações recomendadas por organizações internacionais estão apresentados no capítulo 7. Vale ressaltar que não existe uma equação ideal que seja adequada para todos os indivíduos. Além disso, a maioria das equações foi desenvolvida com grupos de indivíduos do hemisfério norte, que podem ter características antropométricas e ambientais diferentes de indivíduos brasileiros. A forma prática de estimar o GET ou NET depende da experiência e da preferência de cada profissional. Indivíduos abaixo do peso ou com excesso de peso devem ter o cálculo das necessidades energéticas estimado a partir de métodos específicos.

Distribuição do percentual de nutrientes energéticos da dieta

A análise da dieta é baseada, em princípio, na recomendação do percentual de macronutrientes em relação ao valor energético total (VET), o que deve estar de acordo com o GET ou NET do indivíduo. A Tabela 11.2 resume os principais valores de referência do planejamento de dieta para indivíduos saudáveis.

Tabela 11.2. Recomendação da contribuição energética percentual de macronutrientes de acordo com o valor energético total (VET) da dieta.

Nutrientes energéticos	Sociedade Brasileira de Alimentação e Nutrição – SBAN[a]	Organização Mundial da Saúde[b]	*Dietary Reference Intakes* – DRIs[c]
Proteínas (%)	10-12	10-15	10-35
Lipídios (%)	20-25	15-30	20-35
Carboidratos (%)	60-70	55-75	45-65

Fonte: adaptada de [a]Vannucchi (1990), [b]WHO (2003) e [c]IOM (2005).

Distribuição do VET por refeição

O VET da dieta deve ser distribuído de acordo com o número de refeições diárias e o hábito alimentar do indivíduo. Dutra-de-Oliveira et al. (2002) sugerem, no documento Normas e Guias Alimentares para a População Brasileira, a ingestão de no mínimo três refeições básicas a cada dia. O Ministério da Saúde (Brasil, 2006) recomendava, no Guia Alimentar para a População Brasileira, a realização de pelo menos três refeições por dia (café da manhã, almoço e jantar) intercaladas por pequenos lanches para garantir a saúde de todos os indivíduos. No Guia Alimentar atual, reconhece-se também que "além das refeições principais (café da manhã, almoço e jantar), algumas pessoas podem sentir necessidade – ou mesmo terem o hábito – de fazer outras refeições ao longo do dia". Os lanches são classificados como "pequenas refeições", mas não há recomendação de quantidade ao dia (Brasil, 2014).

Na prática, os indivíduos com melhores condições econômicas, em geral, consomem de três a seis refeições diárias. Algumas pessoas não têm hábito de ingerir alimentos pela manhã, por vários motivos (econômico, escassez de tempo, falta de hábito). Entretanto, não se recomenda planejar uma dieta para indivíduos saudáveis com menos do que três refeições distribuídas ao longo do dia, incluindo o desjejum ou café da manhã, o almoço e o jantar. Na Tabela 11.3 podem ser observados alguns exemplos de distribuição do VET, conforme o número de refeições por dia, para indivíduos saudáveis.

Tabela 11.3. Distribuição do VET para indivíduos saudáveis conforme o número de refeições.

Número de refeições	Desjejum ou café da manhã (%)	Lanche da manhã ou colação (%)	Almoço (%)	Lanche da tarde ou merenda (%)	Jantar (%)	Lanche da noite ou ceia (%)
6	15-25	2-10	30-35	5-15	15-30	2-10
5	15-30	2-10	30-42	10-25	15-40	
5	15-20		30-35	10-15	25-30	2-10
4	10-30	2-10	30-50		25-40	
4	15-30		35-40		30-40	2-10
4	15-25		30-45	10-25	20-30	
3	20-30		40-50		25-40	

A ingestão regular do desjejum está associada com melhor qualidade nutricional da dieta e estado de saúde (Chitra, Reddy, 2007; Hunty, Ashwell, 2007; Lien, 2007; Matthys et al., 2007; Wilson et al., 2006;). Existem evidências indicando que consumidores regulares de café da manhã tendem a apresentar IMC mais baixo em comparação àqueles que não fazem essa refeição. No entanto, a qualidade nutricional dessa refeição influencia os resultados da massa corporal (Hunty, Ashwell, 2007). O consumo de alimentos no início da manhã por crianças e adolescentes também está associado com melhor desempenho escolar e psicossocial (Kleinman et al., 2002; Lien, 2007). O café da manhã pode ser relacionado com melhor nível de memória, possivelmente em razão do efeito benéfico da glicose sobre o cérebro, após uma noite inteira de jejum (Smith, 2005). Apesar de algumas limitações e de problemas metodológicos dessas pesquisas que indicam resultados positivos do consumo do desjejum, o perfil nutricional dos indivíduos pode ser melhorado com a ingestão de café da manhã a base de frutas, cereais integrais, leite e derivados (O'Neil et al., 2014).

Para o indivíduo saudável, a ordem de apresentação de alimentos e preparações no cardápio-base da dieta pode ser feita de diversas formas. Uma sugestão está apresentada a seguir.

Desjejum e lanches:

- Fruta.
- Líquidos (leite, café, sucos, refrescos).
- Pães, bolos, biscoitos.
- Outros (requeijão cremoso, queijos, presunto, margarina/manteiga, geleia e mel).

Almoço e jantar:

- Salada (pelo menos dois tipos de alimentos, preferencialmente hortaliças).
- Prato proteico.
- Guarnição (à base de hortaliças).
- Acompanhamento (arroz/feijão).
- Sobremesa (opcional).
- Bebida (opcional).

Para atender às recomendações atuais dos guias alimentares, podem ser sugeridos a inclusão de pelo menos três frutas e de dois tipos de hortaliças por dia; a introdução de cereais integrais (exemplo: aveia, farinha de trigo integral); a redução da porção de carnes para diminuir a ingestão de gordura saturada (preferir carnes magras e peixes); a redução significativa de alimentos com alto teor de ácidos graxos *trans*, ou seja, aqueles elaborados com gordura vegetal hidrogenada e margarinas com elevada concentração de *trans*; a limitação na frequência de consumo de gordura, óleos, azeite, açúcares e doces; a preferência por alimentos mais naturais e produzidos na região; e a variabilidade no tipo de alimento e preparação no cardápio.

No planejamento da dieta equilibrada para indivíduos saudáveis não é recomendada a inclusão de refrigerante ou refresco artificial. A quantidade de bebida (água, suco, refresco) ingerida junto com outros alimentos deve ser adequada para não prejudicar a densidade energética da refeição. Preferencialmente, quantidades elevadas de líquidos devem ser consumidas nos intervalos das refeições.

A alimentação vegetariana pode ser saudável, desde que atenda às necessidades nutricionais dos indivíduos. Quanto mais restrita a alimentação, maior será o risco de deficiências nutricionais. Combinações de cereais e leguminosas, aumento da ingestão de hortaliças e frutas, introdução de nozes, cereais integrais e sementes facilitam a composição de uma alimentação vegetariana nutricionalmente adequada.

Medidas caseiras

No Brasil não existe padronização oficial de medidas caseiras, o que dificulta o trabalho de análise da dieta e de orientação ao indivíduo. A equivalência da porção (quilograma) do alimento em medida caseira varia conforme os utensílios utilizados e a subjetividade do indivíduo que realiza as medidas. Portanto, é necessário utilizar uma padronização para garantir maior confiabilidade dos dados. No Apêndice pode ser consultada uma lista de porções de alimentos, com as respectivas medidas caseiras.

Para o cálculo de dieta, tradicionalmente, a massa (g) do alimento é considerada igual ao seu volume (mL). Embora a densidade de líquidos tenha influência na equivalência entre essas duas medidas, para efeito prático não é feita a correção com a densidade.

Cálculo da dieta (energia, macronutrientes, minerais e vitaminas)

A quantidade de macro e micronutrientes no cálculo da dieta individualizada deve estar de acordo com os valores de referência que correspondem à média da necessidade somada a dois desvios-padrão (RDA) ou valor alternativo (AI), estabelecidos por organizações especializadas (consultar capítulo 7). Contudo, garantir que todos os valores de referência de macronutrientes, fibras, cálcio, magnésio, ferro, sódio, potássio, zinco, selênio, vitaminas A, E, C, B_1, B_2, niacina, B_6, folato, B_{12} etc. sejam contemplados diariamente, de acordo com as características individuais, é uma tarefa quase impossível. Vale ressaltar que, especialmente, as recomendações de cálcio e ferro para estágios de vida vulneráveis são difíceis de ser alcançadas apenas com alimentos e uma parte considerável da vitamina D é sintetizada pelo organismo na presença de radiação ultravioleta. Além disso, as tabelas brasileiras de composição química têm limitações no estabelecimento da composição química de diversos micronutrientes.

O pesquisador Walter Willett questiona as necessidades elevadas de cálcio sugeridas pelo *Institute of Medicine* e justifica que a maioria da população mundial de adultos não consome leite, no entanto conserva a saúde óssea (Godfrey, 2005). Quanto à fibra alimentar, o maior problema se refere à carência de dados sobre o conteúdo nos alimentos e à divergência de resultados conforme o método de análise empregado. A análise deve possibilitar a extração e a quantificação dos vários tipos de fibras encontradas nos alimentos, portanto tratamentos drásticos com soluções ácidas e alcalinas resultam em perdas significativas, subestimando os valores reais.

A estimativa do valor energético e a quantidade de macro e micronutrientes da dieta são baseadas em informações de tabelas de composição química de alimentos, que, na maioria das vezes, apresentam os dados em 100 gramas. Vale ressaltar que a composição dos alimentos em nutrientes varia de acordo com a região geográfica, o clima e outras variáveis. Assim, o mais apropriado é utilizar tabelas nacionais ou regionais que forneçam dados provenientes de análise química em laboratório de capacidade técnica reconhecida. No Brasil, o Ministério da Saúde recomenda a Tabela Brasileira de Composição de Alimentos – TACO (NEPA, 2011). O projeto TACO foi coordenado pelo Núcleo de Estudos e Pesquisa em Alimentação – NEPA/UNICAMP e teve como propósito fornecer dados, obtidos em laboratório, de alimentos nacionais e regionais.

O Departamento de Alimentos e Nutrição Experimental da Faculdade de Ciências Farmacêuticas – USP e a BRASILFOODS (Rede Brasileira de Sistemas de Dados de Alimentos) coordenam o Projeto Integrado de Composição de Alimentos. Esse projeto tem como objetivo implementar a Tabela Brasileira de Composição de Alimentos – TBCA-USP, por meio de estudos colaborativos interlaboratoriais. O banco de dados está sendo construído com informações sobre alimentos nacionais provenientes de publicações, teses, informações internas de laboratórios governamentais e privados e indústrias de alimentos. Os valores da composição química dos alimentos podem ser consultados no *website* http://www.fcf.usp.br/tbca/.

Outras publicações brasileiras fornecem dados de composição química de alimentos utilizados com maior frequência na alimentação brasileira (Azoubel et al., 1998; Franco, 1999; Luengo et al., 2000; IBGE, 2011; Mendez et al., 1995; Pacheco, 2011; Philippi, 2016; Pinheiro et al., 2004). Para agilizar e aumentar a confiabilidade da análise, os *softwares* para cálculo de dieta são alternativa bastante valiosa, e já estão disponíveis várias opções no Brasil; entretanto, é necessário obter informações a respeito do banco de dados utilizado. Algumas tabelas fornecem valores incorretos baseados em compilações malsucedidas ou informações de publicações estrangeiras muito diversas da composição dos alimentos aos produzidos no Brasil.

Apesar da variedade de informações, os dados da composição química dos alimentos ainda são limitados e, algumas vezes, dificultam o cálculo de preparações ou da quantidade de alguns micronutrientes. Entre os problemas relacionados com o cálculo de dieta, um dos mais comuns é a carência de informações a respeito de alimentos prontos para o consumo, preparados de forma caseira. Por exemplo, algumas tabelas fornecem a composição química de alimentos cozidos, entretanto sem a inclusão de óleo e sal de preparo. Outro aspecto do problema se refere à diferença entre óleo de cocção e óleo absorvido pelo alimento. A concentração de óleo de cocção usada durante o preparo pode ser diferente da quantidade total de óleo incorporado ao alimento em função do tipo de alimento, tipo de gordura ou óleo usados, bem como dos métodos de pré-preparo e de cocção. Desse modo, preferencialmente, o cálculo de óleo de cocção deve ser feito utilizando dados do teor de óleo absorvido nas preparações específicas. Infelizmente, essas informações são muito escassas. Na Tabela 11.4 estão descritos valores de óleo usados para preparo ou cocção do alimento, além de azeite para salada, e na Tabela 11.5, dados de óleo incorporado após o cozimento do alimento. Esses dados foram originados de pesquisa realizada no curso de Nutrição da UFG (dados não publicados).

Tabela 11.4. Óleo de cocção ou preparo de alimentos.

Alimento	Óleo (%)
Arroz cru	5-7
Hortaliças refogadas	2-6
Bife de contrafilé	5
Bife de peito de frango (na chapa)	5
Carne de panela em cubos (acém)	5
Carne moída refogada (acém)	5
Feijão cozido[a]	5-10
Frango refogado (coxa ou sobrecoxa)	5-6
Salada	2,5-5,0

[a]Estes valores são referentes ao óleo adicionado após o cozimento do feijão a vapor sob pressão.

Tabela 11.5. Concentração de óleo absorvido em alguns alimentos preparados.

Preparação	Óleo absorvido (%)
Arroz cozido	1,6
Bife e carne de panela	4-6
Feijão cozido	1,5
Peito de frango na chapa (bife)	4-5
Hortaliças refogadas	2,5-4

A composição química do alimento cru, em geral, não corresponde àquela do alimento cozido em razão da diferença de umidade, das perdas e da alteração da estabilidade de alguns nutrientes, conforme a técnica de preparo. Alguns autores já indicaram diferenças consideráveis entre a composição de pratos analisados a partir de alimentos crus (análise indireta) e a análise do prato pronto para o consumo (Pedrosa et al., 1994; Ribeiro et al., 1995; Silva et al., 2003; Silva et al., 2004). O mais apropriado é obter dados da composição química dos alimentos analisados em laboratório. Entretanto, na ausência dessas informações, a composição química de preparações com base em alimentos crus deve ser estimada, corrigindo previamente o peso do alimento de acordo com o índice de rendimento da preparação (Tabela 11.6) e a equação apresentada a seguir.

$$\text{Peso do alimento cru (g)} = \frac{\text{Peso do alimento preparado}}{\text{Índice de rendimento}}$$

Exemplo de cálculo: bife de carne bovina preparado (1 unidade média) = 80 g
índice de rendimento de bife = 0,6
carne crua = 80 ÷ 0,6
carne crua = 135 g (valor aproximado)

Observação: no caso de alimentos elaborados com óleo, deve-se também proceder o cálculo conforme descrito anteriormente.

Uma alternativa para o cálculo da composição química dos alimentos preparados, que não são contemplados em tabelas publicadas, é conduzida com os valores nutricionais dos ingredientes e o peso da preparação pronta para o consumo, como é descrito no manual de rotulagem nutricional obrigatória (ANVISA, 2005). Um exemplo pode ser visualizado a seguir (Quadros 11.1 a 11.3).

Tabela 11.6. Índice de rendimento de algumas preparações de consumo habitual[a].

Preparações	Índice de rendimento
Bife de contrafilé	0,60
Carne de panela (sem molho) – acém	0,55
Carne moída refogada	0,75
Peito de frango na chapa	0,70
Coxa e sobrecoxa de frango refogadas	0,60
Coxa e sobrecoxa de frango fritas	0,58
Frango com açafrão	0,80
Linguiça frita	0,50
Carne de porco cozida	0,50
Peixe frito	0,65
Batata palito frita	0,40
Batata palha frita	0,30
Batata-inglesa refogada	1,00
Batata sauté	0,80

[a]Dados obtidos de pesquisa realizada no curso de Nutrição da UFG (dados não publicados).

Quadro 11.1. Ingredientes de bolo de maçã e suas respectivas medidas caseiras e quantidades.

Alimento	Medida caseira	Quantidade (g)
Farinha de trigo integral	2 xícaras de chá cheias	180
Açúcar mascavo	1 xícara de chá rasa	98
Ovos	3 unidades pequenas	135
Maçã gala (com casca e sem semente)	3 unidades pequenas	240
Uva passas	1 xícara de café cheia	40
Ameixa seca	8 unidades	48
Canela em pó	1 colher de café rasa	0,5
Fermento em pó químico	1 colher de sobremesa cheia	10,5
Óleo de girassol	1/3 de copo americano	32
Total		784

Quadro 11.2. Composição química dos ingredientes do bolo de maçã.

Alimento	Quantidade (g)	Energia (kcal)	CHO (g)	PTN (g)	LIP (g)	Fibra (g)	Ca (mg)	Na (mg)
Farinha de trigo integral	180	651,80	130,68	24,66	3,38	20,79	61,20	9,0
Açúcar mascavo	98	381,40	95,35	–	–	–	83,30	38,22
Ovos	135	195,60	1,66	16,88	13,50	–	66,15	170,10
Maçã gala	240	145,90	36,48	–	–	–	–	–
Uva passas	40	133,40	31,64	1,29	0,18	1,39	19,6	4,80
Ameixa seca	48	127,70	30,10	1,26	0,25	4,44	24,48	1,92
Canela em pó	0,5	1,80	0,40	0,02	0,02	0,27	6,14	0,13
Fermento em pó químico	10,5	18,90	4,65	0,05	0,01	–	–	1.065,51
Óleo de girassol	32	282,88			32,00			
Total		1939,46	330,96	44,16	49,34	26,89	260,87	1.289,68

CHO = carboidratos; PTN = proteínas; LIP = lipídios; Ca = cálcio; Na = sódio.

Quadro 11.3. Composição química do bolo de maçã cru, pronto para o consumo e da porção.

Bolo integral de maçã	Ingredientes crus (784 g)	Alimento preparado (794 g)	Porção (60 g)
Energia (kcal)	1.939,46	1.939,46	146,56
Carboidratos (g)	330,96	330,96	25,01
Proteínas (g)	44,16	44,16	3,33
Lipídios (g)	49,34	49,34	3,73
Fibras (g)	26,89	26,89	2,03
Cálcio (mg)	260,87	260,87	19,71
Sódio (mg)	1.289,68	1.289,68	97,46

O peso total da massa de bolo crua é de 784 g, e do bolo pronto para o consumo, de 794 g, mas o valor energético total e os nutrientes têm o mesmo valor nas massas cruas e prontas para o consumo, independente do rendimento. Desse modo, para o cálculo da composição química de uma porção de bolo de maçã pronto de 60 g, basta fazer a estimativa com regra de três simples.

Exemplo do cálculo de energia da porção (60 g) do bolo de maçã:

1939,46 kcal....................... 794 g
..........................60 g

x = 146,56 kcal

Assim, a composição química de qualquer preparação pode ser determinada, de maneira indireta, ou seja, com o auxílio da tabela de composição química, se seus ingredientes com os pesos respectivos e o peso total da preparação pronta forem conhecidos.

Outra fonte de erro comum na análise e planejamento de dieta refere-se ao cálculo de bebidas caseiras elaboradas com vários ingredientes (leite com café, leite com achocolatado, leite com frutas etc.). Se a composição química das bebidas prontas estiver disponível, é importante averiguar as informações sobre a proporção dos ingredientes utilizados, pois essa varia muito conforme o hábito de cada indivíduo ou região. Para o cálculo dos ingredientes, é necessário primeiramente estabelecer a quantidade total da bebida e, em seguida, separar os alimentos que a compõem, conforme exemplo mostrado na Tabela 11.7.

Tabela 11.7. Discriminação de ingredientes de leite com café e açúcar.

Alimento	Medida caseira	Quantidade (gramas)
Leite com café	1 copo americano nivelado	140
Leite integral líquido		105
Café		30
Açúcar		5

Existem, também, algumas limitações para a estimativa do sódio da dieta em razão da escassez de informações nas publicações especializadas sobre a quantidade de sal adicionado em alimentos prontos para o consumo. O sódio total da dieta deve ser calculado considerando o teor de sódio dos alimentos (obtido em tabela de composição química) e o sódio adicionado no preparo dos alimentos, como sal de cozinha (sódio de adição). Na Tabela 11.8 estão apresentados alguns dados da concentração de sal de cozinha de preparações que devem ser usados para auxiliar a estimativa de sódio dos alimentos preparados, conforme o exemplo a seguir.

Correção para sódio do cloreto de sódio (sal de cozinha):
Peso atômico do Na = 23. Peso atômico do Cl = 35,5. Peso molecular do NaCl = 58,5
Desse modo, o cloreto de sódio tem aproximadamente 40% de Na.

Exemplo de cálculo de sódio em uma refeição completa com 2.000 kcal:
Sódio de composição dos alimentos: 1,8 g
Sal de adição: 6,0 g (2,4 g de sódio, ou seja, 40% de 6 g)
Sódio total da refeição completa = 1,88 + 2,4 = 4,28 g

Lista de alimentos equivalentes

A lista de alimentos equivalentes ou substitutos tem por finalidade o fornecimento de opções de alimentos da dieta. A composição química do alimento incluído na dieta é usada

Tabela 11.8. Percentual de sal de cozinha adicionado a alguns alimentos[a].

Alimento	Sal (%)
Arroz cozido	1,5-2,5
Batata-inglesa (purê)	0,7
Batata-inglesa cozida e refogada	0,5-0,9
Batata-inglesa frita	0,5-1,0
Batata-inglesa sauté	0,6
Bife, carne moída, carne de panela (carne bovina crua)	1,5-2,0
Carne bovina de segunda crua	1,5
Coxa e sobrecoxa de frango cruas	1,5
Feijão cozido	1,0-1,5
Frango assado	1,5-1,8
Macarrão cozido	2,0-3,0
Molho de tomate	5,0
Peito de frango cru	1,5
Peixe assado	2,5-3,0
Peixe ensopado	2,0
Peixe frito	3,0
Quibebe de mandioca	1,2
Saladas de hortaliças	1,0-3,0
Hortaliças refogadas	0,5-1,2

[a]Dados obtidos de pesquisa realizada no curso de Nutrição da UFG (não publicados) e resultados de aula prática da disciplina Técnica Dietética do curso de Graduação em Nutrição da UFG.

como referência para a seleção de possíveis substitutos. O teor energético e o nutriente-fonte são os mais importantes e significativos no cálculo dessa lista. Alimentos com baixo teor energético, por exemplo, hortaliças com 5 a 7% de carboidratos não necessitam de cálculos para a elaboração de uma lista de equivalentes, basta a listagem em um único grupo. O uso de medidas estatísticas (média, desvio-padrão e coeficiente de variação) melhora a qualidade dos dados, pois confere maior confiabilidade no resultado final.

Elaboração de uma lista de equivalentes:

- Considerar os hábitos alimentares do indivíduo, porém com o cuidado de ampliar a variação dos alimentos.
- Usar como guia a classificação de grupo de alimentos, conforme nutrientes-fontes.
- Adequar a quantidade (em gramas) do alimento à medida caseira e calcular os teores de energia e de nutrientes, tomando por referência o valor energético e a composição química do alimento utilizado na dieta.
- Calcular a média, o desvio-padrão e o coeficiente de variação de energia e do nutriente principal ou de interesse na lista de equivalentes. Por exemplo, para carne devem ser considerados os valores de energia e proteínas; para hortaliças, de energia e carboidratos.
- Quanto menor a variação entre os dados, maior será a confiabilidade da lista de alimentos equivalentes, ou seja, o desvio-padrão deverá ser o menor possível em relação à média (coeficiente de variação de no máximo 20%).

Equações de desvio-padrão e coeficiente de variação, com sugestão de classificação de coeficiente de variação:

$$\text{Desvio-padrão (DP)} = \frac{\sum x^2 - \frac{(\sum x)^2}{n}}{n-1}$$

Sendo: n = número de dados

$$\text{Coeficiente de variação (CV)} = \frac{100 \times DP}{\bar{x}}$$

Sendo: DP = desvio-padrão; x = média aritmética

Classificação do CV:

< 10% baixo

10-20% médio

20-30% alto

> 30% muito alto

Exemplos de listas de alimentos equivalentes podem ser visualizados nas Tabelas 11.9 e 11.10. Nesses casos, os alimentos referência, ou seja, os que constam no cálculo da dieta são arroz polido e filé de frango grelhado nas quantidades de 68 g e 85 g, respectivamente.

Tabela 11.9. Lista de alimentos equivalentes para arroz polido preparado.

Alimento	Porção (gramas)	Energia (kcal/porção)	Carboidratos (g/porção)	Medida caseira[4]
Arroz polido preparado[1]	68,0	92,22	18,89	1 Colher de servir arroz cheia
Arroz integral preparado[1]	70,0	91,67	17,89	1 Escumadeira média rasa
Macarrão ao molho vermelho[1]	100,0	103,73	1	1/2 Prato raso raso
Batata-inglesa sautê[2, 3]	140,0	95,20	19,74	4 Colheres de sopa cheias
Milho refogado[1]	60,0	96,08	15,07	3 Colheres de sopa cheias
Purê de batata[1]	75,0	86,37	13,32	3 Colheres de sopa rasas
Batata-inglesa refogada[1, 3]	80,0	89,39	16,01	2 Colheres de sopa cheias
Farofa de farinha de mandioca[2]	20,0	81,20	16,06	2 Colheres de sopa rasas
Mandioca cozida[2, 3]	74,0	92,50	22,27	2 Colheres de sopa cheias
Angu de milho[1]	140,0	84,81	18,20	4 Colheres de sopa cheias
Batata-doce[1]	100,0	77,00	18,40	4 Fatias grossas
Medidas estatísticas				
		Energia	**Carboidrato**	
Média		90,02	17,65	
Desvio-padrão		7,44	2,43	
Coeficiente de variação (%)		8,26	13,79	

Composição química conforme [1]IBGE (2011) e [2]NEPA (2011).

[3]Alimentos cortados em cubos.

[4]Medida caseira conforme Apêndice.

Tabela 11.10. Lista de alimentos equivalentes para filé de frango grelhado.

Alimentos	Porção (g)	Energia (kcal/ porção)	Proteínas (g/porção)	Medida caseira[3]
Filé de frango grelhado[1]	85,0	147,05	26,27	1 Unidade média
Coxa de frango assada[2]	100,0	215,00	28,50	2 Unidades médias
Lombo de porco assado[2]	63,0	132,30	22,49	1 Fatia média
Fígado grelhado[2]	80,0	180,00	23,92	3 Colheres de sopa cheias (isca)
Carne moída refogada[1]	80,0	189,33	21,30	4 Colheres de sopa cheias
Peixe de água doce ensopado[1]	110,0	153,63	26,58	1 Unidade grande (posta)
Almôndega[1]	100,0	214,85	20,64	1 Unidade grande
Frango ensopado[1]	80,0	209,33	21,84	2 Unidades médias (coxa)
Lagarto bovino cozido[1]	80,0	159,20	28,90	4 Faias médias
Carne bovina de segunda ensopada[1]	80,0	211,73	19,38	2 Pedaços médios
Contra-filé grelhado[1]	80,0	163,20	24,54	1 Unidade média (bife)
Medidas estatísticas				
		Energia	**Proteínas**	
Média		179,60	24,03	
Desvio-padrão		30,27	3,21	
Coeficiente de variação (%)		16,85	13,37	

Composição química conforme [1]IBGE (2011) e [2]NEPA (2011).
[3]Medida caseira conforme Apêndice.

O alimento referência deve servir de base para a seleção de outros alimentos, com composição química próxima. No entanto, a quantidade do alimento e sua correspondente medida caseira devem ser adequadas aos hábitos de consumo e ao bom senso. Medidas de difícil uso, como 1/3 de colher de sopa ou 1/5 de alguma fruta, não atendem aos princípios da lista de equivalentes. Nos dois exemplos, os resultados do desvio-padrão e coeficiente de variação indicam variação adequada dos dados, sendo que o coeficiente de variação pode ser considerado de baixo a médio. Quanto menor o coeficiente de variação, menor a dispersão dos dados em relação à média, ou seja, os dados da composição química serão mais próximos ou homogêneos entre os alimentos, caracterizando uma substituição mais adequada.

A apresentação da lista de equivalentes das Tabelas 11.9 e 11.10 é técnica, portanto uma lista de equivalentes simplificada deve ser derivada desses resultados, para facilitar a compreensão dos indivíduos que serão orientados para seguir a dieta. A lista de equivalentes de arroz polido simplificada (Tabela 11.11), elaborada com os dados da Tabela 11.9, contém os valores médios aproximados de energia e do nutriente-fonte, assim como as porções e as medidas caseiras dos possíveis alimentos substitutos.

Tabela 11.11. Lista de alimentos equivalentes para arroz polido com médias aproximadas de 90 kcal e 18 g de carboidratos.

Alimento	Porção (gramas)	Medida caseira
Arroz polido preparado	68,0	1 Colher de servir arroz cheia
Arroz integral preparado	70,0	1 Escumadeira média rasa

(Continua)

Tabela 11.11. Lista de alimentos equivalentes para arroz polido com médias aproximadas de 90 kcal e 18 g de carboidratos. (*Continuação*).

Alimento	Porção (gramas)	Medida caseira
Macarrão ao molho vermelho	100,0	1/2 Prato raso raso
Batata-inglesa sautê	140,0	4 Colheres de sopa cheias
Milho refogado	60,0	3 Colheres de sopa cheias
Purê de batata	75,0	3 Colheres de sopa rasas
Batata-inglesa refogada	80,0	2 Colheres de sopa cheias
Farofa de farinha de mandioca	20,0	2 Colheres de sopa rasas
Mandioca cozida	74,0	2 Colheres de sopa cheias
Angu de milho	140,0	4 Colheres de sopa cheias
Batata-doce	100,0	4 Fatias grossas

REFERÊNCIAS

Aleksandrowicz L, Green R, Joy EJM, Smith P, Andy Haines A. The impacts of dietary change on greenhouse gas emissions, land use, water use, and health: a systematic review. PLoSOne. 2016;3(11):1-16.

ANVISA. Ministério da Saúde. Rotulagem nutricional obrigatória: manual de orientação as indústrias de alimentos 2. ed. Brasília (DF): Ministério da Saúde; 2005.

Aune D, Giovannucci E, Boffetta P, Fadnes LT, Keum N, Norat T, et al. Fruit and vegetable intake and the risk of cardiovascular disease, total cancer and all-cause mortality – a systematic review and dose response meta-analysis of prospective studies. Int J Epidemiol. 2017;46(3):1029-56.

Azoubel LMO, Garcia RWD, Naves MMV. Tabela de composição de alimentos. In: Dutra de Oliveira JE, Marchini JS. Ciências nutricionais. São Paulo: Sarvier; 1998. p. 363-76.

Barr SI, Murphy SP, Agurs-Collins TD, Poos MI. Planning diets for individuals using the Dietary Reference Intakes. Nutr Rev. 2003;61(10):352-60.

Barr SI. Introduction to Dietary Reference Intakes. Appl Physiol Nutr Metab. 2006;31(1):61-5.

Bellavia A, Larsson SC, Bottai M, Wolk A, Orsini N. Fruit and vegetable consumption and all-cause mortality: a dose response analysis. Am J Clin Nutr. 2013;98:454-59.

Brasil. Ministério da Saúde. Dez passos para uma alimentação saudável: guia alimentar para crianças menores de 2 anos. Brasília (DF): Ministério da Saúde; 2002.

Brasil. Ministério da Saúde. Guia alimentar para a população brasileira: promovendo a alimentação saudável. Brasília (DF): Ministério da Saúde; 2006.

Brasil. Ministério da Saúde. Guia alimentar para população brasileira. 2. ed. Brasília (DF): Ministério da Saúde; 2014.

Brasil. Ministério da Saúde. Alimentos regionais brasileiros. 2. ed. Brasília (DF): Ministério da Saúde; 2015. 484p.

Brasil. Ministério da Saúde. Guia alimentar para crianças brasileiras menores de 2 anos. Brasília (DF): Ministério da Saúde; 2019.

Carvalho CA, Fonseca PCA, Nobre LN, Priore SE, Franceschini SCC. Metodologias de identificação de padrões alimentares a posteriori em crianças brasileiras: revisão sistemática. Ciên Saúde Colet. 2016;21(1):143-54.

Chitra U, Reddy CR. The role of breakfast in nutrient intake of urban school children. Public Health Nutr. 2007;10(1):55-8.

Ciati R, Ruini L. Double pyramid: healthy food for people and sustainable for the planet. In: Proceedings of the International Scientific Symposium Biodiversity and Sustainable Diets United Against Hunger [publicação online]; 2010; Rome. Rome: Food and Agriculture Organization of the United Nations; 2010. p. 280-93 [acesso em 22 jun. 2020]. Disponível em: http://www.fao.org/3/a-i3004e.pdf.

Dutra-de-Oliveira JE, Moreira EAM, Onofre P, Berezovsky MW. Normas e guias alimentares para a população brasileira: delineamentos metodológicos e critérios técnicos. São Paulo: Danone; 2002.

Falcato J, Graca P. A evolução etimológica e cultural do termo "dieta". Rev Nutrícias. 2015;24: 12-4.

FAO, WHO. Sustainable healthy diets: guiding principles. Rome: FAO; 2019.

Franco G. Tabela de composição química dos alimentos. 9. ed. São Paulo: Atheneu; 1999.

Godfrey JR. Toward optimal health: Walter Willett, M.D., dr. P.H discusses dietary guidelines. J Womens Health. 2005;14(8):679-83.

Haack SA, Byker CJ. Recent population adherence to and knowledge of United States federal nutrition guides, 1992-2013: a systematic review. Nutr Rev. 2014;72(10):613-26.

Hunty A, Ashwell M. Are people who regularly eat breakfast cereals slimmer than those who don't? A systematic review of the evidence. Nutr Bull. 2007;32(2):118-28.

IBGE. Tabela de composição de alimentos. [publicação online]. Rio de Janeiro; 2011. [acesso em 3 de maio 2018]. Disponível em: https://biblioteca.ibge.gov.br/visualizacao/livros/liv50002.pdf.

IOM. Dietary Reference Intakes: applications in dietary planning. Washington: The National Academies Press; 2003.

IOM. Dietary Reference Intakes for energy, carbohydrate, fiber, fat, fatty acids, cholesterol, protein, and amino acids. Washington: National Academic Press; 2005.

IOM. Dietary Reference Intakes: the essential guide to nutrient requirements. Washington: The National Academies Press; 2006.

Johnston CS. Uncle sam's diet sensation: MyPyramid – an overview and commentary. Med Gen Med. 2005;7(3). [acesso em 8 de maio 2018]. Disponível em: https://www.ncbi.nlm.nih.gov/pmc/articles/PMC1681673/.

Kant AK. Dietary patterns and health outcomes. J Am Diet Assoc. 2004;104(4):615-35.

Kaufer-Horwitz M, Valde´s-Ramos R, Willett WC, Andersond A, Solomons NW. A comparative analysis of the scientific basis and visual appeal of seven dietary guideline graphics. Nutr Res. 2005;25(4):335-47.

Kavey RW, Daniels SR, Lauer RM, Atkins DL, Hayman LL, Taubert K. American Heart Association guidelines for primary prevention of atherosclerotic cardiovascular disease beginning in childhood. Circulation. 2003;107(11):1562-6.

Kleinman RE, Hall S, Green H, Korzec-Ramirez D, Patton K, Pagano ME, et al. Diet, breakfast, and academic performance in children. Ann Nutr Metab. 2002;46(Suppl. 1): 24-30.

Kremer-Sadlik T, Morgenstern A, Peters C, Beaupoil P, Caet S, Debras C, et al. Eating fruits and vegetables: an ethnographic study of American and French family dinners. Appetite. 2015;89:84-92.

Kushi LH, Doyle C, McCullough M, Rock CL, Demark-Wahnefried W, Bandera EV, et al. American Cancer Society Guidelines on nutrition and physical activity for cancer prevention reducing the risk of cancer with healthy food choices and physical activity. CA: Cancer J Clin. 2012;62(1):30-67.

Lien L. Is breakfast consumption related to mental distress and academic performance in adolescents? Public Health Nutr. 2007;10(4):422-8.

Luengo RFA, Parmagnani RM, Parente MR, Lima MFBF. Tabela de composição nutricional das hortaliças. Brasília (DF): Embrapa Hortaliças; 2000.

Matthys C, Henauw S, Bellemans M, Maeyer M, Backer G. Breakfast habits affect overall nutrient profiles in adolescents. Public Health Nutr. 2007;10(4):413-21.

Mendez MHM, Derivi SCN, Rodrigues MCR, Fernandes ML. Tabela de composição de alimentos. Niteroi: EDUFF; 1995.

Monteiro CA, Levy RB, Claro RM, Castro IRR, Cannon G. A new classification of foods based on the extent and purpose of their processing. Cad Saúde Pública. 2010;26(11):2039-49.

Murphy SP, Barr SI. Food guides reflect similarities and differences in dietary guidance in three countries (Japan, Canada, and the United States). Nutr Rev. 2007;65(4):141-8.

Murphy SP, Barr SI. Practice paper of the American Dietetic Association: using the Dietary Reference Intakes. J Am Diet Assoc. 2011;111(5):762-70.

NEPA. Tabela brasileira de composição de alimentos. 4. ed. [publicação online]. Campinas: NEPA-UNICAMP; 2011. [acesso em 4 de dez. 2017]. Disponível em: http://www.cfn.org.br/wp-content/uploads/2017/03/taco_4_edicao_ampliada_e_revisada.pdf.

Olinto MT, Willett WC, Gigante DP, Victora CG. Sociodemographic and lifestyle characteristics in relation to dietary patterns among young Brazilian adults. Public Health Nutr. 2011;14(1):150-9.

O'Neil CE, Byrd-Bredbenner C, Hayes D, Jana L, Klinger SE, Stephenson-Martin S. The Role of breakfast in health: definition and criteria for a quality breakfast. J Acad Nutr Diet. 2014;114(12):S8-26.

Pacheco M. Tabela de equivalentes, medidas caseiras e composição química dos alimentos. 2. ed. Rio de Janeiro: Rubio; 2011.

Pedrosa LFC, Araújo MOD, Lima EB, Melo MSON, Godeiro LMT. Análise química de preparações usuais em cardápios populares brasileiros. Rev Nutr.1994;7(1):48-61.

Pena M., Palma VM. Guias de alimentación em America Latina. In: Dutra-de-Oliveira JE, Moreira EAM, Berezovsky MW, Portella AO, organizadores. Anais do I Workshop Instituto Danone: Alimentação Equilibrada para a População Brasileira; 15-16 maio 1998; Florianópolis. São Paulo: Instituto Danone; 1998. p. 31-43.

Philippi ST, Latterza AR, Cruz ATR, Ribeiro LC. Pirâmide alimentar adaptada: guia para escolha dos alimentos. Rev Nutr. 1999;12(1):65-80.

Philippi ST. Alimentação saudável e o redesenho da pirâmide dos alimentos. In: Philippi ST. Pirâmide dos alimentos: fundamentos básicos da nutrição. 2. ed. Barueri: Manole; 2014. p. 1-34.

Philippi ST, Aquino RC, Leal GVS. Planejamento dietético: princípios, conceitos e ferramentas. In: Philippi ST, Aquino RC. Dietética: princípios para o planejamento de uma alimentação saudável. Barueri: Manole; 2015. p. 1-28.

Philippi ST. Tabela de composição de alimentos: suporte para decisão nutricional. 5. ed. São Paulo: Coronário; 2016.

Pinheiro ABV, Lacerda EMA, Benzecry EH, Gomes MCS, Costa VM. Tabela para avaliação de consumo alimentar em medidas caseiras. 5. ed. São Paulo: Atheneu; 2004.

Pinho I, Franchini B, Rodrigues S. Guia alimentar mediterrânico: relatório justificativo do seu desenvolvimento. Lisboa: Direção-Geral da Saúde; 2016.

Ribeiro MA, Stamford TLM, Cabral Filho JE. Valor nutritivo de refeições coletivas: tabelas de composição de alimentos versus análise em laboratório. Rev Saúde Pública. 1995;29(2):120-6.

Rizzo G, Lagana AS, Rapisarda AMC, Ferrera GMG, Buscema M, Rossetti P, et al. Vitamin B_{12} among vegetarians: Status, assessment and supplementation. Nutrients, 2016;8(12). [acesso em 30 de jan. 2018]. Disponível em: https://www.ncbi.nlm.nih.gov/pmc/articles/PMC5188422/pdf/nutrients-08-00767.pdf.

Rodrigues SSP, Franchini B, Graça P, Almeida MDV. A new food guide for the Portuguese population: development and technical considerations. J Nutr Educ Behav. 2006;38(3):189-95.

Sichieri R, Coitinho DC, Monteiro JB, Coutinho WF. Recomendações de alimentação e nutrição saudável para a população brasileira. Arq Bras Endocrinol Metab. 2000;44(3):227-32.

Silva MR, Silva MS, Silva PRM, Oliveira AG, Amador ACC, Naves MMV. Composição em nutrientes e valor energético de pratos tradicionais de Goiás, Brasil. Ciênc Tecnol Aliment. 2003;23(Supl):140-5.

Silva MR, Naves MM, Oliveira AG, Silva MS. Composição química de pratos a base de milho: comparação entre dados laboratoriais e de tabelas. Rev Inst Adolfo Lutz. 2004;63(2):193-9.

Skerrett PJ, Willett WC. Essentials of healthy eating: guide. J Midwifery Women Health. 2010;55(6):492-501.

Smith AP. The concept of well-being: relevance to nutrition research. Br J Nutr. 2005;93(Suppl.1):S1-5.

U.S. Department of Health and Human Services. Dietary guidelines for Americans. 6th ed. [publicação online]. Washington: U.S. Government Printing Office; 2005. [acesso em 15 jun. 2018]. Disponível em: https://health.gov/dietaryguidelines/dga2005/document/pdf/DGA2005.pdf?_ga=2.234959554.2137625294.1529057493-707517621.1529057493.

U.S. Department of Health and Human Services. Dietary guidelines for Americans. 7th ed. [publicação online]. Washington: U.S. Government Printing Office; 2010. [acesso em: 20 dez. 2017]. Disponível em: https://health.gov/dietaryguidelines/dga2010/dietaryguidelines2010.pdf.

U.S. Department of Health and Human Services. Dietary guidelines for Americans 2015-2020. 8th ed. [publicação online]. Washington: U.S. Department of Health and Human Services; 2015. [acesso em 15 jun. 2018]. Disponível em: https://health.gov/dietaryguidelines/2015/resources/2015-2020_Dietary_Guidelines. pdf.

Vannucchi H. Aplicações das necessidades nutricionais adaptadas a população brasileira. Ribeirão Preto: Legis Suma; 1990.

WHO. Diet, nutrition and the prevention of chronic diseases. Geneva: World Health Organization; 2003. (WHO technical report series, 916).

WHO. Global strategy on diet, physical activity and health. Resolution World Health Assemblyn. 57.17. [publicação online]. Geneva: World Health Organization; 2004. [acesso em 29 ago. 2006]. Disponível em: http://www.who.int/dietphysicalactivity/strategy/eb11344/strategy_english_web.pdf.

WHO. Global recommendations on physical activity for health. Geneva: World Health Organization; 2010.

WHO. Global action plan for the prevention and control of no communicable diseases 2013-2020. [publicação online]. Geneva: World Health Organization; 2013. [acesso em 14 mar. 2017]. Disponível em: http://apps.who.int/iris/bitstream/10665/94384/1/9789241506236_eng.pdf.

Willett WC, Stampfer MJ. Foundations of healthy diet. In: Shils ME, et al. Modern nutrition in health and disease. 10th ed. Baltimore: Lippincott Williams & Wilkins; 2006. p. 1625-37.

Willett WC, Rockström J, Loken B, Springmann M, Lang T, Vermeulen S, et al. Food in the Anthropocene: the EAT–*Lancet* Commission on healthy diets from sustainable food systems. Lancet. 2019;393(2): 447-92.

Wilson NC, Parnell WR, Wohlers M, Shirley PM. Eating breakfast and its impact on children's daily diet. Nutr Diet. 2006;63(1):15-20.

Yetley EA, MacFarlane AJ, Greene-Finestone LS, Garza C, Ard JD, Atkinson SA, et al. Options for basing Dietary Reference Intakes (DRIs) on chronic disease endpoints: report from a joint US-/Canadian-sponsored working group. Am J Clin Nutr. 2017;105(1):249S-85S.

Yon BA, Johnson RK. US and Canadian Dietary References Intakes (DRIs) for the macronutrients, energy and physical activity. Nutr Bull. 2005;30(2):176-81.

ANEXOS

ANEXO A

ANAMNESE NUTRICIONAL SIMPLIFICADA PARA ADULTOS E IDOSOS

1. Dados Pessoais

Nome: ____________________

Sexo: ( ) feminino ( ) masculino

Fone: __________ Celular: __________ E-mail: __________

Cidade e data de nascimento: ____________________ Idade: ______

Motivação para a consulta: ____________________

Atividade física (tipo, frequência e duração): ____________________

Sono (horas/dia): __________

2. Dados antropométricos

Estatura (m): ________ Peso corporal atual (kg): ________

Peso corporal desejável (kg): ________ Índice de massa corporal (IMC): ________

Dobras cutâneas (mm):

tricipital __________, subescapular __________, supra-ilíaca __________

bicipital __________, coxa __________, abdominal __________

torácica __________

Gordura corporal (%): __________

3. Dados socioeconômicos

Grau de escolaridade: ____________________

Profissão: ____________________

Pessoas da família que contribuem com a renda: ____________________

Profissão dos provedores: ____________________

Número de pessoas na família: ______

Condições de moradia (saneamento básico, luz elétrica): ______

Cultivo doméstico de alimentos: ______

4. Situação de saúde

Doença recente ou crônica: ______

Presença de doença crônica degenerativa na família: ______

Alterações de peso recentes: ______

Hábito de fumar (quantidade de cigarro/dia): ______

Ingestão de bebida alcoólica (frequência e quantidade): ______

Problemas dentários e orais ou problemas que interferem no consumo de alimentos: ______

Problemas gastrintestinais: ______

Hábito intestinal: ______

Uso de medicamentos: ______

5. Alterações recentes nos hábitos alimentares e razões da mudança (últimos 6 meses):

______

______

______

______

6. Alimentos sintomatológicos, intolerância alimentar e falta de vontade de consumir alimentos

______

______

______

______

7. Uso de suplementos e/ou alimentos fortificados:

______

______

______

8. Ingestão diária de água:

______

9. Frequência e tipo de refeição diária

Refeição	Horário	Local
Desjejum		
Lanche matinal ou colação		
Almoço		
Lanche da tarde		
Jantar		
Lanche noturno		

10. Preferências e aversões alimentares:

Hábitos alimentaresosta: ______

Formas de preparo dos alimentos mais utilizadas: ______

11. Recordatório de 24 horas

Liste todos os alimentos que você ingeriu ontem.

Alimentos ou preparações	Medida caseira	Quantidade (gramas)

Agora tente lembrar se houve a ingestão de mais algum alimento entre as refeições principais.

12. Frequência de consumo alimentar

Grupos de alimentos	Tipo de alimento	Frequência*	Medida caseira	Quant. (g)
Leite e derivados				
Carne				
Ovos				

Grupos de alimentos	Tipo de alimento	Frequência*	Medida caseira	Quant. (g)
Cereais				
Massas				
Pão, biscoito, bolo				
Leguminosas				
Vegetal A				
Vegetal B				
Vegetal C				
Frutas				
Doces e açúcar				
Bebidas não alcoólicas				
Gordura, óleo, margarina				

*Frequência de consumo: diariamente = 1
3 a 4 vezes/semana = 2
1 a 2 vezes/semana = 3
quinzenalmente = 4
mensalmente =5
raramente = 6
não consome = 0

13. Observações adicionais:

____

____

____

Data: __________ Entrevistador: ____________________

ANEXO B

ANAMNESE NUTRICIONAL AMPLIADA PARA ADULTOS E IDOSOS

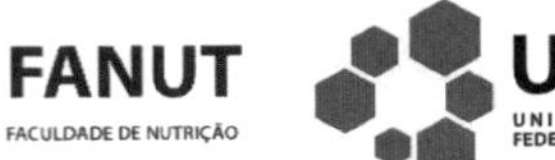

UNIVERSIDADE FEDERAL DE GOIÁS
FACULDADE DE NUTRIÇÃO

Instrumento de Coleta de Dados Subjetivos, Objetivos, Avaliativos para o Planejamento Dietoterápico - SOAP

Data: ____/____/____

1. IDENTIFICAÇÃO:		
Nome:		Nº do Prontuário:
Data de internação: ____/____/____	Clínica/leito:	Sexo: ( ) Masc. ( ) Fem.
Data de nascimento: ____/____/____	Idade:	Nacionalidade:
Naturalidade:	Procedência:	Escolaridade:
Profissão:	Ocupação:	Estado civil:

2. QUEIXA PRINCIPAL (QP):

3. DIAGNÓSTICO/HIPÓTESE DIAGNÓSTICA (HD):

4. HISTÓRIA DA DOENÇA ATUAL (HDA) [quando surgiram os problemas atuais, suas principais manifestações, intercorrências, tratamento recebido, evolução e outros. Devem ser destacadas as informações que tenham relação com o estado nutricional do paciente, tais como alterações do apetite, disfagia, náuseas, vômitos, diarreia, aceitação da dieta, perda ou ganho de peso corporal em percentual (%PP, %GP) e capacidade funcional, entre outros dados até o momento de dar entrada no hospital]:

5. HISTÓRIA PATOLÓGICA PREGRESSA (HPP) [doenças prévias, presença de doenças crônicas não transmissíveis (DCNT) e outras, traumatismos, internações prévias]:

6. HISTÓRIA FAMILIAR (HF) (investigar DCNT, doenças neurológicas, alergias, causa de óbito em pai, mãe, irmãos, avós):

7. HISTÓRIA SOCIAL E AMBIENTAL (HSA):	
Condições de moradia: casa ( ) própria ( ) alugada ( ) cedida Saneamento básico: ( ) água tratada ( ) poço ( ) asfalto ( ) esgoto ( ) fossa séptica	
Nº de pessoas na casa:	Quem são:
Relacionamento familiar:	
Ambientes que costuma frequentar:	
Quantos contribuem com a renda:	Renda familiar: Renda per capita:
Eletrodomésticos básicos:	
Aquisição de alimentos:	
Produção doméstica de alimentos: ( ) não ( ) sim, quais:	
Etilismo: (tipo de bebida, frequência)	Tabagismo: ( ) não ( ) ex-tabagista ( ) sim, quantidade:
Drogas ilícitas:	Sono:
Atividade física: (tipo, frequência)	Atividades de vida diária: ( ) normais ( ) reduzidas
Outros dados relevantes:	

ESTUDO TEÓRICO DA(S) DOENÇA(S) – conceito, epidemiologia (opcional), fatores de risco, classificação, quadro clínico, fisiopatologia, relacionar a fisiopatologia com o caso clínico, com HDA, HPP, HF, HSA e influência no estado nutricional:

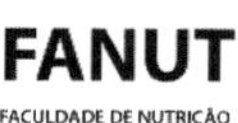

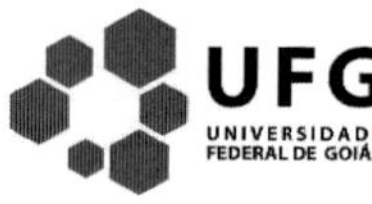

UNIVERSIDADE FEDERAL DE GOIÁS
FACULDADE DE NUTRIÇÃO

8. AVALIAÇÃO NUTRICIONAL
8.1. HISTÓRIA ALIMENTAR (HA) [descrição quantitativa e qualitativa do padrão de consumo dos alimentos, interrogar o paciente sobre alterações na ingestão alimentar (presença de distúrbio na mastigação e/ou deglutição e suas implicações na consistência da dieta, alterações no paladar, estado de vigília e tempo gasto para a alimentação, sonolência, deformidades osteomusculares ou limitações que interferem no posicionamento seguro para o consumo dos alimentos); se mudaram: quantidade, consistência, composição (exclusão de alimentos), jejum]:

8.1.1. HISTÓRIA ALIMENTAR HABITUAL		
Nº de refeições/dia/local/horário		
( ) Desjejum, horário: local:	( ) Almoço, horário: local:	( ) Jantar, horário: local:
( ) colação, horário: local:	( ) Lanche, horário: local:	( ) Lanche noturno, horário: local:
Outros:		
Ingestão hídrica/dia:		
Quem prepara as refeições:		
"Beliscos" ( ) não ( ) sim, alimentos:		
Alergia, tabus e intolerância alimentar:		
Suplementos alimentares:		

FREQUÊNCIA DE CONSUMO ALIMENTAR HABITUAL: 2 a 3×/dia, 1×/dia, 4 a 6×/semana, 2 a 3×/semana, 1×/semana, 2×/mês, 1×/mês, raro, nunca.			
Leite e derivados		Vegetais B	
Pães		Vegetais C	
Quitandas		Açúcar	
Cereais/massas		Doces/balas	
Carnes		Suco/tipo	
Ovos		Refrigerante	
Embutidos		Café, chá	
Leguminosas		Gorduras	
Frutas		Frituras	
Vegetais A		Fast food	

Consumo de óleo/mês:	Per capita de óleo/dia:
Consumo de sal/mês:	Per capita de sal/dia:
Consumo de açúcar/mês:	Per capita de açúcar/dia:
Temperos usados:	

RECORDATÓRIO HABITUAL (padrão alimentar antes da doença/internação: analisar quali/quantitativamente, relatar índice de aceitação e adequação):
Desjejum:
Colação:
Almoço:
Lanche:
Jantar:
Lanche noturno:

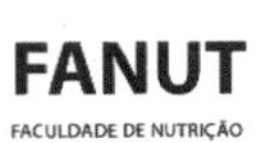

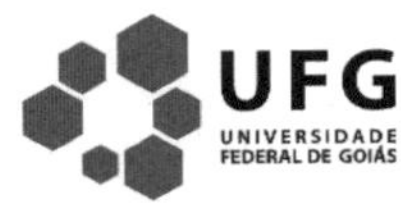

UNIVERSIDADE FEDERAL DE GOIÁS
FACULDADE DE NUTRIÇÃO

Conclusão da história alimentar habitual (deve ser redigido no máximo em 3 linhas o resultado da comparação com os guias alimentares, a classificação dos alimentos NOVA e as diretrizes próprias para a doença, quando houver, ou seja, o que está ou não está em concordância com eles – citar as referências bibliográficas usadas para comparar a adequação):

8.1.2. HISTÓRIA ALIMENTAR ATUAL:	
Apetite: ( ) preservado ( ) regular ( ) ruim ( ) instável	Ingestão hídrica (mL/dia):
Dieta: ( ) VO ( ) enteral ( ) SNG ( ) SNE ( ) gastrostomia ( ) jejunostomia ( ) parenteral	
Dieta restrita:	

VO = via oral, SNG = sonda nasogástrica, SNE = sonda nasoenteral

RECORDATÓRIO ALIMENTAR DE 24 HORAS (durante a internação hospitalar. Fazer pelo menos 3 recordatórios. Proceder a análise da composição química e comparar com as necessidades nutricionais do paciente).
Desjejum:
Colação:
Almoço:
Lanche:
Jantar:
Lanche noturno:

Conclusão da ingestão alimentar atual (deve ser redigido no máximo em 3 linhas o resultado da comparação com os guias alimentares, a classificação dos alimentos NOVA e as diretrizes próprias para a doença, quando houver, ou seja, o que está ou não está em concordância com eles – citar as referências bibliográficas usadas para comparar a adequação):

8.2. EXAME FÍSICO (caso encontre alguma alteração, justificar durante o exame e não na conclus*ão*. Ex.: abdômen ascítico devido à doença hepática)
EXAME CLÍNICO GERAL [bom estado geral (BEG), regular estado geral (REG), péssimo estado geral (PEG)]
REVISÃO DE SISTEMAS (interrogatório):
Boca (mastigação, deglutição, estado de conservação dos dentes, aftas, ulcerações):
Esôfago [disfagia com presença de tosse e engasgos (sólidos/líquidos), voz molhada, odinofagia (sólidos/líquidos), pirose]:
Estômago (dispepsia, aerofagia, plenitude pós-prandial, epigastralgia, náuseas, azia, vômitos):
Intestino [frequência, número de evacuações, consistência das fezes, odor, coloração, dor ou desconforto na evacuação, funcionamento intestinal (normal/constipado/diarreia), redução do peristaltismo, uso de laxantes não naturais e/ou enemas]:
Músculo esquelético (fraqueza, força muscular diminuída ou atrofia, desgaste muscular), persistência de abertura da fontanela anterior e rosário raquítico, frouxidão das panturrilhas, entre outros):
Sistema nervoso (alteração psicomotora; perda de senso vibratório do senso de posição e da capacidade de contração do punho; fraqueza motora; parestesia, demência, neuropatia periférica, tetania, desorientação aguda, convulsão, dores de cabeça, irritabilidade e depressão):
Sistema cardiovascular (aumento do coração, taquicardia, bradicardia, dor torácica, arritmias, palpitações e dispneia sob esforço):
Rins [diurese: volume nas 24 horas (normal/oligúria/anúria/hematúria/polaquiúria/poliúrica/nictúria)]:

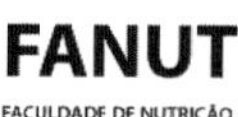
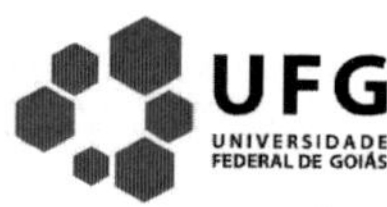

UNIVERSIDADE FEDERAL DE GOIÁS
FACULDADE DE NUTRIÇÃO

ECTOSCOPIA (sugerir ou não depleção de tecidos, deficiências de micronutrientes para depois fazer associações com ingestão alimentar, exames laboratoriais, antropometria):
Fácies (agudo: exausto, cansado, não consegue manter os olhos abertos por muito tempo ou crônico: parece deprimido, triste, pouco diálogo, humor comprometido):
Pele (corado ou hipocorado, com erupções, hidratada, seca, áspera, machucando facilmente, dermatite seborreica em nariz e saliências maxilares, dermatite do escroto e da vulva, úlceras de pressão ou cicatrização deficiente, hiperqueratose folicular, petéquias/pequenas hemorragias, hiperpigmentação, palidez, dermatite descamativa e pelagra):
Cabeça [face redonda, edemaciada e consumo do músculo temporal (músculo aparente, atrofiado, depletado, região rota, plana ou afundada)]:
Cabelo (mudanças recentes na textura – fino e esparso, perda de brilho natural, crescimento normal, crespos e encravados, despigmentado, seco, sinal de bandeira, fácil de arrancar sem dor, queda):
Olhos (tristes, conjuntiva brilhante, rósea e úmida ou pálida, perda da visão noturna ou cegueira noturna, manchas de Bitot, ceratomalacia, xerose na conjuntiva e córnea – xeroftalmia, palpebrite angular, fotofobia, lacrimejamento, queimação e prurido ocular, inflamação difusa das conjuntivas, pálpebras vermelhas, edemaciadas com fissuras nos epicantos, com exsudato pegajoso, defeito no campo da retina e oftalmológica):
Bochecha (bola gordurosa de Bichat preservada, muito diminuída ou ausente/atrofiada):
Boca (condições dos dentes; próteses e gengivas – edemaciadas, sangrantes e retraídas; hipogeusia – paladar diminuído; hiposmia – olfato diminuído e dor ao engolir – odinofagia; sialorreia):
Lábios (secos e rachados, com ulcerações rasas e crostas, dor em queimação, estomatite angular e queilose, incapacidade de velamento labial):
Língua (glossite, dor em queimação, vermelho-púrpura ou de cor magenta e, às vezes, com fissuras profundas, papilas edemaciadas, achatadas e em forma de cogumelo com aspecto granuloso ou até mesmo atróficas e língua inflamada):
Glândulas (aumento de tireoide e da paratireoide):
Ombro (arredondados, protuberantes, depleção ao redor do dorso do ombro):
Clavículas (processo acromial e clavículas proeminentes):
Escápula (proeminente, com retração intercostal):
Tórax (fraqueza do músculo respiratório, espaços intercostais proeminentes):
Abdômen (plano, flácido, globoso, escavado, ascético, hepatomegalia e esplenomegalia):
Quadríceps (tônus muscular presente ou fossa de quadríceps):
Pernas (edemas):
Panturrilhas (depleção de tecido):
Tecido subcutâneo (edema, apalpação – pele flácida, gordura abaixo do normal):
Temperatura (febril, afebril):
Capacidade funcional (limitado/acamado, deambulando, apático):
Paciente emagrecido (sim/não):
Edemas (tornozelo, sacral, outros) ou ascite:

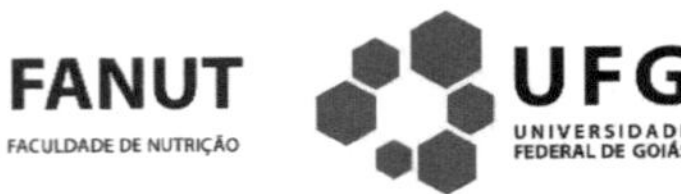

UNIVERSIDADE FEDERAL DE GOIÁS
FACULDADE DE NUTRIÇÃO

Conclusão do exame físico (sugerir depleção de tecidos e/ou deficiências de micronutrientes):

8.3. ANTROPOMETRIA							
Parâmetro	**1ª semana** ___/___		**2ª semana** ___/___		**3ª semana** ___/___		**Valores de referências**
	Valor	**Classificação**	**Valor**	**Classificação**	**Valor**	**Classificação**	
Estatura (m)							
Altura do joelho (cm)							
Peso atual (kg)							
Peso usual (kg)							
Peso ideal (kg)							
% PPR							
Peso seco (kg)							
IMC (kg/m²)							
DCT (mm)							
DCB (mm)							
DCSE (mm)							
DCSI (mm)							
CB (cm)							
CMB (cm)							
CC (cm)							
CP (cm)							
% Gordura							
Massa magra (kg)							

PPR = perda de peso recente; IMC = índice de massa corporal; DCT = dobra cutânea tricipital; DCB = dobra cutânea bicipital; DCSE = dobra cutânea subescapular; DCSI = dobra cutânea suprailíaca; CB = circunferência braquial; CMB = circunferência muscular do braço; CC = circunferência da cintura; CP = circunferência da panturrilha.

Conclusão (perdas, ganhos ou não alteração de tecidos, conforme os dados que conseguiu coletar. Caso só tenha peso, não tem como falar de composição de gordura ou massa magra, conclusão objetiva)

8.4. EXAMES LABORATORIAIS (voltar para o estudo teórico enfatizando quais exames avaliam a função do órgão acometido)						
Tipo de exame	**Valor de referência**	___/___	___/___	___/___	___/___	___/___
Hemácias (M/mm³)						
Hemoglobina (g/dL)						
Hematócrito (%)						
VCM (fL)						
HCM (pg)						
CHCM (g/dL)						
RDW (%)						
Plaquetas						
Leucócitos (céls/mm³)						

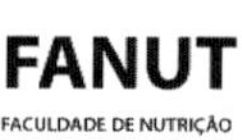

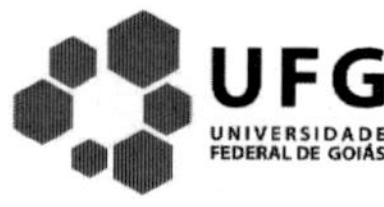

UNIVERSIDADE FEDERAL DE GOIÁS
FACULDADE DE NUTRIÇÃO

% Linfócitos						
CTL (mm³)						
Proteína total (g/dL)						
Albumina (g/dL)						
Cálcio (g/dL)						
Fósforo (mg/dL)						
Sódio (mEq/L)						
Potássio (mEq/L)						
Glicemia jejum (mg/dL)						
Glicemia pós-prandial (mg/dL)						
Ureia (mg/dL)						
Creatinina (mg/dL)						
Ferro sérico (mg/dL)						
Ácido úrico (mg/dL)						
Colesterol (mg/dL)						
Triglicérides (mg/dL)						

VCM = volume corpuscular médio; HCM = hemoglobina corpuscular média; CHCM = concentração da hemoglobina corpuscular média; RDW = amplitude de distribuição dos glóbulos vermelhos; CTL = contagem total de linfócitos.

Conclusão (o resultado dos exames é compatível com o quê?)

9. MEDICAMENTOS E INTERAÇÕES FÁRMACO-NUTRIENTE:

Fármaco	Dose/tempo de uso	Indicação	Interação fármaco--nutriente/referência

Conclusão (informar qual ou quais nutrientes devem ser monitorados, por causa da suposta interação).

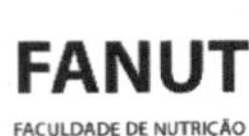

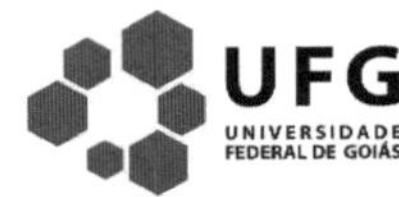

UNIVERSIDADE FEDERAL DE GOIÁS
FACULDADE DE NUTRIÇÃO

10. DIAGNÓSTICO NUTRICIONAL (diagnóstico completo. Se desnutrição, caracterizar como crônico ou agudo e a intensidade):

11. CONTEXTUALIZAÇÃO BIOPSICOSSOCIAL (contextualizar os aspectos biopsicossociais e o impacto sobre a doença e o estado nutricional):

12. OBJETIVOS DA CONDUTA NUTRICIONAL (curto, médio e longo prazo)

13. NECESSIDADES NUTRICIONAIS [estudo teórico das recomendações nutricionais para a(s) doenças(s) estudada(s)].

Características	**Estimativas e expressão das necessidades**	**Referências bibliográficas**
Energia		
Taxa de metabolismo basal	kcal/dia	
Fator atividade/fator lesão/fator térmico	Coeficiente	
Gasto energético total	kcal/kg de peso corporal/dia, kcal/dia	
Macronutrientes		
Proteínas	g/dia, g/kg de peso corporal/dia, kcal/g de nitrogênio, %PTN	
Carboidratos	%CHO	
Lipídios	%LIP, %AGS, %AGM, %AGP	
Água		
Líquidos	mL/dia	
Fibras		
Solúveis	g/dia	
Insolúveis	g/dia	
Micronutrientes		
Cálcio	mg/dia	
Fósforo	mg/dia	
Ferro	mg/dia	
Sódio	mg/dia	
Potássio	mg/dia	

PTN = proteínas; CHO = carboidratos; LIP = lipídios; AGS = ácidos graxos saturados; AGM = ácidos graxos monoinsaturados; AGP = ácidos graxos poli-insaturados.

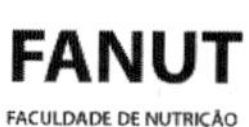
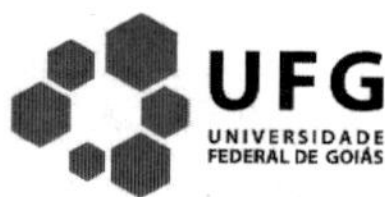

UNIVERSIDADE FEDERAL DE GOIÁS
FACULDADE DE NUTRIÇÃO

14. CONDUTA NUTRICIONAL (deve ser baseada em todas as conclusões relatadas anteriormente)
14.1. PRESCRIÇÃO DIETÉTICA (Res. CFN 304 – relatar as características da dieta: via de acesso, consistência, volume, fracionamento, ingestão hídrica, energia, macro e micronutrientes mais importantes para o caso calculados na dieta. O plano alimentar e os cálculos devem ser apresentados como anexos. A prescrição deve ser baseada nas necessidades nutricionais do paciente):

14.2. ORIENTAÇÕES GERAIS (orientações específicas para o paciente: o que precisa mudar nos hábitos alimentares; valorizar o que já faz de bom, estabelecer metas a curto/médio prazo):

15. ENCAMINHAMENTOS:

ALTA HOSPITALAR (apresentar o plano alimentar calculado com a lista de substituições).

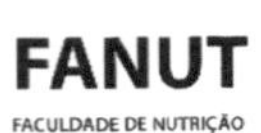

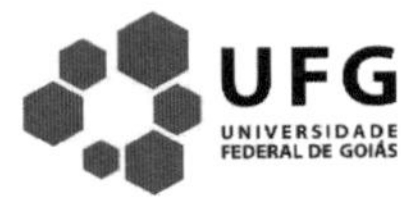

UNIVERSIDADE FEDERAL DE GOIÁS
FACULDADE DE NUTRIÇÃO

DATA	**EVOLUÇÃO** (registrar diariamente a evolução do paciente: estado geral, eliminações, tolerância digestiva, índice de adequação e índice de aceitação da dieta, alterações na dieta e prescrição e mudanças do estado nutricional. Assinar após cada evolução. Nome do profissional ou do estudante de nutrição. Res. 304 CFN)

Observação: material reproduzido com consentimento dos autores (Professores das Disciplinas de Clínica, do Curso de Nutrição da Universidade Federal de Goiás).

ANEXO C

REFERÊNCIAS ANTROPOMÉTRICAS DE CRIANÇAS PREMATURAS

Tabela C.1. Peso (kg) de meninos prematuros segundo idade (semana exata pós-menstruação[1]), em percentil e escore z.

Idade pós-menstrual (semana)	Percentil							Escore z (desvio-padrão)						
	3º	5º	10º	50º	90º	95º	97º	−3	−2	−1	0	+1	+2	+3
27	0,45	0,48	0,51	0,67	0,88	0,95	0,99	0,36	0,44	0,55	0,67	0,83	1,02	1,25
28	0,67	0,60	0,64	0,83	1,07	1,15	1,20	0,46	0,56	0,68	0,83	1,01	1,23	1,50
29	0,70	0,74	0,79	1,00	1,27	1,37	1,43	0,57	0,69	0,83	1,00	1,21	1,46	1,76
30	0,85	0,88	0,94	1,19	1,50	1,60	1,67	0,69	0,83	0,99	1,19	1,42	1,70	2,04
31	1,00	1,04	1,11	1,39	1,73	1,84	1,92	0,83	0,98	1,17	1,39	1,65	1,96	2,33
32	1,17	1,21	1,29	1,60	1,98	2,10	2,18	0,97	1,14	1,35	1,60	1,89	2,23	2,63
33	1,34	1,39	1,47	1,81	2,23	2,36	2,46	1,11	1,31	1,54	1,81	2,13	2,50	2,94
34	1,51	1,57	1,66	2,04	2,49	2,64	2,74	1,27	1,49	1,74	2,04	2,38	2,79	3,26
35	1,70	1,76	1,86	2,26	2,75	2,91	3,02	1,43	1,66	1,94	2,26	2,64	3,08	3,59
36	1,88	1,95	2,06	2,50	3,02	3,19	3,31	1,59	1,85	2,15	2,50	2,90	3,37	3,91
37	2,07	2,14	2,26	2,73	3,29	3,48	3,60	1,75	2,03	2,36	2,73	3,16	3,66	4,24
38	2,26	2,34	2,46	2,96	3,57	3,76	3,89	1,92	2,22	2,56	2,96	3,42	3,96	4,57
39	2,45	2,53	2,67	3,20	3,84	4,04	4,18	2,09	2,41	2,77	3,20	3,69	4,25	4,90
40	2,64	2,73	2,87	3,43	4,11	4,32	4,47	2,25	2,59	2,98	3,43	3,95	4,54	5,23
41	2,82	2,92	3,07	3,66	4,38	4,60	4,76	2,42	2,78	3,19	3,66	4,21	4,84	5,55
42	3,01	3,11	3,27	3,89	4,64	4,88	5,04	2,58	2,96	3,40	3,89	4,47	5,12	5,87
43	3,19	3,30	3,46	4,12	4,90	5,15	5,32	2,74	3,14	3,60	4,12	4,72	5,41	6,19
44	3,37	3,48	3,66	4,34	5,16	5,42	5,59	2,90	3,32	3,80	4,34	4,97	5,68	6,50
45	3,55	3,66	3,84	4,56	5,41	5,68	5,86	3,06	3,49	3,99	4,56	5,21	5,96	6,81
46	3,72	3,82	4,03	4,78	5,66	5,94	6,13	3,21	3,66	4,18	4,78	5,45	6,23	7,11
47	3,89	4,01	4,21	4,99	5,90	6,19	6,39	3,36	3,83	4,37	4,99	5,69	6,49	7,41
48	4,06	4,18	4,39	5,19	6,14	6,44	6,64	3,50	3,99	4,55	5,19	5,92	6,75	7,70
49	4,22	4,35	4,56	5,39	6,37	6,68	6,89	3,64	4,15	4,73	5,39	6,14	7,00	7,98
50	4,37	4,51	4,73	5,59	6,60	6,92	7,13	3,78	4,30	4,90	5,59	6,36	7,25	8,25
51	4,52	4,66	4,89	5,77	6,82	7,15	7,37	3,91	4,45	5,07	5,77	6,58	7,49	8,52
52	4,67	4,82	5,05	5,96	7,03	7,37	7,60	4,04	4,60	5,24	5,96	6,78	7,75	8,79
53	4,81	4,96	5,20	6,14	7,24	7,59	7,83	4,17	4,74	5,39	6,14	6,98	7,95	9,04
54	4,95	5,11	5,35	6,31	7,45	7,80	8,04	4,29	4,88	5,55	6,31	7,18	8,17	9,29
55	5,09	5,24	5,50	6,48	7,64	8,01	8,26	4,40	5,01	5,70	6,48	7,37	8,38	9,54
56	5,22	5,38	5,64	6,65	7,83	8,21	8,46	4,52	5,14	5,84	6,65	7,56	8,59	9,77
57	5,34	5,51	5,77	6,80	8,02	8,41	8,66	4,63	5,26	5,98	6,80	7,74	8,80	10,00
58	5,47	5,63	5,90	6,96	8,20	8,59	8,86	4,73	5,38	6,12	6,96	7,91	9,00	10,23
59	5,58	5,76	6,03	7,11	8,38	8,78	9,05	4,84	5,50	6,25	7,11	8,08	9,19	10,45
60	5,70	5,87	6,15	7,25	8,55	8,96	9,23	4,94	5,61	6,38	7,25	8,25	9,37	10,66
61	5,81	5,99	6,27	7,39	8,71	9,13	9,41	5,03	5,72	6,50	7,39	8,40	9,55	10,86
62	5,92	6,10	6,39	7,53	8,87	9,30	9,58	5,12	5,83	6,62	7,53	8,56	9,73	11,06
63	6,02	6,20	6,50	7,66	9,03	9,46	9,75	5,21	5,93	6,74	7,66	8,71	9,90	11,26
64	6,12	6,31	6,61	7,79	9,18	9,62	9,91	5,30	6,02	6,85	7,79	8,85	10,07	11,44

[1]Calculada a partir da data da última menstruação (DUM).

Fonte: INTERGROWTH-21st (https://intergrowth21.tghn.org/standards-tools/) e Villar et al. (2015).

Tabela C.2. Peso (kg) de meninas prematuras de acordo com a idade (semana exata pós-menstruação[1]), em percentil e escore z.

Idade pós--menstrual (semana)	Percentil							Escore z (desvio-padrão)						
	3º	5º	10º	50º	90º	95º	97º	−3	−2	−1	0	+1	+2	+3
27	0,41	0,44	0,47	0,61	0,80	0,86	0,91	0,33	0,40	0,50	0,61	0,75	0,93	1,14
28	0,52	0,55	0,59	0,76	0,97	1,15	1,10	0,42	0,51	0,62	0,76	0,92	1,12	1,37
29	0,64	0,67	0,72	0,91	1,16	1,25	1,30	0,52	0,63	0,76	0,91	1,10	1,33	1,61
30	0,77	0,81	0,86	1,09	1,37	1,46	1,52	0,63	0,76	0,91	1,09	1,30	1,55	1,86
31	0,91	0,95	1,01	1,27	1,58	1,68	1,75	0,75	0,90	1,06	1,27	1,51	1,79	2,13
32	1,06	1,11	1,18	1,46	1,80	1,92	1,99	0,88	1,04	1,23	1,46	1,72	2,03	2,40
33	1,22	1,27	1,34	1,65	2,03	2,16	2,24	1,02	1,20	1,41	1,65	1,94	2,29	2,69
34	1,38	1,43	1,52	1,86	2,27	2,41	2,50	1,16	1,36	1,59	1,86	2,17	2,55	2,98
35	1,55	1,60	1,70	2,07	2,51	2,66	2,76	1,30	1,52	1,77	2,07	2,41	2,81	3,27
36	1,72	1,78	1,88	2,28	2,76	2,92	3,02	1,45	1,69	1,96	2,28	2,65	3,08	3,57
37	1,89	1,96	2,06	2,49	3,01	3,17	3,29	1,60	1,86	2,15	2,49	2,89	3,34	3,87
38	2,06	2,13	2,25	2,71	3,26	3,43	3,55	1,75	2,03	2,34	2,71	3,13	3,61	4,17
39	2,23	2,31	2,43	2,92	3,50	3,69	3,82	1,91	2,20	2,53	2,92	3,37	3,88	4,48
40	2,41	2,49	2,62	3,13	3,75	3,95	4,08	2,06	2,37	2,72	3,13	3,61	4,15	4,77
41	2,58	2,66	2,80	3,35	3,99	4,20	4,34	2,21	2,54	2,91	3,35	3,84	4,41	5,07
42	2,75	2,84	2,98	3,55	4,24	4,45	4,60	2,36	2,70	3,10	3,55	4,08	4,68	5,36
43	2,91	3,01	3,16	3,76	4,48	4,70	4,85	2,50	2,87	3,28	3,76	4,31	4,93	5,65
44	3,08	3,18	3,34	3,96	4,71	4,95	5,11	2,65	3,03	3,47	3,96	4,54	5,19	5,94
45	3,24	3,34	3,51	4,16	4,94	5,19	5,35	2,79	3,19	3,64	4,16	4,76	5,44	6,22
46	3,40	3,50	3,68	4,36	5,17	5,42	5,60	2,93	3,34	3,82	4,36	4,98	5,69	6,49
47	3,55	3,66	3,84	4,55	5,39	5,65	5,83	3,06	3,50	3,99	4,55	5,19	5,93	6,76
48	3,70	3,82	4,01	4,74	5,61	5,88	6,06	3,20	3,64	4,16	4,74	5,40	6,16	7,03
49	3,85	3,97	4,16	4,92	5,82	6,10	6,29	3,32	3,79	4,32	4,92	5,61	6,39	7,28
50	3,99	4,12	4,32	5,10	6,02	6,32	6,51	3,45	3,93	4,48	5,10	5,81	6,62	7,54
51	4,13	4,26	4,46	5,27	6,22	6,53	6,73	3,57	4,07	4,63	5,27	6,00	6,83	7,78
52	4,26	4,40	4,61	5,44	6,42	6,73	6,94	3,69	4,20	4,78	5,44	6,19	7,05	8,02
53	4,40	4,53	4,75	5,60	6,61	6,93	7,14	3,80	4,33	4,92	5,60	6,38	7,26	8,26
54	4,52	4,66	4,89	5,76	6,80	7,12	7,34	3,91	4,45	5,07	5,76	6,56	7,46	8,48
55	4,64	4,79	5,02	5,92	6,98	7,31	7,54	4,02	4,57	5,20	5,92	6,73	7,65	8,71
56	4,76	4,91	5,15	6,07	7,15	7,50	7,73	4,12	4,69	5,33	6,07	6,90	7,85	8,92
57	4,88	5,03	5,27	6,21	7,32	7,67	7,91	4,23	4,80	5,46	6,21	7,06	8,03	9,13
58	4,99	5,14	5,39	6,35	7,49	7,85	8,09	4,32	4,91	5,59	6,35	7,22	8,21	9,34
59	5,10	5,25	5,51	6,49	7,65	8,01	8,26	4,42	5,02	5,71	6,49	7,38	8,39	9,54
60	5,20	5,36	5,62	6,62	7,80	8,18	8,43	4,51	5,12	5,82	6,62	7,53	8,56	9,73
61	5,30	5,47	5,73	6,75	7,95	8,33	8,59	4,59	5,22	5,94	6,75	7,67	8,72	9,92
62	5,40	5,57	5,83	6,87	8,10	8,49	8,75	4,68	5,32	6,05	6,87	7,81	8,88	10,10
63	5,49	5,66	5,93	6,99	8,24	8,64	8,90	4,76	5,41	6,15	6,99	7,95	9,04	10,28
64	5,58	5,76	6,03	7,11	8,38	8,78	9,05	4,84	5,50	6,25	7,11	8,08	9,19	10,45

[1]Calculada a partir da data da última menstruação (DUM).

Fonte: INTERGROWTH-21st (https://intergrowth21.tghn.org/standards-tools/) e Villar et al. (2015).

Tabela C.3. Comprimento (cm) de meninos prematuros de acordo com a idade (semana exata pós-menstruação[1]), em percentil e escore z.

Idade pós-menstrual (semana)	Percentil							Escore z (desvio-padrão)						
	3º	5º	10º	50º	90º	95º	97º	−3	−2	−1	0	+1	+2	+3
27	28,7	29,2	29,9	32,7	35,7	36,7	37,3	26,6	28,5	30,5	32,7	35,1	37,6	40,3
28	30,7	31,1	31,9	34,6	37,5	38,4	39,0	28,6	30,4	32,4	34,6	36,8	39,3	41,8
29	32,5	33,0	33,7	36,3	39,2	40,0	40,6	30,4	32,3	34,3	36,3	38,5	40,9	43,4
30	34,3	34,7	35,4	38,0	40,8	41,6	42,2	32,2	34,1	36,0	38,0	40,2	42,4	44,8
31	36,0	36,4	37,1	39,6	42,3	43,1	43,7	33,9	35,7	37,6	39,6	41,7	43,9	46,3
32	37,5	38,0	38,7	41,1	43,8	44,6	45,1	35,5	37,3	39,2	41,1	43,2	45,4	47,6
33	39,0	39,5	40,1	42,6	45,2	46,0	46,5	37,1	38,8	40,7	42,6	44,6	46,7	48,9
34	40,5	40,9	41,5	44,0	46,5	47,3	47,8	38,5	40,2	42,1	44,0	45,9	48,0	50,2
35	41,8	42,2	42,9	45,3	47,8	48,5	49,0	39,8	41,6	43,4	45,3	47,2	49,3	51,4
36	43,1	43,5	44,1	46,5	49,0	49,7	50,2	41,1	42,8	44,6	46,5	48,4	50,5	52,6
37	44,3	44,7	45,3	47,7	50,2	50,9	51,4	42,3	44,0	45,8	47,7	49,6	51,6	53,7
38	45,4	45,8	46,5	48,8	51,3	52,0	52,5	43,5	45,2	47,0	48,8	50,7	52,7	54,8
39	46,5	46,9	47,5	49,9	52,4	53,1	53,6	44,6	46,3	48,0	49,9	51,8	53,8	55,9
40	47,5	47,9	48,6	50,9	53,4	54,1	54,6	45,6	47,3	49,1	50,9	52,8	54,8	56,9
41	48,5	48,9	49,6	51,9	54,4	55,1	55,6	46,6	48,3	50,1	51,9	53,8	55,8	57,8
42	49,4	49,8	50,5	52,8	55,3	56,0	56,5	47,5	49,2	51,0	52,8	54,7	56,7	58,8
43	50,3	50,7	51,4	53,7	56,2	56,9	57,4	48,4	50,1	51,9	53,7	55,7	57,6	59,7
44	51,1	51,6	52,2	54,6	57,1	57,8	58,3	49,2	50,9	52,7	54,6	56,5	58,5	60,6
45	51,9	52,4	53,0	55,4	57,9	58,7	59,1	50,0	51,7	53,5	55,4	57,4	59,4	61,5
46	52,7	53,1	53,8	56,2	58,7	59,5	60,0	50,7	52,5	54,3	56,2	58,2	60,2	62,3
47	53,4	53,9	54,6	57,0	59,5	60,3	60,7	51,4	53,2	55,1	57,0	58,9	61,0	63,1
48	54,2	54,6	55,3	57,7	60,3	61,0	61,5	52,1	53,9	55,8	57,7	59,7	61,8	63,9
49	54,8	55,3	56,0	58,4	61,0	61,8	62,3	52,8	54,6	56,5	58,4	60,4	62,5	64,7
50	55,5	55,9	56,6	59,1	61,7	62,5	63,0	53,4	55,2	57,1	59,1	61,1	63,2	65,4
51	56,1	56,5	57,2	59,8	62,4	63,2	63,7	54,0	55,9	57,8	59,8	61,8	63,9	66,1
52	56,7	57,1	57,9	60,4	63,1	63,8	64,4	54,6	56,5	58,4	60,4	62,5	64,6	66,8
53	57,3	57,7	58,4	61,0	63,7	64,5	65,0	55,2	57,0	59,0	61,0	63,1	65,3	67,5
54	57,8	58,3	59,0	61,6	64,3	65,1	65,7	55,7	57,6	59,6	61,6	63,7	65,9	68,2
55	58,4	58,8	59,6	62,2	64,9	65,8	66,3	56,2	58,1	60,1	62,2	64,3	66,5	68,8
56	58,9	59,4	60,1	62,8	65,5	66,4	66,9	56,7	58,6	60,7	62,8	64,9	67,2	69,5
57	59,4	59,9	60,6	63,3	66,1	66,9	67,5	57,2	59,1	61,2	63,3	65,5	67,8	70,1
58	59,9	60,4	61,1	63,8	66,7	67,5	68,1	57,6	59,6	61,7	63,8	66,0	68,3	70,7
59	60,4	60,8	61,6	64,4	67,2	68,1	68,6	58,1	60,1	62,2	64,4	66,6	68,9	71,3
60	60,8	61,3	62,1	64,9	67,8	68,6	69,2	58,5	60,6	62,7	64,9	67,1	69,5	71,9
61	61,3	61,8	62,5	65,4	68,3	69,2	69,7	58,9	61,0	63,1	65,3	67,6	70,0	72,5
62	61,7	62,2	63,0	65,8	68,8	69,7	70,2	59,3	61,4	63,6	65,8	68,1	70,5	73,0
63	62,1	62,6	63,4	66,3	69,3	70,2	70,8	59,7	61,9	64,0	66,3	68,6	71,1	73,6
64	62,5	63,0	63,8	66,8	69,8	70,7	71,3	60,1	62,3	64,5	66,8	69,1	71,6	74,1

[1]Calculada a partir da data da última menstruação (DUM).

Fonte: INTERGROWTH-21st (https://intergrowth21.tghn.org/standards-tools/) e Villar et al. (2015).

Tabela C.4. Comprimento (cm) de meninas prematuras de acordo com a idade (semana exata pós-menstruação[1]), em percentil e escore z.

Idade pós-menstrual (semana)	Percentil							Escore z (desvio-padrão)						
	3º	5º	10º	50º	90º	95º	97º	–3	–2	–1	0	+1	+2	+3
27	27,8	28,3	29,0	31,7	34,6	35,5	36,1	25,8	27,6	29,6	31,7	34,0	36,4	39,0
28	29,7	30,2	30,9	33,5	36,3	37,2	37,8	27,7	29,5	31,4	33,5	35,7	38,0	40,5
29	31,5	32,0	32,7	35,2	38,0	38,8	39,3	29,5	31,3	33,2	35,2	37,4	39,6	42,0
30	33,2	33,7	34,3	36,8	39,5	40,3	40,9	31,2	33,0	34,9	36,8	38,9	41,1	43,5
31	34,8	35,3	35,9	38,4	41,0	41,8	42,3	32,9	34,6	36,5	38,4	40,4	42,6	44,8
32	36,4	36,8	37,5	39,9	42,4	43,2	43,7	34,4	36,2	38,0	39,9	41,9	44,0	46,1
33	37,8	38,2	38,9	41,3	43,8	44,5	45,0	35,9	37,6	39,4	41,3	43,2	45,3	47,4
34	39,2	39,6	40,3	42,6	45,1	45,8	46,3	37,3	39,0	40,7	42,6	44,5	46,5	48,6
35	40,5	40,9	41,5	43,9	46,3	47,0	47,5	38,6	40,3	42,0	43,9	45,8	47,7	49,8
36	41,7	42,1	42,8	45,1	47,5	48,2	48,7	39,8	41,5	43,3	45,1	46,9	48,9	51,0
37	42,9	43,3	43,9	46,2	48,6	49,3	49,8	41,0	42,7	44,4	46,2	48,1	50,0	52,0
38	44,0	44,4	45,0	47,3	49,7	50,4	50,9	42,1	43,8	45,5	47,3	49,2	51,1	53,1
39	45,0	45,4	46,1	48,3	50,7	51,4	51,9	43,2	44,8	46,6	48,3	50,2	52,1	54,1
40	46,0	46,4	47,1	49,3	51,7	52,4	52,9	44,2	45,8	47,6	49,3	51,2	53,1	55,1
41	47,0	47,4	48,0	50,3	52,7	53,4	53,8	45,1	46,8	48,5	50,3	52,1	54,1	56,1
42	47,9	48,3	48,9	51,2	53,6	54,3	54,7	46,0	47,7	49,4	51,2	53,1	55,0	57,0
43	48,7	49,1	49,8	52,1	54,5	55,2	55,6	46,9	48,5	50,3	52,1	53,9	55,9	57,9
44	49,6	50,0	50,6	52,9	55,3	56,0	56,5	47,7	49,3	51,1	52,9	54,8	56,7	58,7
45	50,3	50,7	51,4	53,7	56,1	56,8	57,3	48,4	50,1	51,9	53,7	55,6	57,5	59,6
46	51,1	51,5	52,1	54,5	56,9	57,6	58,1	49,2	50,9	52,6	54,5	56,4	58,3	60,4
47	51,8	52,2	52,9	55,2	57,7	58,4	58,9	49,9	51,6	53,4	55,2	57,1	59,1	61,1
48	52,5	52,9	53,6	55,9	58,4	59,1	59,6	50,5	52,3	54,1	55,9	57,8	59,8	61,9
49	53,1	53,6	54,2	56,6	59,1	59,8	60,3	51,2	52,9	54,7	56,6	58,6	60,6	62,6
50	53,8	54,2	54,9	57,3	59,8	60,5	61,0	51,8	53,5	55,4	57,3	59,2	61,3	63,4
51	54,4	54,8	55,5	57,9	60,5	61,2	61,7	52,3	54,1	56,0	57,9	59,9	61,9	64,1
52	54,9	55,4	56,1	58,5	61,1	61,9	62,4	52,9	54,7	56,6	58,5	60,5	62,6	64,7
53	55,5	55,9	56,6	59,1	61,7	62,5	63,0	53,4	55,3	57,2	59,1	61,2	63,2	65,4
54	56,0	56,5	57,2	59,7	62,3	63,1	63,6	54,0	55,8	57,7	59,7	61,8	63,9	66,1
55	56,6	57,0	57,7	60,3	62,9	63,7	64,2	54,5	56,3	58,3	60,3	62,3	64,5	66,7
56	57,1	57,5	58,2	60,8	63,5	64,3	64,8	54,9	56,8	58,8	60,8	62,9	65,1	67,3
57	57,6	58,0	58,7	61,3	64,1	64,9	65,4	55,4	57,3	59,3	61,3	63,5	65,7	67,9
58	58,0	58,5	59,2	61,9	64,6	65,4	66,0	55,8	57,8	59,8	61,9	64,0	66,2	68,5
59	58,5	59,0	59,7	62,4	65,2	66,0	66,5	56,3	58,2	60,3	62,4	64,5	66,8	69,1
60	58,9	59,4	60,2	62,9	65,7	66,5	67,0	56,7	58,7	60,7	62,8	65,0	67,3	69,7
61	59,4	59,8	60,6	63,3	66,2	67,0	67,6	57,1	59,1	61,2	63,3	65,5	67,8	70,2
62	59,8	60,3	61,0	63,8	66,7	67,5	68,1	57,5	59,5	61,6	63,8	66,0	68,3	70,8
63	60,2	60,7	61,5	64,2	67,2	68,0	68,6	57,9	59,9	62,1	64,2	66,5	68,9	71,3
64	60,6	61,1	61,9	64,7	67,6	68,5	69,1	58,3	60,3	62,5	64,7	67,0	69,4	71,8

[1]Calculada a partir da data da última menstruação (DUM).

Fonte: INTERGROWTH-21st (https://intergrowth21.tghn.org/standards-tools/) e Villar et al. (2015).

Tabela C.5. Circunferência cefálica (cm) de meninos prematuros de acordo com a idade (semana exata pós-menstruação[1]), em percentil e escore z.

Idade pós-menstrual (semana)	Percentil							Escore z (desvio-padrão)						
	3º	5º	10º	50º	90º	95º	97º	−3	−2	−1	0	+1	+2	+3
27	21,5	21,9	22,6	24,8	27,0	27,6	28,0	19,6	21,3	23,0	24,8	26,5	28,2	30,0
28	22,9	23,3	23,9	25,9	28,0	28,5	28,9	21,1	22,7	24,3	25,9	27,5	29,1	30,7
29	24,2	24,5	25,1	27,0	28,9	29,4	29,7	22,5	24,0	25,5	27,0	28,4	29,9	31,4
30	25,3	25,7	26,2	27,9	29,7	30,2	30,5	23,8	25,2	26,5	27,9	29,3	30,7	32,1
31	26,4	26,7	27,2	28,9	30,5	31,0	31,3	24,9	26,2	27,5	28,8	30,2	31,5	32,8
32	27,4	27,7	28,1	29,7	31,3	31,7	32,0	26,0	27,2	28,5	29,7	30,9	32,2	33,4
33	28,3	28,6	29,0	30,5	32,0	32,5	32,7	27,0	28,2	29,3	30,5	31,7	32,9	34,0
34	29,2	29,4	29,8	31,3	32,7	33,1	33,4	27,9	29,0	30,1	31,3	32,4	33,5	34,7
35	29,9	30,2	30,6	32,0	33,4	33,8	34,0	28,7	29,8	30,9	32,0	33,1	34,2	35,3
36	30,7	30,9	31,3	32,7	34,0	34,4	34,7	29,5	30,5	31,6	32,7	33,7	34,8	35,8
37	31,4	31,6	32,0	33,3	34,6	35,0	35,3	30,2	31,2	32,3	33,3	34,3	35,4	36,4
38	32,0	32,2	32,6	33,9	35,2	35,6	35,8	30,9	31,9	32,9	33,9	34,9	35,9	37,0
39	32,6	32,8	33,2	34,5	35,8	36,1	36,4	31,5	32,5	33,5	34,5	35,5	36,5	37,5
40	33,2	33,4	33,8	35,0	36,3	36,7	36,9	32,1	33,1	34,0	35,0	36,0	37,0	38,0
41	33,7	33,9	34,3	35,6	36,8	37,2	37,4	32,6	33,6	34,6	35,6	36,5	37,5	38,5
42	34,2	34,4	34,8	36,1	37,3	37,7	37,9	33,1	34,1	35,1	36,0	37,0	38,0	39,0
43	34,7	34,9	35,3	36,5	37,8	38,1	38,4	33,6	34,6	35,5	36,5	37,5	38,5	39,4
44	35,1	35,4	35,7	37,0	38,2	38,6	38,8	34,0	35,0	36,0	37,0	37,9	38,9	39,9
45	35,6	35,8	36,2	37,4	38,7	39,0	39,2	34,5	35,4	36,4	37,4	38,4	39,4	40,3
46	36,0	36,2	36,6	37,8	39,1	39,4	39,7	34,9	35,8	36,8	37,8	38,8	39,8	40,8
47	36,4	36,6	36,9	38,2	39,5	39,8	40,1	35,2	36,2	37,2	38,2	39,2	40,2	41,2
48	36,7	37,0	37,3	38,6	39,9	40,2	40,5	35,6	36,6	37,6	38,6	39,6	40,6	41,6
49	37,1	37,3	37,7	38,9	40,2	40,6	40,8	35,9	36,9	37,9	38,9	39,9	40,9	41,9
50	37,4	37,6	38,0	39,3	40,6	41,0	41,2	36,3	37,3	38,3	39,3	40,3	41,3	42,3
51	37,7	38,0	38,3	39,6	40,9	41,3	41,6	36,6	37,6	38,6	39,6	40,6	41,7	42,7
52	38,0	38,3	38,6	40,0	41,3	41,6	41,9	36,9	37,9	38,9	39,9	41,0	42,0	43,0
53	38,3	38,5	38,9	40,3	41,6	42,0	42,2	37,1	38,2	39,2	40,3	41,3	42,3	43,4
54	38,6	38,8	39,2	40,6	41,9	42,3	42,5	37,4	38,4	39,5	40,6	41,6	42,7	43,7
55	38,8	39,1	39,5	40,8	42,2	42,6	42,9	37,6	38,7	39,8	40,8	41,9	43,0	44,0
56	39,1	39,3	39,7	41,1	42,5	42,9	43,2	37,9	39,0	40,0	41,1	42,2	43,3	44,4
57	39,3	39,6	40,0	41,4	42,8	43,2	43,4	38,1	39,2	40,3	41,4	42,5	43,6	44,7
58	39,6	39,8	40,2	41,6	43,1	43,5	43,7	38,3	39,4	40,5	41,6	42,7	43,9	45,0
59	39,8	40,1	40,5	41,9	43,3	43,7	44,0	38,5	39,6	40,8	41,9	43,0	44,1	45,3
60	40,0	40,3	40,7	42,1	43,6	44,0	44,3	38,7	39,9	41,0	42,1	43,3	44,4	45,5
61	40,2	40,5	40,9	42,4	43,8	44,3	44,5	38,9	40,1	41,2	42,4	43,5	44,7	45,8
62	40,4	40,7	41,1	42,6	44,1	44,5	44,8	39,1	40,3	41,4	42,6	43,8	44,9	46,1
63	40,6	40,9	41,3	42,8	44,3	44,7	45,0	39,3	40,5	41,6	42,8	44,0	45,2	46,3
64	40,8	41,1	41,5	43,0	44,5	45,0	45,3	39,4	40,6	41,8	43,0	44,2	45,4	46,6

[1]Calculada a partir da data da última menstruação (DUM).

Fonte: INTERGROWTH-21st (https://intergrowth21.tghn.org/standards-tools/) e Villar et al. (2015).

Tabela C.6. Circunferência cefálica (cm) de meninas prematuras de acordo com a idade (semana exata pós-menstruação[1]), em percentil e escore z.

Idade pós-menstrual (semana)	Percentil							Escore z (desvio-padrão)						
	3º	5º	10º	50º	90º	95º	97º	−3	−2	−1	0	+1	+2	+3
27	20,7	21,1	21,8	24,0	26,2	26,8	27,2	18,8	20,5	22,2	24,0	25,7	27,4	29,2
28	22,1	22,5	23,1	25,1	27,2	27,7	28,1	20,3	21,9	23,5	25,1	26,7	28,3	29,9
29	23,4	23,7	24,3	26,2	28,1	28,6	28,9	21,7	23,2	24,7	26,2	27,6	29,1	30,6
30	24,5	24,9	25,4	27,1	28,9	29,4	29,7	23,0	24,4	25,8	27,1	28,5	29,9	31,3
31	25,6	25,9	26,4	28,1	29,7	30,2	30,5	24,1	25,4	26,7	28,1	29,4	30,7	32,0
32	26,6	26,9	27,3	28,9	30,5	30,9	31,2	25,2	26,4	27,7	28,9	30,1	31,4	32,6
33	27,5	27,8	28,2	29,7	31,2	31,7	31,9	26,2	27,4	28,5	29,7	30,9	32,1	33,2
34	28,4	28,6	29,0	30,5	31,9	32,3	32,6	27,1	28,2	29,3	30,5	31,6	32,7	33,9
35	29,1	29,4	29,8	31,2	32,6	33,0	33,2	27,9	29,0	30,1	31,2	32,3	33,4	34,5
36	29,9	30,1	30,5	31,9	33,2	33,6	33,9	28,7	29,8	30,8	31,9	32,9	34,0	35,0
37	30,6	30,8	31,2	32,5	33,8	34,2	34,5	29,4	30,4	31,5	32,5	33,5	34,6	35,6
38	31,2	31,4	31,8	33,1	34,4	34,8	35,0	30,1	31,1	32,1	33,1	34,1	35,1	36,2
39	31,8	32,0	32,4	33,7	35,0	35,3	35,6	30,7	31,7	32,7	33,7	34,7	35,7	36,7
40	32,4	32,6	33,0	34,2	35,5	35,9	36,1	31,3	32,3	33,2	34,2	35,2	36,2	37,2
41	32,9	33,1	33,5	34,8	36,0	36,4	36,6	31,8	32,8	33,8	34,8	35,7	36,7	37,7
42	33,4	33,6	34,0	35,3	36,5	36,9	37,1	32,3	33,3	34,3	35,3	36,2	37,2	38,2
43	33,9	34,1	34,5	35,7	37,0	37,3	37,6	32,8	33,8	34,7	35,7	36,7	37,7	38,6
44	34,3	34,6	34,9	36,2	37,4	37,8	38,0	33,2	34,2	35,2	36,2	37,1	38,1	39,1
45	34,8	35,0	35,4	36,6	37,9	38,2	38,4	33,7	34,6	35,6	36,6	37,6	38,6	39,5
46	35,2	35,4	35,8	37,0	38,3	38,6	38,9	34,1	35,1	36,0	37,0	38,0	39,0	40,0
47	35,6	35,8	36,1	37,4	38,7	39,0	39,3	34,4	35,4	36,4	37,4	38,4	39,4	40,4
48	35,9	36,2	36,5	37,8	39,1	39,4	39,7	34,8	35,8	36,8	37,8	38,8	39,8	40,8
49	36,3	36,5	36,9	38,1	39,4	39,8	40,0	35,1	36,1	37,1	38,1	39,2	40,2	41,2
50	36,6	36,8	37,2	38,5	39,8	40,2	40,4	35,5	36,5	37,5	38,5	39,5	40,5	41,5
51	36,9	37,2	37,5	38,8	40,1	40,5	40,7	35,8	36,8	37,8	38,8	39,9	40,9	41,9
52	37,2	37,5	37,8	39,2	40,5	40,8	41,1	36,1	37,1	38,1	39,2	40,2	41,2	42,2
53	37,5	37,7	38,1	39,5	40,8	41,2	41,4	36,3	37,4	38,4	39,5	40,5	41,5	42,6
54	37,8	38,0	38,4	39,8	41,1	41,5	41,7	36,6	37,6	38,7	39,8	40,8	41,9	42,9
55	38,0	38,3	38,7	40,0	41,4	41,8	42,1	36,8	37,9	39,0	40,0	41,1	42,2	43,2
56	38,3	38,5	38,9	40,3	41,7	42,1	42,4	37,1	38,2	39,2	40,3	41,4	42,5	43,6
57	38,5	38,8	39,2	40,6	42,0	42,4	42,6	37,3	38,4	39,5	40,6	41,7	42,8	43,9
58	38,8	39,0	39,4	40,8	42,3	42,7	42,9	37,5	38,6	39,7	40,8	42,0	43,1	44,2
59	39,0	39,3	39,7	41,1	42,5	42,9	43,2	37,7	38,9	40,0	41,1	42,2	43,3	44,5
60	39,2	39,5	39,9	41,3	42,8	43,2	43,5	37,9	39,1	40,2	41,3	42,5	43,6	44,7
61	39,4	39,7	40,1	41,6	43,0	43,5	43,7	38,1	39,3	40,4	41,6	42,7	43,9	45,0
62	39,6	39,9	40,3	41,8	43,3	43,7	44,0	38,3	39,5	40,6	41,8	43,0	44,1	45,3
63	39,8	40,1	40,5	42,0	43,5	43,9	44,2	38,5	39,7	40,8	42,0	43,2	44,4	45,5
64	40,0	40,3	40,7	42,2	43,7	44,2	44,5	38,6	39,8	41,0	42,2	43,4	44,6	45,8

[1]Calculada a partir da data da última menstruação (DUM).

Fonte: INTERGROWTH-21st (https://intergrowth21.tghn.org/standards-tools/) e Villar et al. (2015).

ANEXO D

DADOS REFERENCIAIS PARA AVALIAÇÃO ANTROPOMÉTRICA DE CRIANÇAS E ADOLESCENTES DA *WORLD HEALTH ORGANIZATION* (WHO)

Tabela D.1. Peso por idade de meninos de 0 a 13 semanas.

Semanas	Percentil (peso em kg)							Escore z (peso em kg)						
	0,1º	3º	15º	50º	85º	97º	99,9º	–3	–2	–1	Med	+1	+2	+3
0	2,0	2,5	2,9	3,3	3,9	4,3	5,1	2,1	2,5	2,9	3,3	3,9	4,4	5,0
1	2,2	2,6	3,0	3,5	4,0	4,5	5,3	2,2	2,6	3,0	3,5	4,0	4,6	5,3
2	2,4	2,8	3,2	3,8	4,3	4,9	5,7	2,4	2,8	3,2	3,8	4,3	4,9	5,6
3	2,6	3,1	3,5	4,1	4,7	5,2	6,1	2,6	3,1	3,5	4,1	4,7	5,3	6,0
4	2,8	3,4	3,8	4,4	5,0	5,6	6,5	2,9	3,3	3,8	4,4	5,0	5,7	6,4
5	3,0	3,6	4,1	4,7	5,3	5,9	6,9	3,1	3,5	4,1	4,7	5,3	6,0	6,8
6	3,2	3,8	4,3	4,9	5,6	6,3	7,2	3,3	3,8	4,3	4,9	5,6	6,3	7,2
7	3,4	4,1	4,5	5,2	5,9	6,5	7,6	3,5	4,0	4,6	5,2	5,9	6,6	7,5
8	3,6	4,3	4,7	5,4	6,2	6,8	7,9	3,7	4,2	4,8	5,4	6,1	6,9	7,8
9	3,8	4,4	4,9	5,6	6,4	7,1	8,1	3,8	4,4	5,0	5,6	6,4	7,2	8,0
10	4,0	4,6	5,1	5,8	6,6	7,3	8,4	4,0	4,5	5,2	5,8	6,6	7,4	8,3
11	4,1	4,8	5,3	6,0	6,8	7,5	8,6	4,2	4,7	5,3	6,0	6,8	7,6	8,5
12	4,2	4,9	5,5	6,2	7,0	7,7	8,8	4,3	4,9	5,5	6,2	7,0	7,8	8,8
13	4,4	5,1	5,6	6,4	7,2	7,9	9,1	4,4	5,0	5,7	6,4	7,2	8,0	9,0

Med = Mediana.
Fonte: WHO (2006). Dados reproduzidos com permissão dos autores.

Tabela D.2. Peso por idade em anos e meses para meninos de 0 a 5 anos.

Anos: meses	Percentil (peso em kg)							Escore z (peso em kg)						
	0,1º	3º	15º	50º	85º	97º	99,9º	–3	–2	–1	Med	+1	+2	+3
00:00	2,0	2,5	2,9	3,3	3,9	4,3	5,1	2,1	2,5	2,9	3,3	3,9	4,4	5,0
00:01	2,9	3,4	3,9	4,5	5,1	5,7	6,6	2,9	3,4	3,9	4,5	5,1	5,8	6,6
00:02	3,7	4,4	4,9	5,6	6,3	7,0	8,1	3,8	4,3	4,9	5,6	6,3	7,1	8,0
00:03	4,4	5,1	5,6	6,4	7,2	7,9	9,1	4,4	5,0	5,7	6,4	7,2	8,0	9,0
00:04	4,9	5,6	6,2	7,0	7,9	8,6	9,8	4,9	5,6	6,2	7,0	7,8	8,7	9,7
00:05	5,3	6,1	6,7	7,5	8,4	9,2	10,5	5,3	6,0	6,7	7,5	8,4	9,3	10,4
00:06	5,6	6,4	7,1	7,9	8,9	9,7	11,1	5,7	6,4	7,1	7,9	8,8	9,8	10,9
00:07	5,9	6,7	7,4	8,3	9,3	10,2	11,5	5,9	6,7	7,4	8,3	9,2	10,3	11,4
00:08	6,1	7,0	7,7	8,6	9,6	10,5	12,0	6,2	6,9	7,7	8,6	9,6	10,7	11,9
00:09	6,3	7,2	7,9	8,9	10,0	10,9	12,4	6,4	7,1	8,0	8,9	9,9	11,0	12,3
00:10	6,5	7,5	8,2	9,2	10,3	11,2	12,8	6,6	7,4	8,2	9,2	10,2	11,4	12,7
00:11	6,7	7,7	8,4	9,4	10,5	11,5	13,1	6,8	7,6	8,4	9,4	10,5	11,7	13,0
01:00	6,9	7,8	8,6	9,6	10,8	11,8	13,5	6,9	7,7	8,6	9,6	10,8	12,0	13,3
01:01	7,0	8,0	8,8	9,9	11,1	12,1	13,8	7,1	7,9	8,8	9,9	11,0	12,3	13,7
01:02	7,2	8,2	9,0	10,1	11,3	12,4	14,1	7,2	8,1	9,0	10,1	11,3	12,6	14,0
01:03	7,3	8,4	9,2	10,3	11,6	12,7	14,5	7,4	8,3	9,2	10,3	11,5	12,8	14,3
01:04	7,5	8,5	9,4	10,5	11,8	12,9	14,8	7,5	8,4	9,4	10,5	11,7	13,1	14,6
01:05	7,6	8,7	9,6	10,7	12,0	13,2	15,1	7,7	8,6	9,6	10,7	12,0	13,4	14,9
01:06	7,7	8,9	9,7	10,9	12,3	13,5	15,4	7,8	8,8	9,8	10,9	12,2	13,7	15,3
01:07	7,9	9,0	9,9	11,1	12,5	13,7	15,7	8,0	8,9	10,0	11,1	12,5	13,9	15,6
01:08	8,0	9,2	10,1	11,3	12,7	14,0	16,0	8,1	9,1	10,1	11,3	12,7	14,2	15,9
01:09	8,2	9,3	10,3	11,5	13,0	14,3	16,4	8,2	9,2	10,3	11,5	12,9	14,5	16,2
01:10	8,3	9,5	10,5	11,8	13,2	14,5	16,7	8,4	9,4	10,5	11,8	13,2	14,7	16,5
01:11	8,4	9,7	10,6	12,0	13,4	14,8	17,0	8,5	9,5	10,7	12,0	13,4	15,0	16,8
02:00	8,5	9,8	10,8	12,2	13,7	15,1	17,3	8,6	9,7	10,8	12,2	13,6	15,3	17,1
02:01	8,7	10,0	11,0	12,4	13,9	15,3	17,6	8,8	9,8	11,0	12,4	13,9	15,5	17,5
02:02	8,8	10,1	11,1	12,5	14,1	15,6	18,0	8,9	10,0	11,2	12,5	14,1	15,8	17,8
02:03	8,9	10,2	11,3	12,7	14,4	15,9	18,3	9,0	10,1	11,3	12,7	14,3	16,1	18,1
02:04	9,0	10,4	11,5	12,9	14,6	16,1	18,6	9,1	10,2	11,5	12,9	14,5	16,3	18,4
02:05	9,2	10,5	11,6	13,1	14,8	16,4	18,9	9,2	10,4	11,7	13,1	14,8	16,6	18,7
02:06	9,3	10,7	11,8	13,3	15,0	16,6	19,2	9,4	10,5	11,8	13,3	15,0	16,9	19,0
02:07	9,4	10,8	11,9	13,5	15,2	16,9	19,5	9,5	10,7	12,0	13,5	15,2	17,1	19,3
02:08	9,5	10,9	12,1	13,7	15,5	17,1	19,8	9,6	10,8	12,1	13,7	15,4	17,4	19,6
02:09	9,6	11,1	12,2	13,8	15,7	17,3	20,1	9,7	10,9	12,3	13,8	15,6	17,6	19,9
02:10	9,7	11,2	12,4	14,0	15,9	17,6	20,4	9,8	11,0	12,4	14,0	15,8	17,8	20,2
02:11	9,8	11,3	12,5	14,2	16,1	17,8	20,7	9,9	11,2	12,6	14,2	16,0	18,1	20,4
03:00	9,9	11,4	12,7	14,3	16,3	18,0	21,0	10,0	11,3	12,7	14,3	16,2	18,3	20,7
03:01	10,0	11,6	12,8	14,5	16,5	18,3	21,2	10,1	11,4	12,9	14,5	16,4	18,6	21,0
03:02	10,1	11,7	12,9	14,7	16,7	18,5	21,5	10,2	11,5	13,0	14,7	16,6	18,8	21,3
03:03	10,2	11,8	13,1	14,8	16,9	18,7	21,8	10,3	11,6	13,1	14,8	16,8	19,0	21,6
03:04	10,3	11,9	13,2	15,0	17,1	19,0	22,1	10,4	11,8	13,3	15,0	17,0	19,3	21,9

(Continua)

Tabela D.2. Peso por idade em anos e meses para meninos de 0 a 5 anos. (*Continuação*).

Anos: meses	Percentil (peso em kg)							Escore z (peso em kg)						
	0,1º	3º	15º	50º	85º	97º	99,9º	-3	-2	-1	Med	+1	+2	+3
03:05	10,4	12,1	13,4	15,2	17,3	19,2	22,4	10,5	11,9	13,4	15,2	17,2	19,5	22,1
03:06	10,5	12,2	13,5	15,3	17,5	19,4	22,7	10,6	12,0	13,6	15,3	17,4	19,7	22,4
03:07	10,6	12,3	13,6	15,5	17,7	19,7	23,0	10,7	12,1	13,7	15,5	17,6	20,0	22,7
03:08	10,7	12,4	13,8	15,7	17,9	19,9	23,3	10,8	12,2	13,8	15,7	17,8	20,2	23,0
03:09	10,8	12,5	13,9	15,8	18,1	20,1	23,6	10,9	12,4	14,0	15,8	18,0	20,5	23,3
03:10	10,9	12,7	14,1	16,0	18,3	20,4	23,9	11,0	12,5	14,1	16,0	18,2	20,7	23,6
03:11	11,0	12,8	14,2	16,2	18,5	20,6	24,2	11,1	12,6	14,3	16,2	18,4	20,9	23,9
04:00	11,1	12,9	14,3	16,3	18,7	20,9	24,5	11,2	12,7	14,4	16,3	18,6	21,2	24,2
04:01	11,2	13,0	14,5	16,5	18,9	21,1	24,8	11,3	12,8	14,5	16,5	18,8	21,4	24,5
04:02	11,3	13,1	14,6	16,7	19,1	21,3	25,1	11,4	12,9	14,7	16,7	19,0	21,7	24,8
04:03	11,4	13,3	14,7	16,8	19,3	21,6	25,4	11,5	13,1	14,8	16,8	19,2	21,9	25,1
04:04	11,5	13,4	14,9	17	19,5	21,8	25,7	11,6	13,2	15,0	17,0	19,4	22,2	25,4
04:05	11,6	13,5	15,0	17,2	19,7	22,1	26,0	11,7	13,3	15,1	17,2	19,6	22,4	25,7
04:06	11,7	13,6	15,2	17,3	19,9	22,3	26,3	11,8	13,4	15,2	17,3	19,8	22,7	26,0
04:07	11,8	13,7	15,3	17,5	20,1	22,5	26,6	11,9	13,5	15,4	17,5	20,0	22,9	26,3
04:08	11,9	13,8	15,4	17,7	20,3	22,8	27,0	12,0	13,6	15,5	17,7	20,2	23,2	26,6
04:09	12,0	13,9	15,6	17,8	20,5	23,0	27,3	12,1	13,7	15,6	17,8	20,4	23,4	26,9
04:10	12,0	14,1	15,7	18,0	20,7	23,3	27,6	12,2	13,8	15,8	18,0	20,6	23,7	27,2
04:11	12,1	14,2	15,8	18,2	20,9	23,5	27,9	12,3	14,0	15,9	18,2	20,8	23,9	27,6
05:00	12,2	14,3	16,0	18,3	21,1	23,8	28,2	12,4	14,1	16,0	18,3	21,0	24,2	27,9

Med = Mediana.
Fonte: WHO (2006). Dados reproduzidos com permissão dos autores.

Tabela D.3. Peso por idade de meninas de 0 a 13 semanas.

Semanas	Percentil (peso em kg)							Escore z (peso em kg)						
	0,1º	3º	15º	50º	85º	97º	99,9º	-3	-2	-1	Med	+1	+2	+3
0	2,0	2,4	2,8	3,2	3,7	4,2	4,8	2,0	2,4	2,8	3,2	3,7	4,2	4,8
1	2,1	2,5	2,9	3,3	3,9	4,4	5,1	2,1	2,5	2,9	3,3	3,9	4,4	5,1
2	2,2	2,7	3,1	3,6	4,1	4,6	5,4	2,3	2,7	3,1	3,6	4,1	4,7	5,4
3	2,4	2,9	3,3	3,8	4,4	5,0	5,8	2,5	2,9	3,3	3,8	4,4	5,0	5,7
4	2,6	3,1	3,5	4,1	4,7	5,3	6,2	2,7	3,1	3,6	4,1	4,7	5,4	6,1
5	2,8	3,3	3,8	4,3	5,0	5,6	6,5	2,9	3,3	3,8	4,3	5,0	5,7	6,5
6	3,0	3,5	4,0	4,6	5,3	5,9	6,8	3,0	3,5	4,0	4,6	5,2	6,0	6,8
7	3,2	3,7	4,2	4,8	5,5	6,1	7,1	3,2	3,7	4,2	4,8	5,5	6,2	7,1
8	3,3	3,9	4,4	5,0	5,7	6,4	7,4	3,3	3,8	4,4	5,0	5,7	6,5	7,3
9	3,4	4,1	4,5	5,2	5,9	6,6	7,7	3,5	4,0	4,6	5,2	5,9	6,7	7,6
10	3,6	4,2	4,7	5,4	6,1	6,8	7,9	3,6	4,1	4,7	5,4	6,1	6,9	7,8
11	3,7	4,3	4,8	5,5	6,3	7,0	8,2	3,8	4,3	4,9	5,5	6,3	7,1	8,1
12	3,8	4,5	5,0	5,7	6,5	7,2	8,4	3,9	4,4	5,0	5,7	6,5	7,3	8,3
13	3,9	4,6	5,1	5,8	6,7	7,4	8,6	4,0	4,5	5,1	5,8	6,6	7,5	8,5

Med = Mediana.
Fonte: WHO (2006). Dados reproduzidos com permissão dos autores.

Tabela D.4. Peso por idade em anos e meses para meninas de 0 a 5 anos.

Anos: meses	Percentil (peso em kg)							Escore z (peso em kg)						
	0,1º	3º	15º	50º	85º	97º	99,9º	–3	–2	–1	Med	+1	+2	+3
00:00	2,0	2,4	2,8	3,2	3,7	4,2	4,8	2,0	2,4	2,8	3,2	3,7	4,2	4,8
00:01	2,7	3,2	3,6	4,2	4,8	5,4	6,3	2,7	3,2	3,6	4,2	4,8	5,5	6,2
00:02	3,4	4,0	4,5	5,1	5,9	6,5	7,6	3,4	3,9	4,5	5,1	5,8	6,6	7,5
00:03	3,9	4,6	5,1	5,8	6,7	7,4	8,6	4,0	4,5	5,2	5,8	6,6	7,5	8,5
00:04	4,4	5,1	5,6	6,4	7,3	8,1	9,4	4,4	5,0	5,7	6,4	7,3	8,2	9,3
00:05	4,7	5,5	6,1	6,9	7,8	8,7	10,1	4,8	5,4	6,1	6,9	7,8	8,8	10,0
00:06	5,0	5,8	6,4	7,3	8,3	9,2	10,7	5,1	5,7	6,5	7,3	8,2	9,3	10,6
00:07	5,3	6,1	6,7	7,6	8,7	9,6	11,2	5,3	6,0	6,8	7,6	8,6	9,8	11,1
00:08	5,5	6,3	7,0	7,9	9,0	10,0	11,7	5,6	6,3	7,0	7,9	9,0	10,2	11,6
00:09	5,7	6,6	7,3	8,2	9,3	10,4	12,1	5,8	6,5	7,3	8,2	9,3	10,5	12,0
00:10	5,9	6,8	7,5	8,5	9,6	10,7	12,5	5,9	6,7	7,5	8,5	9,6	10,9	12,4
00:11	6,0	7,0	7,7	8,7	9,9	11,0	12,9	6,1	6,9	7,7	8,7	9,9	11,2	12,8
01:00	6,2	7,1	7,9	8,9	10,2	11,3	13,3	6,3	7,0	7,9	8,9	10,1	11,5	13,1
01:01	6,4	7,3	8,1	9,2	10,4	11,6	13,6	6,4	7,2	8,1	9,2	10,4	11,8	13,5
01:02	6,5	7,5	8,3	9,4	10,7	11,9	14,0	6,6	7,4	8,3	9,4	10,6	12,1	13,8
01:03	6,7	7,7	8,5	9,6	10,9	12,2	14,3	6,7	7,6	8,5	9,6	10,9	12,4	14,1
01:04	6,8	7,8	8,7	9,8	11,2	12,5	14,6	6,9	7,7	8,7	9,8	11,1	12,6	14,5
01:05	7,0	8,0	8,8	10,0	11,4	12,7	15,0	7,0	7,9	8,9	10,0	11,4	12,9	14,8
01:06	7,1	8,2	9,0	10,2	11,6	13,0	15,3	7,2	8,1	9,1	10,2	11,6	13,2	15,1
01:07	7,3	8,3	9,2	10,4	11,9	13,3	15,6	7,3	8,2	9,2	10,4	11,8	13,5	15,4
01:08	7,4	8,5	9,4	10,6	12,1	13,5	15,9	7,5	8,4	9,4	10,6	12,1	13,7	15,7
01:09	7,6	8,7	9,6	10,9	12,4	13,8	16,2	7,6	8,6	9,6	10,9	12,3	14,0	16,0
01:10	7,7	8,8	9,8	11,1	12,6	14,1	16,6	7,8	8,7	9,8	11,1	12,5	14,3	16,4
01:11	7,8	9,0	9,9	11,3	12,8	14,3	16,9	7,9	8,9	10,0	11,3	12,8	14,6	16,7
02:00	8,0	9,2	10,1	11,5	13,1	14,6	17,2	8,1	9,0	10,2	11,5	13,0	14,8	17,0
02:01	8,1	9,3	10,3	11,7	13,3	14,9	17,6	8,2	9,2	10,3	11,7	13,3	15,1	17,3
02:02	8,3	9,5	10,5	11,9	13,6	15,2	17,9	8,4	9,4	10,5	11,9	13,5	15,4	17,7
02:03	8,4	9,6	10,7	12,1	13,8	15,4	18,2	8,5	9,5	10,7	12,1	13,7	15,7	18,0
02:04	8,5	9,8	10,8	12,3	14,0	15,7	18,6	8,6	9,7	10,9	12,3	14,0	16,0	18,3
02:05	8,7	10,0	11,0	12,5	14,3	16,0	18,9	8,8	9,8	11,1	12,5	14,2	16,2	18,7
02:06	8,8	10,1	11,2	12,7	14,5	16,2	19,2	8,9	10,0	11,2	12,7	14,4	16,5	19,0
02:07	8,9	10,3	11,3	12,9	14,7	16,5	19,6	9,0	10,1	11,4	12,9	14,7	16,8	19,3
02:08	9,0	10,4	11,5	13,1	15,0	16,8	19,9	9,1	10,3	11,6	13,1	14,9	17,1	19,6
02:09	9,2	10,5	11,7	13,3	15,2	17,0	20,2	9,3	10,4	11,7	13,3	15,1	17,3	20,0
02:10	9,3	10,7	11,8	13,5	15,4	17,3	20,6	9,4	10,5	11,9	13,5	15,4	17,6	20,3
02:11	9,4	10,8	12,0	13,7	15,7	17,6	20,9	9,5	10,7	12,0	13,7	15,6	17,9	20,6
03:00	9,5	11,0	12,1	13,9	15,9	17,8	21,2	9,6	10,8	12,2	13,9	15,8	18,1	20,9
03:01	9,6	11,1	12,3	14,0	16,1	18,1	21,6	9,7	10,9	12,4	14,0	16,0	18,4	21,3
03:02	9,7	11,2	12,5	14,2	16,3	18,4	21,9	9,8	11,1	12,5	14,2	16,3	18,7	21,6

(*Continua*)

Tabela D.4. Peso por idade em anos e meses para meninas de 0 a 5 anos. (*Continuação*).

Anos: meses	Percentil (peso em kg)							Escore z (peso em kg)						
	0,1º	3º	15º	50º	85º	97º	99,9º	–3	–2	–1	Med	+1	+2	+3
03:03	9,8	11,4	12,6	14,4	16,6	18,6	22,3	9,9	11,2	12,7	14,4	16,5	19,0	22,0
03:04	10,0	11,5	12,8	14,6	16,8	18,9	22,6	10,1	11,3	12,8	14,6	16,7	19,2	22,3
03:05	10,1	11,6	12,9	14,8	17,0	19,2	23,0	10,2	11,5	13,0	14,8	16,9	19,5	22,7
03:06	10,2	11,8	13,1	15,0	17,3	19,5	23,3	10,3	11,6	13,1	15,0	17,2	19,8	23,0
03:07	10,3	11,9	13,2	15,2	17,5	19,7	23,7	10,4	11,7	13,3	15,2	17,4	20,1	23,4
03:08	10,4	12,0	13,4	15,3	17,7	20,0	24,1	10,5	11,8	13,4	15,3	17,6	20,4	23,7
03:09	10,5	12,1	13,5	15,5	17,9	20,3	24,4	10,6	12,0	13,6	15,5	17,8	20,7	24,1
03:10	10,6	12,3	13,7	15,7	18,2	20,6	24,8	10,7	12,1	13,7	15,7	18,1	20,9	24,5
03:11	10,7	12,4	13,8	15,9	18,4	20,8	25,2	10,8	12,2	13,9	15,9	18,3	21,2	24,8
04:00	10,8	12,5	14,0	16,1	18,6	21,1	25,5	10,9	12,3	14,0	16,1	18,5	21,5	25,2
04:01	10,9	12,6	14,1	16,3	18,9	21,4	25,9	11,0	12,4	14,2	16,3	18,8	21,8	25,5
04:02	11,0	12,8	14,3	16,4	19,1	21,7	26,3	11,1	12,6	14,3	16,4	19,0	22,1	25,9
04:03	11,1	12,9	14,4	16,6	19,3	22,0	26,7	11,2	12,7	14,5	16,6	19,2	22,4	26,3
04:04	11,2	13,0	14,5	16,8	19,5	22,2	27,0	11,3	12,8	14,6	16,8	19,4	22,6	26,6
04:05	11,3	13,1	14,7	17,0	19,8	22,5	27,4	11,4	12,9	14,8	17,0	19,7	22,9	27,0
04:06	11,3	13,2	14,8	17,2	20,0	22,8	27,8	11,5	13,0	14,9	17,2	19,9	23,2	27,4
04:07	11,4	13,4	15,0	17,3	20,2	23,1	28,2	11,6	13,2	15,1	17,3	20,1	23,5	27,7
04:08	11,5	13,5	15,1	17,5	20,4	23,3	28,5	11,7	13,3	15,2	17,5	20,3	23,8	28,1
04:09	11,6	13,6	15,3	17,7	20,7	23,6	28,9	11,8	13,4	15,3	17,7	20,6	24,1	28,5
04:10	11,7	13,7	15,4	17,9	20,9	23,9	29,3	11,9	13,5	15,5	17,9	20,8	24,4	28,8
04:11	11,8	13,8	15,5	18,0	21,1	24,2	29,6	12,0	13,6	15,6	18,0	21,0	24,6	29,2
05:00	11,9	14,0	15,7	18,2	21,3	24,4	30,0	12,1	13,7	15,8	18,2	21,2	24,9	29,5

Med = Mediana.

Fonte: WHO (2006). Dados reproduzidos com permissão dos autores.

Tabela D.5. Peso por comprimento para meninos de 45 a 110 cm, com idade de 0 a 2 anos.

Comprimento (cm)	Percentil (peso em kg)							Escore z (peso em kg)						
	0,1º	3º	15º	50º	85º	97º	99,9º	–3	–2	–1	Med	+1	+2	+3
45,0	1,9	2,1	2,2	2,4	2,7	2,9	3,3	1,9	2,0	2,2	2,4	2,7	3,0	3,3
45,5	1,9	2,1	2,3	2,5	2,8	3,0	3,4	1,9	2,1	2,3	2,5	2,8	3,1	3,4
46,0	2,0	2,2	2,4	2,6	2,9	3,1	3,5	2,0	2,2	2,4	2,6	2,9	3,1	3,5
46,5	2,1	2,3	2,5	2,7	3,0	3,2	3,6	2,1	2,3	2,5	2,7	3,0	3,2	3,6
47,0	2,1	2,4	2,5	2,8	3,1	3,3	3,7	2,1	2,3	2,5	2,8	3,0	3,3	3,7
47,5	2,2	2,4	2,6	2,9	3,1	3,4	3,8	2,2	2,4	2,6	2,9	3,1	3,4	3,8
48,0	2,3	2,5	2,7	2,9	3,2	3,5	4,0	2,3	2,5	2,7	2,9	3,2	3,6	3,9
48,5	2,3	2,6	2,8	3,0	3,3	3,6	4,1	2,3	2,6	2,8	3,0	3,3	3,7	4,0
49,0	2,4	2,7	2,9	3,1	3,4	3,7	4,2	2,4	2,6	2,9	3,1	3,4	3,8	4,2
49,5	2,5	2,7	2,9	3,2	3,5	3,8	4,3	2,5	2,7	3,0	3,2	3,5	3,9	4,3
50,0	2,6	2,8	3,0	3,3	3,7	4,0	4,4	2,6	2,8	3,0	3,3	3,6	4,0	4,4
50,5	2,6	2,9	3,1	3,4	3,8	4,1	4,6	2,7	2,9	3,1	3,4	3,8	4,1	4,5

Tabela D.5. Peso por comprimento para meninos de 45 a 110 cm, com idade de 0 a 2 anos. (*Continuação*).

Comprimento (cm)	Percentil (peso em kg)							Escore z (peso em kg)						
	0,1º	3º	15º	50º	85º	97º	99,9º	–3	–2	–1	Med	+1	+2	+3
51,0	2,7	3,0	3,2	3,5	3,9	4,2	4,7	2,7	3,0	3,2	3,5	3,9	4,2	4,7
51,5	2,8	3,1	3,3	3,6	4,0	4,3	4,9	2,8	3,1	3,3	3,6	4,0	4,4	4,8
52,0	2,9	3,2	3,4	3,8	4,1	4,5	5,0	2,9	3,2	3,5	3,8	4,1	4,5	5,0
52,5	3,0	3,3	3,6	3,9	4,3	4,6	5,2	3,0	3,3	3,6	3,9	4,2	4,6	5,1
53,0	3,1	3,4	3,7	4,0	4,4	4,7	5,3	3,1	3,4	3,7	4,0	4,4	4,8	5,3
53,5	3,2	3,5	3,8	4,1	4,5	4,9	5,5	3,2	3,5	3,8	4,1	4,5	4,9	5,4
54,0	3,3	3,6	3,9	4,3	4,7	5,0	5,7	3,3	3,6	3,9	4,3	4,7	5,1	5,6
54,5	3,4	3,8	4,0	4,4	4,8	5,2	5,8	3,4	3,7	4,0	4,4	4,8	5,3	5,8
55,0	3,5	3,9	4,2	4,5	5,0	5,4	6,0	3,6	3,8	4,2	4,5	5,0	5,4	6,0
55,5	3,6	4,0	4,3	4,7	5,1	5,5	6,2	3,7	4,0	4,3	4,7	5,1	5,6	6,1
56,0	3,8	4,1	4,4	4,8	5,3	5,7	6,4	3,8	4,1	4,4	4,8	5,3	5,8	6,3
56,5	3,9	4,3	4,6	5,0	5,4	5,9	6,6	3,9	4,2	4,6	5,0	5,4	5,9	6,5
57,0	4,0	4,4	4,7	5,1	5,6	6,0	6,7	4,0	4,3	4,7	5,1	5,6	6,1	6,7
57,5	4,1	4,5	4,8	5,3	5,8	6,2	6,9	4,1	4,5	4,9	5,3	5,7	6,3	6,9
58,0	4,2	4,6	5,0	5,4	5,9	6,4	7,1	4,3	4,6	5,0	5,4	5,9	6,4	7,1
58,5	4,3	4,8	5,1	5,6	6,1	6,5	7,3	4,4	4,7	5,1	5,6	6,1	6,6	7,2
59,0	4,5	4,9	5,2	5,7	6,2	6,7	7,5	4,5	4,8	5,3	5,7	6,2	6,8	7,4
59,5	4,6	5,0	5,4	5,9	6,4	6,9	7,7	4,6	5,0	5,4	5,9	6,4	7,0	7,6
60,0	4,7	5,1	5,5	6,0	6,5	7,0	7,8	4,7	5,1	5,5	6,0	6,5	7,1	7,8
60,5	4,8	5,3	5,6	6,1	6,7	7,2	8,0	4,8	5,2	5,6	6,1	6,7	7,3	8,0
61,0	4,9	5,4	5,8	6,3	6,8	7,4	8,2	4,9	5,3	5,8	6,3	6,8	7,4	8,1
61,5	5,0	5,5	5,9	6,4	7,0	7,5	8,4	5,0	5,4	5,9	6,4	7,0	7,6	8,3
62,0	5,1	5,6	6,0	6,5	7,1	7,7	8,5	5,1	5,6	6,0	6,5	7,1	7,7	8,5
62,5	5,2	5,7	6,1	6,7	7,3	7,8	8,7	5,2	5,7	6,1	6,7	7,2	7,9	8,6
63,0	5,3	5,8	6,2	6,8	7,4	8,0	8,9	5,3	5,8	6,2	6,8	7,4	8,0	8,8
63,5	5,4	5,9	6,3	6,9	7,5	8,1	9,0	5,4	5,9	6,4	6,9	7,5	8,2	8,9
64,0	5,5	6,0	6,5	7,0	7,7	8,2	9,2	5,5	6,0	6,5	7,0	7,6	8,3	9,1
64,5	5,6	6,1	6,6	7,1	7,8	8,4	9,3	5,6	6,1	6,6	7,1	7,8	8,5	9,3
65,0	5,7	6,3	6,7	7,3	7,9	8,5	9,5	5,7	6,2	6,7	7,3	7,9	8,6	9,4
65,5	5,8	6,4	6,8	7,4	8,1	8,7	9,6	5,8	6,3	6,8	7,4	8,0	8,7	9,6
66,0	5,9	6,5	6,9	7,5	8,2	8,8	9,8	5,9	6,4	6,9	7,5	8,2	8,9	9,7
66,5	6,0	6,6	7,0	7,6	8,3	8,9	9,9	6,0	6,5	7,0	7,6	8,3	9,0	9,9
67,0	6,1	6,7	7,1	7,7	8,4	9,1	10,1	6,1	6,6	7,1	7,7	8,4	9,2	10,0
67,5	6,2	6,8	7,2	7,9	8,6	9,2	10,2	6,2	6,7	7,2	7,9	8,5	9,3	10,2
68,0	6,2	6,9	7,3	8,0	8,7	9,3	10,4	6,3	6,8	7,3	8,0	8,7	9,4	10,3
68,5	6,3	7,0	7,4	8,1	8,8	9,5	10,5	6,4	6,9	7,5	8,1	8,8	9,6	10,5
69,0	6,4	7,1	7,5	8,2	8,9	9,6	10,7	6,5	7,0	7,6	8,2	8,9	9,7	10,6
69,5	6,5	7,1	7,6	8,3	9,1	9,7	10,8	6,6	7,1	7,7	8,3	9,0	9,8	10,8
70,0	6,6	7,2	7,7	8,4	9,2	9,9	11,0	6,6	7,2	7,8	8,4	9,2	10,0	10,9

(*Continua*)

Tabela D.5. Peso por comprimento para meninos de 45 a 110 cm, com idade de 0 a 2 anos. (*Continuação*).

Comprimento (cm)	Percentil (peso em kg)							Escore z (peso em kg)						
	0,1º	3º	15º	50º	85º	97º	99,9º	–3	–2	–1	Med	+1	+2	+3
70,5	6,7	7,3	7,8	8,5	9,3	10,0	11,1	6,7	7,3	7,9	8,5	9,3	10,1	11,1
71,0	6,8	7,4	8,0	8,6	9,4	10,1	11,3	6,8	7,4	8,0	8,6	9,4	10,2	11,2
71,5	6,9	7,5	8,1	8,8	9,6	10,3	11,4	6,9	7,5	8,1	8,8	9,5	10,4	11,3
72,0	6,9	7,6	8,2	8,9	9,7	10,4	11,6	7,0	7,6	8,2	8,9	9,6	10,5	11,5
72,5	7,0	7,7	8,3	9,0	9,8	10,5	11,7	7,1	7,6	8,3	9,0	9,8	10,6	11,6
73,0	7,1	7,8	8,4	9,1	9,9	10,7	11,9	7,2	7,7	8,4	9,1	9,9	10,8	11,8
73,5	7,2	7,9	8,4	9,2	10,0	10,8	12,0	7,2	7,8	8,5	9,2	10,0	10,9	11,9
74,0	7,3	8,0	8,5	9,3	10,1	10,9	12,2	7,3	7,9	8,6	9,3	10,1	11,0	12,1
74,5	7,4	8,1	8,6	9,4	10,3	11,0	12,3	7,4	8,0	8,7	9,4	10,2	11,2	12,2
75,0	7,4	8,2	8,7	9,5	10,4	11,2	12,4	7,5	8,1	8,8	9,5	10,3	11,3	12,3
75,5	7,5	8,2	8,8	9,6	10,5	11,3	12,6	7,6	8,2	8,8	9,6	10,4	11,4	12,5
76,0	7,6	8,3	8,9	9,7	10,6	11,4	12,7	7,6	8,3	8,9	9,7	10,6	11,5	12,6
76,5	7,7	8,4	9,0	9,8	10,7	11,5	12,8	7,7	8,3	9,0	9,8	10,7	11,6	12,7
77,0	7,7	8,5	9,1	9,9	10,8	11,6	13,0	7,8	8,4	9,1	9,9	10,8	11,7	12,8
77,5	7,8	8,6	9,2	10,0	10,9	11,7	13,1	7,9	8,5	9,2	10,0	10,9	11,9	13,0
78,0	7,9	8,7	9,3	10,1	11,0	11,8	13,2	7,9	8,6	9,3	10,1	11,0	12,0	13,1
78,5	8,0	8,7	9,3	10,2	11,1	12,0	13,3	8,0	8,7	9,4	10,2	11,1	12,1	13,2
79,0	8,0	8,8	9,4	10,3	11,2	12,1	13,4	8,1	8,7	9,5	10,3	11,2	12,2	13,3
79,5	8,1	8,9	9,5	10,4	11,3	12,2	13,6	8,2	8,8	9,5	10,4	11,3	12,3	13,4
80,0	8,2	9,0	9,6	10,4	11,4	12,3	13,7	8,2	8,9	9,6	10,4	11,4	12,4	13,6
80,5	8,2	9,1	9,7	10,5	11,5	12,4	13,8	8,3	9,0	9,7	10,5	11,5	12,5	13,7
81,0	8,3	9,1	9,8	10,6	11,6	12,5	13,9	8,4	9,1	9,8	10,6	11,6	12,6	13,8
81,5	8,4	9,2	9,9	10,7	11,7	12,6	14,0	8,5	9,1	9,9	10,7	11,7	12,7	13,9
82,0	8,5	9,3	10,0	10,8	11,8	12,7	14,2	8,5	9,2	10,0	10,8	11,8	12,8	14,0
82,5	8,6	9,4	10,1	10,9	11,9	12,8	14,3	8,6	9,3	10,1	10,9	11,9	13,0	14,2
83,0	8,7	9,5	10,1	11,0	12,0	13,0	14,4	8,7	9,4	10,2	11,0	12,0	13,1	14,3
83,5	8,7	9,6	10,3	11,2	12,2	13,1	14,6	8,8	9,5	10,3	11,2	12,1	13,2	14,4
84,0	8,8	9,7	10,4	11,3	12,3	13,2	14,7	8,9	9,6	10,4	11,3	12,2	13,3	14,6
84,5	8,9	9,8	10,5	11,4	12,4	13,3	14,8	9,0	9,7	10,5	11,4	12,4	13,5	14,7
85,0	9,0	9,9	10,6	11,5	12,5	13,5	15,0	9,1	9,8	10,6	11,5	12,5	13,6	14,9
85,5	9,1	10,0	10,7	11,6	12,7	13,6	15,1	9,2	9,9	10,7	11,6	12,6	13,7	15,0
86,0	9,2	10,1	10,8	11,7	12,8	13,7	15,3	9,3	10,0	10,8	11,7	12,8	13,9	15,2
86,5	9,3	10,2	10,9	11,9	12,9	13,9	15,4	9,4	10,1	11,0	11,9	12,9	14,0	15,3
87,0	9,4	10,3	11,0	12,0	13,1	14,0	15,6	9,5	10,2	11,1	12,0	13,0	14,2	15,5
87,5	9,5	10,4	11,2	12,1	13,2	14,2	15,7	9,6	10,4	11,2	12,1	13,2	14,3	15,6
88,0	9,6	10,6	11,3	12,2	13,3	14,3	15,9	9,7	10,5	11,3	12,2	13,3	14,5	15,8
88,5	9,7	10,7	11,4	12,4	13,5	14,4	16,0	9,8	10,6	11,4	12,4	13,4	14,6	15,9
89,0	9,8	10,8	11,5	12,5	13,6	14,6	16,2	9,9	10,7	11,5	12,5	13,5	14,7	16,1
89,5	9,9	10,9	11,6	12,6	13,7	14,7	16,3	10,0	10,8	11,6	12,6	13,7	14,9	16,2
90,0	10,0	11,0	11,7	12,7	13,8	14,9	16,5	10,1	10,9	11,8	12,7	13,8	15,0	16,4

Comprimento (cm)	Percentil (peso em kg)							Escore z (peso em kg)						
	0,1º	3º	15º	50º	85º	97º	99,9º	−3	−2	−1	Med	+1	+2	+3
90,5	10,1	11,1	11,8	12,8	14,0	15,0	16,6	10,2	11,0	11,9	12,8	13,9	15,1	16,5
91,0	10,2	11,2	11,9	13,0	14,1	15,1	16,8	10,3	11,1	12,0	13,0	14,1	15,3	16,7
91,5	10,3	11,3	12,0	13,1	14,2	15,3	16,9	10,4	11,2	12,1	13,1	14,2	15,4	16,8
92,0	10,4	11,4	12,2	13,2	14,4	15,4	17,1	10,5	11,3	12,2	13,2	14,3	15,6	17,0
92,5	10,5	11,5	12,3	13,3	14,5	15,5	17,3	10,6	11,4	12,3	13,3	14,4	15,7	17,1
93,0	10,6	11,6	12,4	13,4	14,6	15,7	17,4	10,7	11,5	12,4	13,4	14,6	15,8	17,3
93,5	10,7	11,7	12,5	13,5	14,7	15,8	17,6	10,7	11,6	12,5	13,5	14,7	16,0	17,4
94,0	10,8	11,8	12,6	13,7	14,9	16,0	17,7	10,8	11,7	12,6	13,7	14,8	16,1	17,6
94,5	10,9	11,9	12,7	13,8	15,0	16,1	17,9	10,9	11,8	12,7	13,8	14,9	16,3	17,7
95,0	10,9	12,0	12,8	13,9	15,1	16,2	18,0	11,0	11,9	12,8	13,9	15,1	16,4	17,9
95,5	11,0	12,1	12,9	14,0	15,3	16,4	18,2	11,1	12,0	12,9	14,0	15,2	16,5	18,0
96,0	11,1	12,2	13,0	14,1	15,4	16,5	18,3	11,2	12,1	13,1	14,1	15,3	16,7	18,2
96,5	11,2	12,3	13,1	14,3	15,5	16,7	18,5	11,3	12,2	13,2	14,3	15,5	16,8	18,4
97,0	11,3	12,4	13,2	14,4	15,7	16,8	18,7	11,4	12,3	13,3	14,4	15,6	17,0	18,5
97,5	11,4	12,5	13,4	14,5	15,8	17,0	18,9	11,5	12,4	13,4	14,5	15,7	17,1	18,7
98,0	11,5	12,6	13,5	14,6	15,9	17,1	19,0	11,6	12,5	13,5	14,6	15,9	17,3	18,9
98,5	11,6	12,7	13,6	14,8	16,1	17,3	19,2	11,7	12,6	13,6	14,8	16,0	17,5	19,1
99,0	11,7	12,8	13,7	14,9	16,2	17,4	19,4	11,8	12,7	13,7	14,9	16,2	17,6	19,2
99,5	11,8	12,9	13,8	15,0	16,4	17,6	19,6	11,9	12,8	13,9	15,0	16,3	17,8	19,4
100,0	11,9	13,0	13,9	15,2	16,5	17,8	19,8	12,0	12,9	14,0	15,2	16,5	18,0	19,6
100,5	12,0	13,2	14,1	15,3	16,7	17,9	20,0	12,1	13,0	14,1	15,3	16,6	18,1	19,8
101,0	12,1	13,3	14,2	15,4	16,8	18,1	20,2	12,2	13,2	14,2	15,4	16,8	18,3	20,0
101,5	12,2	13,4	14,3	15,6	17,0	18,3	20,4	12,3	13,3	14,4	15,6	16,9	18,5	20,2
102,0	12,3	13,5	14,5	15,7	17,2	18,5	20,6	12,4	13,4	14,5	15,7	17,1	18,7	20,4
102,5	12,4	13,6	14,6	15,9	17,3	18,6	20,8	12,5	13,5	14,6	15,9	17,3	18,8	20,6
103,0	12,5	13,8	14,7	16,0	17,5	18,8	21,0	12,6	13,6	14,8	16,0	17,4	19,0	20,8
103,5	12,6	13,9	14,8	16,2	17,7	19,0	21,2	12,7	13,7	14,9	16,2	17,6	19,2	21,0
104,0	12,7	14,0	15,0	16,3	17,8	19,2	21,4	12,8	13,9	15,0	16,3	17,8	19,4	21,2
104,5	12,8	14,1	15,1	16,5	18,0	19,4	21,6	12,9	14,0	15,2	16,5	17,9	19,6	21,5
105,0	13,0	14,2	15,3	16,6	18,2	19,6	21,9	13,0	14,1	15,3	16,6	18,1	19,8	21,7
105,5	13,1	14,4	15,4	16,8	18,4	19,8	22,1	13,2	14,2	15,4	16,8	18,3	20,0	21,9
106,0	13,2	14,5	15,5	16,9	18,5	20,0	22,3	13,3	14,4	15,6	16,9	18,5	20,2	22,1
106,5	13,3	14,6	15,7	17,1	18,7	20,2	22,6	13,4	14,5	15,7	17,1	18,6	20,4	22,4
107,0	13,4	14,8	15,8	17,3	18,9	20,4	22,8	13,5	14,6	15,9	17,3	18,8	20,6	22,6
107,5	13,5	14,9	16,0	17,4	19,1	20,6	23,0	13,6	14,7	16,0	17,4	19,0	20,8	22,8
108,0	13,6	15,0	16,1	17,6	19,3	20,8	23,3	13,7	14,9	16,2	17,6	19,2	21,0	23,1
108,5	13,7	15,2	16,3	17,8	19,5	21,0	23,5	13,8	15,0	16,3	17,8	19,4	21,2	23,3
109,0	13,9	15,3	16,4	17,9	19,6	21,2	23,8	14,0	15,1	16,5	17,9	19,6	21,4	23,6
109,5	14,0	15,4	16,6	18,1	19,8	21,4	24,0	14,1	15,3	16,6	18,1	19,8	21,7	23,8
110,0	14,1	15,6	16,7	18,3	20,0	21,6	24,3	14,2	15,4	16,8	18,3	20,0	21,9	24,1

Med = Mediana.

Fonte: WHO (2006). Dados reproduzidos com permissão dos autores.

Tabela D.6. Peso por estatura para meninos de 65 a 120 cm, com idade de 2 a 5 anos.

Comprimento (cm)	Percentil (peso em kg)							Escore z (peso em kg)						
	0,1º	3º	15º	50º	85º	97º	99,9º	–3	–2	–1	Med	+1	+2	+3
65,0	5,8	6,4	6,8	7,4	8,1	8,7	9,7	5,9	6,3	6,9	7,4	8,1	8,8	9,6
65,5	5,9	6,5	6,9	7,6	8,2	8,9	9,9	6,0	6,4	7,0	7,6	8,2	8,9	9,8
66,0	6,0	6,6	7,1	7,7	8,4	9,0	10,0	6,1	6,5	7,1	7,7	8,3	9,1	9,9
66,5	6,1	6,7	7,2	7,8	8,5	9,1	10,2	6,1	6,6	7,2	7,8	8,5	9,2	10,1
67,0	6,2	6,8	7,3	7,9	8,6	9,3	10,3	6,2	6,7	7,3	7,9	8,6	9,4	10,2
67,5	6,3	6,9	7,4	8,0	8,7	9,4	10,5	6,3	6,8	7,4	8,0	8,7	9,5	10,4
68,0	6,4	7,0	7,5	8,1	8,9	9,5	10,6	6,4	6,9	7,5	8,1	8,8	9,6	10,5
68,5	6,5	7,1	7,6	8,2	9,0	9,7	10,8	6,5	7,0	7,6	8,2	9,0	9,8	10,7
69,0	6,5	7,2	7,7	8,4	9,1	9,8	10,9	6,6	7,1	7,7	8,4	9,1	9,9	10,8
69,5	6,6	7,3	7,8	8,5	9,2	9,9	11,1	6,7	7,2	7,8	8,5	9,2	10,0	11,0
70,0	6,7	7,4	7,9	8,6	9,4	10,1	11,2	6,8	7,3	7,9	8,6	9,3	10,2	11,1
70,5	6,8	7,5	8,0	8,7	9,5	10,2	11,4	6,9	7,4	8,0	8,7	9,5	10,3	11,3
71,0	6,9	7,6	8,1	8,8	9,6	10,3	11,5	6,9	7,5	8,1	8,8	9,6	10,4	11,4
71,5	7,0	7,7	8,2	8,9	9,7	10,5	11,6	7,0	7,6	8,2	8,9	9,7	10,6	11,6
72,0	7,1	7,8	8,3	9,0	9,8	10,6	11,8	7,1	7,7	8,3	9,0	9,8	10,7	11,7
72,5	7,1	7,8	8,4	9,1	10,0	10,7	11,9	7,2	7,8	8,4	9,1	9,9	10,8	11,8
73,0	7,2	7,9	8,5	9,2	10,1	10,8	12,1	7,3	7,9	8,5	9,2	10,0	11,0	12,0
73,5	7,3	8,0	8,6	9,3	10,2	11,0	12,2	7,4	7,9	8,6	9,3	10,2	11,1	12,1
74,0	7,4	8,1	8,7	9,4	10,3	11,1	12,4	7,4	8,0	8,7	9,4	10,3	11,2	12,2
74,5	7,5	8,2	8,8	9,5	10,4	11,2	12,5	7,5	8,1	8,8	9,5	10,4	11,3	12,4
75,0	7,5	8,3	8,9	9,6	10,5	11,3	12,6	7,6	8,2	8,9	9,6	10,5	11,4	12,5
75,5	7,6	8,4	9,0	9,7	10,6	11,4	12,8	7,7	8,3	9,0	9,7	10,6	11,6	12,6
76,0	7,7	8,5	9,0	9,8	10,7	11,6	12,9	7,7	8,4	9,1	9,8	10,7	11,7	12,8
76,5	7,8	8,5	9,1	9,9	10,8	11,7	13,0	7,8	8,5	9,2	9,9	10,8	11,8	12,9
77,0	7,8	8,6	9,2	10,0	10,9	11,8	13,1	7,9	8,5	9,2	10,0	10,9	11,9	13,0
77,5	7,9	8,7	9,3	10,1	11,0	11,9	13,2	8,0	8,6	9,3	10,1	11,0	12,0	13,1
78,0	8,0	8,8	9,4	10,2	11,1	12,0	13,4	8,0	8,7	9,4	10,2	11,1	12,1	13,3
78,5	8,1	8,8	9,5	10,3	11,2	12,1	13,5	8,1	8,8	9,5	10,3	11,2	12,2	13,4
79,0	8,1	8,9	9,5	10,4	11,3	12,2	13,6	8,2	8,8	9,6	10,4	11,3	12,3	13,5
79,5	8,2	9,0	9,6	10,5	11,4	12,3	13,7	8,3	8,9	9,7	10,5	11,4	12,4	13,6
80,0	8,3	9,1	9,7	10,6	11,5	12,4	13,8	8,3	9,0	9,7	10,6	11,5	12,6	13,7
80,5	8,4	9,2	9,8	10,7	11,6	12,5	14,0	8,4	9,1	9,8	10,7	11,6	12,7	13,8
81,0	8,4	9,3	9,9	10,8	11,8	12,6	14,1	8,5	9,2	9,9	10,8	11,7	12,8	14,0
81,5	8,5	9,3	10,0	10,9	11,9	12,8	14,2	8,6	9,3	10,0	10,9	11,8	12,9	14,1
82,0	8,6	9,4	10,1	11,0	12,0	12,9	14,3	8,7	9,3	10,1	11,0	11,9	13,0	14,2
82,5	8,7	9,5	10,2	11,1	12,1	13,0	14,5	8,7	9,4	10,2	11,1	12,1	13,1	14,4
83,0	8,8	9,6	10,3	11,2	12,2	13,1	14,6	8,8	9,5	10,3	11,2	12,2	13,3	14,5
83,5	8,9	9,7	10,4	11,3	12,3	13,3	14,8	8,9	9,6	10,4	11,3	12,3	13,4	14,6

Comprimento (cm)	Percentil (peso em kg)							Escore z (peso em kg)						
	0,1º	3º	15º	50º	85º	97º	99,9º	–3	–2	–1	Med	+1	+2	+3
84,0	9,0	9,8	10,5	11,4	12,5	13,4	14,9	9,0	9,7	10,5	11,4	12,4	13,5	14,8
84,5	9,1	9,9	10,6	11,5	12,6	13,5	15,0	9,1	9,9	10,7	11,5	12,5	13,7	14,9
85,0	9,2	10,1	10,7	11,7	12,7	13,7	15,2	9,2	10,0	10,8	11,7	12,7	13,8	15,1
85,5	9,3	10,2	10,9	11,8	12,8	13,8	15,3	9,3	10,1	10,9	11,8	12,8	13,9	15,2
86,0	9,4	10,3	11,0	11,9	13,0	13,9	15,5	9,4	10,2	11,0	11,9	12,9	14,1	15,4
86,5	9,5	10,4	11,1	12,0	13,1	14,1	15,7	9,5	10,3	11,1	12,0	13,1	14,2	15,5
87,0	9,6	10,5	11,2	12,2	13,2	14,2	15,8	9,6	10,4	11,2	12,2	13,2	14,4	15,7
87,5	9,7	10,6	11,3	12,3	13,4	14,4	16,0	9,7	10,5	11,3	12,3	13,3	14,5	15,8
88,0	9,8	10,7	11,4	12,4	13,5	14,5	16,1	9,8	10,6	11,5	12,4	13,5	14,7	16,0
88,5	9,9	10,8	11,5	12,5	13,6	14,6	16,3	9,9	10,7	11,6	12,5	13,6	14,8	16,1
89,0	10,0	10,9	11,7	12,6	13,8	14,8	16,4	10,0	10,8	11,7	12,6	13,7	14,9	16,3
89,5	10,1	11,0	11,8	12,8	13,9	14,9	16,6	10,1	10,9	11,8	12,8	13,9	15,1	16,4
90,0	10,2	11,1	11,9	12,9	14,0	15,1	16,7	10,2	11,0	11,9	12,9	14,0	15,2	16,6
90,5	10,3	11,2	12,0	13,0	14,1	15,2	16,9	10,3	11,1	12,0	13,0	14,1	15,3	16,7
91,0	10,3	11,3	12,1	13,1	14,3	15,3	17,0	10,4	11,2	12,1	13,1	14,2	15,5	16,9
91,5	10,4	11,4	12,2	13,2	14,4	15,5	17,2	10,5	11,3	12,2	13,2	14,4	15,6	17,0
92,0	10,5	11,5	12,3	13,4	14,5	15,6	17,3	10,6	11,4	12,3	13,4	14,5	15,8	17,2
92,5	10,6	11,6	12,4	13,5	14,7	15,7	17,5	10,7	11,5	12,4	13,5	14,6	15,9	17,3
93,0	10,7	11,7	12,5	13,6	14,8	15,9	17,6	10,8	11,6	12,6	13,6	14,7	16,0	17,5
93,5	10,8	11,8	12,6	13,7	14,9	16,0	17,8	10,9	11,7	12,7	13,7	14,9	16,2	17,6
94,0	10,9	11,9	12,7	13,8	15,0	16,1	17,9	11,0	11,8	12,8	13,8	15,0	16,3	17,8
94,5	11,0	12,0	12,8	13,9	15,2	16,3	18,1	11,1	11,9	12,9	13,9	15,1	16,5	17,9
95,0	11,1	12,1	12,9	14,1	15,3	16,4	18,2	11,1	12,0	13,0	14,1	15,3	16,6	18,1
95,5	11,2	12,2	13,1	14,2	15,4	16,6	18,4	11,2	12,1	13,1	14,2	15,4	16,7	18,3
96,0	11,3	12,3	13,2	14,3	15,6	16,7	18,6	11,3	12,2	13,2	14,3	15,5	16,9	18,4
96,5	11,4	12,4	13,3	14,4	15,7	16,9	18,7	11,4	12,3	13,3	14,4	15,7	17,0	18,6
97,0	11,4	12,5	13,4	14,6	15,9	17,0	18,9	11,5	12,4	13,4	14,6	15,8	17,2	18,8
97,5	11,5	12,7	13,5	14,7	16,0	17,2	19,1	11,6	12,5	13,6	14,7	15,9	17,4	18,9
98,0	11,6	12,8	13,6	14,8	16,1	17,3	19,3	11,7	12,6	13,7	14,8	16,1	17,5	19,1
98,5	11,7	12,9	13,8	14,9	16,3	17,5	19,5	11,8	12,8	13,8	14,9	16,2	17,7	19,3
99,0	11,8	13,0	13,9	15,1	16,4	17,7	19,7	11,9	12,9	13,9	15,1	16,4	17,9	19,5
99,5	11,9	13,1	14,0	15,2	16,6	17,8	19,8	12,0	13,0	14,0	15,2	16,5	18,0	19,7
100,0	12,0	13,2	14,1	15,4	16,7	18,0	20,0	12,1	13,1	14,2	15,4	16,7	18,2	19,9
100,5	12,1	13,3	14,2	15,5	16,9	18,2	20,2	12,2	13,2	14,3	15,5	16,9	18,4	20,1
101,0	12,2	13,4	14,4	15,6	17,1	18,4	20,4	12,3	13,3	14,4	15,6	17,0	18,5	20,3
101,5	12,3	13,6	14,5	15,8	17,2	18,5	20,7	12,4	13,4	14,5	15,8	17,2	18,7	20,5
102,0	12,5	13,7	14,6	15,9	17,4	18,7	20,9	12,5	13,6	14,7	15,9	17,3	18,9	20,7
102,5	12,6	13,8	14,8	16,1	17,6	18,9	21,1	12,6	13,7	14,8	16,1	17,5	19,1	20,9

(*Continua*)

Tabela D.6. Peso por estatura para meninos de 65 a 120 cm, com idade de 2 a 5 anos. (*Continuação*).

Comprimento (cm)	Percentil (peso em kg)							Escore z (peso em kg)						
	0,1º	3º	15º	50º	85º	97º	99,9º	–3	–2	–1	Med	+1	+2	+3
103,0	12,7	13,9	14,9	16,2	17,7	19,1	21,3	12,8	13,8	14,9	16,2	17,7	19,3	21,1
103,5	12,8	14,0	15,0	16,4	17,9	19,3	21,5	12,9	13,9	15,1	16,4	17,8	19,5	21,3
104,0	12,9	14,2	15,2	16,5	18,1	19,5	21,7	13,0	14,0	15,2	16,5	18,0	19,7	21,6
104,5	13,0	14,3	15,3	16,7	18,2	19,7	22,0	13,1	14,2	15,4	16,7	18,2	19,9	21,8
105,0	13,1	14,4	15,4	16,8	18,4	19,9	22,2	13,2	14,3	15,5	16,8	18,4	20,1	22,0
105,5	13,2	14,5	15,6	17,0	18,6	20,1	22,4	13,3	14,4	15,6	17,0	18,5	20,3	22,2
106,0	13,3	14,7	15,7	17,2	18,8	20,3	22,6	13,4	14,5	15,8	17,2	18,7	20,5	22,5
106,5	13,4	14,8	15,9	17,3	19,0	20,5	22,9	13,5	14,7	15,9	17,3	18,9	20,7	22,7
107,0	13,6	14,9	16,0	17,5	19,1	20,7	23,1	13,7	14,8	16,1	17,5	19,1	20,9	22,9
107,5	13,7	15,1	16,2	17,7	19,3	20,9	23,4	13,8	14,9	16,2	17,7	19,3	21,1	23,2
108,0	13,8	15,2	16,3	17,8	19,5	21,1	23,6	13,9	15,1	16,4	17,8	19,5	21,3	23,4
108,5	13,9	15,3	16,5	18,0	19,7	21,3	23,9	14,0	15,2	16,5	18,0	19,7	21,5	23,7
109,0	14,0	15,5	16,6	18,2	19,9	21,5	24,1	14,1	15,3	16,7	18,2	19,8	21,8	23,9
109,5	14,2	15,6	16,8	18,3	20,1	21,7	24,4	14,3	15,5	16,8	18,3	20,0	22,0	24,2
110,0	14,3	15,8	16,9	18,5	20,3	22,0	24,6	14,4	15,6	17,0	18,5	20,2	22,2	24,4
110,5	14,4	15,9	17,1	18,7	20,5	22,2	24,9	14,5	15,8	17,1	18,7	20,4	22,4	24,7
111,0	14,5	16,1	17,2	18,9	20,7	22,4	25,2	14,6	15,9	17,3	18,9	20,7	22,7	25,0
111,5	14,7	16,2	17,4	19,1	20,9	22,6	25,4	14,8	16,0	17,5	19,1	20,9	22,9	25,2
112,0	14,8	16,3	17,6	19,2	21,1	22,9	25,7	14,9	16,2	17,6	19,2	21,1	23,1	25,5
112,5	14,9	16,5	17,7	19,4	21,4	23,1	26,0	15,0	16,3	17,8	19,4	21,3	23,4	25,8
113,0	15,1	16,6	17,9	19,6	21,6	23,4	26,3	15,2	16,5	18,0	19,6	21,5	23,6	26,0
113,5	15,2	16,8	18,1	19,8	21,8	23,6	26,6	15,3	16,6	18,1	19,8	21,7	23,9	26,3
114,0	15,3	17,0	18,2	20,0	22,0	23,8	26,8	15,4	16,8	18,3	20,0	21,9	24,1	26,6
114,5	15,4	17,1	18,4	20,2	22,2	24,1	27,1	15,6	16,9	18,5	20,2	22,1	24,4	26,9
115,0	15,6	17,3	18,6	20,4	22,4	24,3	27,4	15,7	17,1	18,6	20,4	22,4	24,6	27,2
115,5	15,7	17,4	18,7	20,6	22,7	24,6	27,7	15,8	17,2	18,8	20,6	22,6	24,9	27,5
116,0	15,9	17,6	18,9	20,8	22,9	24,8	28,0	16,0	17,4	19,0	20,8	22,8	25,1	27,8
116,5	16,0	17,7	19,1	21,0	23,1	25,1	28,3	16,1	17,5	19,2	21,0	23,0	25,4	28,0
117,0	16,1	17,9	19,3	21,2	23,3	25,3	28,6	16,2	17,7	19,3	21,2	23,3	25,6	28,3
117,5	16,3	18,0	19,4	21,4	23,6	25,6	28,9	16,4	17,9	19,5	21,4	23,5	25,9	28,6
118,0	16,4	18,2	19,6	21,6	23,8	25,8	29,2	16,5	18,0	19,7	21,6	23,7	26,1	28,9
118,5	16,5	18,4	19,8	21,8	24,0	26,1	29,5	16,7	18,2	19,9	21,8	23,9	26,4	29,2
119,0	16,7	18,5	20,0	22,0	24,2	26,3	29,8	16,8	18,3	20,0	22,0	24,1	26,6	29,5
119,5	16,8	18,7	20,1	22,2	24,5	26,6	30,1	16,9	18,5	20,2	22,2	24,4	26,9	29,8
120,0	16,9	18,8	20,3	22,4	24,7	26,8	30,4	17,1	18,6	20,4	22,4	24,6	27,2	30,1

Med = Mediana.

Fonte: WHO (2006). Dados reproduzidos com permissão dos autores.

Tabela D.7. Peso por comprimento para meninas de 45 a 110 cm, com idade de 0 a 2 anos.

Comprimento (cm)	Percentil (peso em kg)							Escore z (peso em kg)						
	0,1º	3º	15º	50º	85º	97º	99,9º	–3	–2	–1	Med	+1	+2	+3
45,0	1,9	2,1	2,2	2,5	2,7	2,9	3,3	1,9	2,1	2,3	2,5	2,7	3,0	3,3
45,5	2,0	2,2	2,3	2,5	2,8	3,0	3,4	2,0	2,1	2,3	2,5	2,8	3,1	3,4
46,0	2,0	2,2	2,4	2,6	2,9	3,1	3,5	2,0	2,2	2,4	2,6	2,9	3,2	3,5
46,5	2,1	2,3	2,5	2,7	3,0	3,2	3,6	2,1	2,3	2,5	2,7	3,0	3,3	3,6
47,0	2,1	2,4	2,6	2,8	3,1	3,3	3,8	2,2	2,4	2,6	2,8	3,1	3,4	3,7
47,5	2,2	2,4	2,6	2,9	3,2	3,4	3,9	2,2	2,4	2,6	2,9	3,2	3,5	3,8
48,0	2,3	2,5	2,7	3,0	3,3	3,5	4,0	2,3	2,5	2,7	3,0	3,3	3,6	4,0
48,5	2,3	2,6	2,8	3,1	3,4	3,7	4,1	2,4	2,6	2,8	3,1	3,4	3,7	4,1
49,0	2,4	2,7	2,9	3,2	3,5	3,8	4,2	2,4	2,6	2,9	3,2	3,5	3,8	4,2
49,5	2,5	2,8	3,0	3,3	3,6	3,9	4,4	2,5	2,7	3,0	3,3	3,6	3,9	4,3
50,0	2,6	2,8	3,1	3,4	3,7	4,0	4,5	2,6	2,8	3,1	3,4	3,7	4,0	4,5
50,5	2,6	2,9	3,2	3,5	3,8	4,1	4,6	2,7	2,9	3,2	3,5	3,8	4,2	4,6
51,0	2,7	3,0	3,2	3,6	3,9	4,3	4,8	2,8	3,0	3,3	3,6	3,9	4,3	4,8
51,5	2,8	3,1	3,4	3,7	4,0	4,4	4,9	2,8	3,1	3,4	3,7	4,0	4,4	4,9
52,0	2,9	3,2	3,5	3,8	4,2	4,5	5,1	2,9	3,2	3,5	3,8	4,2	4,6	5,1
52,5	3,0	3,3	3,6	3,9	4,3	4,7	5,3	3,0	3,3	3,6	3,9	4,3	4,7	5,2
53,0	3,1	3,4	3,7	4,0	4,4	4,8	5,4	3,1	3,4	3,7	4,0	4,4	4,9	5,4
53,5	3,2	3,5	3,8	4,2	4,6	5,0	5,6	3,2	3,5	3,8	4,2	4,6	5,0	5,5
54,0	3,3	3,6	3,9	4,3	4,7	5,1	5,8	3,3	3,6	3,9	4,3	4,7	5,2	5,7
54,5	3,4	3,7	4,0	4,4	4,9	5,3	6,0	3,4	3,7	4,0	4,4	4,8	5,3	5,9
55,0	3,5	3,9	4,1	4,5	5,0	5,4	6,1	3,5	3,8	4,2	4,5	5,0	5,5	6,1
55,5	3,6	4,0	4,3	4,7	5,2	5,6	6,3	3,6	3,9	4,3	4,7	5,1	5,7	6,3
56,0	3,7	4,1	4,4	4,8	5,3	5,8	6,5	3,7	4,0	4,4	4,8	5,3	5,8	6,4
56,5	3,8	4,2	4,5	5,0	5,5	5,9	6,7	3,8	4,1	4,5	5,0	5,4	6,0	6,6
57,0	3,9	4,3	4,6	5,1	5,6	6,1	6,9	3,9	4,3	4,6	5,1	5,6	6,1	6,8
57,5	4,0	4,4	4,8	5,2	5,7	6,2	7,0	4,0	4,4	4,8	5,2	5,7	6,3	7,0
58,0	4,1	4,5	4,9	5,4	5,9	6,4	7,2	4,1	4,5	4,9	5,4	5,9	6,5	7,1
58,5	4,2	4,6	5,0	5,5	6,0	6,5	7,4	4,2	4,6	5,0	5,5	6,0	6,6	7,3
59,0	4,3	4,8	5,1	5,6	6,2	6,7	7,6	4,3	4,7	5,1	5,6	6,2	6,8	7,5
59,5	4,4	4,9	5,2	5,7	6,3	6,9	7,7	4,4	4,8	5,3	5,7	6,3	6,9	7,7
60,0	4,5	5,0	5,4	5,9	6,5	7,0	7,9	4,5	4,9	5,4	5,9	6,4	7,1	7,8
60,5	4,6	5,1	5,5	6,0	6,6	7,2	8,1	4,6	5,0	5,5	6,0	6,6	7,3	8,0
61,0	4,7	5,2	5,6	6,1	6,7	7,3	8,3	4,7	5,1	5,6	6,1	6,7	7,4	8,2
61,5	4,8	5,3	5,7	6,3	6,9	7,5	8,4	4,8	5,2	5,7	6,3	6,9	7,6	8,4
62,0	4,9	5,4	5,8	6,4	7,0	7,6	8,6	4,9	5,3	5,8	6,4	7,0	7,7	8,5
62,5	5,0	5,5	5,9	6,5	7,2	7,8	8,8	5,0	5,4	5,9	6,5	7,1	7,8	8,7
63,0	5,1	5,6	6,0	6,6	7,3	7,9	8,9	5,1	5,5	6,0	6,6	7,3	8,0	8,8
63,5	5,2	5,7	6,1	6,7	7,4	8,0	9,1	5,2	5,6	6,2	6,7	7,4	8,1	9,0
64,0	5,2	5,8	6,2	6,9	7,5	8,2	9,2	5,3	5,7	6,3	6,9	7,5	8,3	9,1

(*Continua*)

Tabela D.7. Peso por comprimento para meninas de 45 a 110 cm, com idade de 0 a 2 anos. (*Continuação*).

Comprimento (cm)	Percentil (peso em kg)							Escore z (peso em kg)						
	0,1º	3º	15º	50º	85º	97º	99,9º	-3	-2	-1	Med	+1	+2	+3
64,5	5,3	5,9	6,3	7,0	7,7	8,3	9,4	5,4	5,8	6,4	7,0	7,6	8,4	9,3
65,0	5,4	6,0	6,5	7,1	7,8	8,5	9,5	5,5	5,9	6,5	7,1	7,8	8,6	9,5
65,5	5,5	6,1	6,6	7,2	7,9	8,6	9,7	5,5	6,0	6,6	7,2	7,9	8,7	9,6
66,0	5,6	6,2	6,7	7,3	8,0	8,7	9,8	5,6	6,1	6,7	7,3	8,0	8,8	9,8
66,5	5,7	6,3	6,8	7,4	8,2	8,9	10,0	5,7	6,2	6,8	7,4	8,1	9,0	9,9
67,0	5,8	6,4	6,9	7,5	8,3	9,0	10,1	5,8	6,3	6,9	7,5	8,3	9,1	10,0
67,5	5,8	6,5	7,0	7,6	8,4	9,1	10,3	5,9	6,4	7,0	7,6	8,4	9,2	10,2
68,0	5,9	6,6	7,1	7,7	8,5	9,2	10,4	6,0	6,5	7,1	7,7	8,5	9,4	10,3
68,5	6,0	6,7	7,2	7,9	8,6	9,4	10,6	6,1	6,6	7,2	7,9	8,6	9,5	10,5
69,0	6,1	6,7	7,3	8,0	8,8	9,5	10,7	6,1	6,7	7,3	8,0	8,7	9,6	10,6
69,5	6,2	6,8	7,3	8,1	8,9	9,6	10,8	6,2	6,8	7,4	8,1	8,8	9,7	10,7
70,0	6,3	6,9	7,4	8,2	9,0	9,7	11,0	6,3	6,9	7,5	8,2	9,0	9,9	10,9
70,5	6,3	7,0	7,5	8,3	9,1	9,9	11,1	6,4	6,9	7,6	8,3	9,1	10,0	11,0
71,0	6,4	7,1	7,6	8,4	9,2	10,0	11,2	6,5	7,0	7,7	8,4	9,2	10,1	11,1
71,5	6,5	7,2	7,7	8,5	9,3	10,1	11,4	6,5	7,1	7,7	8,5	9,3	10,2	11,3
72,0	6,6	7,3	7,8	8,6	9,4	10,2	11,5	6,6	7,2	7,8	8,6	9,4	10,3	11,4
72,5	6,6	7,4	7,9	8,7	9,5	10,3	11,6	6,7	7,3	7,9	8,7	9,5	10,5	11,5
73,0	6,7	7,4	8,0	8,8	9,6	10,4	11,8	6,8	7,4	8,0	8,8	9,6	10,6	11,7
73,5	6,8	7,5	8,1	8,9	9,7	10,6	11,9	6,9	7,4	8,1	8,9	9,7	10,7	11,8
74,0	6,9	7,6	8,2	9,0	9,9	10,7	12,0	6,9	7,5	8,2	9,0	9,8	10,8	11,9
74,5	6,9	7,7	8,3	9,1	10,0	10,8	12,2	7,0	7,6	8,3	9,1	9,9	10,9	12,0
75,0	7,0	7,8	8,3	9,1	10,1	10,9	12,3	7,1	7,7	8,4	9,1	10,0	11,0	12,2
75,5	7,1	7,8	8,4	9,2	10,2	11,0	12,4	7,1	7,8	8,5	9,2	10,1	11,1	12,3
76,0	7,2	7,9	8,5	9,3	10,3	11,1	12,5	7,2	7,8	8,5	9,3	10,2	11,2	12,4
76,5	7,2	8,0	8,6	9,4	10,4	11,2	12,6	7,3	7,9	8,6	9,4	10,3	11,4	12,5
77,0	7,3	8,1	8,7	9,5	10,5	11,3	12,8	7,4	8,0	8,7	9,5	10,4	11,5	12,6
77,5	7,4	8,2	8,8	9,6	10,6	11,4	12,9	7,4	8,1	8,8	9,6	10,5	11,6	12,8
78,0	7,5	8,2	8,9	9,7	10,7	11,5	13,0	7,5	8,2	8,9	9,7	10,6	11,7	12,9
78,5	7,5	8,3	8,9	9,8	10,8	11,7	13,1	7,6	8,2	9,0	9,8	10,7	11,8	13,0
79,0	7,6	8,4	9,0	9,9	10,9	11,8	13,3	7,7	8,3	9,1	9,9	10,8	11,9	13,1
79,5	7,7	8,5	9,1	10,0	11,0	11,9	13,4	7,7	8,4	9,1	10,0	10,9	12,0	13,3
80,0	7,8	8,6	9,2	10,1	11,1	12,0	13,5	7,8	8,5	9,2	10,1	11,0	12,1	13,4
80,5	7,8	8,7	9,3	10,2	11,2	12,1	13,6	7,9	8,6	9,3	10,2	11,2	12,3	13,5
81,0	7,9	8,8	9,4	10,3	11,3	12,2	13,8	8,0	8,7	9,4	10,3	11,3	12,4	13,7
81,5	8,0	8,8	9,5	10,4	11,4	12,4	13,9	8,1	8,8	9,5	10,4	11,4	12,5	13,8
82,0	8,1	8,9	9,6	10,5	11,6	12,5	14,1	8,1	8,8	9,6	10,5	11,5	12,6	13,9
82,5	8,2	9,0	9,7	10,6	11,7	12,6	14,2	8,2	8,9	9,7	10,6	11,6	12,8	14,1
83,0	8,3	9,1	9,8	10,7	11,8	12,8	14,4	8,3	9,0	9,8	10,7	11,8	12,9	14,2
83,5	8,4	9,2	9,9	10,9	11,9	12,9	14,5	8,4	9,1	9,9	10,9	11,9	13,1	14,4

Comprimento (cm)	Percentil (peso em kg)							Escore z (peso em kg)						
	0,1º	3º	15º	50º	85º	97º	99,9º	–3	–2	–1	Med	+1	+2	+3
84,0	8,5	9,3	10,0	11,0	12,1	13,1	14,7	8,5	9,2	10,1	11,0	12,0	13,2	14,5
84,5	8,5	9,4	10,1	11,1	12,2	13,2	14,8	8,6	9,3	10,2	11,1	12,1	13,3	14,7
85,0	8,6	9,5	10,2	11,2	12,3	13,3	15,0	8,7	9,4	10,3	11,2	12,3	13,5	14,9
85,5	8,7	9,6	10,4	11,3	12,5	13,5	15,2	8,8	9,5	10,4	11,3	12,4	13,6	15,0
86,0	8,8	9,8	10,5	11,5	12,6	13,6	15,3	8,9	9,7	10,5	11,5	12,6	13,8	15,2
86,5	8,9	9,9	10,6	11,6	12,7	13,8	15,5	9,0	9,8	10,6	11,6	12,7	13,9	15,4
87,0	9,0	10,0	10,7	11,7	12,9	13,9	15,7	9,1	9,9	10,7	11,7	12,8	14,1	15,5
87,5	9,1	10,1	10,8	11,8	13,0	14,1	15,8	9,2	10,0	10,9	11,8	13,0	14,2	15,7
88,0	9,2	10,2	10,9	12,0	13,2	14,2	16,0	9,3	10,1	11,0	12,0	13,1	14,4	15,9
88,5	9,3	10,3	11,0	12,1	13,3	14,4	16,2	9,4	10,2	11,1	12,1	13,2	14,5	16,0
89,0	9,4	10,4	11,2	12,2	13,4	14,5	16,3	9,5	10,3	11,2	12,2	13,4	14,7	16,2
89,5	9,5	10,5	11,3	12,3	13,6	14,7	16,5	9,6	10,4	11,3	12,3	13,5	14,8	16,4
90,0	9,6	10,6	11,4	12,5	13,7	14,8	16,7	9,7	10,5	11,4	12,5	13,7	15,0	16,5
90,5	9,7	10,7	11,5	12,6	13,8	15,0	16,9	9,8	10,6	11,5	12,6	13,8	15,1	16,7
91,0	9,8	10,8	11,6	12,7	14,0	15,1	17,0	9,9	10,7	11,7	12,7	13,9	15,3	16,9
91,5	9,9	10,9	11,7	12,8	14,1	15,3	17,2	10,0	10,8	11,8	12,8	14,1	15,5	17,0
92,0	10,0	11,0	11,8	13,0	14,2	15,4	17,4	10,1	10,9	11,9	13,0	14,2	15,6	17,2
92,5	10,1	11,1	12,0	13,1	14,4	15,6	17,5	10,1	11,0	12,0	13,1	14,3	15,8	17,4
93,0	10,2	11,2	12,1	13,2	14,5	15,7	17,7	10,2	11,1	12,1	13,2	14,5	15,9	17,5
93,5	10,3	11,3	12,2	13,3	14,7	15,9	17,9	10,3	11,2	12,2	13,3	14,6	16,1	17,7
94,0	10,4	11,4	12,3	13,5	14,8	16,0	18,0	10,4	11,3	12,3	13,5	14,7	16,2	17,9
94,5	10,4	11,5	12,4	13,6	14,9	16,2	18,2	10,5	11,4	12,4	13,6	14,9	16,4	18,0
95,0	10,5	11,6	12,5	13,7	15,1	16,3	18,4	10,6	11,5	12,6	13,7	15,0	16,5	18,2
95,5	10,6	11,8	12,6	13,8	15,2	16,5	18,6	10,7	11,6	12,7	13,8	15,2	16,7	18,4
96,0	10,7	11,9	12,7	14,0	15,4	16,6	18,7	10,8	11,7	12,8	14,0	15,3	16,8	18,6
96,5	10,8	12,0	12,9	14,1	15,5	16,8	18,9	10,9	11,8	12,9	14,1	15,4	17,0	18,7
97,0	10,9	12,1	13,0	14,2	15,6	16,9	19,1	11,0	12,0	13,0	14,2	15,6	17,1	18,9
97,5	11,0	12,2	13,1	14,4	15,8	17,1	19,3	11,1	12,1	13,1	14,4	15,7	17,3	19,1
98,0	11,1	12,3	13,2	14,5	15,9	17,3	19,5	11,2	12,2	13,3	14,5	15,9	17,5	19,3
98,5	11,2	12,4	13,3	14,6	16,1	17,4	19,6	11,3	12,3	13,4	14,6	16,0	17,6	19,5
99,0	11,3	12,5	13,5	14,8	16,2	17,6	19,8	11,4	12,4	13,5	14,8	16,2	17,8	19,6
99,5	11,4	12,6	13,6	14,9	16,4	17,8	20,0	11,5	12,5	13,6	14,9	16,3	18,0	19,8
100,0	11,5	12,7	13,7	15,0	16,5	17,9	20,2	11,6	12,6	13,7	15,0	16,5	18,1	20,0
100,5	11,6	12,9	13,8	15,2	16,7	18,1	20,4	11,7	12,7	13,9	15,2	16,6	18,3	20,2
101,0	11,7	13,0	14,0	15,3	16,9	18,3	20,6	11,8	12,8	14,0	15,3	16,8	18,5	20,4
101,5	11,8	13,1	14,1	15,5	17,0	18,5	20,8	11,9	13,0	14,1	15,5	17,0	18,7	20,6
102,0	11,9	13,2	14,2	15,6	17,2	18,6	21,0	12,0	13,1	14,3	15,6	17,1	18,9	20,8
102,5	12,0	13,3	14,4	15,8	17,4	18,8	21,2	12,1	13,2	14,4	15,8	17,3	19,0	21,0
103,0	12,2	13,5	14,5	15,9	17,5	19,0	21,5	12,3	13,3	14,5	15,9	17,5	19,2	21,3
103,5	12,3	13,6	14,6	16,1	17,7	19,2	21,7	12,4	13,5	14,7	16,1	17,6	19,4	21,5

(Continua)

Tabela D.7. Peso por comprimento para meninas de 45 a 110 cm, com idade de 0 a 2 anos. (*Continuação*).

Comprimento (cm)	Percentil (peso em kg)							Escore z (peso em kg)						
	0,1º	3º	15º	50º	85º	97º	99,9º	-3	-2	-1	Med	+1	+2	+3
104,0	12,4	13,7	14,8	16,2	17,9	19,4	21,9	12,5	13,6	14,8	16,2	17,8	19,6	21,7
104,5	12,5	13,9	14,9	16,4	18,1	19,6	22,1	12,6	13,7	15,0	16,4	18,0	19,8	21,9
105,0	12,6	14,0	15,1	16,5	18,2	19,8	22,4	12,7	13,8	15,1	16,5	18,2	20,0	22,2
105,5	12,7	14,1	15,2	16,7	18,4	20,0	22,6	12,8	14,0	15,3	16,7	18,4	20,2	22,4
106,0	12,9	14,3	15,4	16,9	18,6	20,2	22,9	13,0	14,1	15,4	16,9	18,5	20,5	22,6
106,5	13,0	14,4	15,5	17,1	18,8	20,4	23,1	13,1	14,3	15,6	17,1	18,7	20,7	22,9
107,0	13,1	14,5	15,7	17,2	19,0	20,6	23,3	13,2	14,4	15,7	17,2	18,9	20,9	23,1
107,5	13,2	14,7	15,8	17,4	19,2	20,9	23,6	13,3	14,5	15,9	17,4	19,1	21,1	23,4
108,0	13,4	14,8	16,0	17,6	19,4	21,1	23,9	13,5	14,7	16,0	17,6	19,3	21,3	23,6
108,5	13,5	15,0	16,2	17,8	19,6	21,3	24,1	13,6	14,8	16,2	17,8	19,5	21,6	23,9
109,0	13,6	15,1	16,3	18,0	19,8	21,5	24,4	13,7	15,0	16,4	18,0	19,7	21,8	24,2
109,5	13,8	15,3	16,5	18,1	20,0	21,8	24,7	13,9	15,1	16,5	18,1	20,0	22,0	24,4
110,0	13,9	15,4	16,7	18,3	20,2	22,0	24,9	14,0	15,3	16,7	18,3	20,2	22,3	24,7

Med = Mediana.

Fonte: WHO (2006). Dados reproduzidos com permissão dos autores.

Tabela D.8. Peso por estatura para meninas de 65 a 120 cm, com idade de 2 a 5 anos.

Estatura (cm)	Percentil (peso em kg)							Escore z (peso em kg)						
	0,1º	3º	15º	50º	85º	97º	99,9º	-3	-2	-1	Med	+1	+2	+3
65,0	5,5	6,1	6,6	7,2	8,0	8,6	9,8	5,6	6,1	6,6	7,2	7,9	8,7	9,7
65,5	5,6	6,2	6,7	7,4	8,1	8,8	9,9	5,7	6,2	6,7	7,4	8,1	8,9	9,8
66,0	5,7	6,3	6,8	7,5	8,2	8,9	10,1	5,8	6,3	6,8	7,5	8,2	9,0	10,0
66,5	5,8	6,4	6,9	7,6	8,3	9,0	10,2	5,8	6,4	6,9	7,6	8,3	9,1	10,1
67,0	5,9	6,5	7,0	7,7	8,5	9,2	10,3	5,9	6,4	7,0	7,7	8,4	9,3	10,2
67,5	6,0	6,6	7,1	7,8	8,6	9,3	10,5	6,0	6,5	7,1	7,8	8,5	9,4	10,4
68,0	6,0	6,7	7,2	7,9	8,7	9,4	10,6	6,1	6,6	7,2	7,9	8,7	9,5	10,5
68,5	6,1	6,8	7,3	8,0	8,8	9,5	10,8	6,2	6,7	7,3	8,0	8,8	9,7	10,7
69,0	6,2	6,9	7,4	8,1	8,9	9,7	10,9	6,3	6,8	7,4	8,1	8,9	9,8	10,8
69,5	6,3	7,0	7,5	8,2	9,0	9,8	11,0	6,3	6,9	7,5	8,2	9,0	9,9	10,9
70,0	6,4	7,0	7,6	8,3	9,1	9,9	11,2	6,4	7,0	7,6	8,3	9,1	10,0	11,1
70,5	6,4	7,1	7,7	8,4	9,3	10,0	11,3	6,5	7,1	7,7	8,4	9,2	10,1	11,2
71,0	6,5	7,2	7,8	8,5	9,4	10,1	11,4	6,6	7,1	7,8	8,5	9,3	10,3	11,3
71,5	6,6	7,3	7,9	8,6	9,5	10,3	11,6	6,7	7,2	7,9	8,6	9,4	10,4	11,5
72,0	6,7	7,4	7,9	8,7	9,6	10,4	11,7	6,7	7,3	8,0	8,7	9,5	10,5	11,6
72,5	6,8	7,5	8,0	8,8	9,7	10,5	11,8	6,8	7,4	8,1	8,8	9,7	10,6	11,7
73,0	6,8	7,6	8,1	8,9	9,8	10,6	12,0	6,9	7,5	8,1	8,9	9,8	10,7	11,8
73,5	6,9	7,6	8,2	9,0	9,9	10,7	12,1	7,0	7,6	8,2	9,0	9,9	10,8	12,0
74,0	7,0	7,7	8,3	9,1	10,0	10,8	12,2	7,0	7,6	8,3	9,1	10,0	11,0	12,1
74,5	7,1	7,8	8,4	9,2	10,1	10,9	12,3	7,1	7,7	8,4	9,2	10,1	11,1	12,2

Estatura (cm)	Percentil (peso em kg)							Escore z (peso em kg)						
	0,1º	3º	15º	50º	85º	97º	99,9º	–3	–2	–1	Med	+1	+2	+3
75,0	7,1	7,9	8,5	9,3	10,2	11,1	12,4	7,2	7,8	8,5	9,3	10,2	11,2	12,3
75,5	7,2	8,0	8,6	9,4	10,3	11,2	12,6	7,2	7,9	8,6	9,4	10,3	11,3	12,5
76,0	7,3	8,0	8,6	9,5	10,4	11,3	12,7	7,3	8,0	8,7	9,5	10,4	11,4	12,6
76,5	7,3	8,1	8,7	9,6	10,5	11,4	12,8	7,4	8,0	8,7	9,6	10,5	11,5	12,7
77,0	7,4	8,2	8,8	9,6	10,6	11,5	12,9	7,5	8,1	8,8	9,6	10,6	11,6	12,8
77,5	7,5	8,3	8,9	9,7	10,7	11,6	13,1	7,5	8,2	8,9	9,7	10,7	11,7	12,9
78,0	7,6	8,4	9,0	9,8	10,8	11,7	13,2	7,6	8,3	9,0	9,8	10,8	11,8	13,1
78,5	7,6	8,4	9,1	9,9	10,9	11,8	13,3	7,7	8,4	9,1	9,9	10,9	12,0	13,2
79,0	7,7	8,5	9,2	10,0	11,0	11,9	13,4	7,8	8,4	9,2	10,0	11,0	12,1	13,3
79,5	7,8	8,6	9,2	10,1	11,1	12,1	13,6	7,8	8,5	9,3	10,1	11,1	12,2	13,4
80,0	7,9	8,7	9,3	10,2	11,2	12,2	13,7	7,9	8,6	9,4	10,2	11,2	12,3	13,6
80,5	8,0	8,8	9,4	10,3	11,4	12,3	13,8	8,0	8,7	9,5	10,3	11,3	12,4	13,7
81,0	8,0	8,9	9,5	10,4	11,5	12,4	14,0	8,1	8,8	9,6	10,4	11,4	12,6	13,9
81,5	8,1	9,0	9,6	10,6	11,6	12,6	14,1	8,2	8,9	9,7	10,6	11,6	12,7	14,0
82,0	8,2	9,1	9,7	10,7	11,7	12,7	14,3	8,3	9,0	9,8	10,7	11,7	12,8	14,1
82,5	8,3	9,2	9,9	10,8	11,9	12,8	14,4	8,4	9,1	9,9	10,8	11,8	13,0	14,3
83,0	8,4	9,3	10,0	10,9	12,0	13,0	14,6	8,5	9,2	10,0	10,9	11,9	13,1	14,5
83,5	8,5	9,4	10,1	11,0	12,1	13,1	14,7	8,5	9,3	10,1	11,0	12,1	13,3	14,6
84,0	8,6	9,5	10,2	11,1	12,2	13,3	14,9	8,6	9,4	10,2	11,1	12,2	13,4	14,8
84,5	8,7	9,6	10,3	11,3	12,4	13,4	15,1	8,7	9,5	10,3	11,3	12,3	13,5	14,9
85,0	8,8	9,7	10,4	11,4	12,5	13,5	15,2	8,8	9,6	10,4	11,4	12,5	13,7	15,1
85,5	8,9	9,8	10,5	11,5	12,7	13,7	15,4	8,9	9,7	10,6	11,5	12,6	13,8	15,3
86,0	9,0	9,9	10,6	11,6	12,8	13,8	15,6	9,0	9,8	10,7	11,6	12,7	14,0	15,4
86,5	9,1	10,0	10,8	11,8	12,9	14,0	15,7	9,1	9,9	10,8	11,8	12,9	14,2	15,6
87,0	9,2	10,1	10,9	11,9	13,1	14,1	15,9	9,2	10,0	10,9	11,9	13,0	14,3	15,8
87,5	9,3	10,2	11,0	12,0	13,2	14,3	16,1	9,3	10,1	11,0	12,0	13,2	14,5	15,9
88,0	9,4	10,3	11,1	12,1	13,3	14,4	16,2	9,4	10,2	11,1	12,1	13,3	14,6	16,1
88,5	9,4	10,4	11,2	12,3	13,5	14,6	16,4	9,5	10,3	11,2	12,3	13,4	14,8	16,3
89,0	9,5	10,5	11,3	12,4	13,6	14,7	16,6	9,6	10,4	11,4	12,4	13,6	14,9	16,4
89,5	9,6	10,6	11,4	12,5	13,8	14,9	16,7	9,7	10,5	11,5	12,5	13,7	15,1	16,6
90,0	9,7	10,8	11,5	12,6	13,9	15,0	16,9	9,8	10,6	11,6	12,6	13,8	15,2	16,8
90,5	9,8	10,9	11,7	12,8	14,0	15,2	17,1	9,9	10,7	11,7	12,8	14,0	15,4	16,9
91,0	9,9	11,0	11,8	12,9	14,2	15,3	17,3	10,0	10,9	11,8	12,9	14,1	15,5	17,1
91,5	10,0	11,1	11,9	13,0	14,3	15,5	17,4	10,1	11,0	11,9	13,0	14,3	15,7	17,3
92,0	10,1	11,2	12,0	13,1	14,4	15,6	17,6	10,2	11,1	12,0	13,1	14,4	15,8	17,4
92,5	10,2	11,3	12,1	13,3	14,6	15,8	17,8	10,3	11,2	12,1	13,3	14,5	16,0	17,6
93,0	10,3	11,4	12,2	13,4	14,7	15,9	17,9	10,4	11,3	12,3	13,4	14,7	16,1	17,8
93,5	10,4	11,5	12,3	13,5	14,9	16,1	18,1	10,5	11,4	12,4	13,5	14,8	16,3	17,9
94,0	10,5	11,6	12,4	13,6	15,0	16,2	18,3	10,6	11,5	12,5	13,6	14,9	16,4	18,1

(Continua)

Tabela D.8. Peso por estatura para meninas de 65 a 120 cm, com idade de 2 a 5 anos. (*Continuação*).

Estatura (cm)	Percentil (peso em kg)							Escore z (peso em kg)						
	0,1º	3º	15º	50º	85º	97º	99,9º	-3	-2	-1	Med	+1	+2	+3
94,5	10,6	11,7	12,6	13,8	15,1	16,4	18,5	10,7	11,6	12,6	13,8	15,1	16,6	18,3
95,0	10,7	11,8	12,7	13,9	15,3	16,5	18,6	10,8	11,7	12,7	13,9	15,2	16,7	18,5
95,5	10,8	11,9	12,8	14,0	15,4	16,7	18,8	10,8	11,8	12,8	14,0	15,4	16,9	18,6
96,0	10,9	12,0	12,9	14,1	15,6	16,9	19,0	10,9	11,9	12,9	14,1	15,5	17,0	18,8
96,5	11,0	12,1	13,0	14,3	15,7	17,0	19,2	11,0	12,0	13,1	14,3	15,6	17,2	19,0
97,0	11,1	12,2	13,1	14,4	15,8	17,2	19,3	11,1	12,1	13,2	14,4	15,8	17,4	19,2
97,5	11,2	12,3	13,3	14,5	16,0	17,3	19,5	11,2	12,2	13,3	14,5	15,9	17,5	19,3
98,0	11,3	12,4	13,4	14,7	16,1	17,5	19,7	11,3	12,3	13,4	14,7	16,1	17,7	19,5
98,5	11,4	12,6	13,5	14,8	16,3	17,7	19,9	11,4	12,4	13,5	14,8	16,2	17,9	19,7
99,0	11,5	12,7	13,6	14,9	16,4	17,8	20,1	11,5	12,5	13,7	14,9	16,4	18,0	19,9
99,5	11,6	12,8	13,8	15,1	16,6	18,0	20,3	11,6	12,7	13,8	15,1	16,5	18,2	20,1
100,0	11,7	12,9	13,9	15,2	16,8	18,2	20,5	11,7	12,8	13,9	15,2	16,7	18,4	20,3
100,5	11,8	13,0	14,0	15,4	16,9	18,3	20,7	11,9	12,9	14,1	15,4	16,9	18,6	20,5
101,0	11,9	13,1	14,1	15,5	17,1	18,5	20,9	12,0	13,0	14,2	15,5	17,0	18,7	20,7
101,5	12,0	13,3	14,3	15,7	17,2	18,7	21,1	12,1	13,1	14,3	15,7	17,2	18,9	20,9
102,0	12,1	13,4	14,4	15,8	17,4	18,9	21,3	12,2	13,3	14,5	15,8	17,4	19,1	21,1
102,5	12,2	13,5	14,5	16,0	17,6	19,1	21,6	12,3	13,4	14,6	16,0	17,5	19,3	21,4
103,0	12,3	13,6	14,7	16,1	17,8	19,3	21,8	12,4	13,5	14,7	16,1	17,7	19,5	21,6
103,5	12,4	13,8	14,8	16,3	17,9	19,5	22,0	12,5	13,6	14,9	16,3	17,9	19,7	21,8
104,0	12,6	13,9	15,0	16,4	18,1	19,7	22,2	12,6	13,8	15,0	16,4	18,1	19,9	22,0
104,5	12,7	14,0	15,1	16,6	18,3	19,9	22,5	12,8	13,9	15,2	16,6	18,2	20,1	22,3
105,0	12,8	14,2	15,3	16,8	18,5	20,1	22,7	12,9	14,0	15,3	16,8	18,4	20,3	22,5
105,5	12,9	14,3	15,4	16,9	18,7	20,3	23,0	13,0	14,2	15,5	16,9	18,6	20,5	22,7
106,0	13,0	14,5	15,6	17,1	18,9	20,5	23,2	13,1	14,3	15,6	17,1	18,8	20,8	23,0
106,5	13,2	14,6	15,7	17,3	19,1	20,7	23,5	13,3	14,5	15,8	17,3	19,0	21,0	23,2
107,0	13,3	14,7	15,9	17,5	19,3	21,0	23,7	13,4	14,6	15,9	17,5	19,2	21,2	23,5
107,5	13,4	14,9	16,1	17,7	19,5	21,2	24,0	13,5	14,7	16,1	17,7	19,4	21,4	23,7
108,0	13,6	15,0	16,2	17,8	19,7	21,4	24,2	13,7	14,9	16,3	17,8	19,6	21,7	24,0
108,5	13,7	15,2	16,4	18,0	19,9	21,6	24,5	13,8	15,0	16,4	18,0	19,8	21,9	24,3
109,0	13,8	15,4	16,6	18,2	20,1	21,9	24,8	13,9	15,2	16,6	18,2	20,0	22,1	24,5
109,5	14,0	15,5	16,7	18,4	20,3	22,1	25,1	14,1	15,4	16,8	18,4	20,3	22,4	24,8
110,0	14,1	15,7	16,9	18,6	20,6	22,4	25,3	14,2	15,5	17,0	18,6	20,5	22,6	25,1
110,5	14,3	15,8	17,1	18,8	20,8	22,6	25,6	14,4	15,7	17,1	18,8	20,7	22,9	25,4
111,0	14,4	16,0	17,3	19,0	21,0	22,8	25,9	14,5	15,8	17,3	19,0	20,9	23,1	25,7
111,5	14,5	16,2	17,4	19,2	21,2	23,1	26,2	14,7	16,0	17,5	19,2	21,2	23,4	26,0
112,0	14,7	16,3	17,6	19,4	21,5	23,4	26,5	14,8	16,2	17,7	19,4	21,4	23,6	26,2
112,5	14,8	16,5	17,8	19,6	21,7	23,6	26,8	15,0	16,3	17,9	19,6	21,6	23,9	26,5
113,0	15,0	16,7	18,0	19,8	21,9	23,9	27,1	15,1	16,5	18,0	19,8	21,8	24,2	26,8

Estatura (cm)	Percentil (peso em kg)							Escore z (peso em kg)						
	0,1º	3º	15º	50º	85º	97º	99,9º	−3	−2	−1	Med	+1	+2	+3
113,5	15,1	16,8	18,2	20,0	22,2	24,1	27,4	15,3	16,7	18,2	20,0	22,1	24,4	27,1
114,0	15,3	17,0	18,4	20,2	22,4	24,4	27,7	15,4	16,8	18,4	20,2	22,3	24,7	27,4
114,5	15,4	17,2	18,5	20,5	22,6	24,7	28,0	15,6	17,0	18,6	20,5	22,6	25,0	27,8
115,0	15,6	17,3	18,7	20,7	22,9	24,9	28,3	15,7	17,2	18,8	20,7	22,8	25,2	28,1
115,5	15,7	17,5	18,9	20,9	23,1	25,2	28,7	15,9	17,3	19,0	20,9	23,0	25,5	28,4
116,0	15,9	17,7	19,1	21,1	23,4	25,5	29,0	16,0	17,5	19,2	21,1	23,3	25,8	28,7
116,5	16,0	17,9	19,3	21,3	23,6	25,7	29,3	16,2	17,7	19,4	21,3	23,5	26,1	29,0
117,0	16,2	18,0	19,5	21,5	23,8	26,0	29,6	16,3	17,8	19,6	21,5	23,8	26,3	29,3
117,5	16,4	18,2	19,7	21,7	24,1	26,3	29,9	16,5	18,0	19,8	21,7	24,0	26,6	29,6
118,0	16,5	18,4	19,9	22,0	24,3	26,5	30,2	16,6	18,2	19,9	22,0	24,2	26,9	29,9
118,5	16,7	18,6	20,1	22,2	24,6	26,8	30,6	16,8	18,4	20,1	22,2	24,5	27,2	30,3
119,0	16,8	18,7	20,3	22,4	24,8	27,1	30,9	16,9	18,5	20,3	22,4	24,7	27,4	30,6
119,5	17,0	18,9	20,5	22,6	25,1	27,4	31,2	17,1	18,7	20,5	22,6	25,0	27,7	30,9
120,0	17,1	19,1	20,6	22,8	25,3	27,6	31,5	17,3	18,9	20,7	22,8	25,2	28,0	31,2

Med = Mediana.
Fonte: WHO (2006). Dados reproduzidos com permissão dos autores.

Tabela D.9. Índice de massa corporal (IMC) por idade para meninos de 0 a 13 semanas.

Semanas	Percentil (IMC em kg/m²)							Escore z (IMC em kg/m²)						
	0,1º	3º	15º	50º	85º	97º	99,9º	−3	−2	−1	Med	+1	+2	+3
0	10,1	11,3	12,2	13,4	14,8	16,1	18,3	10,2	11,1	12,2	13,4	14,8	16,3	18,1
1	9,6	11,0	12,0	13,3	14,7	15,9	17,7	9,7	10,8	12,1	13,3	14,7	16,1	17,5
2	10,0	11,3	12,3	13,6	15,0	16,2	18,0	10,1	11,2	12,4	13,6	15,0	16,4	17,8
3	10,5	11,9	12,9	14,2	15,6	16,8	18,7	10,6	11,8	13,0	14,2	15,6	17,0	18,5
4	11,0	12,4	13,4	14,8	16,2	17,4	19,3	11,1	12,3	13,5	14,8	16,2	17,6	19,2
5	11,4	12,8	13,9	15,2	16,7	18,0	19,9	11,5	12,7	13,9	15,2	16,6	18,2	19,8
6	11,8	13,2	14,2	15,6	17,1	18,4	20,4	11,9	13,0	14,3	15,6	17,0	18,6	20,2
7	12,1	13,5	14,5	15,9	17,4	18,7	20,8	12,2	13,3	14,6	15,9	17,4	18,9	20,6
8	12,3	13,7	14,8	16,2	17,7	19,0	21,1	12,4	13,6	14,8	16,2	17,6	19,2	20,9
9	12,5	13,9	15,0	16,4	17,9	19,3	21,3	12,6	13,8	15,0	16,4	17,9	19,4	21,2
10	12,6	14,1	15,1	16,5	18,1	19,4	21,5	12,7	13,9	15,2	16,5	18,0	19,6	21,4
11	12,8	14,2	15,3	16,7	18,2	19,6	21,7	12,9	14,0	15,3	16,7	18,2	19,8	21,5
12	12,9	14,3	15,4	16,8	18,4	19,7	21,8	13,0	14,2	15,4	16,8	18,3	19,9	21,7
13	13,0	14,4	15,5	16,9	18,4	19,8	22,0	13,1	14,3	15,5	16,9	18,4	20,0	21,8

Med = Mediana.
Fonte: WHO (2006). Dados reproduzidos com permissão dos autores.

Tabela D.10. Índice de massa corporal (IMC) por idade em idade e meses para meninos de 0 a 2 anos.

Anos: meses	Percentil (IMC em kg/m²)							Escore z (IMC em kg/m²)						
	0,1º	3º	15º	50º	85º	97º	99,9º	-3	-2	-1	Med	+1	+2	+3
00:00	10,1	11,3	12,2	13,4	14,8	16,1	18,3	10,2	11,1	12,2	13,4	14,8	16,3	18,1
00:01	11,2	12,6	13,6	14,9	16,4	17,6	19,6	11,3	12,4	13,6	14,9	16,3	17,8	19,4
00:02	12,4	13,8	14,9	16,3	17,8	19,2	21,3	12,5	13,7	15,0	16,3	17,8	19,4	21,1
00:03	13,0	14,4	15,5	16,9	18,5	19,8	22,0	13,1	14,3	15,5	16,9	18,4	20,0	21,8
00:04	13,3	14,7	15,7	17,2	18,7	20,1	22,3	13,4	14,5	15,8	17,2	18,7	20,3	22,1
00:05	13,4	14,8	15,9	17,3	18,9	20,2	22,4	13,5	14,7	15,9	17,3	18,8	20,5	22,3
00:06	13,5	14,9	15,9	17,3	18,9	20,3	22,5	13,6	14,7	16,0	17,3	18,8	20,5	22,3
00:07	13,6	14,9	15,9	17,3	18,9	20,3	22,5	13,7	14,8	16,0	17,3	18,8	20,5	22,3
00:08	13,5	14,9	15,9	17,3	18,8	20,2	22,4	13,6	14,7	15,9	17,3	18,7	20,4	22,2
00:09	13,5	14,8	15,8	17,2	18,7	20,1	22,3	13,6	14,7	15,8	17,2	18,6	20,3	22,1
00:10	13,4	14,7	15,7	17,0	18,6	19,9	22,1	13,5	14,6	15,7	17,0	18,5	20,1	22,0
00:11	13,3	14,6	15,6	16,9	18,4	19,8	22,0	13,4	14,5	15,6	16,9	18,4	20,0	21,8
01:00	13,3	14,5	15,5	16,8	18,3	19,6	21,8	13,4	14,4	15,5	16,8	18,2	19,8	21,6
01:01	13,2	14,4	15,4	16,7	18,1	19,5	21,6	13,3	14,3	15,4	16,7	18,1	19,7	21,5
01:02	13,1	14,3	15,3	16,6	18,0	19,3	21,5	13,2	14,2	15,3	16,6	18,0	19,5	21,3
01:03	13,0	14,2	15,2	16,4	17,9	19,2	21,3	13,1	14,1	15,2	16,4	17,8	19,4	21,2
01:04	13,0	14,2	15,1	16,3	17,8	19,1	21,2	13,1	14,0	15,1	16,3	17,7	19,3	21,0
01:05	12,9	14,1	15,0	16,2	17,6	18,9	21,1	13,0	13,9	15,0	16,2	17,6	19,1	20,9
01:06	12,8	14,0	14,9	16,1	17,5	18,8	21,0	12,9	13,9	14,9	16,1	17,5	19,0	20,8
01:07	12,8	13,9	14,8	16,1	17,4	18,7	20,8	12,9	13,8	14,9	16,1	17,4	18,9	20,7
01:08	12,7	13,9	14,8	16,0	17,4	18,6	20,7	12,8	13,7	14,8	16,0	17,3	18,8	20,6
01:09	12,7	13,8	14,7	15,9	17,3	18,6	20,6	12,8	13,7	14,7	15,9	17,2	18,7	20,5
01:10	12,7	13,8	14,6	15,8	17,2	18,5	20,6	12,7	13,6	14,7	15,8	17,2	18,7	20,4
01:11	12,6	13,7	14,6	15,8	17,1	18,4	20,5	12,7	13,6	14,6	15,8	17,1	18,6	20,3
02:00	12,6	13,7	14,5	15,7	17,1	18,3	20,4	12,7	13,6	14,6	15,7	17,0	18,5	20,3

Med = Mediana.
Fonte: WHO (2006). Dados reproduzidos com permissão dos autores.

Tabela D.11. Índice de massa corporal (IMC) por idade em anos e meses para meninos de 2 a 5 anos.

Anos: meses	Percentil (IMC em kg/m²)							Escore z (IMC em kg/m²)						
	0,1º	3º	15º	50º	85º	97º	99,9º	–3	–2	–1	Med	+1	+2	+3
02:00	12,8	13,9	14,8	16,0	17,4	18,7	20,8	12,9	13,8	14,8	16,0	17,3	18,9	20,6
02:01	12,8	13,9	14,8	16,0	17,4	18,6	20,7	12,8	13,8	14,8	16,0	17,3	18,8	20,5
02:02	12,7	13,8	14,7	15,9	17,3	18,6	20,6	12,8	13,7	14,8	15,9	17,3	18,8	20,5
02:03	12,7	13,8	14,7	15,9	17,3	18,5	20,6	12,7	13,7	14,7	15,9	17,2	18,7	20,4
02:04	12,6	13,8	14,7	15,9	17,2	18,5	20,5	12,7	13,6	14,7	15,9	17,2	18,7	20,4
02:05	12,6	13,7	14,6	15,8	17,2	18,4	20,5	12,7	13,6	14,7	15,8	17,1	18,6	20,3
02:06	12,5	13,7	14,6	15,8	17,2	18,4	20,4	12,6	13,6	14,6	15,8	17,1	18,6	20,2
02:07	12,5	13,7	14,5	15,8	17,1	18,4	20,3	12,6	13,5	14,6	15,8	17,1	18,5	20,2
02:08	12,5	13,6	14,5	15,7	17,1	18,3	20,3	12,5	13,5	14,6	15,7	17,0	18,5	20,1
02:09	12,4	13,6	14,5	15,7	17,0	18,3	20,2	12,5	13,5	14,5	15,7	17,0	18,5	20,1
02:10	12,4	13,5	14,4	15,7	17,0	18,2	20,2	12,5	13,4	14,5	15,7	17,0	18,4	20,0
02:11	12,4	13,5	14,4	15,6	17,0	18,2	20,2	12,4	13,4	14,5	15,6	16,9	18,4	20,0
03:00	12,3	13,5	14,4	15,6	17,0	18,2	20,1	12,4	13,4	14,4	15,6	16,9	18,4	20,0
03:01	12,3	13,5	14,4	15,6	16,9	18,1	20,1	12,4	13,3	14,4	15,6	16,9	18,3	19,9
03:02	12,3	13,4	14,3	15,5	16,9	18,1	20,1	12,3	13,3	14,4	15,5	16,8	18,3	19,9
03:03	12,2	13,4	14,3	15,5	16,9	18,1	20,0	12,3	13,3	14,3	15,5	16,8	18,3	19,9
03:04	12,2	13,4	14,3	15,5	16,8	18,1	20,0	12,3	13,2	14,3	15,5	16,8	18,2	19,9
03:05	12,2	13,3	14,2	15,5	16,8	18,0	20,0	12,2	13,2	14,3	15,5	16,8	18,2	19,9
03:06	12,1	13,3	14,2	15,4	16,8	18,0	20,0	12,2	13,2	14,3	15,4	16,8	18,2	19,8
03:07	12,1	13,3	14,2	15,4	16,8	18,0	20,0	12,2	13,2	14,2	15,4	16,7	18,2	19,8
03:08	12,1	13,3	14,2	15,4	16,8	18,0	20,0	12,2	13,1	14,2	15,4	16,7	18,2	19,8
03:09	12,1	13,2	14,2	15,4	16,8	18,0	20,0	12,2	13,1	14,2	15,4	16,7	18,2	19,8
03:10	12,1	13,2	14,1	15,4	16,7	18,0	20,0	12,1	13,1	14,2	15,4	16,7	18,2	19,8
03:11	12,0	13,2	14,1	15,3	16,7	18,0	20,0	12,1	13,1	14,2	15,3	16,7	18,2	19,9
04:00	12,0	13,2	14,1	15,3	16,7	18,0	20,0	12,1	13,1	14,1	15,3	16,7	18,2	19,9
04:01	12,0	13,2	14,1	15,3	16,7	18,0	20,0	12,1	13,0	14,1	15,3	16,7	18,2	19,9
04:02	12,0	13,2	14,1	15,3	16,7	18,0	20,1	12,1	13,0	14,1	15,3	16,7	18,2	19,9
04:03	12,0	13,1	14,0	15,3	16,7	18,0	20,1	12,1	13,0	14,1	15,3	16,6	18,2	19,9
04:04	12,0	13,1	14,0	15,3	16,7	18,0	20,1	12,0	13,0	14,1	15,3	16,6	18,2	19,9
04:05	11,9	13,1	14,0	15,3	16,7	18,0	20,1	12,0	13,0	14,1	15,3	16,6	18,2	20,0
04:06	11,9	13,1	14,0	15,3	16,7	18,0	20,2	12,0	13,0	14,0	15,3	16,6	18,2	20,0
04:07	11,9	13,1	14,0	15,2	16,7	18,0	20,2	12,0	13,0	14,0	15,2	16,6	18,2	20,0
04:08	11,9	13,1	14,0	15,2	16,7	18,0	20,3	12,0	12,9	14,0	15,2	16,6	18,2	20,1
04:09	11,9	13,0	14,0	15,2	16,7	18,0	20,3	12,0	12,9	14,0	15,2	16,6	18,2	20,1
04:10	11,9	13,0	13,9	15,2	16,7	18,0	20,3	12,0	12,9	14,0	15,2	16,6	18,3	20,2
04:11	11,9	13,0	13,9	15,2	16,7	18,1	20,4	12,0	12,9	14,0	15,2	16,6	18,3	20,2
05:00	11,9	13,0	13,9	15,2	16,7	18,1	20,5	12,0	12,9	14,0	15,2	16,6	18,3	20,3

Med = Mediana.

Fonte: WHO (2006). Dados reproduzidos com permissão dos autores.

Tabela D.12. Índice de massa corporal (IMC) para meninas de 0 a 13 semanas.

Semanas	Percentil (IMC em kg/m^2)							Escore z (IMC em kg/m^2)						
	0,1º	3º	15º	50º	85º	97º	99,9º	−3	−2	−1	Med	+1	+2	+3
0	10,0	11,2	12,1	13,3	14,7	15,9	17,8	10,1	11,1	12,2	13,3	14,6	16,1	17,7
1	9,4	10,8	11,9	13,2	14,6	15,8	17,5	9,5	10,7	11,9	13,2	14,5	15,9	17,3
2	9,7	11,1	12,1	13,5	14,8	16,0	17,8	9,8	11,0	12,2	13,5	14,8	16,2	17,7
3	10,1	11,5	12,6	14,0	15,4	16,6	18,5	10,2	11,4	12,6	14,0	15,3	16,8	18,3
4	10,5	12,0	13,0	14,4	15,9	17,2	19,1	10,6	11,8	13,1	14,4	15,8	17,4	19,0
5	10,9	12,3	13,4	14,8	16,3	17,6	19,6	11,0	12,2	13,5	14,8	16,3	17,8	19,5
6	11,2	12,6	13,7	15,1	16,7	18,0	20,1	11,3	12,5	13,8	15,1	16,6	18,2	19,9
7	11,4	12,9	14,0	15,4	17,0	18,3	20,4	11,5	12,7	14,0	15,4	16,9	18,5	20,3
8	11,6	13,1	14,2	15,6	17,2	18,6	20,7	11,7	12,9	14,2	15,6	17,2	18,8	20,6
9	11,8	13,2	14,3	15,8	17,4	18,8	21,0	11,9	13,1	14,4	15,8	17,4	19,0	20,8
10	11,9	13,4	14,5	16,0	17,6	19,0	21,2	12,0	13,2	14,6	16,0	17,5	19,2	21,0
11	12,0	13,5	14,6	16,1	17,8	19,2	21,4	12,1	13,4	14,7	16,1	17,7	19,4	21,2
12	12,2	13,6	14,8	16,2	17,9	19,3	21,6	12,3	13,5	14,8	16,2	17,8	19,5	21,4
13	12,3	13,7	14,9	16,4	18,0	19,4	21,7	12,4	13,6	14,9	16,4	17,9	19,7	21,5

Med = Mediana.
Fonte: WHO (2006). Dados reproduzidos com permissão dos autores.

Tabela D.13. Índice de massa corporal (IMC) por idade em anos e meses para meninas de 0 a 2 anos.

Ano: meses	Percentil (IMC em kg/m^2)							Escore z (IMC em kg/m^2)						
	0,1º	3º	15º	50º	85º	97º	99,9º	−3	−2	−1	Med	+1	+2	+3
00:00	10,0	11,2	12,1	13,3	14,7	15,9	17,8	10,1	11,1	12,2	13,3	14,6	16,1	17,7
00:01	10,7	12,1	13,2	14,6	16,1	17,3	19,3	10,8	12,0	13,2	14,6	16,0	17,5	19,1
00:02	11,7	13,2	14,3	15,8	17,4	18,8	20,9	11,8	13,0	14,3	15,8	17,3	19,0	20,7
00:03	12,3	13,7	14,9	16,4	18,0	19,4	21,7	12,4	13,6	14,9	16,4	17,9	19,7	21,5
00:04	12,6	14,0	15,2	16,7	18,3	19,8	22,1	12,7	13,9	15,2	16,7	18,3	20,0	22,0
00:05	12,8	14,2	15,3	16,8	18,5	20,0	22,4	12,9	14,1	15,4	16,8	18,4	20,2	22,2
00:06	12,9	14,3	15,4	16,9	18,6	20,1	22,5	13,0	14,1	15,5	16,9	18,5	20,3	22,3
00:07	12,9	14,3	15,4	16,9	18,6	20,1	22,5	13,0	14,2	15,5	16,9	18,5	20,3	22,3
00:08	12,9	14,3	15,4	16,8	18,5	20,0	22,4	13,0	14,1	15,4	16,8	18,4	20,2	22,2
00:09	12,8	14,2	15,3	16,7	18,4	19,9	22,3	12,9	14,1	15,3	16,7	18,3	20,1	22,1
00:10	12,8	14,1	15,2	16,6	18,2	19,7	22,1	12,9	14,0	15,2	16,6	18,2	19,9	21,9
00:11	12,7	14,0	15,1	16,5	18,1	19,6	22,0	12,8	13,9	15,1	16,5	18,0	19,8	21,8
01:00	12,6	13,9	15,0	16,4	17,9	19,4	21,8	12,7	13,8	15,0	16,4	17,9	19,6	21,6
01:01	12,5	13,8	14,8	16,2	17,8	19,2	21,6	12,6	13,7	14,9	16,2	17,7	19,5	21,4
01:02	12,5	13,7	14,7	16,1	17,7	19,1	21,5	12,6	13,6	14,8	16,1	17,6	19,3	21,3
01:03	12,4	13,7	14,6	16,0	17,5	19,0	21,3	12,5	13,5	14,7	16,0	17,5	19,2	21,1
01:04	12,3	13,6	14,6	15,9	17,4	18,8	21,2	12,4	13,5	14,6	15,9	17,4	19,1	21,0
01:05	12,3	13,5	14,5	15,8	17,3	18,7	21,1	12,4	13,4	14,5	15,8	17,3	18,9	20,9
01:06	12,2	13,4	14,4	15,7	17,2	18,6	21,0	12,3	13,3	14,4	15,7	17,2	18,8	20,8
01:07	12,2	13,4	14,3	15,7	17,2	18,5	20,9	12,3	13,3	14,4	15,7	17,1	18,8	20,7
01:08	12,2	13,3	14,3	15,6	17,1	18,5	20,8	12,2	13,2	14,3	15,6	17,0	18,7	20,6
01:09	12,1	13,3	14,2	15,5	17,0	18,4	20,7	12,2	13,2	14,3	15,5	17,0	18,6	20,5
01:10	12,1	13,3	14,2	15,5	17,0	18,3	20,6	12,2	13,1	14,2	15,5	16,9	18,5	20,4
01:11	12,1	13,2	14,2	15,4	16,9	18,3	20,6	12,2	13,1	14,2	15,4	16,9	18,5	20,4
02:00	12,1	13,2	14,1	15,4	16,9	18,2	20,5	12,1	13,1	14,2	15,4	16,8	18,4	20,3

Med = Mediana.
Fonte: WHO (2006). Dados reproduzidos com permissão dos autores.

Tabela D.14. Índice de massa corporal (IMC) por idade em anos e meses para meninas de 2 a 5 anos.

Ano: meses	Percentil (IMC em kg/m²)							Escore z (IMC em kg/m²)						
	0,1º	3º	15º	50º	85º	97º	99,9º	–3	–2	–1	Med	+1	+2	+3
02:00	12,3	13,5	14,4	15,7	17,2	18,5	20,8	12,4	13,3	14,4	15,7	17,1	18,7	20,6
02:01	12,3	13,4	14,4	15,7	17,1	18,5	20,8	12,4	13,3	14,4	15,7	17,1	18,7	20,6
02:02	12,3	13,4	14,4	15,6	17,1	18,5	20,7	12,3	13,3	14,4	15,6	17,0	18,7	20,6
02:03	12,2	13,4	14,3	15,6	17,1	18,4	20,7	12,3	13,3	14,4	15,6	17,0	18,6	20,5
02:04	12,2	13,4	14,3	15,6	17,0	18,4	20,7	12,3	13,3	14,3	15,6	17,0	18,6	20,5
02:05	12,2	13,4	14,3	15,6	17,0	18,4	20,6	12,3	13,2	14,3	15,6	17,0	18,6	20,4
02:06	12,2	13,3	14,3	15,5	17,0	18,3	20,6	12,3	13,2	14,3	15,5	16,9	18,5	20,4
02:07	12,2	13,3	14,2	15,5	17,0	18,3	20,6	12,2	13,2	14,3	15,5	16,9	18,5	20,4
02:08	12,1	13,3	14,2	15,5	16,9	18,3	20,5	12,2	13,2	14,3	15,5	16,9	18,5	20,4
02:09	12,1	13,3	14,2	15,5	16,9	18,3	20,5	12,2	13,1	14,2	15,5	16,9	18,5	20,3
02:10	12,1	13,2	14,2	15,4	16,9	18,2	20,5	12,2	13,1	14,2	15,4	16,8	18,5	20,3
02:11	12,1	13,2	14,1	15,4	16,9	18,2	20,5	12,1	13,1	14,2	15,4	16,8	18,4	20,3
03:00	12,0	13,2	14,1	15,4	16,9	18,2	20,5	12,1	13,1	14,2	15,4	16,8	18,4	20,3
03:01	12,0	13,2	14,1	15,4	16,8	18,2	20,5	12,1	13,1	14,1	15,4	16,8	18,4	20,3
03:02	12,0	13,2	14,1	15,4	16,8	18,2	20,5	12,1	13,0	14,1	15,4	16,8	18,4	20,3
03:03	12,0	13,1	14,1	15,3	16,8	18,2	20,5	12,0	13,0	14,1	15,3	16,8	18,4	20,3
03:04	11,9	13,1	14,0	15,3	16,8	18,2	20,5	12,0	13,0	14,1	15,3	16,8	18,4	20,3
03:05	11,9	13,1	14,0	15,3	16,8	18,2	20,6	12,0	13,0	14,1	15,3	16,8	18,4	20,4
03:06	11,9	13,1	14,0	15,3	16,8	18,2	20,6	12,0	12,9	14,0	15,3	16,8	18,4	20,4
03:07	11,9	13,0	14,0	15,3	16,8	18,2	20,6	11,9	12,9	14,0	15,3	16,8	18,4	20,4
03:08	11,8	13,0	14,0	15,3	16,8	18,2	20,6	11,9	12,9	14,0	15,3	16,8	18,5	20,4
03:09	11,8	13,0	14,0	15,3	16,8	18,3	20,7	11,9	12,9	14,0	15,3	16,8	18,5	20,5
03:10	11,8	13,0	13,9	15,3	16,8	18,3	20,7	11,9	12,9	14,0	15,3	16,8	18,5	20,5
03:11	11,8	13,0	13,9	15,3	16,8	18,3	20,7	11,8	12,8	14,0	15,3	16,8	18,5	20,5
04:00	11,7	12,9	13,9	15,3	16,8	18,3	20,8	11,8	12,8	14,0	15,3	16,8	18,5	20,6
04:01	11,7	12,9	13,9	15,3	16,8	18,3	20,8	11,8	12,8	13,9	15,3	16,8	18,5	20,6
04:02	11,7	12,9	13,9	15,3	16,8	18,3	20,9	11,8	12,8	13,9	15,3	16,8	18,6	20,7
04:03	11,7	12,9	13,9	15,3	16,8	18,4	20,9	11,8	12,8	13,9	15,3	16,8	18,6	20,7
04:04	11,7	12,9	13,9	15,2	16,9	18,4	21,0	11,7	12,8	13,9	15,2	16,8	18,6	20,7
04:05	11,6	12,9	13,9	15,3	16,9	18,4	21,0	11,7	12,7	13,9	15,3	16,8	18,6	20,8
04:06	11,6	12,9	13,9	15,3	16,9	18,4	21,0	11,7	12,7	13,9	15,3	16,8	18,7	20,8
04:07	11,6	12,9	13,9	15,3	16,9	18,4	21,1	11,7	12,7	13,9	15,3	16,8	18,7	20,9
04:08	11,6	12,8	13,8	15,3	16,9	18,5	21,1	11,7	12,7	13,9	15,3	16,8	18,7	20,9
04:09	11,6	12,8	13,8	15,3	16,9	18,5	21,2	11,7	12,7	13,9	15,3	16,9	18,7	21,0
04:10	11,6	12,8	13,8	15,3	16,9	18,5	21,2	11,7	12,7	13,9	15,3	16,9	18,8	21,0
04:11	11,6	12,8	13,8	15,3	16,9	18,5	21,3	11,6	12,7	13,9	15,3	16,9	18,8	21,0
05:00	11,6	12,8	13,8	15,3	17,0	18,6	21,3	11,6	12,7	13,9	15,3	16,9	18,8	21,1

Med = Mediana.

Fonte: WHO (2006). Dados reproduzidos com permissão dos autores.

Tabela D.15. Peso por idade em anos e meses para meninos de 5 a 10 anos.

Anos: meses	Percentil (peso em kg)							Escore z (peso em kg)						
	0,1º	3º	15º	50º	85º	97º	99,9º	–3	–2	–1	Med	+1	+2	+3
05:01	12,6	14,6	16,2	18,5	21,2	23,8	28,1	12,7	14,4	16,3	18,5	21,1	24,2	27,8
05:02	12,7	14,7	16,4	18,7	21,4	24,0	28,5	12,8	14,5	16,4	18,7	21,3	24,4	28,1
05:03	12,8	14,8	16,5	18,9	21,6	24,3	28,8	13,0	14,6	16,6	18,9	21,5	24,7	28,4
05:04	12,9	15,0	16,7	19,0	21,9	24,5	29,1	13,1	14,8	16,7	19,0	21,7	24,9	28,8
05:05	13,0	15,1	16,8	19,2	22,1	24,8	29,5	13,2	14,9	16,9	19,2	22,0	25,2	29,1
05:06	13,2	15,3	17,0	19,4	22,3	25,1	29,8	13,3	15,0	17,0	19,4	22,2	25,5	29,4
05:07	13,3	15,4	17,1	19,6	22,5	25,3	30,2	13,4	15,2	17,2	19,6	22,4	25,7	29,8
05:08	13,4	15,5	17,3	19,8	22,7	25,6	30,5	13,6	15,3	17,4	19,8	22,6	26,0	30,1
05:09	13,5	15,7	17,4	19,9	23,0	25,8	30,9	13,7	15,4	17,5	19,9	22,8	26,3	30,4
05:10	13,7	15,8	17,6	20,1	23,2	26,1	31,2	13,8	15,6	17,7	20,1	23,1	26,6	30,8
05:11	13,8	16,0	17,7	20,3	23,4	26,4	31,6	13,9	15,7	17,8	20,3	23,3	26,8	31,2
06:00	13,9	16,1	17,9	20,5	23,6	26,7	31,9	14,1	15,9	18,0	20,5	23,5	27,1	31,5
06:01	14,0	16,3	18,1	20,7	23,9	26,9	32,3	14,2	16,0	18,2	20,7	23,7	27,4	31,9
06:02	14,2	16,4	18,2	20,9	24,1	27,2	32,7	14,3	16,2	18,3	20,9	24,0	27,7	32,2
06:03	14,3	16,5	18,4	21,1	24,3	27,5	33,1	14,5	16,3	18,5	21,1	24,2	28,0	32,6
06:04	14,4	16,7	18,6	21,3	24,6	27,8	33,4	14,6	16,5	18,7	21,3	24,4	28,3	33,0
06:05	14,6	16,8	18,7	21,5	24,8	28,1	33,8	14,7	16,6	18,8	21,5	24,7	28,6	33,3
06:06	14,7	17,0	18,9	21,7	25,0	28,3	34,2	14,9	16,8	19,0	21,7	24,9	28,9	33,7
06:07	14,8	17,2	19,1	21,9	25,3	28,6	34,6	15,0	16,9	19,2	21,9	25,2	29,2	34,1
06:08	15,0	17,3	19,2	22,1	25,5	28,9	35,0	15,1	17,1	19,3	22,1	25,4	29,5	34,5
06:09	15,1	17,5	19,4	22,3	25,8	29,2	35,4	15,3	17,2	19,5	22,3	25,6	29,8	34,9
06:10	15,2	17,6	19,6	22,5	26,0	29,5	35,8	15,4	17,4	19,7	22,5	25,9	30,1	35,3
06:11	15,4	17,8	19,8	22,7	26,3	29,8	36,2	15,5	17,5	19,9	22,7	26,1	30,4	35,7
07:00	15,5	17,9	19,9	22,9	26,5	30,1	36,7	15,7	17,7	20,0	22,9	26,4	30,7	36,1
07:01	15,6	18,1	20,1	23,1	26,8	30,4	37,1	15,8	17,8	20,2	23,1	26,6	31,0	36,5
07:02	15,8	18,2	20,3	23,3	27,0	30,7	37,5	15,9	18,0	20,4	23,3	26,9	31,3	36,9
07:03	15,9	18,4	20,5	23,5	27,3	31,1	38,0	16,1	18,1	20,6	23,5	27,1	31,7	37,4
07:04	16,0	18,5	20,6	23,7	27,5	31,4	38,4	16,2	18,3	20,7	23,7	27,4	32,0	37,8
07:05	16,2	18,7	20,8	23,9	27,8	31,7	38,8	16,3	18,4	20,9	23,9	27,7	32,3	38,2
07:06	16,3	18,8	21,0	24,1	28,1	32,0	39,3	16,5	18,6	21,1	24,1	27,9	32,6	38,7
07:07	16,4	19,0	21,2	24,3	28,3	32,3	39,8	16,6	18,7	21,3	24,3	28,2	33,0	39,1
07:08	16,6	19,1	21,3	24,6	28,6	32,7	40,2	16,7	18,9	21,4	24,6	28,4	33,3	39,6
07:09	16,7	19,3	21,5	24,8	28,9	33,0	40,7	16,9	19,0	21,6	24,8	28,7	33,7	40,1
07:10	16,8	19,5	21,8	25,0	29,1	33,3	41,2	17,0	19,2	21,8	25,0	29,0	34,0	40,5
07:11	17,0	19,6	21,9	25,2	29,4	33,7	41,7	17,1	19,3	22,0	25,2	29,2	34,4	41,0
08:00	17,1	19,8	22,0	25,4	29,7	34,0	42,2	17,3	19,5	22,1	25,4	29,5	34,7	41,5
08:01	17,2	19,9	22,2	25,6	30,0	34,4	42,8	17,4	19,6	22,3	25,6	29,8	35,1	42,0
08:02	17,4	20,1	22,4	25,9	30,2	34,7	43,3	17,5	19,8	22,5	25,9	30,1	35,5	42,5
08:03	17,5	20,2	22,6	26,1	30,5	35,1	43,8	17,7	19,9	22,7	26,1	30,3	35,8	43,1
08:04	17,6	20,4	22,7	26,3	30,8	35,5	44,4	17,8	20,1	22,9	26,3	30,6	36,2	43,6
08:05	17,7	20,5	22,9	26,5	31,1	35,8	44,9	17,9	20,2	23,0	26,5	30,9	36,6	44,1
08:06	17,9	20,7	23,1	26,7	31,4	36,2	45,5	18,1	20,4	23,2	26,7	31,2	37,0	44,7
08:07	18,0	20,8	23,3	27,0	31,7	36,6	46,1	18,2	20,5	23,4	27,0	31,5	37,4	45,2

Anos: meses	Percentil (peso em kg)							Escore z (peso em kg)						
	0,1º	3º	15º	50º	85º	97º	99,9º	-3	-2	-1	Med	+1	+2	+3
08:08	18,1	21,0	23,5	27,2	32,0	37,0	46,7	18,3	20,7	23,6	27,2	31,8	37,8	45,8
08:09	18,2	21,1	23,6	27,4	32,3	37,4	47,3	18,4	20,8	23,8	27,4	32,1	38,2	46,4
08:10	18,4	21,3	23,8	27,6	32,6	37,8	47,9	18,6	21,0	23,9	27,6	32,4	38,6	47,0
08:11	18,5	21,4	24,0	27,9	32,9	38,2	48,5	18,7	21,1	24,1	27,9	32,7	39,0	47,6
09:00	18,6	21,6	24,2	28,1	33,2	38,6	49,2	18,8	21,3	24,3	28,1	33,0	39,4	48,2
09:01	18,7	21,8	24,4	28,3	33,5	39,0	49,8	18,9	21,4	24,5	28,3	33,3	39,9	48,8
09:02	18,9	21,9	24,6	28,6	33,8	39,4	50,5	19,1	21,6	24,7	28,6	33,6	40,3	49,5
09:03	19,0	22,1	24,7	28,8	34,2	39,8	51,2	19,2	21,7	24,9	28,8	33,9	40,7	50,1
09:04	19,1	22,2	24,9	29,1	34,5	40,3	51,8	19,3	21,9	25,1	29,1	34,3	41,2	50,8
09:05	19,3	22,4	25,1	29,3	34,8	40,7	52,5	19,5	22,1	25,3	29,3	34,6	41,7	51,5
09:06	19,4	22,6	25,3	29,6	35,2	41,1	53,2	19,6	22,2	25,5	29,6	34,9	42,1	52,1
09:07	19,5	22,7	25,5	29,8	35,5	41,6	54,0	19,7	22,4	25,7	29,8	35,3	42,6	52,8
09:08	19,7	22,9	25,7	30,1	35,8	42,0	54,7	19,9	22,5	25,9	30,1	35,6	43,1	53,5
09:09	19,8	23,1	25,9	30,4	36,2	42,5	55,4	20,0	22,7	26,1	30,4	36,0	43,5	54,2
09:10	19,9	23,2	26,1	30,6	36,6	43,0	56,2	20,1	22,9	26,3	30,6	36,3	44,0	55,0
09:11	20,1	23,4	26,3	30,9	36,9	43,5	56,9	20,3	23,0	26,5	30,9	36,7	44,5	55,7
10:00	20,2	23,6	26,6	31,2	37,3	43,9	57,7	20,4	23,2	26,7	31,2	37,0	45,0	56,4

Med = Mediana.

Fonte: WHO (2007). Dados reproduzidos com permissão dos autores.

Tabela D.16. Peso por idade em anos e meses para meninas de 5 a 10 anos.

Anos: meses	Percentil (peso em kg)							Escore z (peso em kg)						
	0,1º	3º	15º	50º	85º	97º	99,9º	-3	-2	-1	Med	+1	+2	+3
05:01	12,2	14,2	15,8	18,3	21,3	24,3	29,9	12,4	14,0	15,9	18,3	21,2	24,8	29,5
05:02	12,3	14,3	16,0	18,4	21,5	24,6	30,3	12,5	14,1	16,0	18,4	21,4	25,1	29,8
05:03	12,4	14,4	16,1	18,6	21,7	24,9	30,7	12,6	14,2	16,2	18,6	21,6	25,4	30,2
05:04	12,5	14,5	16,3	18,8	21,9	25,1	31,0	12,7	14,3	16,3	18,8	21,8	25,6	30,5
05:05	12,6	14,7	16,4	19,0	22,2	25,4	31,4	12,8	14,4	16,5	19,0	22,0	25,9	30,9
05:06	12,7	14,8	16,5	19,1	22,4	25,7	31,8	12,9	14,6	16,6	19,1	22,2	26,2	31,3
05:07	12,8	14,9	16,7	19,3	22,6	25,9	32,2	13,0	14,7	16,8	19,3	22,5	26,5	31,6
05:08	12,9	15,0	16,8	19,5	22,8	26,2	32,5	13,1	14,8	16,9	19,5	22,7	26,7	32,0
05:09	13,0	15,2	17,0	19,6	23,0	26,5	32,9	13,2	14,9	17,0	19,6	22,9	27,0	32,3
05:10	13,1	15,3	17,1	19,8	23,2	26,7	33,3	13,3	15,0	17,2	19,8	23,1	27,3	32,7
05:11	13,2	15,4	17,2	0,0	23,5	27,0	33,7	13,4	15,2	17,3	20,0	23,3	27,6	33,1
06:00	13,3	15,5	17,4	20,2	23,7	27,3	34,0	13,5	15,3	17,5	20,2	23,5	27,8	33,4
06:01	13,4	15,6	17,5	20,3	23,9	27,5	34,4	13,6	15,4	17,6	20,3	23,8	28,1	33,8
06:02	13,5	15,8	17,7	20,5	24,1	27,8	34,8	13,7	15,5	17,8	20,5	24,0	28,4	34,2
06:03	13,6	15,9	17,8	20,7	24,3	28,1	35,2	13,8	15,6	17,9	20,7	24,2	28,7	34,6
06:04	13,7	16,0	17,9	20,9	24,6	28,4	35,6	13,9	15,8	18,0	20,9	24,4	29,0	35,0
06:05	13,8	16,1	18,1	21,0	24,8	28,7	36,0	14,0	15,9	18,2	21,0	24,6	29,3	35,4
06:06	13,9	16,3	18,2	21,2	25,0	28,9	36,4	14,1	16,0	18,3	21,2	24,9	29,6	35,8
06:07	14,0	16,4	18,4	21,4	25,3	29,2	36,8	14,2	16,1	18,5	21,4	25,1	29,9	36,2

(*Continua*)

Tabela D.16. Peso por idade em anos e meses para meninas de 5 a 10 anos. (*Continuação*).

Anos: meses	Percentil (peso em kg)							Escore z (peso em kg)						
	0,1º	3º	15º	50º	85º	97º	99,9º	−3	−2	−1	Med	+1	+2	+3
06:08	14,1	16,5	18,5	21,6	25,5	29,5	37,2	14,3	16,3	18,6	21,6	25,3	30,2	36,6
06:09	14,3	16,6	18,7	21,8	25,7	29,8	37,7	14,4	16,4	18,8	21,8	25,6	30,5	37,0
06:10	14,4	16,8	18,8	22,0	26,0	30,1	38,1	14,5	16,5	18,9	22,0	25,8	30,8	37,4
06:11	14,5	16,9	19,0	22,2	26,2	30,4	38,6	14,6	16,6	19,1	22,2	26,1	31,1	37,8
07:00	14,6	17,0	19,2	22,4	26,5	30,8	39,0	14,8	16,8	19,3	22,4	26,3	31,4	38,3
07:01	14,7	17,2	19,3	22,6	26,7	31,1	39,5	14,9	16,9	19,4	22,6	26,6	31,8	38,7
07:02	14,8	17,3	19,5	22,8	27,0	31,4	39,9	15,0	17,1	19,6	22,8	26,8	32,1	39,2
07:03	14,9	17,5	19,7	23,0	27,3	31,7	40,4	15,1	17,2	19,8	23,0	27,1	32,5	39,6
07:04	15,1	17,6	19,8	23,2	27,5	32,1	40,9	15,2	17,3	19,9	23,2	27,4	32,8	40,1
07:05	15,2	17,8	20,0	23,4	27,8	32,4	41,4	15,4	17,5	20,1	23,4	27,6	33,1	40,6
07:06	15,3	17,9	20,2	23,6	28,1	32,8	41,9	15,5	17,6	20,3	23,6	27,9	33,5	41,1
07:07	15,4	18,1	20,4	23,9	28,4	33,1	42,4	15,6	17,8	20,5	23,9	28,2	33,9	41,5
07:08	15,6	18,2	20,6	24,1	28,7	33,5	42,9	15,7	17,9	20,7	24,1	28,5	34,2	420,
07:09	15,7	18,4	20,7	24,3	28,9	33,8	43,4	15,9	18,1	20,9	24,3	28,8	34,6	42,6
07:10	15,8	18,6	20,9	24,5	29,2	34,2	43,9	16,0	18,3	21,0	24,5	29,1	35,0	43,1
07:11	16,0	18,7	21,1	24,8	29,5	34,6	44,5	16,2	18,4	21,2	24,8	29,4	35,4	43,6
08:00	16,1	18,9	21,3	25,0	29,8	34,9	45,0	16,3	18,6	21,4	25,0	29,7	35,8	44,1
08:01	16,2	19,1	21,5	25,3	30,2	35,3	45,6	16,4	18,8	21,6	25,3	30,0	36,2	44,7
08:02	16,4	19,2	21,7	25,5	30,5	35,7	46,2	16,6	18,9	21,8	25,5	30,3	36,6	45,2
08:03	16,5	19,4	21,9	25,8	30,8	36,1	46,7	16,7	19,1	22,0	25,8	30,6	37,0	45,8
08:04	16,7	19,6	22,1	26,0	31,1	36,5	47,3	16,9	19,3	22,3	26,0	30,9	37,4	46,3
08:05	16,8	19,8	22,3	26,3	31,4	36,9	47,9	17,0	19,5	22,5	26,3	31,2	37,8	46,9
08:06	17,0	20,0	22,6	26,6	31,8	37,4	48,5	17,2	19,6	22,7	26,6	31,6	38,3	47,5
08:07	17,1	20,1	22,8	26,8	32,1	37,8	49,1	17,3	19,8	22,9	26,8	31,9	38,7	48,1
08:08	17,3	20,3	23,0	27,1	32,5	38,2	49,7	17,5	20,0	23,1	27,1	32,2	39,1	48,7
08:09	17,5	20,5	23,2	27,4	32,8	38,6	50,4	17,7	20,2	23,3	27,4	32,6	39,6	49,3
08:10	17,6	20,7	23,4	27,6	33,2	39,1	51,0	17,8	20,4	23,6	27,6	32,9	40,0	49,9
08:11	17,8	20,9	23,7	27,9	33,5	39,5	51,6	18,0	20,6	23,8	27,9	33,3	40,5	50,5
09:00	17,9	21,1	23,9	28,2	33,9	40,0	52,3	18,1	20,8	24,0	28,2	33,6	41,0	51,1
09:01	18,1	21,3	24,1	28,5	34,2	40,4	52,9	18,3	21,0	24,3	28,5	34,0	41,4	51,8
09:02	18,3	21,5	24,4	28,8	34,6	40,9	53,6	18,5	21,2	24,5	28,8	34,4	41,9	52,4
09:03	18,4	21,7	24,6	29,1	35,0	41,3	54,2	18,7	21,4	24,7	29,1	34,7	42,4	53,1
09:04	18,6	21,9	24,8	29,4	35,3	41,8	54,9	18,8	21,6	25,0	29,4	35,1	42,9	53,7
09:05	18,8	22,1	25,1	29,7	35,7	42,3	55,6	19,0	21,8	25,2	29,7	35,5	43,3	54,4
09:06	19,0	22,3	25,3	30,0	36,1	42,7	56,3	19,2	22,0	25,5	30,0	35,9	43,8	55,0
09:07	19,1	22,6	25,6	30,3	36,5	43,2	57,0	19,4	22,2	25,7	30,3	36,2	44,3	55,7
09:08	19,3	22,8	25,8	30,6	36,9	43,7	57,7	19,5	22,4	26,0	30,6	36,6	44,8	56,4
09:09	19,5	23,0	26,1	30,9	37,3	44,2	58,4	19,7	22,6	26,2	30,9	37,0	45,3	57,1
09:10	19,7	23,2	26,3	31,2	37,7	44,7	59,1	19,9	22,8	26,5	31,2	37,4	45,8	57,8
09:11	19,9	23,4	26,6	31,5	38,1	45,2	59,8	20,1	23,0	26,8	31,5	37,8	46,4	58,5
10:00	20,0	23,7	26,9	31,9	38,5	45,7	60,5	20,3	23,3	27,0	31,9	38,2	46,9	59,2

Med = Mediana.

Fonte: WHO (2007). Dados reproduzidos com permissão dos autores.

Tabela D.17. Índice de massa corporal (IMC) por idade, em anos e meses para meninos de 5 a 19 anos.

Anos: meses	Percentil (IMC em kg/m²)							Escore z (IMC em kg/m²)						
	0,1º	3º	15º	50º	85º	97º	99,9º	−3	−2	−1	Med	+1	+2	+3
05:01	12,0	13,1	14,0	15,3	16,7	18,1	20,4	12,1	13,0	14,1	15,3	16,6	18,3	20,2
05:02	12,0	13,1	14,0	15,3	16,7	18,1	20,4	12,1	13,0	14,1	15,3	16,6	18,3	20,2
05:03	12,0	13,1	14,0	15,3	16,7	18,1	20,4	12,1	13,0	14,1	15,3	16,7	18,3	20,2
05:04	12,0	13,1	14,0	15,3	16,7	18,1	20,5	12,1	13,0	14,1	15,3	16,7	18,3	20,3
05:05	12,0	13,1	14,0	15,3	16,7	18,1	20,5	12,1	13,0	14,1	15,3	16,7	18,3	20,3
05:06	12,0	13,1	14,0	15,3	16,7	18,1	20,6	12,1	13,0	14,1	15,3	16,7	18,4	20,4
05:07	12,0	13,1	14,0	15,3	16,7	18,2	20,6	12,1	13,0	14,1	15,3	16,7	18,4	20,4
05:08	12,0	13,1	14,0	15,3	16,8	18,2	20,7	12,1	13,0	14,1	15,3	16,7	18,4	20,5
05:09	12,0	13,1	14,0	15,3	16,8	18,2	20,7	12,1	13,0	14,1	15,3	16,7	18,4	20,5
05:10	12,1	13,1	14,0	15,3	16,8	18,2	20,8	12,1	13,0	14,1	15,3	16,7	18,5	20,6
05:11	12,1	13,2	14,0	15,3	16,8	18,3	20,8	12,1	13,0	14,1	15,3	16,7	18,5	20,6
06:00	12,1	13,2	14,0	15,3	16,8	18,3	20,9	12,1	13,0	14,1	15,3	16,8	18,5	20,7
06:01	12,1	13,2	14,0	15,3	16,8	18,3	21,0	12,1	13,0	14,1	15,3	16,8	18,6	20,8
06:02	12,1	13,2	14,1	15,3	16,9	18,4	21,0	12,2	13,1	14,1	15,3	16,8	18,6	20,8
06:03	12,1	13,2	14,1	15,3	16,9	18,4	21,1	12,2	13,1	14,1	15,3	16,8	18,6	20,9
06:04	12,1	13,2	14,1	15,4	16,9	18,4	21,2	12,2	13,1	14,1	15,4	16,8	18,7	21,0
06:05	12,1	13,2	14,1	15,4	16,9	18,5	21,3	12,2	13,1	14,1	15,4	16,9	18,7	21,0
06:06	12,1	13,2	14,1	15,4	16,9	18,5	21,3	12,2	13,1	14,1	15,4	16,9	18,7	21,1
06:07	12,1	13,2	14,1	15,4	17,0	18,5	21,4	12,2	13,1	14,1	15,4	16,9	18,8	21,2
06:08	12,1	13,2	14,1	15,4	17,0	18,6	21,5	12,2	13,1	14,2	15,4	16,9	18,8	21,3
06:09	12,1	13,2	14,1	15,4	17,0	18,6	21,6	12,2	13,1	14,2	15,4	17,0	18,9	21,3
06:10	12,2	13,2	14,1	15,4	17,1	18,7	21,7	12,2	13,1	14,2	15,4	17,0	18,9	21,4
06:11	12,2	13,3	14,2	15,5	17,1	18,7	21,8	12,2	13,1	14,2	15,5	17,0	19,0	21,5
07:00	12,2	13,3	14,2	15,5	17,1	18,8	21,9	12,3	13,1	14,2	15,5	17,0	19,0	21,6
07:01	12,2	13,3	14,2	15,5	17,1	18,8	21,9	12,3	13,2	14,2	15,5	17,1	19,1	21,7
07:02	12,2	13,3	14,2	15,5	17,2	18,8	22,0	12,3	13,2	14,2	15,5	17,1	19,1	21,8
07:03	12,2	13,3	14,2	15,5	17,2	18,9	22,1	12,3	13,2	14,3	15,5	17,1	19,2	21,9
07:04	12,2	13,3	14,2	15,6	17,2	18,9	22,2	12,3	13,2	14,3	15,6	17,2	19,2	22,0
07:05	12,2	13,3	14,2	15,6	17,3	19,0	22,3	12,3	13,2	14,3	15,6	17,2	19,3	22,0
07:06	12,2	13,3	14,3	15,6	17,3	19,0	22,5	12,3	13,2	14,3	15,6	17,2	19,3	22,1
07:07	12,3	13,4	14,3	15,6	17,3	19,1	22,6	12,3	13,2	14,3	15,6	17,3	19,4	22,2
07:08	12,3	13,4	14,3	15,6	17,4	19,2	22,7	12,3	13,2	14,3	15,6	17,3	19,4	22,4
07:09	12,3	13,4	14,3	15,7	17,4	19,2	22,8	12,4	13,3	14,3	15,7	17,3	19,5	22,5
07:10	12,3	13,4	14,3	15,7	17,4	19,3	22,9	12,4	13,3	14,4	15,7	17,4	19,6	22,6
07:11	12,3	13,4	14,3	15,7	17,5	19,3	23,0	12,4	13,3	14,4	15,7	17,4	19,6	22,7
08:00	12,3	13,4	14,4	15,7	17,5	19,4	23,1	12,4	13,3	14,4	15,7	17,4	19,7	22,8
08:01	12,3	13,4	14,4	15,8	17,5	19,4	23,2	12,4	13,3	14,4	15,8	17,5	19,7	22,9
08:02	12,3	13,5	14,4	15,8	17,6	19,5	23,4	12,4	13,3	14,4	15,8	17,5	19,8	23,0
08:03	12,4	13,5	14,4	15,8	17,6	19,5	23,5	12,4	13,3	14,4	15,8	17,5	19,9	23,1
08:04	12,4	13,5	14,4	15,8	17,7	19,6	23,6	12,4	13,4	14,5	15,8	17,6	19,9	23,3
08:05	12,4	13,5	14,4	15,9	17,7	19,7	23,8	12,5	13,4	14,5	15,9	17,6	20,0	23,4

(*Continua*)

Tabela D.17. Índice de massa corporal (IMC) por idade, em anos e meses para meninos de 5 a 19 anos. (*Continuação*).

Anos: meses	Percentil (IMC em kg/m²)							Escore z (IMC em kg/m²)						
	0,1º	3º	15º	50º	85º	97º	99,9º	-3	-2	-1	Med	+1	+2	+3
08:06	12,4	13,5	14,5	15,9	17,7	19,7	23,9	12,5	13,4	14,5	15,9	17,7	20,1	23,5
08:07	12,4	13,5	14,5	15,9	17,8	19,8	24,0	12,5	13,4	14,5	15,9	17,7	20,1	23,5
08:08	12,4	13,5	14,5	15,9	17,8	19,9	24,2	12,5	13,4	14,5	15,9	17,7	20,2	23,8
08:09	12,4	13,6	14,5	16,0	17,9	19,9	24,3	12,5	13,4	14,6	16,0	17,8	20,3	23,9
08:10	12,5	13,6	14,5	16,0	17,9	20,0	24,4	12,5	13,5	14,6	16,0	17,8	20,3	24,0
08:11	12,5	13,6	14,6	16,0	17,9	20,0	24,6	12,5	13,5	14,6	16,0	17,9	20,4	24,2
09:00	12,5	13,6	14,6	16,0	18,0	20,1	24,7	12,6	13,5	14,6	16,0	17,9	20,5	24,3
09:01	12,5	13,6	14,6	16,1	18,0	20,2	24,9	12,6	13,5	14,6	16,1	18,0	20,5	24,4
09:02	12,5	13,7	14,6	16,1	18,1	20,2	25,0	12,6	13,5	14,7	16,1	18,0	20,6	24,6
09:03	12,5	13,7	14,6	16,1	18,1	20,2	25,2	12,6	13,5	14,7	16,1	18,0	20,7	24,7
09:04	12,6	13,7	14,7	16,2	18,2	20,4	25,3	12,6	13,6	14,7	16,2	18,1	20,8	24,9
09:05	12,6	13,7	14,7	16,2	18,2	20,5	25,5	12,6	13,6	14,7	16,2	18,1	20,8	25,0
09:06	12,6	13,7	14,7	16,2	18,3	20,5	25,7	12,7	13,6	14,8	16,2	18,2	20,9	25,1
09:07	12,6	13,8	14,7	16,3	18,3	20,6	25,8	12,7	13,6	14,8	16,3	18,2	21,0	25,3
09:08	12,6	13,8	14,8	16,3	18,4	20,7	26,0	12,7	13,6	14,8	16,3	18,3	21,1	25,5
09:09	12,6	13,8	14,8	16,3	18,4	20,8	26,1	12,7	13,7	14,8	16,3	18,3	21,2	25,6
09:10	12,7	13,8	14,8	16,4	18,5	20,8	26,3	12,7	13,7	14,9	16,4	18,4	21,2	25,8
09:11	12,7	13,8	14,8	16,4	18,5	20,9	26,5	12,8	13,7	14,9	16,4	18,4	21,3	25,9
10:00	12,7	13,9	14,9	16,4	18,6	21,0	26,6	12,8	13,7	14,9	16,4	18,5	21,4	26,1
10:01	12,7	13,9	14,9	16,5	18,6	21,1	26,8	12,8	13,8	15,0	16,5	18,5	21,5	26,2
10:02	12,7	13,9	14,9	16,5	18,7	21,1	27,0	12,8	13,8	15,0	16,5	18,6	21,6	26,4
10:03	12,8	13,9	15,0	16,6	18,7	21,2	27,2	12,8	13,8	15,0	16,6	18,6	21,7	26,6
10:04	12,8	14,0	15,0	16,6	18,8	21,3	27,3	12,9	13,8	15,0	16,6	18,7	21,7	26,7
10:05	12,8	14,0	15,0	16,6	18,8	21,4	27,5	12,9	13,9	15,1	16,6	18,8	21,8	26,9
10:06	12,8	14,0	15,1	16,7	18,9	21,5	27,7	12,9	13,9	15,1	16,7	18,8	21,9	27,0
10:07	12,8	14,0	15,1	16,7	19,0	21,6	27,9	12,9	13,9	15,1	16,7	18,9	22,0	27,2
10:08	12,9	14,1	15,1	16,8	19,0	21,6	28,0	13,0	13,9	15,2	16,8	18,9	22,1	27,4
10:09	12,9	14,1	15,2	16,8	19,1	21,7	28,2	13,0	14,0	15,2	16,8	19,0	22,2	27,5
10:10	12,9	14,1	15,2	16,9	19,1	21,8	28,4	13,0	14,0	15,2	16,9	19,0	22,3	27,7
10:11	12,9	14,2	15,2	16,9	19,2	21,9	28,6	13,0	14,0	15,3	16,9	19,1	22,4	27,9
11:00	13,0	14,2	15,3	16,9	19,3	22,0	28,7	13,1	14,1	15,3	16,9	19,2	22,5	28,0
11:01	13,0	14,2	15,3	17,0	19,3	22,1	28,9	13,1	14,1	15,3	17,0	19,2	22,5	28,2
11:02	13,0	14,3	15,3	17,0	19,4	22,2	29,1	13,1	14,1	15,4	17,0	19,3	22,6	28,4
11:03	13,0	14,3	15,4	17,1	19,4	22,2	29,3	13,1	14,1	15,4	17,1	19,3	22,7	28,5
11:04	13,1	14,3	15,4	17,1	19,5	22,3	29,4	13,2	14,2	15,5	17,1	19,4	22,8	28,7
11:05	13,1	14,4	15,4	17,2	19,6	22,4	29,6	13,2	14,2	15,5	17,2	19,5	22,9	28,8
11:06	13,1	14,4	15,5	17,2	19,6	22,5	29,8	13,2	14,2	15,5	17,2	19,5	23,0	29,0
11:07	13,2	14,4	15,5	17,3	19,7	22,6	30,0	13,2	14,3	15,6	17,3	19,6	23,1	29,2
11:08	13,2	14,5	15,6	17,3	19,8	22,7	30,1	13,3	14,3	15,6	17,3	19,7	23,2	29,3
11:09	13,2	14,5	15,6	17,4	19,8	22,8	30,3	13,3	14,3	15,7	17,4	19,7	23,3	29,5
11:10	13,2	14,5	15,6	17,4	19,9	22,9	30,5	13,3	14,4	15,7	17,4	19,8	23,4	29,6
11:11	13,3	14,6	15,7	17,5	20,0	23,0	30,6	13,4	14,4	15,7	17,5	19,9	23,5	29,8
12:00	13,3	14,6	15,7	17,5	20,1	23,1	30,8	13,4	14,5	15,8	17,5	19,9	23,6	30,0

Anos: meses	Percentil (IMC em kg/m²)							Escore z (IMC em kg/m²)						
	0,1º	3º	15º	50º	85º	97º	99,9º	−3	−2	−1	Med	+1	+2	+3
12:01	13,3	14,6	15,8	17,6	20,1	23,1	31,0	13,4	14,5	15,8	17,6	20,0	23,7	30,1
12:02	13,4	14,7	15,8	17,6	20,2	23,2	31,1	13,5	14,5	15,9	17,6	20,1	23,8	30,3
12:03	13,4	14,7	15,9	17,7	20,3	23,3	31,3	13,5	14,6	15,9	17,7	20,2	23,9	30,4
12:04	13,4	14,8	15,9	17,8	20,3	23,4	31,4	13,5	14,6	16,0	17,8	20,2	24,0	30,6
12:05	13,5	14,8	16,0	17,8	20,4	23,5	31,6	13,6	14,6	16,0	17,8	20,3	24,1	30,7
12:06	13,5	14,8	16,0	17,9	20,5	23,6	31,7	13,6	14,7	16,1	17,9	20,4	24,2	30,9
12:07	13,5	14,9	16,1	17,9	20,6	23,7	31,9	13,6	14,7	16,1	17,9	20,4	24,3	31,0
12:08	13,6	14,9	16,1	18,0	20,6	23,8	32,0	13,7	14,8	16,2	18,0	2,5	24,4	31,1
12:09	13,6	15,0	16,2	18,0	20,7	23,9	32,2	13,7	14,8	16,2	18,0	20,6	24,5	31,3
12:10	13,6	15,0	16,2	18,1	20,8	24,0	32,3	13,7	14,8	16,3	18,1	20,7	24,6	31,4
12:11	13,7	15,0	16,3	18,2	20,9	24,1	32,5	13,8	14,9	16,3	18,2	20,8	24,7	31,6
13:00	13,7	15,1	16,3	18,2	20,9	24,2	32,6	13,8	14,9	16,4	18,2	20,8	24,8	31,7
13:01	13,7	15,1	16,4	18,3	21,0	24,3	32,7	13,8	15,0	16,4	18,3	20,9	24,9	31,8
13:02	13,8	15,2	16,4	18,4	21,1	24,4	32,9	13,9	15,0	16,5	18,4	21,0	25,0	31,9
13:03	13,8	15,2	16,5	18,4	21,2	24,5	33,0	13,9	15,1	16,5	18,4	21,1	25,1	32,1
13:04	13,9	15,3	16,5	18,5	21,3	24,6	33,1	14,0	15,1	16,6	18,5	21,1	25,2	32,2
13:05	13,9	15,3	16,5	18,6	21,3	24,7	33,2	14,0	15,2	16,6	18,6	21,2	25,2	32,3
13:06	13,9	15,4	16,6	18,6	21,4	24,8	33,4	14,0	15,2	16,7	18,6	21,3	25,3	32,4
13:07	14,0	15,4	16,7	18,7	21,5	24,9	33,5	14,1	15,2	16,7	18,7	21,4	25,4	32,6
13:08	14,0	15,5	16,7	18,7	21,6	24,9	33,6	14,1	15,3	16,8	18,7	21,5	25,5	32,7
13:09	14,0	15,5	16,8	18,8	21,7	25,0	33,7	14,1	15,3	16,8	18,8	21,5	25,6	32,8
13:10	14,1	15,5	16,8	18,9	21,7	25,1	33,8	14,2	15,4	16,9	18,9	21,6	25,7	32,9
13:11	14,1	15,6	16,9	18,9	21,8	25,2	33,9	14,2	15,4	17,0	18,9	21,7	25,8	33,0
14:00	14,2	15,6	16,9	19,0	21,9	25,3	34,0	14,3	15,5	17,0	19,0	21,8	25,9	33,1
14:01	14,2	15,7	17,0	19,1	22,0	25,4	34,1	14,3	15,5	17,1	19,1	21,8	26,0	33,2
14:02	14,2	15,7	17,0	19,1	22,0	25,5	34,2	14,3	15,6	17,1	19,1	21,9	26,1	33,3
14:03	14,3	15,8	17,1	19,2	22,1	25,6	34,3	14,4	15,6	17,2	19,0	22,0	26,2	33,4
14:04	14,3	15,8	17,2	19,3	22,2	25,7	34,4	14,4	15,7	17,2	19,3	22,1	26,3	33,5
14:05	14,4	15,9	17,2	19,3	22,3	25,8	34,5	14,5	15,7	17,3	19,3	22,2	26,4	33,5
14:06	14,4	15,9	17,3	19,4	22,4	25,8	34,5	14,5	15,7	17,3	19,4	22,2	26,5	33,6
14:07	14,4	16,0	17,3	19,5	22,4	25,9	34,6	14,5	15,8	17,4	19,5	22,3	26,5	33,7
14:08	14,5	16,0	17,4	19,5	22,5	26,0	34,7	14,6	15,8	17,4	19,5	22,4	26,6	33,8
14:09	14,5	16,1	17,4	19,6	22,6	26,1	34,8	14,6	15,9	17,5	19,6	22,5	26,7	33,9
14:10	14,5	16,1	17,5	19,6	22,7	26,2	34,8	14,6	15,9	17,5	19,6	22,5	26,8	33,9
14:11	14,6	16,1	17,5	19,7	22,7	26,3	34,9	14,7	16,0	17,6	19,7	22,6	26,9	34,0
15:00	14,6	16,2	17,6	19,8	22,8	26,4	35,0	14,7	16,0	17,6	19,8	22,7	27,0	34,1
15:01	14,6	16,2	17,6	19,8	22,9	26,4	35,0	14,7	16,1	17,7	19,8	22,8	27,1	34,1
15:02	14,7	16,3	17,7	19,9	23,0	26,5	35,1	14,8	16,1	17,8	19,9	22,8	27,1	34,2
15:03	14,7	16,3	17,7	20,0	23,0	26,6	35,2	14,8	16,1	17,8	20,0	22,9	27,2	34,3
15:04	14,7	16,4	17,8	20,0	23,1	26,7	35,2	14,8	16,2	17,9	20,0	23,0	27,3	34,3
15:05	14,8	16,4	17,8	20,1	23,2	26,7	35,3	14,9	16,2	17,9	20,1	23,0	27,4	34,4
15:06	14,8	16,4	17,9	20,1	23,2	26,8	35,3	14,9	16,3	18,0	20,1	23,1	27,4	34,5
15:07	14,8	16,5	17,9	20,2	23,3	26,9	35,4	15,0	16,3	18,0	20,2	23,2	27,5	34,5

(*Continua*)

Tabela D.17. Índice de massa corporal (IMC) por idade, em anos e meses para meninos de 5 a 19 anos. (*Continuação*).

Anos: meses	Percentil (IMC em kg/m²)							Escore z (IMC em kg/m²)						
	0,1º	3º	15º	50º	85º	97º	99,9º	-3	-2	-1	Med	+1	+2	+3
15:08	14,9	16,5	18,0	20,3	23,4	27,0	35,4	15,0	16,3	18,1	20,3	23,3	27,6	34,6
15:09	14,9	16,6	18,0	20,3	23,5	27,0	35,5	15,0	16,4	18,1	20,3	23,3	27,7	34,6
15:10	14,9	16,6	18,1	20,4	23,5	27,1	35,5	15,0	16,4	18,2	20,4	23,4	27,7	34,7
15:11	15,0	16,7	18,1	20,4	23,6	27,2	35,5	15,1	16,5	18,2	20,4	23,5	27,8	34,7
16:00	15,0	16,7	18,2	20,5	23,7	27,3	35,6	15,1	16,5	18,2	20,5	23,5	27,9	34,8
16:01	15,0	16,7	18,2	20,6	23,7	27,3	35,6	15,1	16,5	18,3	20,6	23,6	27,9	34,8
16:02	15,1	16,8	18,3	20,6	23,8	27,4	35,7	15,2	16,6	18,3	20,6	23,7	28,0	34,8
16:03	15,1	16,8	18,3	20,7	23,9	27,5	35,7	15,2	16,6	18,4	20,7	23,7	28,1	34,9
16:04	15,1	16,8	18,4	20,7	23,9	27,5	35,7	15,2	16,7	18,4	20,7	23,8	28,1	34,9
16:05	15,1	16,9	18,4	20,8	24,0	27,6	35,8	15,3	16,7	18,5	20,8	23,8	28,2	35,0
16:06	15,2	16,9	18,5	20,8	24,0	27,7	35,8	15,3	16,7	18,5	20,8	23,9	28,3	35,0
16:07	15,2	17,0	18,5	20,9	24,1	27,7	35,8	15,3	16,8	18,6	20,9	24,0	28,3	35,0
16:08	15,2	17,0	18,5	20,9	24,2	27,8	35,8	15,3	16,8	18,6	20,9	24,0	28,4	35,1
16:09	15,2	17,0	18,6	21,0	24,2	27,8	35,9	15,4	16,8	18,7	21,0	24,1	28,5	35,1
16:10	15,3	17,1	18,6	21,0	24,3	27,9	35,9	15,4	16,9	18,7	21,0	24,2	28,5	35,1
16:11	15,3	17,1	18,7	21,1	24,3	28,0	35,9	15,4	16,9	18,7	21,1	24,2	28,6	35,2
17:00	15,3	17,1	18,7	21,1	24,4	28,0	35,9	15,4	16,9	18,8	21,1	24,3	28,6	35,2
17:01	15,3	17,2	18,7	21,2	24,5	28,1	36,0	15,5	17,0	18,8	21,2	24,3	28,7	35,2
17:02	15,4	17,2	18,8	21,2	24,5	28,1	36,0	15,5	17,0	18,9	21,2	24,4	28,7	35,2
17:03	15,4	17,2	18,8	21,3	24,6	28,2	36,0	15,5	17,0	18,9	21,3	24,4	28,8	35,3
17:04	15,4	17,3	18,9	21,3	24,6	28,2	36,0	15,5	17,1	18,9	21,3	24,5	28,9	35,3
17:05	15,4	17,3	18,9	21,4	24,7	28,3	36,0	15,6	17,1	19,0	21,4	24,5	28,9	35,3
17:06	15,5	17,3	18,9	21,4	24,7	28,4	36,1	15,6	17,1	19,0	21,4	24,6	29,0	35,3
17:07	15,5	17,4	19,0	21,5	24,8	28,4	36,1	15,6	17,1	19,1	21,5	24,7	29,0	35,4
17:08	15,5	17,4	19,0	21,5	24,8	28,5	36,1	15,6	17,2	19,1	21,5	24,7	29,1	35,4
17:09	15,5	17,4	19,1	21,6	24,9	28,5	36,1	15,6	17,2	19,1	21,6	24,8	29,1	35,4
17:10	15,5	17,4	19,1	21,6	24,9	28,5	36,1	15,7	17,2	19,2	21,6	24,8	29,2	35,4
17:11	15,5	17,5	19,1	21,7	25,0	28,6	36,1	15,7	17,3	19,2	21,7	24,9	29,2	35,4
18:00	15,6	17,5	19,2	21,7	25,0	28,6	36,1	15,7	17,3	19,2	21,7	24,9	29,2	35,4
18:01	15,6	17,5	19,2	21,8	25,1	28,7	36,1	15,7	17,3	19,3	21,8	25,0	29,3	35,4
18:02	15,6	17,5	19,2	21,8	25,1	28,7	36,1	15,7	17,3	19,3	21,8	25,0	29,3	35,5
18:03	15,6	17,6	19,3	21,8	25,2	28,8	36,1	15,7	17,4	19,3	21,8	25,1	29,4	35,5
18:04	15,6	17,6	19,3	21,9	25,2	28,8	36,1	15,8	17,4	19,4	21,9	25,1	29,4	35,5
18:05	15,6	17,6	19,3	21,9	25,3	28,9	36,1	15,8	17,4	19,4	21,9	25,1	29,5	35,5
18:06	15,7	17,6	19,4	22,0	25,3	28,9	36,2	15,8	17,4	19,4	22,0	25,2	29,5	35,5
18:07	15,7	17,7	19,4	22,0	25,4	29,0	36,2	15,8	17,5	19,5	22,0	25,2	29,5	35,5
18:08	15,7	17,7	19,4	22,0	25,4	29,0	36,2	15,8	17,5	19,5	22,0	25,3	29,6	35,5
18:09	15,7	17,7	19,5	22,1	25,5	29,0	36,2	15,8	17,5	19,5	22,1	25,3	29,6	35,5
18:10	15,7	17,7	19,5	22,1	25,5	29,1	36,1	15,8	17,5	19,6	22,1	25,4	29,6	35,5
18:11	15,7	17,8	19,5	22,2	25,5	29,1	36,1	15,8	17,5	19,6	22,2	25,4	29,7	35,5
19:00	15,7	17,8	19,5	22,2	25,6	29,1	36,1	15,9	17,6	19,6	22,2	25,4	29,7	35,5

Med = Mediana.

Fonte: WHO (2007). Dados reproduzidos com permissão dos autores.

Tabela D.18. Índice de massa corporal (IMC) por idade, em anos e meses para meninas de 5 a 19 anos.

Anos: meses	Percentil (IMC em kg/m²)							Escore z (IMC em kg/m²)						
	0,1º	3º	15º	50º	85º	97º	99,9º	−3	−2	−1	Med	+1	+2	+3
05:01	11,7	12,9	13,8	15,2	16,9	18,6	21,6	11,8	12,7	13,9	15,2	16,9	18,9	21,3
05:02	11,7	12,9	13,8	15,2	16,9	18,6	21,7	11,8	12,7	13,9	15,2	16,9	18,9	21,4
05:03	11,7	12,9	13,8	15,2	17,0	18,7	21,7	11,8	12,7	13,9	15,2	16,9	18,9	21,5
05:04	11,7	12,9	13,8	15,2	17,0	18,7	21,8	11,8	12,7	13,9	15,2	16,9	18,9	21,5
05:05	11,7	12,9	13,8	15,2	17,0	18,7	21,9	11,7	12,7	13,9	15,2	16,9	19,0	21,6
05:06	11,7	12,8	13,8	15,2	17,0	18,7	22,0	11,7	12,7	13,9	15,2	16,9	19,0	21,7
05:07	11,7	12,8	13,8	15,2	17,0	18,8	22,0	11,7	12,7	13,9	15,2	16,9	19,0	21,7
05:08	11,7	12,8	13,8	15,3	17,0	18,8	22,1	11,7	12,7	13,9	15,3	17,0	19,1	21,8
05:09	11,6	12,8	13,8	15,3	17,0	18,8	22,2	11,7	12,7	13,9	15,3	17,0	19,1	21,9
05:10	11,6	12,8	13,8	15,3	17,0	18,9	22,3	11,7	12,7	13,9	15,3	17,0	19,1	22,0
05:11	11,6	12,8	13,8	15,3	17,1	18,9	22,4	11,7	12,7	13,9	15,3	17,0	19,2	22,1
06:00	11,6	12,8	13,8	15,3	17,1	18,9	22,4	11,7	12,7	13,9	15,3	17,0	19,2	22,1
06:01	11,6	12,8	13,8	15,3	17,1	19,0	22,5	11,7	12,7	13,9	15,3	17,0	19,3	22,2
06:02	11,6	12,8	13,8	15,3	17,1	19,0	22,6	11,7	12,7	13,9	15,3	17,0	19,3	22,3
06:03	11,6	12,8	13,8	15,3	17,1	19,0	22,7	11,7	12,7	13,9	15,3	17,1	19,3	22,4
06:04	11,6	12,8	13,8	15,3	17,2	19,1	22,8	11,7	12,7	13,9	15,3	17,1	19,4	22,5
06:05	11,6	12,8	13,8	15,3	17,2	19,1	22,9	11,7	12,7	13,9	15,3	17,1	19,4	22,6
06:06	11,6	12,8	13,8	15,3	17,2	19,2	23,0	11,7	12,7	13,9	15,3	17,1	19,5	22,7
06:07	11,6	12,8	13,8	15,3	17,2	19,2	23,1	11,7	12,7	13,9	15,3	17,2	19,5	22,8
06:08	11,7	12,8	13,8	15,3	17,3	19,3	23,2	11,7	12,7	13,9	15,3	17,2	19,6	22,9
06:09	11,7	12,8	13,9	15,4	17,3	19,3	23,3	11,7	12,7	13,9	15,4	17,2	19,6	23,0
06:10	11,7	12,9	13,9	15,4	17,3	19,3	23,4	11,7	12,7	13,9	15,4	17,2	19,7	23,1
06:11	11,7	12,9	13,9	15,4	17,3	19,4	23,6	11,7	12,7	13,9	15,4	17,3	19,7	23,2
07:00	11,7	12,9	13,9	15,4	17,4	19,4	23,7	11,8	12,7	13,9	15,4	17,3	19,8	23,3
07:01	11,7	12,9	13,9	15,4	17,4	19,5	23,8	11,8	12,7	13,9	15,4	17,3	19,8	23,4
07:02	11,7	12,9	13,9	15,4	17,4	19,6	23,9	11,8	12,8	14,0	15,4	17,4	19,9	23,5
07:03	11,7	12,9	13,9	15,5	17,5	19,6	24,0	11,8	12,8	14,0	15,5	17,4	20,0	23,6
07:04	11,7	12,9	13,9	15,5	17,5	19,7	24,2	11,8	12,8	14,0	15,5	17,4	20,0	23,7
07:05	11,7	12,9	13,9	15,5	17,5	19,7	24,3	11,8	12,8	14,0	15,5	17,5	20,1	23,9
07:06	11,7	12,9	14,0	15,5	17,6	19,8	24,4	11,8	12,8	14,0	15,5	17,5	20,1	24,0
07:07	11,7	12,9	14,0	15,5	17,6	19,8	24,6	11,8	12,8	14,0	15,5	17,5	20,2	24,1
07:08	11,7	13,0	14,0	15,6	17,6	19,9	24,7	11,8	12,8	14,0	15,6	17,6	20,3	24,2
07:09	11,8	13,0	14,0	15,6	17,7	20,0	24,8	11,8	12,8	14,1	15,6	17,6	20,3	24,4
07:10	11,8	13,0	14,0	15,6	17,7	20,0	25,0	11,9	12,9	14,1	15,6	17,6	20,4	24,5
07:11	11,8	13,0	14,0	15,7	17,8	20,1	25,1	11,9	12,9	14,1	15,7	17,7	20,5	24,6
08:00	11,8	13,0	14,1	15,7	17,8	20,2	25,3	11,9	12,9	14,1	15,7	17,7	20,6	24,8
08:01	11,8	13,0	14,1	15,7	17,9	20,2	25,4	11,9	12,9	14,1	15,7	17,8	20,6	24,9
08:02	11,8	13,1	14,1	15,7	17,9	20,3	25,6	11,9	12,9	14,2	15,7	17,8	20,7	25,1
08:03	11,8	13,1	14,1	15,8	18,0	20,4	25,7	11,9	12,9	14,2	15,8	17,9	20,8	25,2
08:04	11,9	13,1	14,2	15,8	18,0	20,4	25,9	11,9	13,0	14,2	15,8	17,9	20,9	25,3
08:05	11,9	13,1	14,2	15,8	18,1	20,5	26,0	12,0	13,0	14,2	15,8	18,0	20,9	25,5
08:06	11,9	13,1	14,2	15,9	18,1	20,6	26,2	12,0	13,0	14,3	15,9	18,0	21,0	25,6

(*Continua*)

Tabela D.18. Índice de massa corporal (IMC) por idade, em anos e meses para meninas de 5 a 19 anos. (*Continuação*).

Anos: meses	Percentil (IMC em kg/m²)							Escore z (IMC em kg/m²)						
	0,1º	3º	15º	50º	85º	97º	99,9º	-3	-2	-1	Med	+1	+2	+3
08:07	11,9	13,2	14,2	15,9	18,2	20,7	26,3	12,0	13,0	14,3	15,9	18,1	21,1	25,8
08:08	11,9	13,2	14,3	15,9	18,2	20,7	26,5	12,0	13,0	14,3	15,9	18,1	21,2	25,9
08:09	12,0	13,2	14,3	16,0	18,3	20,8	26,7	12,0	13,1	14,3	16,0	18,2	21,3	26,1
08:10	12,0	13,2	14,3	16,0	18,3	20,9	26,8	12,1	13,1	14,4	16,0	18,2	21,3	26,2
08:11	12,0	13,3	14,4	16,1	18,4	21,0	27,0	12,1	13,1	14,4	16,1	18,3	21,4	26,4
09:00	12,0	13,3	14,4	16,1	18,4	21,1	27,1	12,1	13,1	14,4	16,1	18,3	21,5	26,5
09:01	12,0	13,3	14,4	16,1	18,5	21,1	27,3	12,1	13,2	14,5	16,1	18,4	21,6	26,7
09:02	12,1	13,3	14,4	16,2	18,5	21,2	27,5	12,1	13,2	14,5	16,2	18,4	21,7	26,8
09:03	12,1	13,4	14,5	16,2	18,6	21,3	27,6	12,2	13,2	14,5	16,2	18,5	21,8	27,0
09:04	12,1	13,4	14,5	16,3	18,7	21,4	27,8	12,2	13,2	14,6	16,3	18,6	21,9	27,2
09:05	12,1	13,4	14,5	16,3	18,7	21,5	28,0	12,2	13,3	14,6	16,3	18,6	21,9	27,3
09:06	12,1	13,4	14,6	16,3	18,8	21,6	28,1	12,2	13,3	14,6	16,3	18,7	22,0	27,5
09:07	12,2	13,5	14,6	16,4	18,8	21,6	28,3	12,3	13,3	14,7	16,4	18,7	22,1	27,6
09:08	12,2	13,5	14,6	16,4	18,9	21,7	28,4	12,3	13,4	14,7	16,4	18,8	22,2	27,8
09:09	12,2	13,5	14,7	16,5	18,9	21,8	28,6	12,3	13,4	14,7	16,5	18,8	22,3	27,9
09:10	12,2	13,6	14,7	16,5	19,0	21,9	28,8	12,3	13,4	14,8	16,5	18,9	22,4	28,1
09:11	12,3	13,6	14,7	16,6	19,1	22,0	28,9	12,4	13,4	14,8	16,6	19,0	22,5	28,2
10:00	12,3	13,6	14,8	16,6	19,1	22,1	29,1	12,4	13,5	14,8	16,6	19,0	22,6	28,4
10:01	12,3	13,6	14,8	16,7	19,2	22,2	29,3	12,4	13,5	14,9	16,7	19,1	22,7	28,5
10:02	12,3	13,7	14,9	16,7	19,3	22,2	29,4	12,4	13,5	14,9	16,7	19,2	22,8	28,7
10:03	12,4	13,7	14,9	16,8	19,3	22,3	29,6	12,5	13,6	15,0	16,8	19,2	22,8	28,8
10:04	12,4	13,7	14,9	16,8	19,4	22,4	29,7	12,5	13,6	15,0	16,8	19,3	22,9	29,0
10:05	12,4	13,8	15,0	16,9	19,5	22,5	29,9	12,5	13,6	15,0	16,9	19,4	23,0	29,1
10:06	12,5	13,8	15,0	16,9	19,5	22,6	30,1	12,5	13,7	15,1	16,9	19,4	23,1	29,3
10:07	12,5	13,9	15,1	17,0	19,6	22,7	30,2	12,6	13,7	15,1	17,0	19,5	23,2	29,4
10:08	12,5	13,9	15,1	17,0	19,7	22,8	30,4	12,6	13,7	15,2	17,0	19,6	23,3	29,6
10:09	12,5	13,9	15,1	17,1	19,8	22,9	30,5	12,6	13,8	15,2	17,1	19,6	23,4	29,7
10:10	12,6	14,0	15,2	17,1	19,8	23,0	30,7	12,7	13,8	15,3	17,1	19,7	23,5	29,9
10:11	12,6	14,0	15,2	17,2	19,9	23,1	30,8	12,7	13,8	15,3	17,2	19,8	23,6	30,0
11:00	12,6	14,0	15,3	17,2	20,0	23,2	31,0	12,7	13,9	15,3	17,2	19,9	23,7	30,2
11:01	12,7	14,1	15,3	17,3	20,0	23,3	31,2	12,8	13,9	15,4	17,3	19,9	23,8	30,3
11:02	12,7	14,1	15,4	17,4	20,1	23,4	31,3	12,8	14,0	15,4	17,4	20,0	23,9	30,5
11:03	12,7	14,0	15,4	17,4	20,2	23,5	31,5	12,8	14,0	15,5	17,4	20,1	24,0	30,6
11:04	12,8	14,2	15,5	17,5	20,3	23,6	31,6	12,9	14,0	15,5	17,5	20,2	24,1	30,8
11:05	12,8	14,2	15,	17,5	20,4	23,7	31,8	12,9	14,1	15,6	17,5	20,2	24,2	30,9
11:06	12,8	14,3	15,6	17,6	20,4	23,8	31,9	12,9	14,1	15,6	17,6	20,3	24,3	31,1
11:07	12,9	14,3	15,6	17,7	20,5	23,9	32,1	13,0	14,2	15,7	17,7	20,4	24,4	31,2
11:08	12,9	14,4	15,7	17,7	20,6	24,0	32,2	13,0	14,2	15,7	17,7	20,5	24,5	31,4
11:09	12,9	14,4	15,7	17,8	20,7	24,1	32,4	13,0	14,3	15,8	17,8	20,6	24,7	31,5
11:10	13,0	14,5	15,8	17,9	20,8	24,2	32,5	13,1	14,3	15,8	17,9	20,6	24,8	31,6
11:11	13,0	14,5	15,8	17,9	20,8	24,3	32,6	13,1	14,3	15,9	17,9	20,7	24,9	31,8
12:00	13,1	14,6	15,9	18,0	20,9	24,4	32,8	13,2	14,4	16,0	18,0	20,8	25,0	31,9

Anos: meses	Percentil (IMC em kg/m²)							Escore z (IMC em kg/m²)						
	0,1º	3º	15º	50º	85º	97º	99,9º	–3	–2	–1	Med	+1	+2	+3
12:01	13,1	14,6	15,9	18,1	21,0	24,5	32,9	13,2	14,4	16,0	18,1	20,9	25,1	32,0
12:02	13,1	14,7	16,0	18,1	21,1	24,6	33,1	13,2	14,5	16,1	18,1	21,0	25,2	32,2
12:03	13,2	14,7	16,1	18,2	21,2	24,7	33,2	13,3	14,5	16,1	18,2	21,1	25,3	32,3
12:04	13,2	14,7	16,1	18,3	21,3	24,8	33,3	13,3	14,6	16,2	18,3	21,1	25,4	32,4
12:05	13,2	14,8	16,2	18,3	21,3	24,9	33,5	13,3	14,6	16,2	18,3	21,2	25,5	32,6
12:06	13,3	14,8	16,2	18,4	21,4	25,0	33,6	13,4	14,7	16,3	18,4	21,3	25,6	32,7
12:07	13,3	14,9	16,3	18,5	21,5	25,1	33,7	13,4	14,7	16,3	18,5	21,4	25,7	32,8
12:08	13,4	14,9	16,3	18,5	21,6	25,2	33,9	13,5	14,8	16,4	18,5	21,5	25,8	33,0
12:09	13,4	15,0	16,4	18,6	21,7	25,3	34,0	13,5	14,8	16,4	18,6	21,6	25,9	33,1
12:10	13,4	15,0	16,4	18,7	21,8	25,4	34,1	13,5	14,8	16,5	18,7	21,6	26,0	33,2
12:11	13,5	15,1	16,5	18,7	21,8	25,5	34,2	13,6	14,9	16,6	18,7	21,7	26,1	33,3
13:00	13,5	15,1	16,5	18,8	21,9	25,6	34,3	13,6	14,9	16,6	18,8	21,8	26,2	33,4
13:01	13,5	15,2	16,6	18,9	22,0	25,7	34,4	13,6	15,0	16,7	18,9	21,9	26,3	33,6
13:02	13,6	15,2	16,7	18,9	22,1	25,8	34,6	13,7	15,0	16,7	18,9	22,0	26,4	33,7
13:03	13,6	15,2	16,7	19,0	22,2	25,9	34,7	13,7	15,1	16,8	19,0	22,0	26,5	33,8
13:04	13,6	15,3	16,8	19,1	22,3	26,0	34,8	13,8	15,1	16,8	19,1	22,1	26,6	33,9
13:05	13,7	15,3	16,8	19,1	22,3	26,1	34,9	13,8	15,2	16,9	19,1	22,2	26,7	34,0
13:06	13,7	15,4	16,9	19,2	22,4	26,1	35,0	13,8	15,2	16,9	19,2	22,3	26,8	34,1
13:07	13,7	15,4	16,9	19,3	22,5	26,2	35,1	13,9	15,2	17,0	19,3	22,4	26,9	34,2
13:08	13,8	15,5	17,0	19,3	22,6	26,3	35,2	13,9	15,3	17,0	19,3	22,4	27,0	34,3
13:09	13,8	15,5	17,0	19,4	22,6	26,4	35,3	13,9	15,3	17,1	19,4	22,5	27,1	34,4
13:10	13,8	15,6	17,1	19,4	22,7	26,5	35,4	14,0	15,4	17,1	19,4	22,6	27,1	34,5
13:11	13,9	15,6	17,1	19,5	22,8	26,6	35,5	14,0	15,4	17,2	19,5	22,7	27,2	34,6
14:00	13,9	15,6	17,2	19,6	22,9	26,7	35,5	14,0	15,4	17,2	19,6	22,7	27,3	34,7
14:01	13,9	15,7	17,2	19,6	22,9	26,8	35,6	14,1	15,5	17,3	19,6	22,8	27,4	34,7
14:02	14,0	15,7	17,3	19,7	23,0	26,8	35,7	14,1	15,5	17,3	19,7	22,9	27,5	34,8
14:03	14,0	15,8	17,3	19,7	23,1	26,9	35,8	14,1	15,6	17,4	19,7	22,9	27,6	34,9
14:04	14,0	15,8	17,4	19,8	23,2	27,0	35,9	14,1	15,6	17,4	19,8	23,0	27,7	35,0
14:05	14,1	15,8	17,4	19,9	23,2	27,1	36,0	14,2	15,6	17,5	19,9	23,1	27,7	35,1
14:06	14,1	15,9	17,4	19,9	23,3	27,1	36,0	14,2	15,7	17,5	19,9	23,1	27,8	35,1
14:07	14,1	15,9	17,5	20,0	23,4	27,2	36,1	14,2	15,7	17,6	20,0	23,2	27,9	35,2
14:08	14,1	15,9	17,5	20,0	23,4	27,3	36,2	14,3	15,7	17,6	20,0	23,3	28,0	35,3
14:09	14,2	16,0	17,6	20,1	23,5	27,4	36,2	14,3	15,8	17,6	20,1	23,3	28,0	35,4
14:10	14,2	16,0	17,6	20,1	23,5	27,4	36,3	14,3	15,8	17,7	20,1	23,4	28,1	35,4
14:11	14,2	16,0	17,6	20,2	23,6	27,5	36,3	14,3	15,8	17,7	20,2	23,5	28,2	35,5
15:00	14,2	16,1	17,7	20,2	23,7	27,6	36,4	14,4	15,9	17,8	20,2	23,5	28,2	35,5
15:01	14,3	16,1	17,7	20,3	23,7	27,6	36,5	14,4	15,9	17,8	20,3	23,6	28,3	35,6
15:02	14,3	16,1	17,8	20,3	23,8	27,7	36,5	14,4	15,9	17,8	20,3	23,6	28,4	35,7
15:03	14,3	16,2	17,8	20,4	23,8	27,7	36,6	14,4	16,0	17,9	20,4	23,7	28,4	35,7
15:04	14,3	16,2	17,8	20,4	23,9	27,8	36,6	14,5	16,0	17,9	20,4	23,7	28,5	35,8
15:05	14,3	6,2	17,9	20,4	23,9	27,9	36,7	14,5	16,0	17,9	20,4	23,8	28,5	35,8
15:06	14,4	16,2	17,9	20,5	24,0	27,9	36,7	14,5	16,0	18,0	20,5	23,8	28,6	35,8

(*Continua*)

Tabela D.18. Índice de massa corporal (IMC) por idade, em anos e meses para meninas de 5 a 19 anos. (*Continuação*).

Anos: meses	Percentil (IMC em kg/m²)							Escore z (IMC em kg/m²)						
	0,1º	3º	15º	50º	85º	97º	99,9º	-3	-2	-1	Med	+1	+2	+3
15:07	14,4	16,3	17,9	20,5	24,0	28,0	36,7	14,5	16,1	18,0	20,5	23,9	28,6	35,9
15:08	14,4	16,3	18,0	20,6	24,1	28,0	36,8	14,5	16,1	18,0	20,6	23,9	28,7	35,9
15:09	14,4	16,3	18,0	20,6	24,1	28,1	36,8	14,5	16,1	18,1	20,6	24,0	28,7	36,0
15:10	14,4	16,3	18,0	20,6	24,2	28,1	36,8	14,6	16,1	18,1	20,6	24,0	28,8	36,0
15:11	14,4	16,4	18,0	20,7	24,2	28,2	36,9	14,6	16,2	18,1	20,7	24,1	28,8	36,0
16:00	14,5	16,4	18,1	20,7	24,2	28,2	36,9	14,6	16,2	18,2	20,7	24,1	28,9	36,1
16:01	14,5	16,4	18,1	20,7	24,3	28,2	36,9	14,6	16,2	18,2	20,7	24,1	28,9	36,1
16:02	14,5	16,4	18,1	20,8	24,3	28,3	36,9	14,6	16,2	18,2	20,8	24,2	29,0	36,1
16:03	14,5	16,4	18,1	20,8	24,4	28,3	37,0	14,6	16,2	18,2	20,8	24,2	29,0	36,1
16:04	14,5	16,5	18,2	20,8	24,4	28,4	37,0	14,6	16,2	18,3	20,8	24,3	29,0	36,2
16:05	14,5	16,5	18,2	20,9	24,4	28,4	37,0	14,6	16,3	18,3	20,9	24,3	29,1	36,2
16:06	14,5	16,5	18,2	20,9	24,5	28,4	37,0	14,7	16,3	18,3	20,9	24,3	29,1	36,2
16:07	14,5	16,5	18,2	20,9	24,5	28,5	37,0	14,7	16,3	18,3	20,9	24,4	29,1	36,2
16:08	14,5	16,5	18,3	20,9	24,5	28,5	37,0	14,7	16,3	18,3	20,9	24,4	29,2	36,2
16:09	14,6	16,5	18,3	21,0	24,6	28,5	37,1	14,7	16,3	18,4	21,0	24,4	29,2	36,3
16:10	14,6	16,6	18,3	21,0	24,6	28,6	37,1	14,7	16,3	18,4	21,0	24,4	29,2	36,3
16:11	14,6	16,6	18,3	21,0	24,6	28,6	37,1	14,7	16,3	18,4	21,0	24,5	29,3	36,3
17:00	14,6	16,6	18,3	21,0	24,7	28,6	37,1	14,7	16,4	18,4	21,0	24,5	29,3	36,3
17:01	14,6	16,6	18,3	21,1	24,7	28,6	37,1	14,7	16,4	18,4	21,1	24,5	29,3	36,3
17:02	14,6	16,6	18,4	21,1	24,7	28,7	37,1	14,7	16,4	18,4	21,1	24,6	29,3	36,3
17:03	14,6	16,6	18,4	21,1	24,7	28,7	37,1	14,7	16,4	18,5	21,1	24,6	29,4	36,3
17:04	14,6	16,6	18,4	21,1	24,8	28,7	37,1	14,7	16,4	18,5	21,1	24,6	29,4	36,3
17:05	14,6	16,6	18,4	21,1	24,8	28,7	37,1	14,7	16,4	18,5	21,1	24,6	29,4	36,3
17:06	14,6	16,6	18,4	21,2	24,8	28,8	37,1	14,7	16,4	18,5	21,2	24,6	29,4	36,3
17:07	14,6	16,7	18,4	21,2	24,8	28,8	37,1	14,7	16,4	18,5	21,2	24,7	29,4	36,3
17:08	14,6	16,7	18,4	21,2	24,8	28,8	37,1	14,7	16,4	18,5	21,2	24,7	29,5	36,3
17:09	14,6	16,7	18,5	21,2	24,9	28,8	37,1	14,7	16,4	18,5	21,2	24,7	29,5	36,3
17:10	14,6	16,7	18,5	21,2	24,9	28,8	37,0	14,7	16,4	18,5	21,2	24,7	29,5	36,3
17:11	14,6	16,7	18,5	21,2	24,9	28,9	37,0	14,7	16,4	18,6	21,2	24,8	29,5	36,3
18:00	14,6	16,7	18,5	21,3	24,9	28,9	37,0	14,7	16,4	18,6	21,3	24,8	29,5	36,3
18:01	14,6	16,7	18,5	21,3	24,9	28,9	37,0	14,7	16,5	18,6	21,3	24,8	29,5	36,3
18:02	14,6	16,7	18,5	21,3	25,0	28,9	37,0	14,7	16,5	18,6	21,3	24,8	29,6	36,3
18:03	14,6	16,7	18,5	21,3	25,0	28,9	37,0	14,7	16,5	18,6	21,3	24,8	29,6	36,3
18:04	14,6	16,7	18,5	21,3	25,0	28,9	37,0	14,7	16,5	18,6	21,3	24,8	29,6	36,3
18:05	14,6	16,7	18,5	21,3	25,0	28,9	37,0	14,7	16,5	18,6	21,3	24,9	29,6	36,4
18:06	14,6	16,7	18,5	21,3	25,0	29,0	37,0	14,7	16,5	18,6	21,3	24,9	29,6	36,4
18:07	14,6	16,7	18,6	21,4	25,0	29,0	37,0	14,7	16,5	18,6	21,4	24,9	29,6	36,4
18:08	14,6	16,7	18,6	21,4	25,1	29,0	36,9	14,7	16,5	18,6	21,4	24,9	29,6	36,4
18:09	14,6	16,7	18,6	21,4	25,1	29,0	36,9	14,7	16,5	18,7	21,4	24,9	29,6	36,4
18:10	14,6	16,7	18,6	21,4	25,1	29,0	36,9	14,7	16,5	18,7	21,4	24,9	29,6	36,4
18:11	14,6	16,7	18,6	21,4	25,1	29,0	36,9	14,7	16,5	18,7	21,4	25,0	29,7	36,4
19:00	14,6	16,7	18,6	21,4	25,1	29,0	36,9	14,7	16,5	18,7	21,4	25,0	29,7	36,4

Med = Mediana.

Fonte: WHO (2007). Dados reproduzidos com permissão dos autores.

Tabela D.19. Estatura por idade, em anos e meses para meninos de 5 a 19 anos.

Anos: meses	Percentil (estatura em cm)							Escore z (estatura em cm)						
	0,1º	3º	15º	50º	85º	97º	99,9º	-3	-2	-1	Med	+1	+2	+3
05:01	96,1	101,6	105,5	110,3	115,0	118,9	124,5	96,5	101,1	105,7	110,3	114,9	119,4	124,0
05:02	96,5	102,1	106,0	110,8	115,6	119,5	125,1	96,9	101,6	106,2	110,8	115,4	120,0	124,7
05:03	97,0	102,6	106,5	111,3	116,2	120,1	125,7	97,4	102,0	106,7	111,3	116,0	120,6	125,3
05:04	97,4	103,1	107,0	111,9	116,7	120,7	126,3	97,8	102,5	107,2	111,9	116,5	121,2	125,9
05:05	97,8	103,5	107,5	112,4	117,3	121,3	127,0	98,2	103,0	107,7	112,4	117,1	121,8	126,5
05:06	98,2	104,0	108,0	112,9	117,8	121,8	127,6	98,7	103,4	108,2	112,9	117,7	12,4	127,1
05:07	98,7	104,4	108,5	113,4	118,4	122,4	128,2	99,1	103,9	108,7	113,4	118,2	123,0	127,8
05:08	99,1	104,9	109,0	113,9	118,9	123,0	128,8	99,5	104,3	109,1	113,9	118,7	123,6	128,4
05:09	99,5	105,4	109,4	114,5	119,5	123,5	129,4	99,9	104,8	109,6	114,5	119,3	124,1	129,0
05:10	99,9	105,8	109,9	115,0	120,0	124,1	130,0	100,4	105,2	110,1	115,0	119,8	124,7	129,6
05:11	100,3	106,2	110,4	115,5	120,5	124,7	130,6	100,8	105,7	110,6	115,5	120,4	125,2	130,1
06:00	100,7	106,7	110,8	116,0	121,1	125,2	131,2	101,2	106,1	111,0	116,0	120,9	125,8	130,7
06:01	101,1	107,1	111,3	116,4	121,6	125,8	131,8	101,6	106,5	111,5	116,4	121,4	126,4	131,3
06:02	101,5	107,6	111,8	116,9	122,1	126,3	132,3	102,0	107,0	111,9	116,9	121,9	126,9	131,9
06:03	101,9	108,0	112,2	117,4	122,6	126,9	132,9	102,4	107,4	112,4	117,4	122,4	127,5	132,5
06:04	102,3	108,4	112,7	117,9	123,1	127,4	133,5	102,8	107,8	112,9	117,9	123,0	128,0	133,0
06:05	102,7	108,8	113,1	118,4	123,6	127,9	134,1	103,2	108,	113,3	118,4	123,5	128,5	133,6
06:06	103,1	109,3	113,6	118,9	124,2	128,5	134,6	103,6	108,7	113,8	118,9	124,0	129,1	134,2
06:07	103,5	109,7	114,0	119,4	124,7	129,0	135,2	103,9	109,1	114,2	119,4	124,5	129,6	134,8
06:08	103,9	110,1	114,5	119,8	125,2	129,5	135,8	10,43	109,5	114,7	119,8	125,0	130,2	135,3
06:09	104,3	110,5	114,9	120,3	125,7	130,1	136,4	104,7	109,9	115,1	120,3	125,5	130,7	135,9
06:10	104,6	111,0	115,4	120,8	126,2	130,6	136,9	105,1	110,3	115,6	120,8	126,0	131,2	136,5
06:11	105,0	111,4	115,8	121,3	126,7	131,1	137,5	105,5	110,8	116,0	121,3	126,5	131,8	137,0
07:00	105,4	111,8	116,3	121,7	127,2	131,7	138,1	105,9	111,2	116,4	121,7	127,0	132,3	137,6
07:01	105,8	112,2	116,7	122,2	127,7	132,2	138,6	106,3	111,6	116,9	122,2	127,5	132,8	138,2
07:02	106,2	112,6	117,1	122,7	128,2	132,7	139,2	106,6	112,0	117,3	122,7	128,0	133,4	138,7
07:03	106,5	113,0	117,6	123,1	128,7	133,3	139,8	107,0	112,4	117,8	123,1	128,5	133,9	139,3
07:04	106,9	113,4	118,0	123,6	129,2	133,8	140,3	107,4	112,8	118,2	123,6	129,0	134,4	139,8
07:05	107,3	113,8	118,4	124,1	129,7	134,3	140,9	107,8	113,2	118,6	124,1	129,5	134,9	140,4
07:06	107,6	114,3	118,9	124,5	130,2	134,8	141,4	108,1	113,6	119,1	124,5	130,	135,5	140,9
07:07	108,0	114,7	119,3	125,0	130,7	135,3	142,0	108,5	114,0	119,5	125,0	130,5	136,0	141,5
07:08	108,4	115,1	119,7	125,5	131,2	135,9	142,5	108,9	114,4	119,9	125,5	131,0	136,5	142,0
07:09	108,7	115,5	120,2	125,9	131,7	136,4	143,1	109,2	114,8	120,4	125,9	131,5	137,0	142,6
07:10	109,1	115,9	120,6	126,4	132,2	136,9	143,6	109,6	115,2	120,8	126,4	132,0	137,5	143,1
07:11	109,5	116,2	121,0	126,8	132,6	137,4	144,2	110,0	115,6	121,2	126,8	132,4	138,1	143,7
08:00	109,8	116,6	121,4	127,3	133,1	137,9	144,7	110,3	116,0	121,6	127,3	132,9	138,6	144,2
08:01	110,2	117,0	121,8	127,7	133,6	138,4	145,3	110,7	116,4	122,0	127,7	133,4	139,1	144,7
08:02	110,5	117,4	122,2	128,2	134,1	138,9	145,8	111,0	116,7	122,5	128,2	133,9	139,6	145,3
08:03	110,9	117,8	122,7	128,6	134,6	139,4	146,3	111,4	117,1	122,9	128,6	134,3	140,1	145,8
08:04	111,2	118,2	123,1	129,0	135,0	139,9	146,9	111,7	117,5	123,3	129,0	134,8	140,6	146,4
08:05	111,6	118,6	123,5	129,5	135,5	140,4	147,4	112,1	117,9	123,7	129,5	135,3	141,1	146,9
08:06	111,9	119,0	123,9	129,9	136,0	140,9	147,9	112,4	118,3	124,1	129,9	135,8	141,6	147,4

(*Continua*)

Tabela D.19. Estatura por idade, em anos e meses para meninos de 5 a 19 anos. (*Continuação*).

Anos: meses	Percentil (estatura em cm)							Escore z (estatura em cm)						
	0,1º	3º	15º	50º	85º	97º	99,9º	-3	-2	-1	Med	+1	+2	+3
08:07	112,3	119,3	124,3	130,4	136,4	141,4	148,5	112,8	118,7	124,5	130,4	136,2	142,1	148,0
08:08	112,6	119,7	124,7	130,8	136,9	141,9	149,0	113,1	119,0	124,9	130,8	136,7	142,6	148,5
08:09	113,0	120,1	125,1	131,3	137,4	142,4	149,5	113,5	19,4	125,3	131,3	137,2	143,1	149,0
08:10	113,3	120,5	125,5	131,7	137,9	142,9	150,1	113,8	119,8	125,7	131,7	137,6	143,6	149,5
08:11	113,6	120,9	125,9	132,1	138,3	143,4	150,6	114,2	120,2	126,1	132,1	138,1	144,1	150,1
09:00	114,0	121,3	126,3	132,6	138,8	143,9	151,1	114,5	120,5	126,6	132,6	138,6	144,6	150,6
09:01	114,3	121,6	126,7	133,0	139,3	144,4	151,7	114,9	120,9	127,0	133,0	139,0	145,1	121,1
09:02	114,7	122,0	127,1	133,4	139,7	144,9	152,2	115,2	121,3	127,4	133,4	139,5	145,6	151,7
09:03	115,0	122,4	127,6	133,9	140,2	145,4	152,7	115,6	121,7	127,8	133,9	140,0	146,1	152,2
09:04	115,4	122,8	128,0	134,3	140,7	145,8	153,3	115,9	122,0	128,2	134,3	140,4	146,6	152,7
09:05	115,7	123,2	128,4	134,7	141,1	146,3	153,8	116,3	122,4	128,6	134,7	140,9	147,1	153,2
09:06	116,0	123,5	128,8	135,2	141,6	146,8	154,3	116,6	122,8	129,0	135,2	141,4	147,6	153,8
09:07	116,4	123,9	129,2	135,6	142,1	147,3	154,8	116,9	123,2	129,4	135,6	141,8	148,1	154,3
09:08	116,7	124,3	129,6	136,1	142,5	147,8	155,4	117,3	123,5	129,8	136,1	142,3	148,6	154,8
09:09	117,1	124,7	130,0	136,5	143,0	148,3	155,9	117,6	123,9	130,2	136,5	142,8	149,1	155,3
09:10	117,4	125,0	130,4	136,9	143,5	148,8	156,4	118,0	124,3	130,6	136,9	143,2	149,5	155,9
09:11	117,7	125,4	130,8	137,3	143,9	149,3	157,0	118,3	124,7	131,0	137,3	143,7	150,0	156,4
10:00	118,1	125,8	131,2	137,8	144,4	149,8	157,5	118,7	125,0	131,4	137,8	144,2	150,5	156,9
10:01	118,4	126,2	131,6	138,2	144,8	150,3	158,0	119,0	125,4	131,8	138,2	144,6	151,0	157,4
10:02	118,8	126,5	132,0	138,6	145,3	150,7	158,5	119,3	125,8	132,2	138,6	145,1	151,5	157,9
10:03	119,1	126,9	132,4	139,1	145,8	151,2	159,1	119,7	126,2	132,6	139,1	145,5	152,0	158,5
10:04	119,5	127,3	132,8	139,5	146,2	151,7	159,6	120,0	126,5	133,0	139,5	146,0	152,5	159,0
10:05	119,8	127,7	133,2	140,0	146,7	152,2	160,1	120,4	126,9	133,4	140,0	146,5	153,0	159,5
10:06	120,1	128,1	133,6	140,4	147,2	152,7	160,6	120,7	127,3	133,8	140,4	146,9	153,5	160,1
10:07	120,5	128,5	134,0	140,8	147,7	153,2	161,2	121,1	127,7	134,3	140,8	147,4	154,0	160,6
10:08	120,9	128,9	134,4	141,3	148,1	153,7	161,7	121,4	128,1	134,7	141,3	147,9	154,5	161,1
10:09	121,2	129,2	134,9	141,7	148,6	154,2	162,3	121,8	128,5	135,1	141,7	148,4	155,0	161,7
10:10	121,6	129,6	135,3	142,2	149,1	154,7	162,8	122,2	128,8	135,5	142,2	148,9	155,5	162,2
10:11	121,9	130,0	135,7	142,7	149,6	155,3	163,4	122,5	129,2	135,9	142,7	149,4	156,1	162,8
11:00	122,3	130,5	136,1	143,1	150,1	155,8	163,9	122,9	129,7	136,4	143,1	149,8	156,6	163,3
11:01	122,7	130,9	136,6	143,6	150,6	156,3	164,5	123,3	130,1	136,8	143,6	150,3	157,1	163,9
11:02	123,1	131,3	137,0	144,1	151,1	156,8	165,0	123,7	130,5	137,3	144,1	150,8	157,6	164,4
11:03	123,5	131,7	137,5	144,5	151,6	157,4	165,6	124,1	130,9	137,7	144,5	151,3	158,2	165,0
11:04	123,8	132,1	137,9	145,0	152,1	157,9	166,2	124,5	131,3	138,2	145,0	151,9	158,7	165,6
11:05	124,2	132,6	138,4	145,5	152,6	158,4	166,8	124,9	131,7	138,6	145,5	152,4	159,3	166,1
11:06	124,6	133,0	138,8	146,0	153,1	159,0	167,3	125,3	132,2	139,1	146,0	152,9	159,8	166,7
11:07	125,0	133,4	139,3	146,5	153,7	159,5	167,9	125,7	132,6	139,6	146,5	153,4	160,4	167,3
11:08	125,5	133,9	139,8	147,0	154,2	160,1	168,5	126,1	133,1	140,0	147,0	154,0	160,9	167,9
11:09	125,9	134,3	140,3	147,5	154,8	160,7	169,1	126,5	133,5	140,5	147,5	154,5	161,5	168,5
11:10	126,3	134,8	140,7	148,0	155,3	161,2	169,7	126,9	134,0	141,0	148,0	155,0	162,1	169,1
11:11	126,7	135,3	141,2	148,5	155,9	161,8	170,4	127,4	134,4	141,5	148,5	155,6	162,7	169,7
12:00	127,2	135,8	141,7	149,1	156,4	162,4	171,0	127,8	134,9	142,0	149,1	156,2	163,3	170,3
12:01	127,6	136,2	142,2	149,6	157,0	163,0	171,6	128,3	135,4	142,5	149,6	156,7	163,9	171,0

Anos: meses	Percentil (estatura em cm)							Escore z (estatura em cm)					
	0,1º	3º	15º	50º	85º	97º	99,9º	−3	−2	−1	Med	+1	+2	+3
12:02	128,1	136,7	142,8	150,2	157,6	163,6	172,2	128,7	135,9	143,0	150,2	157,3	164,5	171,6
12:03	128,6	137,2	143,3	150,7	158,2	164,2	172,9	129,2	136,4	143,6	150,7	157,9	165,1	172,2
12:04	129,0	137,7	143,8	151,3	158,8	164,8	173,5	129,7	136,9	144,1	151,3	158,5	165,7	172,9
12:05	129,5	138,3	144,4	151,9	159,4	165,5	174,2	130,2	137,4	144,6	151,9	159,1	166,3	173,6
12:06	130,0	138,8	144,9	152,4	160,0	166,1	174,9	130,7	137,9	145,2	152,4	159,7	167,0	174,2
12:07	130,5	139,3	145,5	153,0	160,6	166,7	175,6	131,2	138,5	145,7	153,0	160,3	167,6	174,9
12:08	131,0	139,9	146,0	153,6	161,2	167,4	176,2	131,7	139,0	146,3	153,6	160,9	168,3	175,6
12:09	131,5	140,4	146,6	154,2	161,8	168,0	176,9	132,2	139,5	146,9	154,2	161,6	168,9	176,3
12:10	132,0	141,0	147,2	154,8	162,5	168,7	177,6	132,7	140,1	147,5	154,8	162,2	169,6	176,9
12:11	132,6	141,5	147,8	155,4	163,1	169,4	178,3	133,2	140,6	148,0	155,4	162,8	170,2	177,6
13:00	133,1	142,1	148,3	156,0	163,7	170,0	179,0	133,8	141,2	148,6	156,0	163,5	170,9	178,3
13:01	133,6	142,6	148,9	156,7	164,4	170,7	179,7	134,3	141,7	149,2	156,7	164,1	171,6	179,0
13:02	134,2	143,2	149,5	157,3	165,0	171,3	180,4	134,8	142,3	149,8	157,3	164,7	172,2	179,7
13:03	134,7	143,8	150,1	157,9	165,7	172,0	181,1	135,4	142,9	150,4	157,9	165,4	172,9	180,4
13:04	135,2	144,3	150,7	158,5	166,3	172,6	181,8	135,9	143,4	151,0	158,5	166,0	173,5	181,8
13:05	135,8	144,9	151,3	159,1	166,9	173,3	182,4	136,4	144,0	151,5	159,1	166,6	174,2	181,8
13:06	136,3	145,4	151,8	159,7	167,5	173,9	183,1	137,0	144,5	152,1	159,7	167,3	174,8	182,4
13:07	136,8	146,0	152,4	160,3	168,2	174,6	183,8	137,5	145,1	152,7	160,3	167,9	175,5	183,1
13:08	137,3	146,6	153,0	160,9	168,8	175,2	184,4	138,0	145,7	153,3	160,9	168,5	176,1	183,7
13:09	137,9	147,1	153,6	161,5	169,4	175,8	185,1	138,6	146,2	153,8	161,5	169,1	176,7	184,4
13:10	138,4	147,6	154,1	162,1	170,0	176,5	185,7	139,1	146,7	154,4	162,1	169,7	177,4	185,0
13:11	138,9	148,2	154,7	162,6	170,6	177,1	186,3	139,6	147,3	154,9	162,6	170,3	178,0	185,6
14:00	139,4	148,7	155,2	163,2	171,2	177,6	187,0	140,1	147,8	155,5	163,2	170,9	178,6	186,3
14:01	139,9	149,2	155,7	163,7	171,7	178,2	187,5	140,6	148,3	156,0	163,7	171,4	179,1	186,9
14:02	140,4	149,7	156,3	164,3	172,3	178,8	188,1	141,1	148,8	156,5	164,3	172,0	179,7	187,4
14:03	140,9	150,3	156,8	164,8	172,8	179,3	188,7	141,6	149,3	157,1	164,8	172,5	180,3	188,0
14:04	141,4	150,7	157,3	165,3	173,3	179,9	189,3	142,1	149,8	157,6	165,3	173,1	180,8	188,6
14:05	141,8	151,2	157,8	165,8	173,9	180,4	189,8	142,5	150,3	158,1	165,8	173,6	181,3	189,1
14:06	142,3	151,7	158,3	166,3	174,4	180,9	190,3	143,0	150,8	158,5	166,3	174,1	181,8	189,6
14:07	142,7	152,2	158,7	166,8	174,8	181,4	190,8	143,4	151,2	159,0	166,8	174,6	182,3	190,1
14:08	143,2	152,6	159,2	167,2	175,3	181,9	191,3	143,9	151,7	159,5	167,2	175,0	182,8	190,6
14:09	143,6	153,0	159,6	167,7	175,8	182,3	191,8	144,3	152,1	159,9	167,7	175,5	183,3	191,1
14:10	144,0	153,5	160,0	168,1	176,2	182,8	192,2	144,7	152,5	160,3	168,1	175,9	183,7	191,5
14:11	144,4	153,9	160,5	168,5	176,6	183,2	192,7	145,1	152,9	160,7	168,5	176,3	184,1	191,9
15:00	144,8	154,3	160,9	169,0	177,0	183,6	193,1	145,5	153,4	161,2	169,0	176,8	184,6	192,4
15:01	145,2	154,7	161,3	169,4	177,4	184,0	193,5	145,9	153,7	161,5	169,4	177,2	185,0	192,8
15:02	145,6	155,1	161,6	169,7	177,8	184,4	193,9	146,3	154,1	161,9	169,7	177,5	185,4	193,2
15:03	146,0	155,4	162,0	170,1	178,2	184,8	194,2	146,7	154,5	162,3	170,1	177,9	185,7	193,5
15:04	146,3	155,8	162,4	170,5	178,6	185,1	194,6	147,1	154,9	162,7	170,5	178,3	186,1	193,9
15:05	146,7	156,1	162,7	170,8	178,9	185,5	194,9	147,4	155,2	163,0	170,8	178,6	186,4	194,2
15:06	147,0	156,5	163,1	171,1	179,2	185,8	195,3	147,7	155,5	163,3	171,1	178,9	186,8	194,6
15:07	147,4	156,8	163,4	171,5	179,6	186,1	195,6	148,1	155,9	163,7	171,5	179,3	187,1	194,9

(Continua)

Tabela D.19. Estatura por idade, em anos e meses para meninos de 5 a 19 anos. (*Continuação*).

Anos: meses	Percentil (estatura em cm)							Escore z (estatura em cm)						
	0,1º	3º	15º	50º	85º	97º	99,9º	-3	-2	-1	Med	+1	+2	+3
15:08	147,7	157,1	163,7	171,8	179,9	186,4	195,9	148,4	156,2	164,0	171,8	179,6	187,4	195,2
15:09	148,0	157,4	164,0	172,1	180,1	186,7	196,1	148,7	156,5	164,3	172,1	179,9	187,7	195,4
15:10	148,3	157,7	164,3	172,4	180,4	187,0	196,4	149,0	156,8	164,6	172,4	180,1	187,9	195,7
15:11	148,6	158,0	164,6	172,6	180,7	187,3	196,7	149,3	157,1	164,9	172,6	180,4	188,2	196,0
16:00	148,9	158,3	164,8	172,9	181,0	187,5	196,9	149,6	157,4	165,1	172,9	180,7	188,4	196,2
16:01	149,2	158,5	165,1	173,1	181,2	187,7	197,1	149,9	157,6	165,4	173,1	180,9	188,7	96,4
16:02	149,4	158,8	165,3	173,4	181,4	188,0	197,4	150,1	157,9	165,6	173,4	181,1	188,9	196,7
16:03	149,7	159,0	165,6	173,6	181,6	188,2	197,6	150,4	158,1	165,9	173,6	181,4	189,1	196,9
16:04	149,9	159,3	165,8	173,8	181,8	188,4	197,7	150,6	158,4	166,1	173,8	181,6	189,3	197,0
16:05	150,2	159,5	166,0	174,0	182,0	188,6	197,9	150,9	158,6	166,3	174,0	181,8	189,5	197,2
16:06	150,4	159,7	166,2	174,2	182,2	188,7	198,1	151,1	158,8	166,5	174,2	181,9	189,7	197,4
16:07	150,6	159,9	166,4	174,4	182,4	188,9	198,2	151,3	159,0	166,7	174,4	182,1	189,8	197,5
16:08	150,8	160,1	166,6	174,6	182,6	189,0	198,4	151,5	159,2	166,9	174,6	182,3	190,0	197,7
16:09	151,0	160,3	166,8	174,7	182,7	189,2	198,5	151,7	159,4	167,1	174,7	182,4	190,1	197,8
16:10	151,2	160,5	166,9	174,9	182,8	189,3	198,6	151,9	159,6	167,2	174,9	182,6	190,2	197,9
16:11	151,4	160,6	167,1	175,0	183,0	189,4	198,7	152,1	159,7	167,4	175,0	182,7	190,3	198,0
17:00	151,5	160,8	167,2	175,2	183,1	189,5	198,8	152,2	159,9	167,5	175,2	182,8	190,4	198,1
17:01	151,7	160,9	167,4	175,3	183,2	189,6	198,9	152,4	160,0	167,7	175,3	182,9	190,5	198,2
17:02	151,9	161,1	167,5	175,4	183,3	189,7	198,9	152,5	160,2	167,8	175,4	183,0	190,6	198,2
17:03	152,0	161,2	167,6	175,5	183,4	189,8	199,0	152,7	160,3	167,9	175,5	183,1	190,7	198,3
17:04	152,1	161,3	167,7	175,6	183,5	189,9	199,0	152,8	160,4	168,0	175,6	183,2	190,8	198,4
17:05	152,3	161,4	167,8	175,7	183,5	189,9	199,1	153,0	160,5	168,1	175,7	183,3	190,8	198,4
17:06	152,4	161,5	167,9	175,8	183,6	190,0	199,1	153,1	160,6	168,2	175,8	183,3	190,9	198,4
17:07	152,5	161,7	168,0	175,8	183,7	190,0	199,2	153,2	160,8	168,3	175,8	183,4	190,9	198,5
17:08	152,6	161,7	168,1	175,9	183,7	190,1	199,2	153,3	160,9	168,4	175,9	183,4	191,0	198,5
17:09	152,8	161,8	168,2	176,0	173,8	190,1	199,2	153,4	160,9	168,5	176,0	183,5	191,0	198,5
17:10	152,9	161,9	168,3	176,0	183,8	190,1	199,2	153,5	161,0	168,5	176,0	183,5	191,0	198,5
17:11	153,0	162,0	168,3	176,1	183,9	190,2	199,2	153,6	161,1	168,6	176,1	183,6	191,1	198,6
18:00	153,1	162,1	168,4	176,1	183,9	190,2	199,2	153,7	161,2	168,7	176,1	183,6	191,1	198,6
18:01	153,2	162,2	168,5	176,2	183,9	190,2	199,2	153,8	161,3	168,7	176,2	183,6	191,1	198,6
18:02	153,2	162,2	168,5	176,2	183,9	190,2	199,2	153,9	161,4	168,8	176,2	183,7	191,1	198,6
18:03	153,3	162,3	168,6	176,3	184,0	190,2	199,2	154,0	161,4	168,9	176,3	183,7	191,1	198,6
18:04	153,4	162,4	168,6	176,3	184,0	190,3	199,2	154,1	161,5	168,9	176,3	183,7	191,1	198,6
18:05	153,5	162,4	168,7	176,4	184,0	190,3	199,2	154,2	161,6	169,0	176,4	183,8	191,1	198,5
18:06	153,6	162,5	168,7	176,4	184,0	190,3	199,2	154,2	161,6	169,0	176,4	183,8	191,1	198,5
18:07	153,6	162,6	168,8	176,4	184,1	190,3	199,2	154,3	161,7	169,0	17,4	183,8	191,2	198,5
18:08	153,7	162,6	168,8	176,4	184,1	190,3	199,2	154,4	161,7	169,1	176,4	183,8	191,2	198,5
18:09	153,8	162,7	168,9	176,5	184,1	190,3	199,2	154,5	161,8	169,1	176,5	183,8	191,2	198,5
18:10	153,9	162,7	168,9	176,5	184,1	190,3	199,1	154,5	161,8	169,2	176,5	183,8	191,1	198,5
18:11	153,9	162,8	168,9	176,5	184,1	190,3	199,1	154,6	161,9	169,2	176,5	183,8	191,1	198,5
19:00	154,0	162,8	169,0	176,5	184,1	190,3	199,1	154,6	161,9	169,2	176,5	183,8	191,1	198,4

Med = Mediana.

Fonte: WHO (2007). Dados reproduzidos com permissão dos autores.

Tabela D.20. Estatura por idade, em anos e meses para meninas de 5 a 19 anos.

Anos: meses	Percentil (estatura em cm)							Escore z (estatura em cm)						
	0,1º	3º	15º	50º	85º	97º	99,9º	–3	–2	–1	Med	+1	+2	+3
05:01	94,9	100,6	104,7	109,6	114,5	118,6	124,4	95,3	100,1	104,8	109,6	114,4	119,1	123,9
05:02	95,3	101,1	105,1	110,1	115,1	119,2	125,0	95,7	100,5	105,3	110,1	114,9	119,7	124,5
05:03	95,7	101,5	105,6	110,6	115,7	119,7	125,6	96,1	101,0	105,8	110,6	115,5	120,3	125,2
05:04	96,1	102,0	106,1	111,2	116,2	120,3	126,2	96,5	101,4	106,3	111,2	116,0	120,9	125,8
05:05	96,5	102,4	106,6	111,7	116,8	120,9	126,8	97,0	101,9	106,8	111,7	116,6	121,5	126,4
05:06	96,9	102,9	107,1	112,2	117,3	121,5	127,4	97,4	102,3	107,2	112,2	117,1	122,0	127,0
05:07	97,3	103,3	107,5	112,7	117,8	122,0	128,0	97,8	102,7	107,7	112,7	117,6	122,6	127,6
05:08	97,7	103,8	108,0	113,2	118,4	122,6	128,6	98,2	103,2	108,2	113,2	118,2	123,2	128,2
05:09	98,1	104,2	108,5	113,7	118,9	123,1	129,2	98,6	103,6	108,6	113,7	118,7	123,7	128,8
05:10	98,5	104,6	108,9	114,2	119,4	123,7	129,8	99,0	104,0	109,1	114,2	119,2	124,3	129,3
05:11	98,9	105,1	109,4	114,6	119,9	124,2	130,4	99,4	104,5	109,6	114,6	119,7	124,8	129,9
06:00	99,3	105,5	109,8	115,1	120,4	124,8	130,9	99,8	104,9	110,0	115,1	120,2	125,4	130,5
06:01	99,7	105,9	110,3	115,6	120,9	125,3	131,5	100,2	105,3	110,5	115,6	120,8	125,9	131,1
06:02	100,1	106,3	110,7	116,1	121,4	125,8	132,1	100,5	105,7	110,9	116,1	121,3	126,4	131,6
06:03	100,5	106,8	111,2	116,6	122,0	126,4	132,7	100,9	106,1	111,3	116,6	121,8	127,0	132,2
06:04	100,8	107,2	111,6	117,0	122,5	126,9	133,2	101,3	106,6	111,8	117,0	122,3	127,5	132,7
06:05	101,2	107,6	112,0	117,5	123,0	127,4	133,8	101,7	107,0	112,2	117,5	122,8	128,0	133,3
06:06	101,6	108,0	112,5	118,0	123,5	127,9	134,3	102,1	107,4	112,7	118,0	123,3	128,6	133,9
06:07	102,0	108,4	112,9	118,4	124,0	128,5	134,9	102,5	107,8	113,1	118,4	123,8	129,1	134,4
06:08	102,4	108,9	113,4	118,9	124,5	129,0	135,5	102,9	108,2	113,6	118,9	124,3	129,6	135,0
06:09	102,8	109,3	113,8	119,4	125,0	129,5	136,0	103,2	108,6	114,0	119,4	124,8	130,2	135,5
06:10	103,1	109,7	114,3	119,9	125,5	130,0	136,6	103,6	109,0	114,5	119,9	125,3	130,7	136,1
06:11	103,5	110,1	114,7	120,3	126,0	130,6	137,1	104,0	109,5	114,9	120,3	125,8	131,2	136,7
07:00	103,9	110,5	115,1	120,8	126,5	131,1	137,7	104,4	109,9	115,3	120,8	126,3	131,7	137,2
07:01	104,3	110,9	115,6	121,3	127,0	131,6	138,3	104,8	110,3	115,8	121,3	126,8	132,3	137,8
07:02	104,7	111,4	116,0	121,8	127,5	132,1	138,8	105,2	110,7	116,2	121,8	127,3	132,8	138,3
07:03	105,1	111,8	116,5	122,2	128,0	132,7	139,4	105,6	111,1	116,7	122,2	127,8	133,3	138,9
07:04	105,5	112,2	116,9	122,7	128,5	133,2	140,0	106,0	111,6	117,1	122,7	128,3	133,9	139,4
07:05	105,9	112,6	117,4	123,2	129,0	133,7	140,5	106,4	112,0	117,6	123,2	128,8	134,4	140,0
07:06	106,3	113,1	117,8	123,7	129,5	134,3	141,1	106,8	112,4	118,0	123,7	129,3	134,9	140,6
07:07	106,6	113,5	118,3	124,1	130,0	134,8	141,6	107,2	112,8	118,5	124,1	129,8	135,5	141,1
07:08	107,0	113,9	118,7	124,6	130,5	135,3	142,2	107,6	113,2	118,9	124,6	130,3	136,0	141,7
07:09	107,4	114,4	119,2	125,1	131,0	135,9	142,8	108,0	113,7	119,4	125,1	130,8	136,5	142,3
07:10	107,8	114,8	119,6	125,6	131,5	136,4	143,3	108,4	114,1	119,8	125,6	131,3	137,1	142,8
07:11	108,2	115,2	120,1	126,1	132,1	136,9	143,9	108,8	114,5	120,3	126,1	131,8	137,6	143,4
08:00	108,6	115,7	120,5	126,6	132,6	137,5	144,5	109,2	115,0	120,8	126,6	132,4	138,2	143,9
08:01	109,0	116,1	121,0	127,0	133,1	138,0	145,0	109,6	115,4	121,2	127,0	132,9	138,7	144,5
08:02	109,4	116,5	121,5	127,5	133,6	138,5	145,6	110,0	115,8	121,7	127,5	133,4	139,2	145,1
08:03	109,9	117,0	121,9	128,0	134,1	139,1	146,2	110,4	116,3	122,1	128,0	133,9	139,8	145,7
08:04	110,3	117,4	122,4	128,5	134,6	139,6	146,8	110,8	116,7	122,6	128,5	134,4	140,3	146,2
08:05	110,7	117,9	122,9	129,0	135,2	140,2	147,3	111,2	117,1	123,1	129,0	134,9	140,9	146,8
08:06	111,1	118,3	123,3	129,5	135,7	140,7	147,9	111,6	117,6	123,5	129,5	135,5	141,4	147,4

(*Continua*)

Tabela D.20. Estatura por idade, em anos e meses para meninas de 5 a 19 anos. (*Continuação*).

Anos: meses	Percentil (estatura em cm)							Escore z (estatura em cm)						
	0,1º	3º	15º	50º	85º	97º	99,9º	-3	-2	-1	Med	+1	+2	+3
08:07	111,5	118,7	123,8	130,0	136,2	141,2	148,5	112,0	118,0	124,0	130,0	136,0	142,0	147,9
08:08	111,9	119,2	124,3	130,5	136,7	141,8	149,1	112,5	118,5	124,5	130,5	136,5	142,5	148,5
08:09	112,3	119,6	124,7	131,0	137,2	142,3	149,6	112,9	118,9	125,0	131,0	137,0	143,1	149,1
08:10	112,8	120,1	125,2	131,5	137,8	142,9	150,2	113,3	119,4	125,4	131,5	137,5	143,6	149,7
08:11	113,2	120,5	125,7	132,	138,3	143,4	150,8	113,7	119,8	125,9	132,0	138,1	144,2	150,2
09:00	113,6	121,0	126,2	132,5	138,8	144,0	151,4	114,2	120,3	126,4	132,5	138,6	144,7	150,8
09:01	114,0	121,5	126,6	133,0	139,4	144,5	152,0	114,6	120,7	126,9	133,0	139,1	145,3	151,4
09:02	114,5	121,9	127,1	133,5	139,9	145,1	152,5	115,0	121,2	127,3	133,5	139,7	145,8	152,0
09:03	114,9	122,4	127,6	134,0	140,4	145,6	153,1	115,5	121,6	127,8	134,0	140,2	146,4	152,6
09:04	115,3	122,8	128,1	134,5	141,0	146,2	153,7	115,9	122,1	128,3	134,5	140,7	146,9	153,1
09:05	115,8	123,3	128,6	135,0	141,5	146,8	154,3	116,3	122,6	128,8	135,0	141,3	147,5	153,7
09:06	116,2	123,8	129,1	135,5	142,0	147,3	154,9	116,8	123,0	129,3	135,5	141,8	148,1	154,3
09:07	116,6	124,2	129,5	136,1	142,6	147,9	155,5	117,2	123,5	129,8	136,1	142,3	148,6	154,9
09:08	117,1	124,7	130,0	136,6	143,1	148,4	156,0	117,7	124,0	130,3	136,6	142,9	149,2	155,5
09:09	117,5	125,2	130,5	137,1	143,6	149,0	156,6	118,1	124,4	130,8	137,1	143,4	149,7	156,1
09:10	118,0	125,7	131,0	137,6	144,2	149,5	157,2	118,5	124,9	131,2	137,6	144,0	150,3	156,7
09:11	118,4	126,1	131,5	138,1	144,7	150,1	157,8	119,0	125,4	131,7	138,1	144,5	150,9	157,2
10:00	118,9	126,6	132,0	138,6	145,3	150,7	158,4	119,4	125,8	132,2	138,6	145,0	151,4	157,8
10:01	119,3	127,1	132,5	139,2	145,8	151,2	159,0	119,9	126,3	132,7	139,2	145,6	152,0	158,4
10:02	119,8	127,6	133,0	139,7	146,4	151,8	159,6	120,4	126,8	133,2	139,7	146,1	152,6	159,0
10:03	120,2	128,1	133,5	140,2	146,9	152,4	160,2	120,8	127,3	133,7	140,2	146,7	153,1	159,6
10:04	120,7	128,5	134,0	140,7	147,5	152,9	160,8	121,3	127,8	134,2	140,7	147,2	153,7	160,2
10:05	121,2	129,0	134,5	141,3	148,0	153,5	161,4	121,7	128,2	134,8	141,3	147,8	154,3	160,8
10:06	121,6	129,5	135,0	141,8	148,6	154,1	162,0	122,2	128,7	135,3	141,8	148,3	154,8	161,4
10:07	122,1	130,0	135,5	142,3	149,1	154,6	162,6	122,7	129,2	135,8	142,3	148,9	155,4	162,0
10:08	122,6	130,5	136,0	142,9	149,7	155,2	163,1	123,2	129,7	136,3	142,9	149,4	156,0	162,6
10:09	123,0	131,0	136,6	143,4	150,2	155,8	163,7	123,6	130,2	136,8	143,4	150,0	156,6	163,1
10:10	123,5	131,5	137,1	143,9	150,8	156,3	164,3	124,1	130,7	137,3	143,9	150,5	157,1	163,7
10:11	124,0	132,0	137,6	144,5	151,3	156,9	164,9	124,6	131,2	137,8	144,5	151,1	157,7	164,3
11:00	124,5	132,5	138,1	145,0	151,9	157,5	165,5	125,1	131,7	138,3	145,0	151,6	158,3	164,9
11:01	124,9	133,0	138,6	145,5	152,4	158,1	166,1	125,5	132,2	138,9	145,5	152,2	158,9	165,5
11:02	125,4	133,5	139,1	146,1	153,0	158,6	166,7	126,0	132,7	139,4	146,1	152,7	159,4	166,1
11:03	125,9	134,0	139,7	146,6	153,5	159,2	167,3	126,5	133,2	139,9	146,6	153,3	160,0	166,7
11:04	126,4	134,5	140,2	147,1	154,1	159,8	167,9	127,0	133,7	140,4	147,1	153,8	160,6	167,3
11:05	126,8	135,0	140,7	147,7	154,6	160,3	168,5	127,4	134,2	140,9	147,7	154,4	161,1	167,9
11:06	127,3	135,5	141,2	148,2	155,2	160,9	169,0	127,9	134,7	141,4	148,2	154,9	161,7	168,4
11:07	127,8	136,0	141,7	148,7	155,7	161,4	169,6	128,4	135,2	141,9	148,7	155,5	162,2	169,0
11:08	128,3	136,5	142,2	149,2	156,3	162,0	170,2	128,9	135,7	142,4	149,2	156,0	162,8	169,6
11:09	128,7	136,9	142,7	149,7	156,8	162,5	170,7	129,3	136,1	142,9	149,7	156,5	163,3	170,1
11:10	129,2	137,4	143,2	150,2	157,3	163,1	171,3	129,8	136,6	143,4	150,2	157,1	163,9	170,7
11:11	129,6	137,9	143,7	150,7	157,8	163,6	171,8	130,3	137,1	143,9	150,7	157,6	164,4	171,2
12:00	130,1	138,4	144,1	151,2	158,3	164,1	172,4	130,7	137,6	144,4	151,2	158,1	164,9	171,8
12:01	130,5	138,8	144,6	151,7	158,8	164,6	172,9	131,2	138,0	144,9	151,7	158,6	165,4	172,3

Anos: meses	Percentil (estatura em cm)							Escore z (estatura em cm)						
	0,1º	3º	15º	50º	85º	97º	99,9º	−3	−2	−1	Med	+1	+2	+3
12:02	131,0	139,3	145,1	152,2	159,3	165,1	173,4	131,6	138,5	145,3	152,2	159,1	165,9	172,8
12:03	131,4	139,7	145,5	152,7	159,8	165,6	173,9	132,0	138,9	145,8	152,7	159,5	166,4	173,3
12:04	131,8	140,2	146,0	153,1	160,3	166,1	174,4	132,5	139,3	146,2	153,1	160,0	166,9	173,8
12:05	132,3	140,6	146,4	153,6	160,7	166,5	174,9	132,9	139,8	146,7	153,6	160,5	167,4	174,3
12:06	132,7	141,0	146,8	154,0	161,2	167,0	175,3	133,3	140,2	147,1	154,0	160,9	167,8	174,7
12:07	133,1	141,4	147,3	154,4	161,6	167,4	175,8	133,7	140,6	147,5	154,4	161,3	168,3	175,2
12:08	133,5	141,8	147,7	154,8	162,0	167,9	176,2	134,1	141,0	147,9	154,8	161,8	168,7	175,6
12:09	133,8	142,2	148,1	155,2	162,4	168,3	176,6	134,5	141,4	148,3	155,2	162,2	169,1	176,0
12:10	134,2	142,6	148,4	155,6	162,8	168,7	177,1	134,8	141,8	148,7	155,6	162,6	169,5	176,4
12:11	134,6	143,0	148,8	156,0	163,2	169,1	177,4	135,2	142,1	149,1	156,0	162,9	169,9	176,8
13:00	134,9	143,3	149,2	156,4	163,6	169,4	177,8	135,6	142,5	149,4	156,4	163,3	170,3	177,2
13:01	135,3	143,7	149,5	156,7	163,9	169,8	178,2	135,9	142,8	149,8	156,7	163,7	170,6	177,6
13:02	135,6	144,0	149,9	157,1	164,3	170,1	178,5	136,2	143,2	150,1	157,1	164,0	171,0	177,9
13:03	135,9	144,3	150,2	157,4	164,6	170,5	178,9	136,5	143,5	150,4	157,4	164,3	171,3	178,2
13:04	136,2	144,6	150,5	157,7	164,9	170,8	179,2	136,9	143,8	150,8	157,7	164,7	171,6	178,6
13:05	136,5	144,9	150,8	158,0	165,2	171,1	179,5	137,2	144,1	151,1	158,0	165,0	171,9	178,9
13:06	136,8	145,2	151,1	158,3	165,5	171,4	179,8	137,4	144,4	151,3	158,3	165,3	172,2	179,2
13:07	137,1	145,5	151,4	158,6	165,8	171,7	180,1	137,7	144,7	151,6	158,6	165,5	172,5	179,4
13:08	137,4	145,8	151,6	158,8	166,0	171,9	180,3	138,0	144,9	151,9	158,8	165,8	172,7	179,7
13:09	137,6	146,0	151,9	159,1	166,3	172,2	180,6	138,2	145,2	152,1	159,1	166,0	173,0	179,9
13:10	137,9	146,3	152,1	159,3	166,5	172,4	180,8	138,5	145,4	152,4	159,3	166,3	173,2	180,2
13:11	138,1	146,5	152,4	159,6	166,8	172,6	181,0	138,7	145,7	152,6	159,6	166,5	173,5	180,4
14:00	138,3	146,7	152,6	159,8	167,0	172,8	181,2	139,0	145,9	152,8	159,8	166,7	173,7	180,6
14:01	138,6	146,9	152,8	160,0	167,2	173,0	181,4	139,2	146,1	153,1	160,0	166,9	173,9	180,8
14:02	138,8	147,2	153,0	160,2	167,4	173,2	181,6	139,4	146,3	153,3	160,2	167,1	174,1	181,0
14:03	139,0	147,3	153,2	160,4	167,6	173,4	181,8	139,6	146,5	153,5	160,4	167,3	174,2	181,2
14:04	139,2	147,5	153,4	160,6	167,7	173,6	182,0	139,8	146,7	153,6	160,6	167,5	174,4	181,3
14:05	139,3	147,7	153,6	160,7	167,9	173,8	182,1	140,0	146,9	153,8	160,7	167,7	174,6	181,5
14:06	139,5	147,9	153,7	160,9	168,1	173,9	182,3	140,1	147,1	154,0	160,9	167,8	174,7	181,6
14:07	139,7	148,0	153,9	161,0	168,2	174,0	182,4	140,3	147,2	154,1	161,0	168,0	174,9	181,8
14:08	139,8	148,2	154,0	161,2	168,3	174,2	182,5	140,5	147,4	154,3	161,2	168,1	175,0	181,9
14:09	140,0	148,3	154,2	161,3	168,5	174,3	182,6	140,6	147,5	154,4	161,3	168,2	175,1	182,0
14:10	140,1	148,5	154,3	161,4	168,6	174,4	182,7	140,8	147,7	154,5	161,4	168,3	175,2	182,1
14:11	140,3	148,6	154,4	161,6	168,7	174,5	182,8	140,9	147,8	154,7	161,6	168,4	175,3	182,2
15:00	140,4	148,7	154,5	161,7	168,8	174,6	182,9	141,0	147,9	154,8	161,7	168,5	175,4	182,3
15:01	140,5	148,8	154,6	161,8	168,9	174,7	183,0	141,2	148,0	154,9	161,8	168,6	175,5	182,4
15:02	140,7	149,0	154,8	161,9	169,0	174,8	183,1	141,3	148,1	155,0	161,9	168,7	175,6	182,5
15:03	140,8	149,1	154,8	162,0	169,1	174,9	183,2	141,4	148,2	155,1	162,0	168,8	175,7	182,5
15:04	140,9	149,2	154,9	162,0	169,1	174,9	183,2	141,5	148,3	155,2	162,0	168,9	175,7	182,6
15:05	141,0	149,2	155,0	162,1	169,2	175,0	183,3	141,6	148,4	155,3	162,1	169,0	175,8	182,6
15:06	141,1	149,3	155,1	162,2	169,3	175,0	183,3	141,7	148,5	155,4	162,2	169,0	175,9	182,7
15:07	141,2	149,4	155,2	162,3	169,3	175,1	183,4	141,8	148,6	155,4	162,3	169,1	175,9	182,7

(*Continua*)

Tabela D.20. Estatura por idade, em anos e meses para meninas de 5 a 19 anos. (*Continuação*).

Anos: meses	Percentil (estatura em cm)							Escore z (estatura em cm)						
	0,1º	3º	15º	50º	85º	97º	99,9º	−3	−2	−1	Med	+1	+2	+3
15:08	141,2	149,5	155,2	162,4	169,4	175,1	183,4	141,9	148,7	155,5	162,3	169,1	176,0	182,8
15:09	141,3	149,6	155,3	162,4	169,4	175,2	183,4	141,9	148,7	155,6	162,4	169,2	176,0	182,8
15:10	141,4	149,6	155,4	162,5	169,5	175,2	183,5	142,0	148,8	155,6	162,4	169,2	176,0	182,8
15:11	141,5	149,7	155,4	162,5	169,5	175,3	183,5	142,1	148,9	155,7	162,5	169,3	176,1	182,9
16:00	141,5	149,8	155,5	162,6	169,6	175,3	183,5	142,2	148,9	155,7	162,5	169,3	176,1	182,9
16:01	141,6	149,8	155,5	162,6	169,6	175,3	183,5	142,2	149,0	155,8	162,6	169,3	176,1	182,9
16:02	141,7	149,9	155,6	162,6	169,6	175,3	183,5	142,3	149,1	155,8	162,6	169,4	176,1	182,9
16:03	141,7	149,9	155,6	162,7	169,6	175,3	183,5	142,3	149,1	155,9	162,6	169,4	176,2	182,9
16:04	141,8	150,0	155,7	162,7	169,7	175,4	183,5	142,4	149,2	155,9	162,7	169,4	176,2	182,9
16:05	141,8	150,0	155,7	162,7	169,7	175,4	183,5	142,4	149,2	155,9	162,7	169,4	176,2	182,9
16:06	141,9	150,0	155,7	162,7	169,7	175,4	183,5	142,5	149,2	156,0	162,7	169,5	176,2	182,9
16:07	141,9	150,1	155,8	162,8	169,7	175,4	183,5	142,5	149,3	156,0	162,7	169,5	176,2	182,9
16:08	142,0	150,1	155,8	162,8	169,7	175,4	183,5	142,6	149,3	156,0	162,8	169,5	176,2	182,9
16:09	142,0	150,2	155,8	162,8	169,8	175,4	183,5	142,6	149,4	156,1	162,8	169,5	176,2	182,9
16:10	142,1	150,2	155,9	162,8	169,8	175,4	183,5	142,7	149,4	156,1	162,8	169,5	176,2	182,9
16:11	142,1	150,2	155,9	162,8	169,8	175,4	183,5	142,7	149,4	156,1	162,8	169,5	176,2	182,9
17:00	142,2	150,3	155,9	162,9	169,8	175,4	183,5	142,8	149,5	156,2	162,9	169,5	176,2	182,9
17:01	142,2	150,3	155,9	162,9	169,8	175,4	183,5	142,8	149,5	156,2	162,9	169,6	176,2	182,9
17:02	142,3	150,3	156,0	162,9	169,8	175,5	183,5	142,9	149,5	156,2	162,9	169,6	176,2	182,9
17:03	142,3	150,4	156,0	162,9	169,8	175,5	183,5	142,9	149,6	156,2	162,9	169,6	176,3	182,9
17:04	142,3	150,4	156,0	162,9	169,8	175,5	183,5	142,9	149,6	156,3	162,9	169,6	176,3	182,9
17:05	142,4	150,4	156,1	162,9	169,8	175,5	183,5	143,0	149,6	156,3	162,9	169,6	176,3	182,9
17:06	142,4	150,5	156,1	163,0	169,9	175,5	183,5	143,0	149,7	156,3	163,0	169,6	176,3	182,9
17:07	142,5	150,5	156,1	163,0	169,9	175,5	183,5	143,1	149,7	156,3	163,0	169,6	176,3	182,9
17:08	142,5	150,5	156,1	163,0	169,9	175,5	183,5	143,1	149,7	156,4	163,0	169,6	176,3	182,9
17:09	142,5	150,5	156,1	163,0	169,9	175,5	183,5	143,1	149,8	156,4	163,0	169,6	176,3	182,9
17:10	142,6	150,6	156,2	163,0	169,9	175,5	183,5	143,2	149,8	156,4	163,0	169,7	176,3	182,9
17:11	142,6	150,6	156,2	163,0	169,9	175,5	183,5	143,2	149,8	156,4	163,0	169,7	176,3	182,9
18:00	142,6	150,6	156,2	163,1	169,9	175,5	183,5	143,2	149,8	156,5	163,1	169,7	176,3	182,9
18:01	142,7	150,7	156,2	163,1	169,9	175,5	183,5	143,3	149,9	156,5	163,1	169,7	176,3	182,9
18:02	142,7	150,7	156,2	163,1	169,9	175,5	183,5	143,3	149,9	156,5	163,1	169,7	176,3	182,9
18:03	142,7	150,7	156,3	163,1	169,9	175,5	183,5	143,3	149,9	156,5	163,1	169,7	176,3	182,9
18:04	142,8	150,7	156,3	163,1	169,9	175,5	183,5	143,4	149,9	156,5	163,1	169,7	176,3	182,9
18:05	142,8	150,7	156,3	163,1	169,9	175,5	183,5	143,4	150,0	156,5	163,1	169,7	176,3	182,9
18:06	142,8	150,8	156,3	163,1	169,9	175,5	183,4	143,4	150,0	156,6	163,1	169,7	176,3	182,9
18:07	142,8	150,8	156,3	163,1	169,9	175,5	183,4	143,4	150,0	156,6	163,1	169,7	176,3	182,8
18:08	142,9	150,8	156,3	163,1	169,9	175,5	183,4	143,5	150,0	156,6	163,1	169,7	176,3	182,8
18:09	142,9	150,8	156,4	163,1	169,9	175,5	183,4	143,5	150,0	156,6	163,1	169,7	176,3	182,8
18:10	142,9	150,8	156,4	163,2	169,9	175,5	183,4	143,5	150,0	156,6	163,2	169,7	176,3	182,8
18:11	142,9	150,8	156,4	163,2	169,9	175,5	183,4	143,5	150,1	156,6	163,2	169,7	176,2	182,8
19:00	142,9	150,9	156,4	163,2	169,9	175,5	183,4	143,5	150,1	156,6	163,2	169,7	176,2	182,8

Med = Mediana.

Fonte: WHO (2007). Dados reproduzidos com permissão dos autores.

ANEXO E

COEFICIENTES DE GASTO ENERGÉTICO DA ATIVIDADE FÍSICA DA *FOOD AND AGRICULTURE ORGANIZATION* (FAO)

Gasto energético de atividades físicas.

Atividade	Coeficiente de atividade física (CAF)[a]	
	Homens	Mulheres
Atividades gerais		
Dormindo	1,0	1,0
Deitado	1,2	1,2
Sentado e quieto	1,2	1,2
Ficar de pé	1,4	1,5
Vestir-se	2,4	3,3
Lavar mãos, faces e cabelo	2,3	
Comendo e bebendo	1,4	1,6
Meios de transporte		
Passeando	2,1	2,5
Caminhando vagarosamente	2,8	3,0
Caminhando rapidamente	3,8	
Subindo ladeira	7,1	5,4
Descendo ladeira	3,5	3,2
Subindo escada	5,0	
Sentado no ônibus ou trem	1,2	
Pedalando	5,6	3,6
Pedalando em trilha	7,0	
Dirigindo motocicleta	2,7	
Dirigindo carro ou caminhão	2,0	
Remando canoa	3,0	
Andando a cavalo vagarosamente	3,6	
Andando a cavalo em trote	5,2	
Atividades que envolvem carregamento de peso		
Caminhando com carga de 15 a 20 kg		3,5
Caminhando com carga de 25 a 30 kg		3,9

(Continua)

Gasto energético de atividades físicas. (*Continuação*).

Atividade	Coeficiente de atividade física (CAF)[a]	
	Homens	Mulheres
Atividades que envolvem carregamento de peso (*continuação*)		
Caminhando com carga de 20 a 30 kg sobre a cabeça	3,5	
Caminhando com carga de 35 a 60 kg sobre a cabeça	5,8	
Caminhando com carga de 27 kg pendurada nos ombros alternadamente	5,0	
Carregando carga de 9 kg para um caminhão	5,78	
Carregando carga de 16 kg para um caminhão	9,65	
Puxando manualmente carroça ou carrinho sem carga	4,82	
Puxando manualmente carroça ou carrinho com carga de 185-370 kg	8,3	
Tarefas domésticas		
Coletando lenha para combustível	3,3	
Coletando água do poço		4,5
Cortando madeira para combustível	4,2	
Amassando massas		3,4
Descascando vegetais	1,9	1,5
Triturando grãos manualmente		5,6
Cortando alimentos		4,6
Quebrando coco		2,4
Lavando pratos		1,7
Cuidando de crianças		2,5
Dar banho em criança (em pé)		3,5
Carregando criança		1,9
Trabalho doméstico não específico		2,8
Esfregando ou lavando o chão		4,4
Polindo o chão		4,4
Varrendo		2,3
Aspirando pó		3,9
Limpando janela	3,0	
Lavando roupas agachado		2,8
Pendurando roupas para secar		4,4
Passando roupas	3,5	1,7
Costurando e tricotando	1,6	1,5
Lavando ou varrendo o quintal	3,7	3,6
Capinando jardim	3,3	2,9
Atividades agrícolas		
Cavando	5,6	5,7
Dirigindo trator	2,1	
Adubando com estrume	5,2	
Colhendo		4,5
Moendo grãos com moinho de pedra		4,6
Capinando relva	4,2	5,3
Carregando cargas para o caminhão	6,6	

Atividade	Coeficiente de atividade física (CAF)[a]	
	Homens	Mulheres
Atividades agrícolas (*continuação*)		
Arando com cavalo	4,8	
Arando com trator	3,4	
Arrancando ervas daninhas	4,0	3,7
Categorias ocupacionais		
Trabalhador de padaria		2,5
Lendo	1,3	1,5
Sentado à mesa	1,3	
Em pé com pouca movimentação	1,6	
Digitando	1,8	1,8
Escrevendo	1,4	1,4
Carteiro		
Carteiro subindo escada	8,9	
Carteiro ordenando encomendas	5,4	
Sapateiro	2,6	2,2
Alfaiate	2,5	
Atividades esportivas		
Dança aeróbica – baixa intensidade	3,51	4,24
Dança aeróbica – alta intensidade	7,93	8,31
Basquetebol	6,95	7,74
Boliche	4,21	
Treinamento em circuito	6,96	6,29
Golfe	4,38	
Remando	6,70	5,34
Correndo – longa distância	6,34	6,55
Correndo – alta velocidade	8,21	8,28
Regata	1,42	1,54
Nadando	9,00	
Tênis	5,80	5,92
Voleibol	6,06	6,06
Diversas atividades de recreação		
Dançando	5,00	5,09
Ouvindo música/rádio	1,57	1,43
Pintando, desenhando	1,25	1,27
Jogando cartas	1,50	1,75
Tocando tambor	3,71	
Tocando piano	2,25	
Tocando trompete	1,77	
Lendo	1,22	1,25
Assistindo televisão	1,64	1,72

[a]Coeficiente de atividade física é o custo energético de uma atividade por unidade de tempo (usualmente 1 minuto ou 1 hora), expresso como múltiplo da taxa de metabolismo basal. Calculado como CAF = gasto energético total/taxa de metabolismo basal.
Fonte: FAO (2004).

VALORES DE REFERÊNCIA PARA VITAMINAS DA *WORLD HEALTH ORGANIZATION* (WHO) E *FOOD AND AGRICULTURE ORGANIZATION* (FAO)

Ingestão de Nutrientes Recomendada (RNI) para vitaminas hidrossolúveis e lipossolúveis[a].

Categoria	Vitaminas hidrossolúveis									Vitaminas lipossolúveis			
	Tiamina (mg/dia)	Riboflavina (mg/dia)	Niacina[b] (mgNE/dia)	B_6 (mg/dia)	Pantotenato (mg/dia)	Biotina (µg/dia)	Folato[c] (µgDFE/dia)	B_{12} (µg/dia)	C (mg/dia)	A[d,e] (µgRE/dia)	D (µg/dia)	E[f] (mg α-TE/dia)	K (µg/dia)
Lactentes (meses)													
0-6	0,2	0,3	2[g]	0,1	1,7	5	80	0,4	25	375	5	2,7[h]	5[i]
7-12	0,3	0,4	4	0,3	1,8	6	80	0,7	30	400	5	2,7[h]	10
Crianças (anos)													
1-3	0,5	0,5	6	0,5	2,0	8	150	0,9	30	400	5	5,0	15
4-6	0,6	0,6	8	0,6	3,0	12	200	1,2	30	450	5	5,0	20
7-9	0,9	0,9	12	1,0	4,0	20	300	1,8	35	500	5	7,0	25
Masculino (anos)													
10-18	1,2	1,3	16	1,3	5,0	25	400	2,4	40	600	5	10,0	35-55
19-50	1,2	1,3	16	1,3	5,0	30	400	2,4	45	600	5	10,0	65
51-65	1,2	1,3	16	1,7	5,0	30	400	2,4	45	600	10	10,0	65
> 65	1,2	1,3	16	1,7	5,0		400	2,4	45	600	15	10,0	65
Feminino (anos)													
10-18	1,1	1,0	16	1,2	5,0	25	400	2,4	40	600	5	7,5	35-55
19-50	1,1	1,1	14	1,3	5,0	30	400	2,4	45	500	5	7,5	55
51-65	1,1	1,1	14	1,5	5,0	30	400	2,4	45	500	10	7,5	55
> 65	1,1	1,1	14	1,5	5,0	[j]	400	2,4	45	600	15	7,5	55
Gravidez	1,4	1,4	18	1,9	6,0	30	600	2,6	55	800	5	[k]	55
Lactação	1,5	1,6	17	2,0	7,0	35	500	2,8	70	850	5	[k]	55

[a]Ingestão de nutrientes recomendada (RNI) é a ingestão diária que contempla as necessidades de nutrientes de quase todos indivíduos (97,5%) aparentemente saudáveis em grupos específicos de idade e sexo. [b]NE (*niacin equivalents*): equivalente de niacina. [c]DFE (*Dietary Folate Equivalents*): equivalente de folato da dieta, µg de DFE = [µg de folato da dieta + (1,7 × µg de ácido fólico sintético)]. [d]Os valores de vitamina A são referidos como "ingestão segura recomendada" em vez de RNIs. [e]Ingestão segura expressa em µgRE/dia; µg de retinol = 1 µgRE; 1 µg ß-caroteno = 0,167 µgRE; 1 µg de outros carotenoides pró-vitamina A = 0,084 µgRE. [f]Os dados foram insuficientes para determinar as recomendações de vitamina E. Entretanto, esses dados representam a melhor estimativa de necessidade. [g]Niacina pré-formada. [h]O substituto do leite materno não pode conter menos que 0,3 mg de α-tocoferol equivalente (TE)/100 mL do produto reconstituído, e não menos que 0,4 mgTE/g de PUFA. A vitamina E no leite humano: 2,7 mg para 850 mL de leite. [i]Essa ingestão não pode ser alcançada em crianças em aleitamento materno exclusivo. Para prevenir sangramento por causa da deficiência de vitamina K, todas as crianças em aleitamento materno devem receber suplementação de vitamina K no nascimento de acordo com os guias nacionais. [j]Não determinado. [k]Para a gravidez e lactação não há evidência de que a necessidade de vitamina E seja diferente da necessidade de adultas. Espera-se que o aumento da ingestão de energia, durante a gravidez e lactação, compense a necessidade aumentada de vitamina E para o desenvolvimento da criança e a síntese do leite.

Fonte: WHO e FAO (2004).

VALORES DE REFERÊNCIA PARA MINERAIS DA *WORLD HEALTH ORGANIZATION* (WHO) E *FOOD AND AGRICULTURE ORGANIZATION* (FAO)

Ingestão de Nutrientes Recomendada (RNI) para minerais[a].

Grupo	Cálcio (mg/dia)	Magnésio (mg/dia)	Selênio (µg/dia)	Zinco (mg/dia) Biodisponibilidade			Ferro (mg/dia) Biodisponibilidade				Iodo (µg/dia)
Lactentes (meses)				Alta	Moderada	Baixa	15%	12%	10%	5%	
0-6	300[b]	26[b]	6	1,1[b]	2,8	6,6	[c]	[c]	[c]	[c]	90[d]
	400[e]	36[f]									
7-12	400	54	10	0,8[b]	4,1	8,4	6,2[g]	7,7[g]	9,3[g]	18,6[g]	90[d]
				2,5[h]							
Crianças (anos)											
1-3	500	60	17	2,4	4,1	8,3	3,9	4,8	5,8	11.6	90[d]
4-6	600	76	22	2,9	4,8	9,6	4,2	5,3	6,3	12,6	90[d]
7-9	700	100	21	3,3	5,6	11,2	5,9	7,4	8,9	17,8	120 (6-12 anos)
Masculino (anos)											
10-18	1.300[i]	230	32	5,1	8,6	17,1	9,7 (11-14 anos)	12,2 (11-14 anos)	14,6 (11-14 anos)	29,2 (11-14 anos)	150 (13-18 anos)
							12,5 (15-17 anos)	15,7 (15-17 anos)	18,8 (15-17 anos)	37,6 (15-17 anos)	
19-65	1.000	260	34	4,2	7,0	14,0	9,1	11,4	13,7	27,4	150
> 65	1.300	224	33	4,2	7,0	14,0	9,1	11,4	13,7	27,4	150
Feminino (anos)											
10-18	1.300[i]	220	26	4,3	7,2	14,4	9,3 (11-14 anos)[j]	11,7 (11-14 anos)[j]	14,0 (11-14 anos)[j]	28,0 (11-14 anos)[j]	150 (13-18 anos)
							21,8 (11-14 anos)	27,7 (11-14 anos)	32,7 (11-14 anos)	65,4 (11-14 anos)	
							20,7 (15-17 anos)	25,8 (15-17 anos)	31,0 (15-17 anos)	62,0 (15-17 anos)	
19-50	1.000	220	26	3,0	4,9	9,8	19,6	24,5	29,4	58,8	150
51-65	1.300	220	26	3,0	4,9	9,8	7,5	9,4	11,3	22,6	150
> 65	1.300	190	25	3,0	4,9	9,8	7,5	9,4	11,3	22,6	150
Gravidez											
1º trimestre	[k]	220	[k]	3,4	5,5	11,0	[l]	[l]	[l]	[l]	200
2º trimestre	[k]	220	28	4,2	7,0	14,0	[l]	[l]	[l]	[l]	200
3º trimestre	1.200	220	30	6,0	10,0	20,0	[l]	[l]	[l]	[l]	200
Lactação											
0-3 meses	1.000	270	35	5,8	9,5	19,0	10,0	12,5	15,0	30,0	200
3-6 meses	1.000	270	35	5,3	8,8	17,5	10,0	12,5	15,0	30,0	200
7-12 meses	1.000	270	42	4,3	7,2	14,4	10,0	12,5	15,0	30,0	200

[a]Ingestão de Nutrientes Recomendada (RNI) é a ingestão diária que contempla as necessidades de nutrientes de quase todos indivíduos (97,5%) aparentemente saudáveis em grupos específicos de idade e sexo. [b]Alimentados com leite materno. [c]Os estoques de ferro em recém-nascidos são suficientes para satisfazer as necessidades desse nutriente nos primeiros seis meses de vida de crianças nascidas a termo. Crianças nascidas prematuramente e com baixo peso necessitam de ferro adicional. [d]Recomendação para grupo de idade de 0 a 4,9 anos. [e]Alimentados com leite de vaca. [f]Alimentados com fórmulas infantis. [g]Biodisponibilidade do ferro da dieta durante esse período varia muito. [h]Não aplicado a crianças em aleitamento materno exclusivo. [i]Particularmente durante o período de estirão. [j]Meninas antes da menarca. [k]Não especificado. [l]Suplemento de ferro, na forma de comprimidos, deve ser administrado a todas as gestantes, por causa das dificuldades em avaliar corretamente o *status* do ferro durante a gravidez. Para gestantes não anêmicas é recomendada a suplementação diária de 100 mg de ferro (exemplo: sulfato ferroso), durante a segunda metade da gestação, e para mulheres anêmicas são necessárias doses mais altas.
Fonte: WHO e FAO (2004).

ANEXO H

COEFICIENTES DE GASTO ENERGÉTICO DA ATIVIDADE FÍSICA DO *INSTITUTE OF MEDICINE* (IOM)

Intensidade e impacto de várias atividades na estimativa do nível de atividades físicas para adultos (NAF).

Atividades	METs[a]	NAF (10 min)	Nível de atividade física (hora)
Atividades de lazer			
Leve			
Jogar bilhar	2,4	0,013	0,08
Remar canoa lentamente	2,5	0,014	0,09
Dançar (dança de salão de baile lenta)	2,9	0,018	0,11
Andar a cavalo lentamente	2,3	0,012	0,07
Tocar acordeão	1,8	0,008	0,05
Tocar violoncelo	2,3	0,012	0,07
Tocar flauta	2,0	0,010	0,06
Tocar piano	2,3	0,012	0,07
Tocar violino	2,5	0,014	0,09
Voleibol (não competitivo)	2,9	0,018	0,11
Caminhar (3,2 km/hora)	2,5	0,014	0,09
Moderada			
Pedalar lentamente	3,5	0,024	0,14
Nadar lentamente	4,5	0,033	0,20
Caminhar (4,8 km/hora)	3,3	0,022	0,13
Caminhar (6,4 km/hora)	4,5	0,033	0,20

Atividades	METs[a]	NAF (10 min)	Nível de atividade física (hora)
Intensa			
Cortar lenha	4,9	0,037	0,22
Subir montanha (alpinismo)	6,9	0,056	0,34
Subir montanha (carregando 5 kg)	7,4	0,061	0,37
Pedalar moderadamente	5,7	0,045	0,27
Dançar (aeróbica ou balé)	6,0	0,048	0,29
Dançar (dança de salão rápida)	5,5	0,043	0,26
Jogging (1,6 km/10 min)	10,2	0,088	0,53
Pular corda	12,0	0,105	0,63
Patinar no gelo	5,5	0,043	0,26
Patinar (patins de rodas)	6,5	0,052	0,31
Esquiar (água ou morro)	6,8	0,055	0,33
Surfar	6,0	0,048	0,29
Nadar	7,0	0,057	0,34
Jogar tênis	5,0	0,038	0,23
Caminhar (8 km/hora)	8,0	0,067	0,40
Atividades de vida diária (de rotina)			
Jardinagem	4,4	0,032	0,19
Atividade doméstica (esforço moderado)	3,5	0,024	0,14
Levantar objetos continuamente	4,0	0,029	0,17
Atividade leve realizada sentado	1,5	0,005	0,03
Carregar e descarregar carro	3,0	0,019	0,11
Deitar	1,0	0,000	0,00
Esfregar	3,5	0,024	0,14
Cortar grama (com cortador)	4,5	0,033	0,20
Remover a grama com ancinho	4,0	0,029	0,17
Dirigir veículo	1,0	0,000	0,00
Remover lixo	3,0	0,019	0,11
Usar aspirador de pó	3,5	0,024	0,14
Caminhar com cachorro	3,0	0,019	0,11
Caminhar de casa para o carro ou ônibus	2,5	0,014	0,09
Regar plantas	2,5	0,014	0,09

[a]METs = Múltiplos do Consumo de Oxigênio em repouso. 1 MET é igual a 3,5 mL de O_2/min/kg de peso corporal consumido por adultos ou 1 kcal/kg/h.
Observação: para obter o total de atividades, somar 1, referente ao gasto energético basal e efeito térmico do alimento.
Fonte: IOM (2005a).

VALORES DE REFERÊNCIA PARA MACRONUTRIENTES DAS *DIETARY REFERENCE INTAKES* (DRIs)

Ingestão Dietética de Referência para macronutrientes (*Dietary Reference Intakes* – DRI).

Categoria	Proteína					Carboidrato			Fibra	Lipídio	Ácido linoleico	Ácido α-linolênico
	AI[a] (g/kg de peso corporal/dia)	AI (g/dia)	EAR[b] (g/kg de peso corporal/dia)	RDA[c] (g/kg de peso corporal/dia)	RDA (g/dia)	AI (g/dia)	EAR (g/dia)	RDA (g/dia)	AI (g/dia)[d]	AI (g/dia)	AI (g/dia)	AI (g/dia)
Lactentes (meses)												
0-6	1,52	9,1	ND[e]	ND	ND	60	ND	ND	ND	31	4,4	0,5
7-12			1,00	1,20	11,0	95	ND	ND	ND	30	4,6	0,5
Crianças (anos)												
1-3			0,87	1,05	13,0		100	130	19	ND	7,0	0,7
4-8			0,76	0,95	19,0		100	130	25	ND	10,0	0,9
Masculino (anos)												
9-13			0,76	0,95	34,0		100	130	31	ND	12,0	1,2
14-18			0,73	0,85	52,0		100	130	38	ND	16,0	1,6
19-30			0,66	0,80	56,0		100	130	38	ND	17,0	1,6
31-50			0,66	0,80	56,0		100	130	38	ND	17,0	1,6
51-70			0,66	0,80	56,0		100	130	30	ND	14,0	1,6
> 70			0,66	0,80	56,0		100	130	30	ND	14,0	1,6
Feminino (anos)												
9-13			0,76	0,95	34,0		100	130	26	ND	10,0	1,0
14-18			0,71	0,85	46,0		100	130	26	ND	11,0	1,1
19-30			0,66	0,80	46,0		100	130	25	ND	12,0	1,1
31-50			0,66	0,80	46,0		100	130	25	ND	12,0	1,1
51-70			0,66	0,80	46,0		100	130	21	ND	11,0	1,1
> 70			0,66	0,80	46,0		100	130	21	ND	11,0	1,1
Gestantes (anos)												
14-18			0,88[f]	1,10[f]	71,0		135	175	28	ND	13,0	1,4
19-50			0,88[f]	1,10[f]	71,0		135	175	28	ND	13,0	1,4
Lactantes (anos)												
14-18			1,05[g]	1,30[g]	71,0		160	210	29	ND	13,0	1,3
19-50			1,05[g]	1,30[g]	71,0		160	210	29	ND	13,0	1,3

[a]AI = ingestão adequada. Para criança de 0 a 6 meses com peso de referência de 6 kg, AI foi baseada na estimativa do volume médio de leite ingerido (0,78 L/dia) e um conteúdo médio de leite humano de 11,7 g/L. [b]EAR = necessidade média estimada. [c]RDA = ingestão dietética recomendada. [d]Exemplos de valores de AI calculados a partir de 14 g/1.000 kcal para todas as categorias e a ingestão energética média de indivíduos dos EUA, obtida em pesquisa do consumo de alimentos. [e]ND = não determinado. [f]EAR e RDA para gravidez podem ser calculadas com base em g/kg/dia ou adicional de 21 e 25 g de proteína/dia, respectivamente. EAR e RDA para gestante foram estabelecidas apenas para a segunda metade da gravidez. Para a primeira metade da gravidez, as necessidades de proteína são as mesmas para mulheres não grávidas. [g]EAR e RDA para lactação podem ser calculadas com base em g/kg/dia ou adicional de 21 e 25 g de proteína/dia, respectivamente.
Fonte: IOM (2005a).

VALORES DE REFERÊNCIA PARA VITAMINAS E COLINA DAS *DIETARY REFERENCE INTAKES* (DRIs)

Tabela J.1. Ingestão Dietética de Referência (*Dietary Reference Intakes* – DRI) para vitaminas.

Categoria	Vitamina A[a]		Vitamina D[b]		Vitamina E[c]		Vitamina K	Vitamina C	
	AI[d] (µg RAE/dia)	AI (µg RAE/kg/dia)	AI (µg/dia)	AI (µg/kg/dia)	AI (mg/dia)	AI (mg/kg/dia)	AI (µg/dia)	AI (mg/dia)	AI (mg/kg/dia)
Lactentes (meses)									
0-6	400	ND[e]	10 (400 UI)	ND	4	0,6	2,0	40	6
7-12	500	ND	10 (400 UI)	ND	5	0,6	2,5	50	6
	EAR[f] (µg RAE/dia)	**RDA[g] (µg RAE/dia)**	**EAR (µg/dia)**	**RDA (µg/dia)**	**EAR (mg/dia)**	**RDA (mg/dia)**	**AI (µg/dia)**	**EAR (mg/dia)**	**RDA (mg/dia)**
Crianças (anos)									
1-3	210	300	10 (400 UI)	15 (600 UI)[h]	5	6	30	13	15
4-8	275	400	10 (400 UI)	15 (600 UI)	6	7	55	22	25
Masculino (anos)									
9-13	445	600	10 (400 UI)	15 (600 UI)	9	11	60	39	45
14-18	630	900	10 (400 UI)	15 (600 UI)	12	15	75	63	75
19-30	625	900	10 (400 UI)	15 (600 UI)	12	15	120	75	90
31-50	625	900	10 (400 UI)	15 (600 UI)	12	15	120	75	90
5 -70	625	900	10 (400 UI)	15 (600 UI)	12	15	120	75	90
> 70	625	900	10 (400 UI)	20 (800 UI)	12	15	120	75	90
Feminino (anos)									
9-13	420	600	10 (400 UI)	15 (600 UI)	9	11	60	39	45
14-18	485	700	10 (400 UI)	15 (600 UI)	12	15	75	56	65
19-30	500	700	10 (400 UI)	15 (600 UI)	12	15	90	60	75
31-50	500	700	10 (400 UI)	15 (600 UI)	12	15	90	60	75
51-70	500	700	10 (400 UI)	15 (600 UI)	12	15	90	60	75
> 70	500	700	10 (400 UI)	20 (800 UI)	12	15	90	60	75
Gestantes (anos)									
≤ 18	530	750	10 (400 UI)	15 (600 UI)	12	15	75	66	80
19-50	550	770	10 (400 UI)	15 (600 UI)	12	15	90	70	85
Lactantes (anos)									
≤ 18	885	1.200	10 (400 UI)	15 (600 UI)	16	19	75	96	115
19-50	900	1.300	10 (400 UI)	15 (600 UI)	16	19	90	100	120

[a]Expressa como RAE (*Retinol Activity Equivalent*): atividade de equivalente de retinol; 1RAE = 1 mg de retinol, 12 mg de β-caroteno, 24 mg de α-caroteno ou 24 mg de β-ciptoxantina. Em alimentos, a RAE para carotenoides pró-vitamina A é duas vezes maior que o retinol equivalente (RE), enquanto a RAE para vitamina A pré-formada é o mesmo que RE. [b]Supõem-se mínima exposição à luz solar. Expressa como colecalciferol; 1 µg de colecalciferol = 40 unidades internacionais (UI) de vitamina D. [c]Expressa como mg de α-tocoferol. Inclui RRR-α-tocoferol, a única forma de α-tocoferol que ocorre naturalmente nos alimentos, e as formas estereoisoméricas 2R do α-tocoferol (RRR, RSR, RRS e RSS-α-tocoferol) que ocorrem em alimentos fortificados e suplementos. [d]AI = Ingestão Adequada. [e]ND = Não Determinado. [f]EAR = Necessidade Média Estimada. [g]RDA = Ingestão Dietética Recomendada.
Fonte: IOM (2000b, 2001, 2011).

Tabela J.2. Ingestão Dietética de Referência (*Dietary Reference Intakes* – DRI) para vitaminas.

Categoria	Tiamina		Riboflavina		Niacina[a]		Vitamina B_6	
	AI[b] (mg/dia)	AI (mg/kg/dia)	AI (mg/dia)	AI (mg/kg/dia)	AI (mg/dia)	AI (mg/kg/dia)	AI (mg/dia)	AI (mg/kg/dia)
Lactentes (meses)								
0-6	0,2	0,03	0,3	0,04	2	0,2	0,1	0,014
7-12	0,3	0,03	0,4	0,04	4	0,4	0,3	0,033
	EAR[c] (mg/dia)	**RDA[d] (mg/dia)**	**EAR (mg/dia)**	**RDA (mg/dia)**	**EAR (mg/dia)**	**RDA (mg/dia)**	**EAR (mg/dia)**	**RDA (mg/dia)**
Crianças (anos)								
1-3	0,4	0,5	0,4	0,5	5	6	0,4	0,5
4-8	0,5	0,6	0,5	0,6	6	8	0,5	0,6
Masculino (anos)								
9-13	0,7	0,9	0,8	0,9	9	12	0,8	1,0
14-18	1,0	1,2	1,1	1,3	12	16	1,1	1,3
19-30	1,0	1,2	1,1	1,3	12	16	1,1	1,3
31-50	1,0	1,2	1,1	1,3	12	16	1,1	1,3
51-70[f]	1,0	1,2	1,1	1,3	12	16	1,4	1,7
> 70[g]	1,0	1,2	1,1	1,3	12	16	1,4	1,7
Feminino (anos)								
9-13	0,7	0,9	0,8	0,9	9	12	0,8	1,0
14-18	0,9	1,0	0,9	1,0	11	14	1,0	1,2
19-30	0,9	1,1	0,9	1,1	11	14	1,1	1,3
31-50	0,9	1,1	0,9	1,1	11	14	1,1	1,3
50-70[f]	0,9	1,1	0,9	1,1	11	14	1,3	1,5
> 70[g]	0,9	1,1	0,9	1,1	11	14	1,3	1,5
Gestantes (anos)								
≤ 18	1,2	1,4	1,2	1,4	14	18	1,6	1,9
19-50	1,2	1,4	1,2	1,4	14	18	1,6	1,9
Lactantes (anos)								
≤ 18	1,2	1,4	1,3	1,6	13	17	1,7	2,0
19-50	1,2	1,4	1,3	1,6	13	17	1,7	2,0

[a]Expressa como mg/dia de niacina equivalente (NE): 1 mg de niacina = 60 mg de triptofano, exceto para crianças de 0 a 6 meses de idade, que foi utilizada niacina pré-formada. [b]AI = Ingestão Adequada.
[c]EAR = Necessidade Média Estimada. [d]RDA = Ingestão Dietética Recomendada.
Fonte: IOM (1998).

Tabela J.3. Ingestão Dietética de Referência (*Dietary Reference Intakes* – DRI) para vitaminas e colina.

Categoria	Folato[a]		Vitamina B_{12}		Ácido pantotênico		Biotina		Colina[b]	
	AI[c] (µg DFE/dia)	AI (µg DFE/dia)	AI (µg/dia)	AI (µg/kg/dia)	AI[a] (mg/dia)	AI (mg/kg/dia)	AI (µg/dia)	AI (µg/kg/dia)	AI (mg/dia)	AI (mg/kg/dia)
Lactentes (meses)										
0-6	65	9,4	0,4	0,05	1,7	0,2	5	0,7	125	18
7-12	80	8,8	0,5	0,05	1,8	0,2	6	0,7	150	17
	EAR[d] (µg/dia)	**RDA[e] (µg/dia)**	**EAR (µg/dia)**	**RDA (µg/dia)**	**AI (mg/dia)**		**AI (µg/dia)**		**AI (mg/dia)**	
Crianças (anos)										
1-3	120	150	0,7	0,9	2		8		200	
4-8	160	200	1	1,2	3		12		250	
Masculino (anos)										
9-13	250	300	1,5	1,8	4		20		375	
14-18	330	400	2	2,4	5		25		550	
19-30	320	400	2	2,4	5		30		550	
31-50	320	400	2	2,4	5		30		550	
51-70	320	400	2	2,4[g]	5		30		550	
> 70	320	400	2	2,4[g]	5		30		550	
Feminino (anos)										
9-13	250	300	1,5	1,8	4		20		375	
14-18	330	400[f]	2	2,4	5		25		400	
19-30	320	400[f]	2	2,4	5		30		425	
31-50	320	400[f]	2	2,4	5		30		425	
51-70	320	400	2	2,4[g]	5		30		425	
> 70	320	400	2	2,4[g]	5		30		425	
Gestantes (anos)										
≤ 18	520	600[f]	2,2	2,6	6		30		450	
19-50	520	600[f]	2,2	2,6	6		30		450	
Lactantes (anos)										
≤ 18	450	500	2,4	2,8	7		35		550	
19-50	450	500	2,4	2,8	7		35		550	

[a]Expresso como folato equivalente da dieta (*Dietary Folate Equivalents* – DFE). 1 DFE = 1 µg de folato do alimento = 0,6 µg de ácido fólico de alimento fortificado ou de suplemento consumido com alimento = 0,5 µg de suplemento ingerido com estômago vazio. [b]Embora tenham sido estabelecidos AIs para a colina, há incerteza sobre a necessidade em todos os estágios de vida de um suprimento de colina da dieta. [c]AI = Ingestão Adequada. [d]EAR = Necessidade Média Estimada. [e]RDA = Ingestão Dietética Recomendada. [f]Assume-se que as mulheres continuem consumindo 400 µg de folato de suplemento ou alimento fortificado até que a gravidez seja confirmada e iniciem o cuidado pré-natal. [g]Recomenda-se que indivíduos com mais de 50 anos de idade atendam à RDA, principalmente, consumindo alimentos enriquecidos ou suplementos de vitamina B_{12}.
Fonte: IOM (1998).

ANEXO K

VALORES DE REFERÊNCIA PARA MINERAIS DAS *DIETARY REFERENCE INTAKES* (DRIs)

Tabela K.1. Ingestão Dietética de Referência (*Dietary Reference Intakes* – DRI) para minerais.

Categoria	Cálcio		Fósforo		Magnésio		Ferro	
	AI[a] (mg/dia)	(mg/kg/dia)	AI(mg/dia)	AI (mg/kg/dia)	AI (mg/dia)	AI (mg/kg/dia)	AI (mg/dia)	AI (mg/kg)
Lactentes (meses)								
0-6	200	ND[b]	100	ND	30	ND	0,27	ND
7-12	260	ND	275	ND	75	ND	ND	ND
	EAR[c] (mg/dia)	**RDA[d] (mg/dia)**	**EAR (mg/dia)**	**RDA (mg/dia)**	**EAR (mg/dia)**	**RDA (mg/dia)**	**EAR (mg/dia)**	**RDA (mg/dia)**
Crianças (anos)								
0,5-1	–	–	–	–	–	–	6,9	11
1-3	500	700	380	460	65	80	3,0	7
4-8	800	1.000	405	500	110	130	4,1	10
Masculino (anos)								
9-13	1.100	1.300	1.055	1.250	200	240	5,9	8
14-18	1.100	1.300	1.055	1.250	340	410	7,7	11
19-30	800	1.000	580	700	330	400	6,0	8
31-50	800	1.000	580	700	350	420	6,0	8
51-70	800	1.000	580	700	350	420	6,0	8
> 70	1.000	1.200	580	700	350	420	6,0	8
Feminino (anos)								
9-13	1.100	1.300	1.055	1.250	200	240	5,7	8
14-18	1.100	1.300	1.055	1.250	300	360	7,9	15
19-30	800	1.000	580	700	255	310	8,1	18
31-50	800	1.000	580	700	265	320	8,1	18
51-70	1.000	1.200	580	700	265	320	5,0	8
> 70	1.000	1.200	580	700	265	320	5,0	8
Gestantes (anos)								
≤ 18	1.100	1.300	1.055	1.250	335	400	23,0	27
19-30	800	1.000	580	700	290	350	22,0	27
30-50	800	1.000	580	700	300	360	22,0	27
Lactantes (anos)								
≤ 18	1.100	1.300	1.055	1.250	300	360	7,0	10
19-30	800	1.000	580	700	255	310	6,5	9
30-50	800	1.000	580	700	265	320	6,5	9

[a]AI = Ingestão Adequada. [b]ND = não determinado. [c]EAR = Necessidade Média Estimada. [d]RDA = Ingestão Dietética Recomendada.
Fonte: IOM (1997, 2001, 2011).

Tabela K.2. Ingestão Dietética de Referência (*Dietary Reference Intakes* – DRI) para minerais.

Categoria	Zinco		Cobre		Selênio		Molibdênio	
	AI[a] (mg/dia)	AI (mg/kg/dia)	AI (µg/dia)	AI (µg/kg/dia)	AI (mg/dia)	AI (mg/kg/dia)	AI (µg/dia)	AI (µg/kg/dia)
Lactentes (meses)								
0-6	2	ND[b]	200	30	15	2,1	2	0,3
7-12	ND	ND	220	24	20	2,2	3	0,3
	EAR[c] (mg/dia)	RDA[d] (mg/dia)	EAR (µg/dia)	RDA (µg/dia)	EAR (µg/dia)	RDA (µg/dia)	EAR (µg/dia)	RDA (µg/dia)
Crianças (anos)								
0,5-1	2,5	3	–	–	–	–	–	–
1-3	2,5	3	260	340	17	20	13	17
4-8	4,0	5	340	440	23	30	17	22
Masculino (anos)								
9-13	7,0	8	540	700	35	40	26	34
14-18	8,5	11	685	890	45	55	33	43
19-30	9,4	11	700	900	45	55	34	45
31-50	9,4	11	700	900	45	55	34	45
51-70	9,4	11	700	900	45	55	34	45
> 70	9,4	11	700	900	45	55	34	45
Feminino (anos)								
9-13	7,0	8	540	700	35	40	26	34
14-18	7,3	9	685	890	45	55	33	43
19-30	6,8	8	700	900	45	55	34	45
31-50	6,8	8	700	900	45	55	34	45
51-70	6,8	8	700	900	45	55	34	45
> 70	6,8	8	700	900	45	55	34	45
Gestantes (anos)								
≤ 18	10,0	12	785	1.000	49	60	40	50
19-50	9,5	11	800	1.000	49	60	40	50
Lactantes (anos)								
≤ 18	10,9	13	985	1.300	59	70	35	50
19-50	10,4	12	1.000	1.300	59	70	36	50

[a]AI = Ingestão Adequada. [b]ND = não determinado. [c]EAR = Necessidade Média Estimada. [d]RDA = Ingestão Dietética Recomendada.
Fonte: IOM (2000b, 2001).

Tabela K.3. Ingestão Dietética de Referência (*Dietary Reference Intakes* – DRI) para minerais.

Categoria	Iodo		Manganês	Cromo		Flúor
	AI[a] (µg/dia)	AI (µg/kg/dia)	AI (mg/dia)	AI (mg/dia)	AI (ng/kg/dia)	AI (mg/dia)
Lactentes (meses)						
0-6	110	ND[b]	0,003	0,2	29	0,01
7-12	130	ND	0,6	5,5	611	0,50
	EAR[c] (µg/dia)	**RDA[d] (µg/dia)**	**AI (mg/dia)**	**AI (mg/dia)**		**AI (mg/dia)**
Crianças (anos)						
1-3	65	90	1,2	11		0,7
4-8	65	90	1,5	15		1
Masculino (anos)						
9-13	73	120	1,9	25		2
14-18	95	150	2,2	35		3
19-30	95	150	2,3	35		4
31-50	95	150	2,3	35		4
51-70	95	150	2,3	30		4
> 70	95	150	2,3	30		4
Feminino (anos)						
9-13	73	120	1,6	21		2
14-18	95	150	1,6	24		3
19-30	95	150	1,8	25		3
31-50	95	150	1,8	25		3
51-70	95	150	1,8	20		3
> 70	95	150	1,8	20		3
Gestantes (anos)						
≤ 18	160	220	2,0	29		3
19-50	160	220	2,0	30		3
Lactantes (anos)						
≤ 18	209	290	2,6	44		3
19-50	209	290	2,6	45		3

[a]AI = Ingestão Adequada. [b]ND = não determinado. [c]EAR = Necessidade Média Estimada. [d]RDA = Ingestão Dietética Recomendada.
Fonte: IOM (1997, 2001).

VALORES DE INGESTÃO COM RISCO POTENCIAL DE EFEITOS PREJUDICIAIS PARA VITAMINAS, MINERAIS E COLINA DAS *DIETARY REFERENCE INTAKES* (DRIs)

Tabela L.1. Ingestão Dietética de Referência (*Dietary Reference Intakes* – DRI): Nível Superior Tolerável de Ingestão (*Tolerable Upper Intake Level* – UL) para vitaminas, minerais e colina.

Categoria	Vitamina A (µg/dia)[a]	Vitamina D (µg/dia)	Vitamina D (UI/dia)	Vitamina E (mg/dia)[b,c]	Vitamina C (mg/dia)	Niacina (mg/dia)[c]	Vitamina B_6 (mg/dia)	Folato (µg/dia)[c]	Cobre (µg/dia)	Iodo (µg/dia)	Flúor (mg/dia)	Colina (g/dia)
Lactentes (meses)												
0-6	600	25	1.000	ND[d]	ND	ND	ND	ND	ND	ND	0,7	ND
7-12	600	38	1.500	ND	ND	ND	ND	ND	ND	ND	0,9	ND
Crianças (anos)												
1-3	600	63	2.500	200	400	10	30	300	1.000	200	1,3	1,0
4-8	900	75	3.000	300	650	15	40	400	3.000	300	2,2	1,0
Masculino (meses)												
9-13	1.700	100	4.000	600	1.200	20	60	600	5.000	600	10	2,0
14-18	2.800	100	4.000	800	1.800	30	80	800	8.000	900	10	3,0
19-30	3.000	100	4.000	1.000	2.000	35	100	1.000	10.000	1.100	10	3,5
31-50	3.000	100	4.000	1.000	2.000	35	100	1.000	10.000	1.100	10	3,5
51-70	3.000	100	4.000	1.000	2.000	35	100	1.000	10.000	1.100	10	3,5
> 70	3.000	100	4.000	1.000	2.000	35	100	1.000	10.000	1.100	10	3,5
Feminino (anos)												
9-13	1.700	100	4.000	600	1.200	20	60	600	5.000	600	10	2,0
14-18	2.800	100	4.000	800	1.800	30	80	800	8.000	900	10	3,0
19-30	3.000	100	4.000	1.000	2.000	35	100	1.000	10.000	1.100	10	3,5
31-50	3.000	100	4.000	1.000	2.000	35	100	1.000	10.000	1.100	10	3,5
51-70	3.000	100	4.000	1.000	2.000	35	100	1.000	10.000	1.100	10	3,5
> 70	3.000	100	4.000	1.000	2.000	35	100	1.000	10.000	1.100	10	3,5
Gestantes (anos)												
14-18	2.800	100	4.000	800	1.800	30	80	800	8.000	900	10	3,0
19-50	3.000	100	4..000	1.000	2.000	35	100	1.000	10.000	1.100	10	3,5
Lactantes (anos)												
14-18	2.800	100	4.000	800	1.800	30	80	800	8.000	900	10	3,0
19-50	3.000	100	4.000	1.000	2.000	35	100	1.000	10.000	1.100	10	3,5

[a]Apenas como vitamina A pré-formada. [b]Como α-tocoferol; aplica-se a qualquer forma de α-tocoferol de suplemento. [c]Os valores de UL para vitamina E, niacina e folato aplicam-se a formas sintéticas obtidas de suplementos, alimentos fortificados ou uma combinação dos dois. [d]ND = não determinado.
Fonte: IOM (1997, 1998, 2000b, 2001, 2011).

Tabela L.2. Ingestão Dietética de Referência (*Dietary Reference Intakes* – DRI): Nível Superior Tolerável de Ingestão (*Tolerable Upper Intake Level* – UL) para minerais.

Categoria	Cálcio (mg/dia)	Fósforo (g/dia)	Magnésio[a] (mg/dia)	Ferro (mg/dia)	Zinco (mg/dia)	Selênio (mg/dia)	Manganês (mg/dia)	Molibdênio (μg/dia)	Boro (mg/dia)	Níquel (mg/dia)	Vanádio (mg/dia)
Lactentes (meses)											
0-6	1.000	ND[b]	ND	40	4	45	ND	ND	ND	ND	ND
7-12	1.500	ND	ND	40	5	60	ND	ND	ND	ND	ND
Crianças (anos)											
1-3	2.500	3,0	65	40	7	90	2	300	3	0,2	ND
4-8	2.500	3,0	110	40	12	150	3	600	6	0,3	ND
Masculino (meses)											
9-13	3.000	4,0	350	40	23	280	6	1.100	11	0,6	ND
14-18	3.000	4,0	350	45	34	400	9	1.700	17	1,0	ND
19-30	2.500	4,0	350	45	40	400	11	2.000	20	1,0	1,8
31-50	2.500	4,0	350	45	40	400	11	2.000	20	1,0	1,8
51-70	2.000	4,0	350	45	40	400	11	2.000	20	1,0	1,8
> 70	2.000	3,0	350	45	40	400	11	2.000	20	1,0	1,8
Feminino (anos)											
9-13	3.000	4,0	350	40	23	280	6	1.100	11	0,6	ND
14-18	3.000	4,0	350	45	34	400	9	1.700	17	1,0	ND
19-30	2.500	4,0	350	45	40	400	11	2.000	20	1,0	1,8
31-50	2.500	4,0	350	45	40	400	11	2.000	20	1,0	1,8
51-70	2.000	4,0	350	45	40	400	11	2.000	20	1,0	1,8
> 70	2.000	3,0	350	45	40	400	11	2.000	20	1,0	1,8
Gestantes (anos)											
14-18	3.000	3,5	350	45	34	400	9	1.700	17	1,0	ND
19-50	2.500	3,5	350	45	40	400	11	2.000	20	1,0	ND
Lactantes (anos)											
14-18	3.000	4,0	350	45	34	400	9	1.700	17	1,0	ND
19-50	2.500	4,0	350	45	40	400	11	2.000	20	1,0	ND

[a]Os valores de UL para magnésio representam a ingestão apenas de um agente farmacológico e não incluem a ingestão de alimentos e água. [b]ND = não determinado.
Fonte: IOM (1997, 2000b, 2001, 2011).

ANEXO M

VALORES DE REFERÊNCIA E NÍVEL SUPERIOR TOLERÁVEL DE INGESTÃO PARA ELETRÓLITOS E ÁGUA DAS DIETARY REFERENCE INTAKES (DRIs) E INGESTÃO PARA REDUÇÃO DE RISCO DE DOENÇA CRÔNICA

Tabela M.1. Ingestão Dietética de Referência (*Dietary Reference Intakes* – DRI) para eletrólitos e água.

Categoria	Potássio			Sódio			Cloro		Água
	AI[a] (mg/dia)	UL[b]	CDRR[c]	AI (mg/dia)	UL	CDRR (mg/dia) (reduzir a ingestão se for maior que o valor especificado abaixo)[d]	AI (mg/dia)	UL	AI (L/dia)[e]
Lactentes (meses)									
0-6	400	ND[f]	ND	110	ND	ND	180	ND	0,7[g]
7-12	860	ND	ND	370	ND	ND	570	ND	0,8[h]
Crianças (anos)									
1-3	2.000	ND	ND	800	ND	1.200	1.500	2.300	1,3[i]
4-8	2.300	ND	ND	1.000	ND	1.500	1.900	2.900	1,7[j]
Masculino (anos)									
9-13	2.500	ND	ND	1.200	ND	1.800	2.300	3.400	2,4[k]
14-18	3.000	ND	ND	1.500	ND	2.300	2.300	3.600	3,3[l]
19-30	3.400	ND	ND	1.500	ND	2.300	2.300	3.600	3,7[m]
31-50	3.400	ND	ND	1.500	ND	2.300	2.300	3.600	3,7[m]
51-70	3.400	ND	ND	1.500	ND	2.300	2.000	3.600	3,7[m]
> 70	3.400	ND	ND	1.500	ND	2.300	1.800	3.600	3,7[m]
Feminino (anos)									
9-13	2.300	ND	ND	1.200	ND	1.800	2.300	3.400	2,1[n]
14-18	2.300	ND	ND	1.500	ND	2.300	2.300	3.600	2,3[o]
19-30	2.600	ND	ND	1.500	ND	2.300	2.300	3.600	2,7[p]
31-50	2.600	ND	ND	1.500	ND	2.300	2.300	3.600	2,7[p]
51-70	2.600	ND	ND	1.500	ND	2.300	2.000	3.600	2,7[p]
> 70	2.600	ND	ND	1.500	ND	2.300	1.800	3.600	2,7[p]
Gestantes (anos)									
14-18	2.600	ND	ND	1.500	ND	2.300	2.300	3.600	3,0[q]
19-50	2.900	ND	ND	1.500	ND	2.300	2.300	3.600	3,0[q]
Lactantes (anos)									
14-18	2.500	ND	ND	1.500	ND	2.300	2.300	3.600	3,8[r]
19-50	2.800	ND	ND	1.500	ND	2.300	2.300	3.600	3,8[r]

[a]AI = Ingestão Adequada. [b]UL = Nível Superior Tolerável de Ingestão. [c]CDRR = Ingestão para Redução de Risco de Doença Crônica (*Chronic Disease Risk Reduction Intake* – CDRR). [d]Os níveis mais baixos de ingestão de sódio, nos quais havia força de evidência suficiente para caracterizar redução do risco de doença crônica, foram usados para derivar os valores de CDRR. Os valores de CDRR para crianças de 1 a 8 anos, adolescentes dos sexos feminino e masculino de 14 a 18 anos, incluindo gestantes e lactantes adolescentes foram determinados por extrapolação do CDRR de adultos, baseados na necessidade de energia para sedentários. [e]Água total inclui a água contida nos alimentos, bebidas e líquidos, com exceção de lactentes de 0 a 6 meses, que a água total deve ser proveniente do leite materno. [f]ND: não determinado. [g]Água do leite humano. [h]Leite humano, alimentos complementares e bebidas. Desses, 0,6 L da água de líquidos e 0,2 L da água de composição de alimentos. [i]0,9 L de água dos líquidos. [j]1,2 L de água dos líquidos. [k]1,8 L de água dos líquidos. [l]2,6 L de água dos líquidos. [m]3,0 L de água dos líquidos. [n]1,6 L de água dos líquidos. [o]1,8 L de água de líquidos. [p]2,2 L de água de líquidos. [q]2,3 L de água de líquidos. [r]3,1 L de água de líquidos.

Fonte: Potássio e Sódio (National Academies of Sciences, Engineering, and Medicine, 2019), cloro e água (IOM, 2005b).

MEDIDAS CASEIRAS DE ALIMENTOS E PREPARAÇÕES

Abreviaturas utilizadas para as medidas caseiras dos alimentos

CCr	colher de café rasa
CCn	colher de café nivelada
CCch	colher de café cheia
CCHr	colher de chá rasa
CCHn	colher de chá nivelada
CCHch	colher de chá cheia
CSOr	colher de sobremesa rasa
CSOn	colher de sobremesa nivelada
CSOch	colher de sobremesa cheia
CSr	colher de sopa rasa
CSn	colher de sopa nivelada
CSch	colher de sopa cheia
CARr	colher de servir arroz rasa
CARn	colher de servir arroz nivelada
CARch	colher de servir arroz cheia
COpr	concha pequena rasa
COpch	concha pequena cheia
COmr	concha média rasa
COmch	concha média cheia
COgr	concha grande rasa
COgch	concha grande cheia
Epr	escumadeira pequena rasa
Epch	escumadeira pequena cheia
Emr	escumadeira média rasa
Em	escumadeira média cheia
Eg	escumadeira grande rasa
Eg	escumadeira grande cheia
CCDr	copo de café descartável raso
CAr	copo americano raso
CAn	copo americano nivelado
CAch	copo americano cheio
CADr	copo americano duplo raso
CADn	copo americano duplo nivelado

CADch	copo americano duplo cheio
XCr	xícara de café rasa
XCch	xícara de café cheia
XCHr	xícara de chá rasa
XCHch	xícara de chá cheia
Fp	fatia pequena
Ff	fatia fina
Fm	fatia média
Fg	fatia grande
PEp	pedaço pequeno
PEm	pedaço médio
PEg	pedaço grande
FOp	folha pequena
FOm	folha média
FOg	folha grande
U	unidade
Up	unidade pequena
Um	unidade média
Ug	unidade grande
Bp	bola pequena
Bg	bola grande
POp	porção pequena
POm	porção média
POg	porção grande
PICr	pires de café raso
PICch	pires de café cheio
PICHr	pires de chá raso
PICHch	pires de chá cheio
PRSOr	prato de sobremesa raso
PRRr	prato raso raso
PRRch	prato raso cheio
PRFr	prato fundo raso
PRFch	prato fundo cheio

1. Leite e Derivados

ALIMENTO	MEDIDA CASEIRA	PESO (g)
Coalhada	CAn	135,0
	CAr	160,0
	CAch	185,0
	CADn	190,0
	CADr	230,0
	CADch	275,0
	XCHr	130,0
	XCHch	195,0
Cream cheese	CSOr	9,0
	CSOch	17,0
	CSr	16,0
	CSch	33,0
Creme de ricota	CCr	1,0
	CCn	0,6
	CCch	1,5
	CCHr	2,0
	CCHn	1,6
	CCHch	4,5
	CSOr	7,7
	CSOn	5,7
	CSOch	14,0
	CSr	9,7
	CSn	9,4
	CSch	20,0
Iogurte cremoso	CAn	150,0
	CAr	180,0
	CAch	200,0
	CADn	220,0
	CADr	250,0
	CADch	290,0
Iogurte líquido	CAn	145,0
	CAr	175,0
	CAch	185,0
	CADn	200,0
	CADr	240,0
	CADch	280,0
Leite com achocolatado (sem açúcar)	CAn	142,0
	CAr	167,0
	CADn	192,0

ALIMENTO	MEDIDA CASEIRA	PESO (g)
Leite com achocolatado (sem açúcar) *(continuação)*	CADr	230,0
	XCHr	145,0
	XCHch	168,0
Leite com achocolatado (com açúcar)	CAn	146,0
	CAr	165,0
	XCHr	140,0
Leite com café (sem açúcar)	CAn	138,0
	CAr	155,0
	XCHr	138,0
Leite com café (com açúcar)	CAn	140,0
	CAr	160,0
	XCHr	140,0
Leite condensado	CSOr	9,0
	CSOch	17,0
	CSr	18,0
	CSch	30,0
Leite desnatado líquido	CAn	136,0
	CAr	154,0
	CAch	182,0
	CADn	190,0
	CADr	232,0
	CADch	264,0
	XCHr	154,0
	XCHch	194,0
Leite em pó desnatado	CSr	4,0
	CSch	8,0
Leite em pó integral	CSr	9,0
	CSch	12,0
Leite enriquecido com banana e leite enriquecido com mamão (vitamina)	CAn	140,0
	CAr	170,0
	CAch	196,0
	CADn	200,0
	CADr	240,0
	CADch	285,0
Leite pasteurizado	CAn	140,0
	CAr	165,0
	CAch	190,0
	CADn	195,0
	CADr	240,0

ALIMENTO	MEDIDA CASEIRA	PESO (g)
Leite pasteurizado *(continuação)*	CADch	275,0
	XCHr	140,0
	XCHch	180,0
Queijo cottage	CCr	1,5
	CCch	3,0
	CCHr	2,5
	CCHch	5,0
	CSOr	8,0
	CSOch	15,0
	CSr	12,0
	CSch	20,0
Queijo minas frescal	Ff	20,0
	Fm	30,0
Queijo minas ralado	CSOr	4,5
	CSOch	11,0
	CSr	6,0
	CSch	12,0

ALIMENTO	MEDIDA CASEIRA	PESO (g)
Queijo minas ralado *(continuação)*	XCHr	80,0
	XCHch	100,0
Queijo muçarela	Ff	15,0
	Fm	30,0
Queijo parmesão ralado	CSr	7,0
	CSch	15,0
Queijo prato	Ff	15,0
	Fm	25,0
Requeijão cremoso	CCHr	3,0
	CCHch	6,0
	CSOr	10,0
	CSOch	14,0
	CSr	14,0
	CSch	21,0
Ricota	Ff	10,0
	Fm	34,0

2. Carnes e derivados

ALIMENTO	MEDIDA CASEIRA	PESO (g)
Carne bovina preparada		
Almôndega	Up	20,0
	Um	40,0
	Ug	50,0
Bife	Up	60,0
	Um	80,0
	Ug	120,0
Bife à milanesa	Up	70,0
	Um	110,0
	Ug	140,0
Bife role	Up	80,0
	Um	100,0
	Ug	150,0
Carne de panela	PEp	30,0
	PEm	40,0
	PEg	60,0
Costela de boi assada (sem osso)	PEp	30,0
	PEm	40,0
	PEg	60,0

ALIMENTO	MEDIDA CASEIRA	PESO (g)
Estrogonofe de carne	CSr	20,0
	CSch	32,0
	CARr	55,0
	CARch	75,0
Hambúrguer	Um	50,0
Maminha assada	Fp	65,0
	Fm	95,0
	Fg	145,0
Moída refogada (coxão duro)	CSr	15,0
	CSch	20,0
Picadinho (acém)	CSr	20,0
	CSch	25,0
Picanha assada	Fp	36,0
	Fm	60,0
	Fg	100,0
Lagarto fatiado (preparado)	Ff	15,0
	Fm	20,0
	Fg	30,0

ALIMENTO	MEDIDA CASEIRA	PESO (g)
Carnes processadas		
Linguiça frita	POm	80,0
	POg	100,0
Mortadela tradicional	Ff	15,0
	Fm	25,0
	Fg	55,0
Presunto	Ff	15,0
	Fm	30,0
Salsicha hot dog	Um	50,0
Salaminho italiano	Ff	3,0
	Fm	4,0
	Fg	7,0
Peito de peru defumado light	Ff	15,0
Peito de peru	Ff	15,0
Frango		
Estrogonofe de frango	CSr	15,0
	CSch	24,0
	CARr	50,0
	CARch	65,0
Frango assado (sem osso)		
Asa	Um	12,0
Costela	Um	60,0
Coxa	Um	50,0
Coxinha da asa	Um	10,0
Peito	Um	225,0
Sobrecoxa	Up	50,0
	Um	70,0
	Ug	95,0
Frango ensopado		
Coxa sem osso	Up	30,0
	Um	40,0
	Ug	60,0
Frango frito (sem osso)		
Asa	Um	27,0
Costela	Um	20,0
Coxa	Um	52,0
Coxinha da asa	Um	25,0
Jogo	Um	55,0
Peito	Um	130,0
Sobre	Um	34,0

ALIMENTO	MEDIDA CASEIRA	PESO (g)
Sobrecoxa	Um	67,0
Peito cozido sem osso	Up	80,0
	Um	120,0
	Ug	170,0
Filé de peito de frango grelhado	Up	60,0
	Um	85,0
Frango refogado (sem osso)	Pm	80,0
Miúdos refogados de frango		
Coração	Ug	8,0
	Um	5,0
	Up	3,0
Moela	Ug	27,0
	Um	18,0
	Up	14,0
Fígado	Ug	45,0
	Um	30,0
	Up	25,0
Fígado preparado		
Bife	Um	100,0
Isca	CSch	20,0
Peixe		
Atum enlatado	CSOr	16,0
	CSOch	26,0
	CSr	24,0
	CSch	32,0
Filé frito	Up	80,0
	Um	130,0
Peixe ao molho (posta sem pele e sem osso)	Up	50,0
	Um	90,0
	Ug	110,0
Peixe na telha (pintado)	POm	230,0
Sardinha em conserva	Um	40,0
Porco		
Costela de porco cozida (sem osso)	Up	15,0
	Um	25,0
	Ug	40,0

ALIMENTO	MEDIDA CASEIRA	PESO (g)
Costelinha frita (sem osso)	U	22,0
	POp	40,0
	POm	65,0
	POg	90,0

ALIMENTO	MEDIDA CASEIRA	PESO (g)
Lombo de porco assado	Ff	30,0
	Fm	63,0
	Fg	120,0

3. Ovos

ALIMENTO	MEDIDA CASEIRA	PESO (g)
Codorna (cozido e sem casca)	Um	12,0
Galinha		
Cozido	Up	35,0
	Um	50,0
	Ug	60,0
Cru e sem casca	Up	30,0
	Um	50,0
	Ug	60,0
Clara (crua)	Up	25,0
	Um	30,0
	Ug	35,0

ALIMENTO	MEDIDA CASEIRA	PESO (g)
Gema (crua)	Up	10,0
	Um	20,0
	Ug	25,0
Frito (gema sólida)	Um	38,0
Frito (gema mole)	Um	45,0
Omelete (1 ovo)	Um	40,0
Ovos mexidos (2 ovos)	PRSOr	80,0
Pochê	Um	55,0

4. Cereais e derivados

ALIMENTO	MEDIDA CASEIRA	PESO (g)
Angu de milho	CSch	35,0
	POm	110,0
Arroz à grega	CSr	9,0
	CSch	16,0
	CARr	34,0
	CARch	40,0
	Epr	30,0
	Epch	50,0
	Emr	36,0
	Emch	60,0
Arroz com lentilha (75% de arroz e 25% de lentilha)	CSr	6,0
	CSch	11,0
	CARr	20,0
	CARch	36,0

ALIMENTO	MEDIDA CASEIRA	PESO (g)
Arroz com lentilha (75% de arroz e 25% de lentilha) *(continuação)*	Epr	34,0
	Epch	60,0
	Emr	37,0
	Emch	68,0
	Egr	70,0
	Egch	125,0
Arroz com linguiça	CARch	60,0
	POm	180,0
Arroz com pequi	CARch	60,0
	POm	180,0
Arroz branco (preparado)	CSr	18,0
	CSch	25,0
	Epr	50,0
	Epch	84,0

ALIMENTO	MEDIDA CASEIRA	PESO (g)
Arroz branco (preparado) *(continuação)*	Emr	78,0
	Emch	106,0
	Egr	94,0
	Egch	140,0
	CARr	45,0
	CARch	68,0
	COgr	230,0
Arroz integral (preparado)	CSr	15,0
	CSch	20,0
	Epr	42,0
	Epch	76,0
	Emr	70,0
	Emch	95,0
	CARr	40,0
	CARch	60,0
Aveia		
Farinha	CSr	6,5
	CSch	9,5
Flocos	CSr	5,5
	CSch	7,5
Barra de cereais		
Com cobertura de chocolate e com mais de 10% de gordura	U	20,0
Com frutas	U	25,0
Com até 10% de gordura	U	30,0
Biscoito		
Cream cracker	U	8,0
Integral	U	7,0
Maisena	U	5,0
Maria	U	6,0
Nata	U	6,0
Recheado	U	15,0
Bolo caseiro		
Simples (farinha de trigo), fubá de milho	Ff	40,0
	Fm	60,0
	Fg	100,0
Cenoura com cobertura de chocolate (formato retangular)	PEp	65,0
	PEm	100,0
	PEg	155,0

ALIMENTO	MEDIDA CASEIRA	PESO (g)
Cenoura sem cobertura de chocolate (formato retangular)	PEp	52,0
	PEm	90,0
	PEg	130,0
Bolo industrializado		
Sabor: banana com canela, coco, chocolate, formigueiro, laranja	Ff	30,0
	Fm	50,0
	Fg	80,0
Brioche	Um	30,0
Canjica	CSOr	12,0
	CSOch	22,0
	CSr	18,0
	CSch	28,0
	CAn	140,0
	CAr	170,0
	CAch	185,0
	CADn	210,0
	CADr	248,0
	CADch	280,0
	COmr	65,0
	COmch	140,0
	PRRr	255,0
	PRRch	520,0
	PRFr	440,0
	PRFch	570,0
Canjica com coco e amendoim	CSOr	10,0
	CSOch	23,0
	CSr	14,0
	CSch	28,0
	CAn	145,0
	CAr	170,0
	CAch	190,0
	CADn	220,0
	CADr	250,0
	CADch	285,0
	PRRr	340,0
	PRRch	570,0
	PRFr	425,0
	PRFch	630,0
Cereal matinal com passas	CSOr	5,0
	CSOch	8,0
	CSr	9,0
	CSch	12,0

ALIMENTO	MEDIDA CASEIRA	PESO (g)
Creme de milho verde	CSOr	19,0
	CSOch	26,0
	CSr	28,0
	CSch	40,0
	CARr	54,0
	CARch	78,0
Curau de milho verde	POm	120,0
	POg	180,0
Cuscuz de milho (tamanho médio, cerca de 500g)	Ff	35,0
	Fm	60,0
	Fg	80,0
Farelo de aveia	CCHr	0,6
	CCHch	1,5
	CSOr	3,5
	CSOch	7,0
	CSr	6,0
	CSch	10,0
Farelo de trigo tostado	CCHr	0,5
	CCHch	1,0
	CSOr	3,0
	CSOch	5,0
	CSr	5,0
	CSch	8,0
Farinha láctea	CSr	7,0
	CSch	12,0
Farinha de rosca	CSr	10,0
	CSch	15,0
Farinha de trigo	CSr	15,0
	CSch	20,0
Fubá de milho	CSr	15,0
	CSch	20,0
Granola (mix de cereais)	CSOr	5,0
	CSOch	7,0
	CSr	8,5
	CSch	12,0
Granola	CSOr	7,0
	CSOch	10,0
	CSr	12,0
	CSch	15,0
Massas		
Capeletti de frango ao molho branco	POp	80,0
	POm	150,0
	POg	240,0

ALIMENTO	MEDIDA CASEIRA	PESO (g)
Lasanha	POp	90,0
	POm	200,0
	POg	430,0
Macarrão espaguete (cozido)	PRRr	155,0
	PRFr	230,0
	PRSOr	95,0
Macarrão ao sugo	PRRr	200,0
Nhoque à bolonhesa	Um	7,5
	POp	100,0
	POm	200,0
	POg	300,0
Panqueca com recheio de carne moída (29% carne, 9% queijo)	POm	110,0
Ravioli de carne ao molho bolonhesa com queijo	POp	130,0
	POm	250,0
	POg	400,0
Maisena (amido de milho)	CSOr	4,0
	CSOch	8,0
	CSr	6,0
	CSch	10,0
Milho verde (grão cru)	CSr	14,0
	CSch	22,0
Milho verde em conserva	CSr	17,0
	CSch	23,0
Milho verde refogado	CSOr	8,0
	CSOch	14,0
	CSr	15,0
	CSch	20,0
	CARr	30,0
	CARch	55,0
Mingau de aveia	CSOr	8,0
	CSOch	16,0
	CSr	10,0
	CSch	20,0
	PRSOr	165,0
	PRRr	230,0
	PRFr	350,0
Mingau de maisena	CSOr	10,0
	CSOch	20,0
	CSr	15,0

ALIMENTO	MEDIDA CASEIRA	PESO (g)
Mingau de maisena	CSch	25,0
	PRSOr	150,0
	PRRr	250,0
	PRFr	380,0
Pamonha assada	PEm	50,0
Pamonha doce com queijo (sem palha)	Um	130,0
Pamonha de sal com queijo (sem palha)	Um	170,0
Pamonha de doce ou de sal (comercial)	Um	200,0
Pão		
Batata	Up	20,0
	Um	30,0
	Ug	75,0
Careca (para cachorro quente)	Um	65,0
Milho	Up	35,0
	Um	50,0
	Ug	65,0
Forma	Fm	25,0
Forma integral	Ff	25,0
	Fm	30,0
	Fg	40,0
Francês	Up	25,0
	Um	50,0
Sírio (com leite)	Up	13,0
Sírio (sem leite)	Up	10,0
	Um	65,0
	Ug	100,0

ALIMENTO	MEDIDA CASEIRA	PESO (g)
Rosca doce (formato trança)	Up	20,0
	Um	40,0
Pipoca	CAn	4,5
	CAch	5,5
	CADn	7,5
	CADch	9,5
	PRRr	25,0
	PRRch	55,0
	PRFr	30,0
	PRFch	60,0
Pizza	Fp	150,0
	Fm	220,0
	Fg	340,0
Polenta frita	PEp	10,0
	PEm	20,0
	PEg	30,0
Sucrilhos (cereal matinal corn flakes)	CSOr	2,0
	CSOch	4,0
	CSr	4,0
	CSch	6,0
Torrada de pão francês	Ff	3,0
	Fm	5,0
	Fg	10,0
Torrada de pão de forma industrializada	U	8,0
Torrada de pão de forma integral industrializada	U	10,0

5. Leguminosas e derivados

ALIMENTO	MEDIDA CASEIRA	PESO (g)
Amendoim cru	CSr	15,0
	CSch	22,0
	XCHch	170,0
Amendoim torrado	CSch	20,0
Pasta de amendoim	CCr	1,8
	CCch	2,5

ALIMENTO	MEDIDA CASEIRA	PESO (g)
Pasta de amendoim *(continuação)*	CCHr	2,7
	CCHch	4,5
	CSOr	9,0
	CSOch	15,0
	CSr	16,0
	CSch	28,0

ALIMENTO	MEDIDA CASEIRA	PESO (g)
Broto de feijão cru	CSOr	7,0
	CSOch	14,0
	CSr	10,0
	CSch	20,0
	PICr	35,0
	PICch	65,0
	PICHr	75,0
	PICHch	115,0
Broto de feijão cozido	CSOr	9,0
	CSOch	14,0
	CSr	12,0
	CSch	20,0
	PICr	35,0
	PICch	63,0
	PICHr	76,0
	PICHch	120,0
Ervilha em conserva	CSr	15,0
	CSch	25,0
Feijão		
Feijão em caldo	CSr	15,0
	CSch	25,0
	COpch	120,0
	COmch	160,0
	COgch	190,0
Tropeiro	CSr	8,0
	CSch	14,0
	CARr	20,0
	CARch	35,0
	Epr	29,0
	Epch	59,0
	Emr	40,0
	Emch	67,0
	Egr	48,0
	Egch	95,0
Tutu	CSr	20,0
	CSch	37,0
	COpr	40,0
	COpch	70,0
	COmr	77,0
	COmch	160,0
	COgr	106,0
	COgch	188,0

ALIMENTO	MEDIDA CASEIRA	PESO (g)
Grão-de-bico cozido	CSr	10,0
	CSch	15,0
	CARr	22,0
	CARch	36,0
Lentilha cozida	CSr	15,0
	CSch	20,0
Proteína texturizada de soja (PTS ou PVT) fina crua	CSOr	4,0
	CSOch	6,0
	CSr	5,5
	CSch	8,0
	CAn	55,0
Proteína texturizada de soja (PTS ou PVT) fina hidratada	CSOr	5,5
	CSOch	10,0
	CSr	8,0
	CSch	14,0
Proteína texturizada de soja (PTS ou PVT) média crua	CSOr	4,5
	CSOch	7,5
	CSr	6,5
	CSch	12,0
Proteína texturizada de soja (PTS ou PVT) média hidratada	CSOr	10,0
	CSOch	19,0
	CSr	17,0
	CSch	26,0
Proteína texturizada de soja (PTS ou PVT) média hidratada e espremida	CSOr	4,0
	CSOch	7,0
	CSr	7,5
	CSch	11,0
	CARr	24,0
	CARch	34,0
Proteína texturizada de soja (PTS ou PVT) grossa crua	PICr	22,0
	PICch	30,0
	PICHr	40,0
	PICHch	65,0
Proteína texturizada de soja (PTS ou PVT) grossa hidratada	PICr	60,0
	PICch	84,0
	PICHr	94,0
	PICHch	140,0
Proteína texturizada de soja (PTS ou PVT) grossa hidratada e espremida	CSOr	6,5
	CSOch	12,0
	CSr	12,0
	CSch	16,0
	CARr	32,0
	CARch	42,0

ALIMENTO	MEDIDA CASEIRA	PESO (g)
Soja crua	CSOr	8,0
	CSOch	12,0
	CSr	12,0
	CSch	16,0
	CAn	100,0
	CAch	135,0
Soja cozida (sem película e sem caldo)	CSOr	8,0
	CSOch	12,0
	CSr	10,0
	CSch	17,0
Soja, extrato em pó	CSOr	3,0
	CSOch	6,0
	CSr	5,0
	CSch	9,0
Soja, extrato caseiro (líquido)	CAn	136,0
	CAr	150,0
	CAch	170,0
	CADn	190,0
	CADr	215,0
	CADch	240,0
	XCHr	115,0
	XCHch	140,0

ALIMENTO	MEDIDA CASEIRA	PESO (g)
Soja, extrato industrializado (líquido)	CAn	135,0
	CAr	150,0
	CAch	160,0
	CADn	190,0
	CADr	220,0
	CADch	235,0
	XCHr	120,0
	XCHch	140,0
Soja refogada com óleo e sal (sem película)	CSOr	10,0
	CSOch	18,0
	CSr	14,0
	CSch	20,0
Soja torrada (sem película)	CSOr	5,0
	CSOch	8,0
	CSr	7,0
	CSch	10,0
	XCHr	64,0
	XCHch	80,0
Soja torrada industrializada (sem película)	CSOr	5,0
	CSOch	7,0
	CSr	7,0
	CSch	10,0
	XCHr	60,0
	XCHch	80,0

6. Nozes, sementes e oleaginosas

ALIMENTO	MEDIDA CASEIRA	PESO (g)
Amêndoa (sem casca)	CSOr	9,5
	CSOch	14,0
	CSr	12,0
	CSch	18,0
Amêndoa (sem casca, fatiada em lâmina)	CSOr	3,5
	CSOch	6,0
	CSr	7,0
	CSch	10,0
Amêndoa de baru (sem película)	Up	1,0
	Um	1,5
	Ug	1,8

ALIMENTO	MEDIDA CASEIRA	PESO (g)
Amêndoa de baru (com película)	Up	0,9
	Um	1,7
	Ug	2,0
Avelã (sem casca)	CSOr	9,0
	CSOch	10,0
	CSr	12,0
	CSch	15,0
Azeitona preta	Up	3,0
	Um	4,0
	Ug	6,0

ALIMENTO	MEDIDA CASEIRA	PESO (g)
Azeitona verde	Up	3,0
	Um	4,5
Castanha-de-caju	CSOr	10,0
	CSOch	15,0
	CSr	14,0
	CSch	20,0
Castanha-de-caju (xerém)	CCHr	1,0
	CCHch	2,0
	CSOr	5,5
	CSOch	8,0
	CSr	7,0
	CSch	9,5
Castanha-do-pará (castanha-do-brasil)	Up	3,5
	Um	4,0
	Ug	5,5
Chia	CCr	0,6
	CCch	1,0
	CCHr	1,2
	CCHch	2,0
	CSOr	4,5
	CSOch	7,5
	CSr	6,5
	CSch	10,0
Nozes (sem casca)	CSOr	6,5
	CSOch	9,5
	CSr	8,0
	CSch	12,0
Pistache (sem casca)	CSOr	7,5
	CSOch	12,0
	CSr	10,0
	CSch	15,0
Semente de abóbora	CCHr	1,5
	CCHch	2,5
	CSOr	4,5

ALIMENTO	MEDIDA CASEIRA	PESO (g)
Semente de abóbora *(continuação)*	CSOch	7,5
	CSr	5,0
	CSch	9,0
Semente de gergelim	CCHr	2,5
	CCHch	3,0
	CSOr	5,0
	CSOch	9,0
	CSr	10,0
	CSch	12,0
Semente de girassol (com casca)	CCr	1,0
	CCch	1,5
	CCHr	1,0
	CCHch	2,0
	CSOr	6,0
	CSOch	8,5
	CSr	7,5
	CSch	12,0
Semente de girassol sem casca	CCr	0,5
	CCch	1,2
	CCHr	1,5
	CCHch	2,5
	CSOr	5,5
	CSOch	7,5
	CSr	7,0
	CSch	10,0
Semente de linhaça	CCr	0,5
	CCch	0,8
	CCHr	1,0
	CCHch	1,5
	CSOr	5,0
	CSOch	8,0
	CSr	6,0
	CSch	10,0

7. Hortaliça A (1 a 7,5% de carboidratos)

ALIMENTO	MEDIDA CASEIRA	PESO (g)
Abobrinha crua (batidinha)	CSOr	8,0
	CSOch	10,0
	CSr	8,0
	CSch	12,0
Abobrinha cozida (cubos)	CSOr	14,0
	CSOch	17,0
	CSr	16,0
	CSch	20,0
Abobrinha refogada (cubos)	CSOr	12,0
	CSOch	16,0
	CSr	17,0
	CSch	23,0
	CARr	30,0
	CARch	60,0
Abobrinha refogada (em tirinhas)	CSOr	5,5
	CSOch	8,0
	CSr	7,5
	CSch	12,0
	CARr	22,0
	CARch	40,0
Abobrinha refogada (batidinha)	CSOr	10,0
	CSOch	14,0
	CSr	14,0
	CSch	17,0
	CARr	28,0
	CARch	55,0
Acelga	FOm	60,0
Acelga picada	PICr	30,0
	PICHr	68,0
Agrião (ramos)	PICr	10,0
	PICHr	18,0
Alface americana	FOp	7,0
	FOm	10,0
	FOg	24,0
Alface americana picada	PICr	18,0
	PICHr	36,0
	PICHch	40,0
Alface bailarina	FOp	4,0
	FOm	14,0
	FOg	19,0

ALIMENTO	MEDIDA CASEIRA	PESO (g)
Alface bailarina picada	PICr	10,0
	PICch	13,0
	PICHr	15,0
	PICHch	20,0
Alface comum	FOp	5,5
	FOm	8,5
Alface comum picada	PICr	12,0
	PICHr	20,0
Alface manteiga	FOp	5,5
	FOm	8,0
	Fog	12,0
Alface manteiga picada	PICr	6,0
	PICch	12,0
	PICHr	20,0
	PICHch	35,0
Almeirão	FOm	10,0
Almeirão picado	PICr	16,0
	PICHr	32,0
Berinjela crua	Ff	15,0
Berinjela cozida e picada	CSr	25,0
	CSch	30,0
Berinjela cozida e picada, com azeite	CSOr	6,5
	CSOch	10,0
	CSr	9,0
	CSch	13,0
	CARr	24,0
	CARch	38,0
Berinjela refogada ao molho de tomate	CSOr	9,0
	CSOch	16,0
	CSr	15,0
	CSch	25,0
	CARr	35,0
	CARch	60,0
Brócolis americana cozida	CSOr	4,0
	CSOch	7,0
	CSr	7,0
	CSch	13,0
Brócolis americana cozida (sem talo)	PICr	26,0
	PICch	50,0
	PICHr	65,0

ALIMENTO	MEDIDA CASEIRA	PESO (g)
Brócolis comum cozido e picado	PICr	35,0
	PICHr	50,0
Chicória	FOp	7,0
	FOm	12,0
	FOg	20,0
Chicória picada	PICr	9,0
	PICch	15,0
	PICHr	20,0
	PICHch	27,0
Cogumelo fresco	Up	5,5
	Um	8,0
	Ug	16,0
Couve crua fatiada fina	PICHr	25,0
Couve fatiada e refogada	CSch	15,0
Couve-flor	PICHr	80,0
Couve-flor cozida e picada	CSr	10,0
	CSch	16,0
	PICr	50,0
	PICHr	100,0
Espinafre picado	PICr	15,0
	PICch	24,0
	PICHr	32,0
	PICHch	55,0
Folha de cenoura com talo	FOm	6,0
	Fog	8,0
	PICr	10,0
Guariroba ao molho	POm	65,0
Jiló inteiro (cru)	Up	12,0
	Um	22,0
Jiló refogado fatiado	CSOr	7,5
	CSOch	12,0
	CSr	11,0
	CSch	16,0
	CARr	33,0
	CARch	50,0
Jiló cozido e picado	CSOr	7,0
	CSOch	10,0
	CSr	10,0
	CSch	17,0
	PICHr	90,0

ALIMENTO	MEDIDA CASEIRA	PESO (g)
Maxixe inteiro (cru)	Up	15,0
	Um	25,0
Maxixe cozido e picado	CSr	16,0
	CSch	25,0
	PICHr	74,0
Mostarda (sem talo)	FOp	3,5
	FOm	6,5
	FOg	10,0
Mostarda picada (sem talo)	PICr	7,5
	PICch	14,0
	PICHr	17,0
	PICHch	28,0
Nabo (fatia)	Ff	0,5
	Fm	2,0
	Fg	3,0
Nabo (ralado)	CSOr	5,0
	CSOch	8,0
	CSr	6,0
	CSch	10,0
Nabo (em cubos)	CSOr	5,0
	CSOch	7,0
	CSr	8,0
	CSch	10,0
Palmito em conserva	CSOr	15,0
	CSOch	19,0
Palmito picado	CSr	20,0
	CSch	30,0
	Um	17,0
Pepino fatiado	Ff	3,0
Pepino picado	CSch	10,0
Rabanete	Ff	0,5
	PICr	15,0
	Up	13,0
	Um	22,5
	Ug	44,5
Rabanete picado	CSOr	4,0
	CSOch	7,0
	CSr	5,5
	CSch	8,5
Repolho cru e picado	PICr	26,0
	PICch	50,0

ALIMENTO	MEDIDA CASEIRA	PESO (g)
Repolho cru e picado *(continuação)*	PICHr	60,0
	PICHch	98,0
	CARr	16,0
	CARch	26,0
Repolho picado e cozido	PICr	34,0
	PICch	65,0
	PICHr	70,0
	PICHch	120,0
	CARr	19,0
	CARch	30,0
Rúcula (sem talo)	PICr	8,0
	PICch	14,0
	PICHr	10,0
	PICHch	22,0
Rúcula (com talo)	FOp	0,5
	FOg	2,0

ALIMENTO	MEDIDA CASEIRA	PESO (g)
Taioba picada e cozida	CSr	12,0
	CSch	20,0
Tomate	Up	70,0
	Um	100,0
	Ug	170,0
Tomate cereja	Um	10,0
Tomate picado em cubos	CSOr	10,0
	CSOch	16,0
	CSr	14,0
	CSch	24,0
Tomate fatiado (rodelas)	Ff	5,5
	Fm	13,0
	Fg	27,0
	PICr	44,0
	PICHr	65,0
Tomate seco	CSOch	13,0
	CSch	24,0

8. Hortaliça B (7,5 a 10,5% de carboidratos)

ALIMENTO	MEDIDA CASEIRA	PESO (g)
Abóbora kabutiá picada e cozida	CSr	14,0
	CSch	24,0
Abóbora kabutiá refogada	CSr	20,0
	CSch	27,0
	CARr	46,0
	CARch	64,0
Beterraba crua sem casca	Up	80,0
	Um	175,0
Beterraba cozida e picada	CSch	20,0
	Fm	30,0
Beterraba crua ralada	CSOr	7,0
	CSOch	9,0
	CSr	8,0
	CSch	11,0
	PICr	34,0
	PICch	55,0
	PICHr	70,0

ALIMENTO	MEDIDA CASEIRA	PESO (g)
Cenoura crua ralada	CSOr	7,0
	CSOch	9,0
	CSr	8,0
	CSch	11,0
Cenoura cozida e picada	CSOr	11,0
	CSOch	17,0
	CSr	16,0
	CSch	22,0
Cenoura refogada em cubos	CSOr	13,0
	CSOch	18,0
	CSr	16,0
	CSch	24,0
	CARr	35,0
	CARch	52,0
Chuchu cozido e picado	CSOr	10,0
	CSOch	14,0
	CSr	16,0
	CSch	20,0

ALIMENTO	MEDIDA CASEIRA	PESO (g)
Chuchu refogado	CSOr	10,0
	CSOch	14,0
	CSr	17,0
	CSch	20,0
	CARr	20,0
	CARch	40,0
Folha de beterraba	PICr	12,0
	PICHr	20,0
Folha de beterraba picada	FOp	3,0
	FOm	5,5
	FOg	7,5
Pimentão cozido e picado (com azeite)	CSOr	5,0
	CSOch	9,0
	CSr	6,5
	CSch	12,0
	CARr	16,0
	CARch	35,0
Pimentão cru	Up	50,0
	Um	126,0
	PICHr	25,0

ALIMENTO	MEDIDA CASEIRA	PESO (g)
Pimentão cru *(continuação)*	Ff	2,0
	CCHr	2,5
	CCHch	4,0
	CSOr	7,0
	CSOch	12,0
	CSr	8,5
	CSch	14,0
Quiabo refogado	CSOr	12,0
	CSOch	16,0
	CSr	16,0
	CSch	20,0
	CARr	30,0
	CARch	48,0
Vagem cozida e picada	CSr	10,0
	CSch	15,0
	CARr	18,0
	CARch	48,0
Vagem refogada	CSr	12,0
	CSch	20,0

9. Hortaliça C (17 a 55% de carboidratos) e derivados

ALIMENTO	MEDIDA CASEIRA	PESO (g)
Batata-doce frita	Fm	9,0
	POp	30,0
	POm	45,0
	POg	65,0
Batata-doce cozida e picada	CSr	12,0
	CSch	20,0
Batata-inglesa cozida e picada	CSr	25,0
	CSch	35,0
Batata-doce cozida (com 5 cm de diâmetro, cortada em fatias)	Ff	8,0
	Fm	15,0
	Fg	25,0
Batata-inglesa (cozida)	Up	60,0
	Um	120,0
	Ug	250,0
	Ug	164,0

ALIMENTO	MEDIDA CASEIRA	PESO (g)
Batata-inglesa frita (palha)	CSch	10,0
Batata-inglesa frita (palito)	Epr	20,0
	Emr	30,0
Batata-inglesa frita (ondulada)	POp	15,0
	POm	25,0
	POg	40,0
Batata-inglesa (purê)	CSr	25,0
	CSch	35,0
Batata-inglesa (refogada)	CSch	40,0
Batata-inglesa (sautê)	CSOr	23,0
	CSOch	35,0
	CSr	27,0
	CSch	38,0

ALIMENTO	MEDIDA CASEIRA	PESO (g)
Batata-salsa (ou baroa) cozida	Um	85,0
Batata-salsa (ou baroa) cozida e fatiada	Ff	2,5
	PlCHr	37,0
	PlCHch	63,0
Beiju (preparado com polvilho ou tapioca)	Up	65,0
	Um	100,0
	Ug	120,0
Cará cozido e picado	CSr	20,0
	CSch	27,0
Cará refogado (cortado em cubos)	CSr	22,0
	CSch	32,0
	CARr	40,0
	CARch	60,0
Farinha de mandioca	CSr	13,0
	CSch	17,0
Farofa simples (farinha de mandioca)	CSr	10,0
	CSch	15,0
	POm	30,0
Mandioca cozida e picada	CSr	22,0
	CSch	37,0

ALIMENTO	MEDIDA CASEIRA	PESO (g)
Mandioca cozida	POm	50,0
	POg	100,0
Mandioca frita	POm	75,0
	POg	120,0
Quibebe de inhame	CSr	15,0
	CSch	36,0
	POp	60,0
	POm	90,0
	POg	120,0
Quibebe de mandioca	CSr	14,0
	CSch	35,0
	CAr	50,0
	CAch	72,0
Quibebe de mandioca com carne seca	CSOr	14,0
	CSOch	26,0
	CSr	22,0
	CSch	35,0
	CARr	42,0
	CARch	60,0

10. Frutas in natura e desidratadas

ALIMENTO	MEDIDA CASEIRA	PESO (g)
Abacate (sem casca e sem semente)	Up	145,0
	Um	300,0
	Ug	500,0
Abacate (picado em cubos)	CSOch	9,0
	CSch	15,0
	Ff	30,0
	Fm	70,0
	Fg	120,0
Abacate avocado (sem casca e sem semente)	U	110,0
Abacaxi	Ff	50,0
	Fm	90,0
	Fg	120,0

ALIMENTO	MEDIDA CASEIRA	PESO (g)
Ameixa preta (sem casca e sem semente)	Up	60,0
	Um	70,0
	Ug	115,0
Ameixa rosada (sem casca e sem semente)	Up	25,0
	Um	35,0
	Ug	55,0
Ameixa seca (sem semente)	U	6,0
Ata ou pinha (sem casca e sem semente)	Up	70,0
	Um	165,0
	Ug	220,0
Banana-maçã (sem casca)	Up	35,0
	Um	60,0
	Ug	82,0

ALIMENTO	MEDIDA CASEIRA	PESO (g)
Banana-nanica (sem casca)	Up	63,0
	Um	100,0
	Ug	132,0
Banana-nanicão (sem casca)	U	165,0
Banana-ouro (sem casca)	Up	25,0
	Um	40,0
Banana-prata (sem casca)	Up	55,0
	Um	75,0
	Ug	90,0
Banana-da-terra (sem casca)	Um	100,0
Banana-da-terra (frita)	Um	90,0
Caju (com casca e sem castanha)	Up	55,0
	Um	70,0
	Ug	90,0
Caqui (sem casca e sem semente)	Up	100,0
	Um	120,0
	Ug	140,0
Damasco seco (sem semente)	U	8,0
Figo maduro	Um	40,0
Goiaba (com casca e com semente)	Um	195,0
	Ug	230,0
Jabuticaba (sem casca e sem semente)	Up	3,0
	Um	4,0
	Ug	6,5
Kiwi (sem casca)	Um	80,0
Laranja-pera (sem casca)	Up	100,0
	Um	150,0
	Ug	200,0
Laranja-lima (sem casca e sem semente)	Up	155,0
	Um	185,0
	Ug	220,0
Maçã fuji (com casca e sem semente)	Up	90,0
	Um	135,0
	Ug	180,0
Maçã fuji (sem casca e sem semente)	Up	76,0
	Um	125,0
	Ug	170,0
Maçã gala (com casca e sem semente)	Up	80,0
	Um	130,0
	Ug	155,0

ALIMENTO	MEDIDA CASEIRA	PESO (g)
Maçã gala (sem casca e sem semente)	Up	74,0
	Um	120,0
	Ug	140,0
Mamão papaia (sem casca e sem semente)	Um	420,0
	Ff	60,0
	Fm	90,0
	Fg	155,0
Mamão formosa (sem casca e sem semente)	Ff	100,0
	Fm	200,0
	Fg	250,0
Manga comum (sem casca e sem semente)	Up	50,0
	Um	80,0
	Ug	130,0
Manga coquinho (sem casca e sem semente)	Up	45,0
	Um	50,0
	Ug	65,0
Manga espada (sem casca e sem semente)	Up	85,0
	Um	130,0
	Ug	250,0
Manga palmer (sem casca e sem semente)	Up	270,0
	Um	380,0
	Ug	490,0
Manga sabina (sem casca e sem semente)	Up	80,0
	Um	120,0
	Ug	200,0
Manga tommy (sem casca e sem semente)	Up	210,0
	Um	290,0
	Ug	390,0
Maracujá (polpa, sem a casca)	Um	50,0
Melancia (sem casca, fatiada)	Ff	185,0
	Fm	300,0
	Fg	500,0
Melancia (sem casca, com semente, fatia em formato triangular)	Ff	65,0
	Fm	110,0
	Fg	210,0
Melão (sem casca e sem semente)	Ff	75,0
	Fm	160,0
	Fg	300,0
Mexerica cravo (sem casca e sem semente)	Um	100,0

ALIMENTO	MEDIDA CASEIRA	PESO (g)
Mexerica fuxiqueira (sem casca e sem semente)	Up	90,0
Mexerica murcote (sem casca e sem semente)	Up	80,0
	Um	100,0
	Ug	130,0
Mexerica ponkan (sem casca e sem semente)	Up	110,0
	Um	150,0
	Ug	210,0
Morango	Up	6,5
	Um	15,0
	Ug	25,0
Nectarina (sem casca e sem semente) – nacional	Up	55,0
	Um	80,0
	Ug	100,0
Pera (com casca e sem semente)	Up	140,0
	Um	160,0
	Ug	220,0

ALIMENTO	MEDIDA CASEIRA	PESO (g)
Pera (sem casca e sem semente)	Up	120,0
	Um	145,0
	Ug	185,0
Pêssego (sem casca e sem semente)	Up	35,0
	Um	50,0
	Ug	80,0
Tangerina ver mexerica		
Uva itália	Um	12,0
Uva rubi	Um	15,0
Uva passa	CCHr	4,0
	CCHch	5,5
	CSOr	6,5
	CSOch	10,0
	CSr	12,0
	CSch	16,0
	PICr	36,0
	PICch	62,0

11. Gorduras

ALIMENTO	MEDIDA CASEIRA	PESO (g)
Azeite de oliva	CCHn	2,0
	CSOn	5,0
	CSn	10,0
Azeite de dendê	CSn	10,0
Banha de porco	CSOr	7,0
	CSOch	13,0
	XCHr	130,0
	XCHch	170,0
Creme de leite com soro industrializado (líquido)	CSOr	7,0
	CSOch	10,0
	CSr	9,5
	CSch	14,0
Creme de leite com soro industrializado (cremoso)	CSOr	7,5
	CSOch	12,0
	CSr	10,0
	CSch	18,0
Gordura vegetal hidrogenada	CSr	16,0
	CSch	20,0
Manteiga e margarina	CCHr	4,0

ALIMENTO	MEDIDA CASEIRA	PESO (g)
Manteiga e margarina *(continuação)*	CCHch	6,0
	CSOr	8,0
	CSOch	15,0
	CSr	15,0
	CSch	20,0
Manteiga clarificada (líquida)	CSOn	5,0
	CSn	8,0
	CARn	22,0
Maionese industrializada	CSOr	12,0
	CSOch	15,0
	CSr	15,0
	CSch	25,0
Óleo vegetal	CCHn	2,0
	CSOn	5,0
	CSn	8,0
	CAn	120,0
	XCHr	120,0
Toucinho defumado (bacon)	CSr	12,0
	CSch	20,0

12. Condimentos e fermentos

ALIMENTO	MEDIDA CASEIRA	PESO (g)
Açafrão	CCr	0,5
	CCch	1,0
	CCHr	1,0
	CCHch	1,5
Alho-poró (fatiado)	CSr	2,5
	CSch	4,0
Bicarbonato de sódio	CCch	3,0
	CCHch	5,0
	CSOn	8,0
	CSOr	10,0
Canela em pó	CCr	0,5
	CCn	0,4
	CCch	1,0
	CCHr	1,0
	CCHn	0,8
	CCHch	1,8
Cebola inteira sem casca	Um	110,0
Cebola média sem casca e fatiada	Ff	6,5
	Fm	8,0
	Fg	12,0
Cebola média picada sem casca	CSOr	6,0
	CSOch	10,0
	CSr	7,5
	CSch	14,0
Fermento químico (pó)	CSOr	5,0
	CSOch	10,0
	CSr	7,0
	CSch	12,0
Folha de louro seca	PICr	3,5
	PICch	10,0

ALIMENTO	MEDIDA CASEIRA	PESO (g)
Gengibre ralado	CCr	1,3
	CCch	2,0
	CCHr	2,0
	CCHch	3,5
	CSOr	8,5
	CSOch	13,0
	CSr	12,0
	CSch	22,0
Hortelã	PICr	2,5
	PICch	5,5
	PICHr	5,0
	PICHch	10,0
Manjericão (folhas sem talo)	PICr	6,5
	PCch	14,0
	PCHr	12,0
	PIChch	23,0
Sal (cloreto de sódio)	CCr	1,0
	CCch	2,5
	CCHr	2,0
	CCHch	4,0
	CSOr	5,0
	CSOch	10,0
	CSr	8,0
	CSch	16,0
Salsa com pouco talo	PICr	4,0
	PICch	8,5
Salsão picado	CSOr	5,0
	CSOch	8,5
	CSr	7,5
	CSch	9,5
Tomilho fresco (ramos)	PICr	4,5
	PICch	10,0

13. Açúcares, açucarados, doces, achocolatados e sobremesas

ALIMENTO	MEDIDA CASEIRA	PESO (g)
Açaí na tigela	POp	300,0
	POm	400,0
	POg	500,0
Açúcar branco cristal	CCr	1,5
	CCch	2,5
	CCHr	2,5
	CCHch	4,0
	CSOr	9,5
	CSOch	12,0
	CSr	13,0
	CSch	16,0
	XCHr	150,0
	XCHch	200,0
Açúcar branco refinado	CCr	1,0
	CCch	2,0
	CCHr	2,0
	CCHch	3,5
	CSOr	7,0
	CSOch	9,0
	CSr	10,0
	CSch	14,0
Açúcar mascavo	CCr	0,5
	CCch	2,0
	CCHr	1,8
	CCHch	3,0
	CSOr	5,0
	CSOch	8,0
	CSr	8,0
	CSch	12,0
Achocolatado	CCHr	2,0
	CCHch	2,5
	CSOr	6,0
	CSOch	9,0
	CSr	9,5
	CSch	12,0
Ambrosia	POm	80,0
Ameixa em calda	Um	8,0
	Ug	10,0
Ameixa de queijo	Um	12,0
	POm	70,0

ALIMENTO	MEDIDA CASEIRA	PESO (g)
Compota de abacaxi	Ff	50,0
Compota de figo (sem calda)	Up	20,0
	Um	32,0
	Ug	45,0
Compota de pêssego (sem semente)	POp	35,0
	POm	65,0
	POg	130,0
Dextrosol-dextrose de milho	CSr	15,0
	CSch	20,0
Doce de figo em calda	POp	35,0
	POm	60,0
	POg	115,0
Doce de goiaba em pasta	CSOr	13,0
	CSOch	20,0
	CSr	26,0
	CSch	44,0
Doce de mamão e coco ralados	CSOr	19,0
	CSOch	26,0
	CSr	18,0
	POp	40,0
	POm	58,0
	POg	90,0
Doce de leite em pasta	CSr	25,0
	CSch	35,0
Doce de leite em pedaços	PEp	20,0
	PEm	36,0
	PEg	57,0
Doce de ovos	POm	60,0
Gelatina	CSch	35,0
	POm	100,0
Geleia de fruta	CCHr	5,0
	CCHch	10,0
	CSOr	16,0
	CSOch	24,0
Glucose de milho	CSr	10,0
	CSch	15,0
Goiabada	Ff	30,0
	Fm	40,0
	Fg	60,0

ALIMENTO	MEDIDA CASEIRA	PESO (g)
Mel	CCHch	4,0
	CSOch	10,0
	CSr	10,0
	CSch	15,0
Marrom glacê	Ff	40,0
	Fm	65,0
	Fg	100,0
Mousse de chocolate	POm	100,0
Mousse de maracujá	POm	100,0
Pé de moleque	PEp	20,0

ALIMENTO	MEDIDA CASEIRA	PESO (g)
Pudim de leite	Ff	70,0
	Fm	100,0
	Fg	150,0
Quindim	Um	90,0
Rapadura	PEp	25,0
	PEm	40,0
	PEg	55,0
Salada de frutas	POp	80,0
	POm	140,0
	POg	200,0
Sorvete	Bp	45,0
	Bg	100,0

14. Molhos e patês

ALIMENTO	MEDIDA CASEIRA	PESO (g)
Catchup	CCHr	5,5
	CCHch	10,0
	CSOr	17,0
	CSOch	26,0
	CSr	18,0
	CSch	30,0
Molho de tomate	CSOr	20,0
	CSOch	28,0
	CSr	22,0
	CSch	30,0
	CARr	60,0
	CARch	83,0
Molho para cachorro quente	CSch	9,0
Molho para lagarto	CSOr	4,5
	CSr	6,5
Molho rosê	CSOr	10,0
	CSOch	18,0
	CSr	20,0
	CSch	26,0

ALIMENTO	MEDIDA CASEIRA	PESO (g)
Molho inglês	CCn	1,0
	CCHn	2,0
	CSOn	4,0
	CSn	6,0
Molho de soja (*Shoyo*)	CCn	1,5
	CCHn	2,5
	CSOn	6,5
	CSn	7,0
Patê de atum	CSOr	18,0
	CSOch	30,0
	CSr	23,0
	CSch	35,0
Patê de ricota	CCr	1,0
	CCch	1,5
	CCHr	2,0
	CCHch	3,5
	CSOr	8,0
	CSOch	15,0

15. Bebidas

ALIMENTO	MEDIDA CASEIRA	PESO (g)
Água de coco	CAn	136,0
	CAr	155,0
	CAch	169,0
	CADn	194,0
	CADr	222,0
	CADch	242,0
Café (infusão sem açúcar)	CAn	130,0
	CAr	153,0
	CAch	177,0
	CADn	180,0
	CADr	220,0
	CADch	250,0
	CCDr	50,0
	XCr	62,0
	XCch	76,0
	XCHr	135,0
	XCHch	183,0
Café (infusão com açúcar)	CAn	132,0
	CAr	160,0
	CAch	184,0
	CADn	190,0
	CADr	230,0
	CADch	270,0
	XCr	63,0
	XCch	77,0
	XCHr	148,0
	XCHch	196,0
Chá sem açúcar (camomila, erva-cidreira e erva-doce)	CAn	130,0
	CAr	150,0
	XCHr	135,0
Chá com açúcar (camomila, canela, erva-cidreira, erva-doce e mate)	CAn	140,0
	CAr	160,0
	XCHr	145,0
Chá-mate (sem açúcar)	CAn	130,0
	CAr	150,0
	XCHr	130,0
Chá preto (sem açúcar)	CAn	79,5
	CAr	98,0
	XCHr	130,0

ALIMENTO	MEDIDA CASEIRA	PESO (g)
Chá preto (com açúcar)	CAn	140,0
	CAr	145,0
	XCHr	140,0
	XCHch	147,5
Refresco industrializado com açúcar	CAn	140,0
	CAr	160,0
	CAch	190,0
	CADn	195,0
	CADr	230,0
	CADch	280,0
Refresco natural (abacaxi, limão, tamarindo) com açúcar	CAn	145,0
	CAr	165,0
	CAch	195,0
	CADn	210,0
	CADr	240,0
	CADch	280,0
Refresco natural caju, goiaba, acerola (com açúcar) e suco natural de laranja (sem açúcar)	CAn	140,0
	CAr	160,0
	CAch	190,0
	CADn	200,0
	CADr	230,0
	CADch	278,0
Suco natural de laranja (com açúcar)	CAn	142,0
	CAr	167,0
	CAch	194,0
	CADn	198,0
	CADr	238,0
	CADch	282,0
Suco natural de melancia	CAn	140,0
	CAr	160,0
	CAch	185,0
	CADn	220,0
	CADr	250,0
	CADch	290,0
Refrigerante	CAn	136,0
	CAr	160,0
	CAch	187,0
	CADn	190,0
	CADr	230,0
	CADch	270,0

16. Salgadinhos e quitandas

ALIMENTO	MEDIDA CASEIRA	PESO (g)
Lanche		
Biscoito de queijo	Up	12,0
	Um	25,0
Bolo de arroz	Um	70,0
Broa de fubá	Up	10,0
	Um	35,0
	Ug	50,0
Coxinha de frango	Um	100,0
Empada de frango	Up	12,0
	Up	55,0
Empadão goiano	Um	300,0
Enroladinho de queijo	Um	65,0
Enroladinho de salsicha	Um	132,0
Esfirra de carne	Um	130,0
Esfirra de frango	Um	110,0
Inhoque gaúcho	U	15,0
Mané pelado	PEm	70,0
	PEg	100,0
Pão de queijo	Up	20,0
	Um	30,0
	Ug	80,0
Peta	Up	2,0
	POp	15,0
	POm	40,0

ALIMENTO	MEDIDA CASEIRA	PESO (g)
Quibe frito	Up	12,0
	Um	50,0
	Ug	85,0
Quibe frito com catupiry	Um	50,0
Rosca húngara	Up	18,0
	Um	30,0
Torta de frango com catupiry	PEp	95,0
	PEm	200,0
	PEg	250,0
Festa		
Bolinha de queijo	Up	10,0
Coxinha de frango	Up	25,0
Croquete	Up	14,0
Empada de frango	Up	20,0
Enroladinho de queijo	Up	16,0
Esfirra de carne	Up	10,0
Pastelzinho de carne	Up	12,0
Pastelzinho de presunto	Up	13,0
Quibe frito	Up	22,0
Quibe frito com catupiry	Up	25,0

ÍNDICE REMISSIVO

C

D

E